太平洋戦争下の国立ハンセン病療養所

多磨全生園を中心に

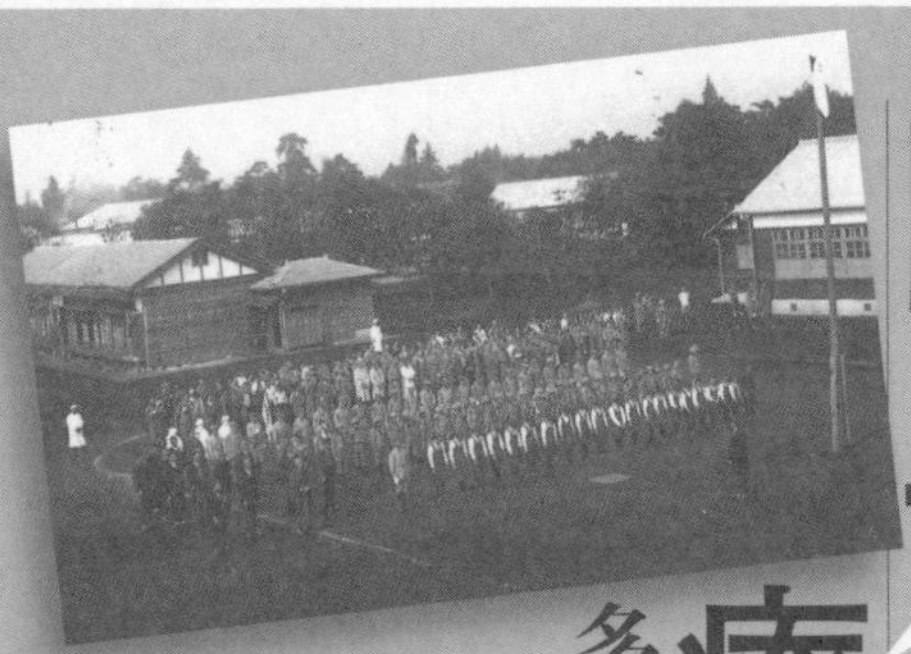

清水 寛
Shimizu Hiroshi

新日本出版社

目次

本文中の傍線・傍点などは著者によるものである。

刊行によせて　ハンセン病問題への早期からの学習・研究の意義

栗生楽泉園入所者自治会長　藤田三四郎

私と清水寛さんとの出会いは、栗生楽泉園でハンセン病回復者としてハンセン病問題について学生の学びの機会を持ったことから始まった。本稿では戦後の時期に当園で過ごした私の思いやハンセン病問題を取り巻く社会の変遷、清水さんと学生たちとの学びについて述べていきたい。

一　一九四五（昭和二〇）年入所

私は志願兵として兵役についたが、昭和二〇年七月、一九歳の夏、突然兵役免除を言い渡された。乗せられた電車に貼られた「らい患者護送中」の張り紙を見て私は言葉を失った。その時、私はお国のために戦う英雄としてではなく、国辱としてのスティグマを背負って生きる自分の運命を覚《さと》った。

そして入所して迎えた昭和二〇年八月一五日、ラジオから聞こえてきた天皇陛下の終戦を告げる声に耳を疑った。敗戦だった。「戦友たちは命をかけて戦ったのに……」。一方で、私は最後まで使命を全うすることができなかった自分が悔しかった。ひとりで生き残っている自分が情けなかった。こうして、あの夏、すでに「軍人」としての私の戦いは終わり、ハンセン病患者としての「差別・偏見との戦い」が始まった。この「戦い」の詳細については、栗生楽泉園入所者自治会編『風雪の紋』（一九八二年）を参考にされたい。

入所後しばらくして失意のどん底で、私はキリスト教に出会った。聖書にあった「外なるものは敗れても、内なるものは日々新たなり」という言葉に私は救われた。私の解釈では、「ハンセン病により外見的には差別・偏見にさらされ私たちは社会から排除された。しかし平和な社会を築こうという固い意志は、つらさにくじけてもくじけても、日々新しく心に湧き上がった」である。この言葉は一生私の心の拠りどころとなった。

療養所の中では「軍人」としては果たせなかった「人のために生きる」という熱い思いを患者の権利回復のためにそそぎ、自治会活動に取り組んだ。そんな中、一九九六（平成八）年「らい予防法廃止」へと社会は大きく動いたのであった。

二　ハンセン病問題を取り巻く社会

一九九六年「らい予防の廃止に関する法律」が施行された。その後一九九八（平成一〇）年七月、熊本地裁に「らい予防法違憲国家賠償請求訴訟」が提訴され、さらに二〇〇一（平成一三）年、熊本地裁で原告が勝訴、政府は控訴を断念した。これを契機に六月、「ハンセン病問題に関する決議」が採択され、患者・回復者に対する謝罪が決議された。二〇〇八（平成二〇）年六月一一日には、「ハンセン病問題の解決の促進に関する法律」が成立、翌年四月一日に施行された。こうして法律上の差別・偏見の歴史は終わった。

しかし、長年一般社会の人々の心にしみこんだ差別・偏見の意識は終わらなかった。そこで国は、人権教育・啓発に関して、国連一〇年国内行動計画や人権擁護推進審議会の人権教育・啓発に関する答申を踏まえ、関係各府省庁において様々な取り組みを実施した。具体的には次の三つがある。

一つ目は、ハンセン病に関する啓発資料の作成・配布、各種の広報活動、ハンセン病資料館の運営を通じ正しい知識の普及を図ることで啓発活動を推進する。学校教育、社会教育においても啓発資料の活用を図る（法務省、厚生労働省、文部科学省）。二つ目は、ハンセン病回復者に対する差別・嫌がらせ、社会復帰の妨げとなる行為について、人権侵犯事件としての調査・人権相談などにより解決を図るとともに、正しい知識と人権の重要性について理解を深める啓発活動を行う（法務省）。三つ目は、ハンセン病回復者の人権問題の解決を図るため、法務局、地方法務局の常設人権相談所において、人権相談に積極的に取り組む（法務省）。

三　栗生楽泉園の人権啓発活動

以上見てきたように、「らい予防法」の廃止後は全国ハンセン病療養所入所者協議会（「全療協」）の活発な活動もあり、国は人権啓発に向けた各種の取り組みを行うようになった。栗生楽泉園においても、この頃より一般社会の人々の人権に対する関心が高まり、施設見学の申し込みが増加した。施設側より、入所者の自治会へ講演依頼があり、入所者自治会側と施設側とがタイアップして一般社会の人々への人権啓発活動を行うことが増えた。具体的には中学生・高校生、また大学生では医学部生、教育学部生、社会福祉学部生や看護学校生、一般では人権擁護委員、民生委員・児童委員、法律関係者（弁護士）、医療関係者（医師・看護師など）、福祉関係者、教育関係者、宗教関係者などと対象は多岐にわたった。

栗生楽泉園では、二〇〇八（平成二〇）年一一月社会交流会館が開館し、二〇一五（平成二七）年～二〇一六（同二八）年にリニューアルを行った。また二〇一四（平成二六）年四月重監房資料館が開館し、園内散策路の整備も進むなど、施設見学に関してさらなる充実を図る取り組みが行われた。

しかし人権啓発活動については「らい予防法」が廃止される以前より、すでに自治会の入所者は、人権啓発の前身となる活動を行ってきた。彼らは、宗教的なつながりや個人的なつながりから依頼を受ける、逆に招くなどして体験談を語ってきた。私にとって清水さんもこうした活動の中で知り合い、互いに学び合う大切な存在であった。次に、清水さんと学生との思い出について触れてみたい。

四　清水研究室との思い出

清水さんは、一九六九（昭和四四）年より二〇〇二（平成一四）年の三三年間の長きにわたり、埼玉大学教育学部障害児教育講座（現「特別支援教育講座」）の教員として、障害児教育の研究と後進の指導に尽力されてきた。その授業の一環としてハンセン病問題に取り組まれた。私が思うには、清水研究室は二つの大きな役割を担っていたといえる。

(1)つなぐ役割

一つは人権問題を過去から未来へつなぐ役割である。清水さん・学生たちの「ハンセン病を経験した当事者の生の声を聴きたい」「当事者の生活する草津の栗生楽泉園でその思いを肌で感じたい」といった熱い思いからこの学びの機会は実現した。私の体験談や、自治会役員として入所者の権利回復を目指す国とのたたかいの日々について熱く語る私の姿に応えるかのように、彼らは真剣な眼差しで私を見つめた。また彼らは無念に亡くなっていった入所者の声を聴いているかのように、重監房の遺構前にたたずんだ。「彼らはあの時何を感じ、何を考えたのか」。

あれから何十年かの時が過ぎた。今でも毎年私を訪ねてくる団体がある。東京の特別支援教育やその研究に携わる、教育者・研究者でハンセン病問題に関心の高い専門家たちだ。その代表者は「あの時、何かを感じ、何かを考えた」清水研究室の学生だった。彼女の出した答えは、今この栗生楽泉園を多くの人に伝えるという活動だった。こうして清水さんが毎年私を訪ねた学びの機会は多くの学生たちへ、そして学生たちを通して多くの専門家や明日を担う学生たちへと引き継がれた。これはハンセン病問題を過去から未来の人権問題へつなぐ重要な役割を担っているといえる。

(2) 草分け的な役割

もう一つは「障害」「教育」という視点から学ぶ草分け的な役割である。

先に述べたように、今では、学生から一般の人たちまで、また学生に関しても、実にさまざまな分野の学生がハンセン病問題という一つのテーマにいろいろな分野から学びを深めている。埼玉大学教育学部清水研究室は、ハンセン病問題をめぐる人権啓発活動が一般化する以前より来園していた。そして「障害」「教育」という視点から人権問題を考える草分け的な存在であったということができる。

*

清水さんと学生たちがハンセン病問題の学びを深めたこの長い間に、ハンセン病問題を取り巻く時代は大きく移り変わり、一般社会の人々の理解も一段と変化した。清水さんと学生たちとの学びは、ハンセン病問題を問題提起する草の根的な活動となった。この活動は、ハンセン病の人権啓発を前進させる一助となったと私は確信している。すべてのハンセン病問題に関わる人々のために力をつくしてくださったことに、心よりお礼申し上げたい。そして、その活動・研究の集大成とも言える『太平洋戦争下の国立ハンセン病療養所――多磨全生園を中心に』が完成したことに、私は大きな期待と喜びを感じてやまない。

参考文献

栗生楽泉園患者自治会編纂・発行『風雪の紋――栗生楽泉園患者50年史』一九八二年。
『ハンセン病の向こう側』厚生労働省発行、二〇〇八年。

序章　患者取り締まりと勤務日誌に見るその実際

筆者は障害者教育学を専攻し、大学院生や大学教員の時期を含めて、ほぼ六十年余、世界の知的障害教育の先駆者E・O・セガン（一八一二〜一八八〇年）の思想や日本近現代障害者問題の歴史の研究にとりくんできた。その過程で、ハンセン病者問題に直面して、言葉では言い表せないほどの衝撃を受け、ライフワーク（いのち・生活・人生をかけた天職）とすることを決意した。そして、軍隊と障害者問題の史的研究（編著『日本帝国陸軍と精神障害兵士』不二出版、二〇〇六年）と並行して、青森から沖縄まで、さらに天皇制国家日本の植民地であった台湾・「朝鮮」（韓国）の国公立ハンセン病療養所を訪ねてフィールドワークを重ねてきた。

その結果、編著『ハンセン病児問題史研究――国に隔離された子ら』（新日本出版社、二〇一六年）、および単著『太平洋戦争下の全国の障害児学校――被害と翼賛』（同前、二〇一八年）を上梓することができた。本書は、これらの著書と同じ問題意識にもとづき、〝特殊日本型〟のハンセン病者に対する〈強制収容・絶対隔離・義務労役・絶滅・民族浄化政策〉と〈在園患者たちの相互扶助的組織の活動〉との関係、その実態について、太平洋戦争下の国立療養所多摩全生園《ぜんしょうえん》を中心にして実証的に究明していくことを目的としている。そして、そのための研究の視点・方法としては、戦時体制下の療養所側の方針・施策とその経緯に関する公的報告書である各年度の「分館勤務日誌」、『年報』、『記念誌』と、患者側の組織と活動の公的な記録である「全生常会記録」との両者を照合しながら、分析・考察を試みている。

筆者はかねてより、〝貧困・差別・戦争〟こそはハンセン病者・障害者を含む主権者である国民の生存・発達権・幸福追求権の保障、人間としての自由の拡充、恒久平和への歩みを阻む〝最大の歴史の岩盤〟であると批判してきた（『障害者と戦争　手記・証言集』新日本新書、一九八七年参照）。現政権が憲法第九条を改悪し日本を〝戦争をする国〟にしようとしている今、本書が日本国憲法の三原則（国民主権、基本的人権の保障、恒久平和）の実質的実現に少しでも力となることを願ってやまない。

第一節　昭和初期の「見張所勤務日誌」に見る患者取り締まり

現在の国立療養所多磨全生園（旧・第一区連合府県立全生病院）の「福祉室」は、かつて、「見張所」「事務分室」「第一分館」「事務分館」などと呼ばれていた。「見張所」とは患者の日常および動静を監視するための屯所のようなところであり、そこに勤務する職員は監督と呼ばれ、警察官の経験者が適任とされたという。

「見張所」と名乗ったのは一九〇七（明治四〇）年の開院以来、一九三三（昭和八）年までであり、「見張所勤務日誌」として残っているのは一九二四（大正一三）年、一九二七（昭和二）年、一九二八（昭和三）年、一九三〇（昭和五）年、一九三一（昭和六）年、一九三二（昭和七）年である。「第一分館勤務日誌」は一九四二（昭和一七）年、一九四三（昭和一八）年、一九四四（昭和一九）年、「事務分館勤務日誌」は一九四五（昭和二〇）年が残されている。筆者はそれらを通覧させていただいたが、一九二四年の「見張所勤務日誌」については大竹章（大竹章著『無菌地帯――らい予防法の眞実とは』草土文化、一九九六年一〇月、「第Ⅱ部　考証『見張所勤務日誌』――大正拾参年の巻」参照）による詳細な分析・考察がなされているので、それ以外の年の職員の「勤務日誌」（以下、本文では「日誌」と略記する）について検討することとする。

1　昭和初期の「見張所勤務日誌」の書式

一日分として和紙の袋綴じ二頁を用い、記載欄は、表面には「院長・係長・主任」の自署ないし押印、「年・月・日・気象」、勤務者全員の氏名の自署・押印、「勤務時間表」（「警邏《けいら》」と「休憩」からなり、午前八時から翌日七時まで一時間ごとに押印するように区分）、「備考」がある。裏面には縦の罫線が引かれ上欄には小見出しを付して、一日中の出来ごとを時間を追って報告している。記述は毛筆による墨書であり、全ての記述の末尾に押印（一人ないし二人が）している。一月一日から一二月三一日まで一年分が分厚く綴じられている。

2　一九二七（昭和二）年の「日誌」の全体的な特徴

監督と呼ばれた職員たちの人数は一日六人が最も多く、まれに四人ないし二人の場合もある。その勤務時間は二四時間にわたるが、「勤務時間表」の押印から判断すると、通常の「警邏」は一人ないし二人一組で一時間おきに交代で行われ、夜一二時から午前四時までは押印は無く丸印が付されているだけなので、非常事態が生じない限りは、停止していたようである（ただし患者の逃走時刻はこの時間が多い）。「備考」欄には特記事項として、入院患者の氏名・出身地・入院時刻、来院者の氏名・人数・来院理由、死亡患者の氏名・死亡時刻と火葬、逃亡患者の氏名・逃走発覚時刻、逃走患者捜索・逮捕・監禁所収監、院規違反患者の氏名・謹慎処分・監禁所収監・解禁患者の氏名・訓戒、帰省許可患者の氏名・帰省期間・諸注意、各種行事の名称・会場、開催状況、受贈品と寄贈者の氏名・団体名などが記されている。これらの事項のなかで頻繁に記されているのが逃走・捜索・収監に関することである。
「日誌」の裏面において毎日ほぼ共通して報告している事項は、記載順（継時別）にみてみると、まず「作業」という小見出しのもとで、「午前八時（冬季は九時――筆者注）ヨリ各作業ノ督励」を行い、さらに各作業所（洗濯・煮沸・裁縫・包帯巻き・木工・農耕・飼育など）に出向いて「督励・注意」している。また各舎を見回って舎内外の「掃除・整頓」状況について注意している。とくに「参観者来院」の日は、各「舎長」および病舎の「付添人」にたいしあらかじめ厳重に注意を与えている。

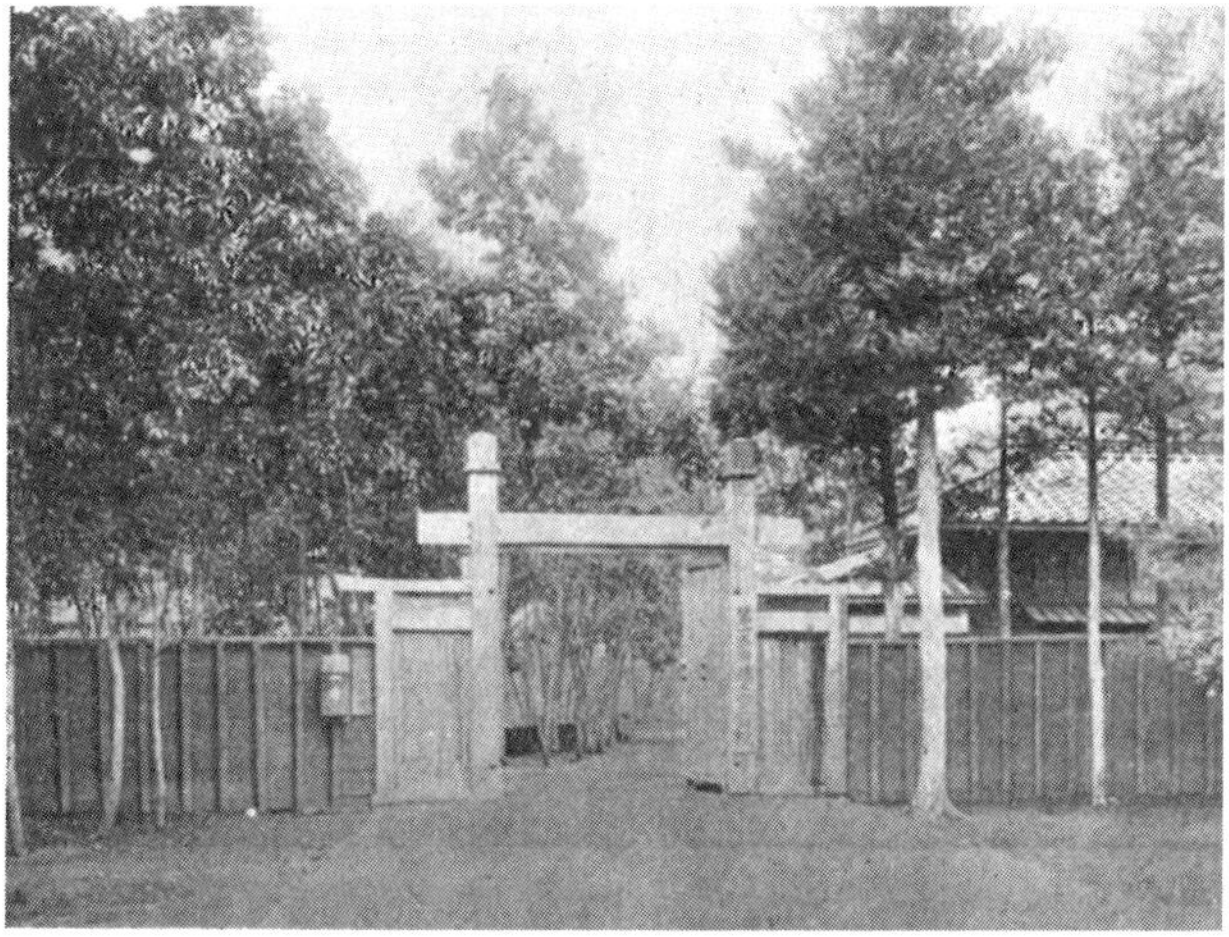
創立当初の正門（多磨全生園『創立50周年記念誌』より）

次いで、「面会立会」の小見出しのもとに、面会のために来院した者の氏名・住所と面会所で面会した患者の氏名、面会時刻を逐一記載し、「立会タルニ不都合ナシ」とか、金銭の「提出恵与方申出」があったので「規定ノ扱ヲス」（院規で現金を保管金として取り上げ、後日必要に応じて「下渡《さげわた》」すことを指す）といったことが記されている。

また「郵便配付」の小見出しのもとに、手紙・小包などすべての郵便物について、差出人の氏名・住所と受取人の氏名、受領時刻のほか、「患者・配付シ検スルニ」現金や為替券が同封されていた場合には前述と同様に「院規ノ取扱ヲナス」と記し、内容に「注意」を与えている場合もある。その他、「巡視」、「注意」、「警戒」、「消燈」「点検」などの小見出しのもとに、時刻を追って患者の動静を探り、「不都合」や「異常」の有無、取り締まりの実際について逐一報告している。「死亡」「火葬」の報告も頻繁にみられ、氏名と死亡時刻が記されている。なお、以上の各記述には一名ないし二名の職員が押印している。

「不都合」や「異常」として報告されていることがらのなかで最も多く、したがって「見張所」の職員たちが取り締まりに異様なほどに力を注いでいるのが、患者の「逃走」と女性舎への男性患者の出入りなど、いわゆる男女間の「風紀」に関する問題である。

3 「逃走」に対する取り締まりと処罰

まず、「逃走」に関しては、ほとんど毎月みられ、多い月は五人におよび、年間では三〇人（男性二七人、女性三人）に達する。逃走したが「取押」えられ「監禁所」に収監された患者は八人（男性六人、女性二人）である。そのほか、「室内脱出」により「連戻」され「発狂者」として「特別室に監禁」され、監禁状態のまま、二〇日後に死亡した患者（男性）もいる。

「逃走」患者にたいしては、例えば次のような「捜査」が行われた。

「三月九日。翌午前六時参拾分各舎ヲ点検セシニK・H（男性）、A・S（男性）逃走発見㊞」「午前九時依命逃走患者捜査ノタメ東京街道及保谷、東久留米、清瀬、各駅ヲ調査セシニ発見セズ。同拾弐時帰院ス㊞」（「日誌」昭和二年三月九日〜一〇日より）。

では、「監禁所」に収監された患者にたいしてはどのような処置がなされたか。男・女一例ずつについて、次に引用する。

「五月三十一日。午後零時四拾分患者T・Y（男性）逃走ノ目的ニテ蔦舎裏解剖室側ヨリ壕ヲ越エ脱出シ毛《け》涯《がい》書記ニ発見捕押《とりおさえ》ラレ取調ノ上依命収監ス㊞」「六月一日。午後弐時拾五分、請願巡査、上田看護手見習立会ニテT・Yニ対シ訓誡ヲナシタリ㊞」「六月三日。午後参時拾分、毛涯書記監禁者T・Yを訓戒ス㊞」「六月六日。午前拾一時、院長殿、毛涯書記殿監禁中ノT・Yに訓戒アリテ解除シ舎長S・Sニ引渡セリ㊞」（「日誌」昭和二年五月三一日～六月六日より）。

「十月七日。翌午前五時半N・H（男性）、N・M（男性）、Y・T（女性）ノ参名逃走ノ旨通知アリ㊞。翌午前六時各舎ヲ点検セシニ参名逃走ノ外異常ナシ㊞」「十月八日。午前四時頃、逃走ヲ企タルY・T午後七時参拾分帰院、直ニ望月書記取調べノ上、同八時監禁ナス㊞」「十月九日。午後五時参拾分、毛涯書記ヨリ監禁中ノY・Tノ行為ニ付取調べノ上訓戒アリタリ㊞」「十月十日。午後参時、院長殿、係長、毛涯書記立会ノ上、Y・Tニ対シ厳重警告ノ上解禁、梅舎参号入室ナサシム㊞」（「日誌」昭和二年一〇月七日～一〇日より）。

患者たちを取り締る「監督」たちの上司であり、入所者たちに最も恐れられた人物に毛涯鴻《けがいこう》書記がいた。例えば彼は監禁中の患者で病気になった者にたいし、医師が診察して「注射並蒲団二枚ヲ増シタ」ことに関して、「仮病」であると断じ、増やした蒲団を剝《は》ぎ取るようなこともしている。（「日誌」昭和二年一二月七日の記録より）。そのため、患者たちには毛涯書記は「怨嗟《えんさ》と嫌悪」の的であったといわれる。◆1（多磨全生園患者自治会編『倶会《くえ》一処――患者が綴る全生園の七十年』一光社、一九七九年八月、七四～七六頁参照）

そのほか、「G・A（男性）逃走ノ憂ヒ《ママ》アルニ警戒セリ㊞」とか、「患者ノ内通ニテ、A・I（男性）逃走ノ噂アリ、直ニ其ノ不心得ヲ注意ス㊞」（「日誌」昭和二年一一月二日、一六日より）という報告もみられる。また、「逃走」患者を院外に「追放」・「退去」させるという処分を行っている事例もあることが注意される。絶対隔離を基本方針としながら、そのような処分も行ったのは、院内秩序を乱すおそれの大きい者の排斥と見せしめを狙ってのことではないかと推測する。

例えば、「三月十三日。逃走者H・G（男性）ヲ久留米村下里迄連行シ同所ヨリ追放セリ㊞」、「十月十日。午後八時、本院逃走患者M・K（男性）壱名、構外ヲ徘徊セシニ付、警戒セシニ不都合ナク退去セリ㊞」と記されている。

4 「風紀・風俗」の取り締まり

「見張所」詰めの「監督」と呼ばれる職員たちが、その日々の勤務日誌に、「注意」という見出しのもとで、最も多く記しているのは、「風紀」あるいは「風俗」という曖昧《あいまい》な用語にもとづく一連の取り締りである。なお、全生病院の「院規」には「風俗」という用語は見当らない。

「注意」は年間を通して、連日、「巡視」、「警戒」、「点検」などの際に、昼夜にわたって、病院の構内から患者の舎内・室内に立ち入ってまで、繰り返し行われている。その内容で最も多いのは、女性舎とくに主として未成年女性が入所している建物への男性患者の出入りや異性間の交際に関してである。しかも、「注意」するだけにとどまらず、「始末書」を院長宛に提出させたり、収監している事例もある。

例えば、一〇月二日、午後六時三〇分、火葬場北側にN・H（女性）とO・R（男性）が居たのを「密会」とみなし、毛涯書記と上田看護手見習いに「厳重ナル取調」をうけ、「風紀上ニ付訓戒」の上、男性患者は女性患者を「誘惑」したと断定され「監禁所」に収監され、女性患者は「謹慎室」に入れられている（「日誌」昭和二年一一月二日〜一一月一一日参照）。

また、「盆踊り」、近隣の住民にも公開しての「患者芝居」、「演芸団慰問」、「運動会」、「神社大祭」、「映画上映」など、患者たちが楽しみにしている行事・娯楽などの際には、「人心遅緩《ママ》ノ恐レ」があり、「風紀風俗上ニ関シ不心得ノ所為」が生じがちであるとして、通常よりも警戒を強化して、入所者たちの動静を探り、「注意」を与えている。

先にも指摘したように、女性舎特に未成年女性舎（少女も入室）に対する監視がいかに執拗で異様なまでの様相を呈していたか、その一例を次に抄記する。

「注意　午後壱時女舎（当時は菫・梅・桃・桜の四舎——筆者注）ヲ巡視シ男患者出入上ニ付注意ス㊞」「舎内点検　同時椿舎（未成年女性舎——筆者注）ヲ検スルニ不都合ナシ㊞」「舎内点検　午後七時参拾分椿舎室内ヲ検スルニ不都合ナシ㊞」「巡視　同拾時弐拾分椿舎内ヲ窺《うかが》フニ不審ノ点ヲ認メズ㊞㊞」「点検　翌午前六時参拾分各舎ヲ点検セシニ異常ナシ㊞㊞」（「見張所勤務日誌」昭和二年三月一三日より）。

5　子どもたちも取り締まりの対象に

「日誌」の昭和二年分を通覧し、少年少女（「子供患者」と記されている）にかかわる全記録を調べたところ、「監督」たちが「注意」（「制止」「訓戒」「戒告」を含む）した件数は年間を通じて五二件ある。それらを対象別に区分すると、男児一一件、女児三三件、男女児一件、未成年女性・女児一件、男性保姆《ほぼ》患者・男児三件、女性保姆・女児一件、男女保姆・男女児一件、成人男性・女児一件となる。

次に、「注意」をうけた主な理由・内容について対象別にみていこう。

「桐舎」（少年寮——筆者注）に入舎している男児にたいしては、例えば「登校上及其他《およびそのた》」、「院規上」、「池ノ金魚ニ悪戯」、「娯楽室側ニ桐舎子供騒ギ居ル」、「炊事用運搬車ニ乗遊ブ」などについて、「注意」もしくは「制止」している。そのほか、次のような記録もみられる。

「九月一六日午前八時半、院長其他職員一同礼拝堂ニ参集。患者一同ニ対シ悪行為ヲナサザル様戒告アリ。尚ホ午後三時、院長、係長、毛涯書記殿、桐舎男児等ノ悪行為上付舎長ヲ立会セシメ厳重ナル戒告監禁申渡シアリシモ藤田氏（職員で学園の教務なども担当――筆者注）、保姆及ビ舎長等ノ嘆願ニヨリ一時預ケトナシタリ㊞」。

椿舎（未成年女性患者の寮――筆者注）に入舎している女児にたいしては、「院規、風紀風俗上不心得ノ所為ナキ」ことと「夜間外出ナサザル」ことを頻繁に「訓戒」しているほか、「服装」、「礼儀」、「室内動作」、「言葉遣」、「舎内外ノ整頓」などにいたるまで細かく「注意」を与えている。男児・女児の両者にたいしては次のような報告がみられる。

「二月二十八日　午後零時五拾分、桐舎、椿舎子供患者ニ登校上ニ注意ス㊞」

当時、病児たちは午前中は週二回、治療棟で太風子油《たいふうしゅ》の注射を受けるほか、失明成人患者たちと共に洗濯された包帯・ガーゼを伸ばしたりする作業に従事し、学園には午後から登校していた。

未成年女性と女児との夜間行動については、例えば次のように「警戒」や「監視」したと報告している。

「一月十五日　警戒　午後八時、椿舎O・T（未成年女性）M・Y（同上）同室子供患者ト共ニ旧礼拝堂ニラヂオ聴聞ノ為メ立寄タルヲ認メ尾行監視セシニ同九時弐拾分無事帰室セシヲ認ム㊞」

当時、患者用のラジオは一台しかなかった。なお、この報告に続けて次のように記している。

「消灯点検　午後拾時、規定ニ依リ消灯ス。同拾時参拾分、椿舎室内ヲ点検セシニ不都合ナシ㊞㊞」

「男性保姆」患者と男児の両者にたいする「注意」としては、例えば次のような記録がみられる。

「九月十三日　注意　午前拾時、桐舎保姆ニ子供患者風紀取締方ニ付注意ス㊞」

「桐舎」と「椿舎」の子どもの世話係と子どもたちの全員、すなわち「男性保姆」・女性保姆と男児・女児が、

「監督」たちの上司から、直接、次のように「訓戒」をうけることもあった。

「三月十七日　午後弐時参拾分、毛涯書記ヨリ桐舎少年、椿舎少女患者ニ各保姆立会ニテ舎内外ノ礼儀起居及登校上付篤ト御訓戒アリタリ㊞」

そのほか、「椿舎」に関しては次のような報告もみられる。

「七月二日　巡視注意　午後八時、H・S（男性患者）椿舎少女相手ニ戯レヲルヲ認メ注意シ帰舎セシメタリ（略）㊞」

「日誌」のとくに「備考」欄は、以上で紹介・指摘したようないわゆる「注意」事項以外にも、少年・少女に関する記録・報告がみられる。例えば、書籍・雑誌（『少年倶楽部』『少女倶楽部』、『ローマ字世界』など）の受贈、慰問品（菓子など）、患者作業による農作物（西瓜など）の配布、運動会・学芸会などの参加と賞品授与、礼拝堂で授業が行われていた学園の始業式・終業式への院長ほかの出席・訓話などである。

そのほか、次のような記録もみられる。

「六月十日　午後弐時、横田主事、大熊書記、少年少女登校患者ニ科外《ママ》教育トシテ童話ヲ講演セリ㊞」

「十二月二十七日　午後三時半、ミシン一台女児室保姆ニ渡シ女児等ニ練習ナサシム㊞」

しかし、「日誌」にあらわれている子どもの患者にかんする記録・報告は、大人の患者の場合と同様に、そのほとんどが監視・訓戒を内容とするものである。

そのほか、「子供患者」という言葉はとくにみられないけれども、院内でたえず催されていたいわゆる名士の来院・講演や定期的な国家的儀式や宗教的行事、月例合同葬儀などには、少年少女たちも否応なく列席させられていたのであり、それに伴う精神的負担や身体的苦痛についても見過ごしてはならないであろう。

「日誌」の一九二八（昭和三）年、一九三〇（昭和五）年、一九三一（昭和六）年、一九三二（昭和七）年の少

年少女にかんする記録・報告の内容・性格は、基本的には前述した一九二七（昭和二）年のそれとほぼ同様である。例えば、とくに女性舎の患者や「少女舎」の女児にたいする「注意」、「警戒」、「点検」はあいかわらず厳しく、その執拗さは異常である。

例えば、「一月一日　注意　午後四時、百合・菖蒲舎患者ニ院規上不心得ノ所為ナキ様注意ス㊞」「警戒　午後五時ヨリ毎時交代ニ院内各所ヲ巡視シ風紀風俗ニ留意警戒シ殊ニ百合（少女舎——筆者注）子供患者夜分外出ヲ禁止ス㊞」「点検　午後拾壱時百合舎ヲ点検セシニ能ク就寝シ居レリ㊞」（「見張所勤務日誌・昭和五年」より）といったぐあいである。さらには、「四月二一日午後六時、菖蒲舎・百合舎患者ニ夜分病室訪問ハ勿論《もちろん》、成《な》ル可《べ》ク外出ヲナサザル様、尚保姆附添保護ニアルモノハ親子兄弟関係アルモノト雖《いえど》モ勝手ニ夜分会合セザルコト重々注意シ、保姆ニ其《その》旨重《かさね》テ注意ス㊞」（「見張所勤務日誌・昭和六年」より）という記録さえみられる。

こうした少年少女患者を含む患者全体にたいする取り締りの状況は、一九三〇（昭和五）年一一月に最初の国立癩《らい》療養所長島愛生園が創設され、翌年三月に院長であった光田健輔が園長としていわゆる長島開拓転園患者八一人と移り、五月に林芳信医員が医長兼院長になってからも踏襲されていた。ただし、同年九月には「満州事変」が起き、一九三七（昭和一二）年には日中戦争が始まるなかで、「日誌」の記録・報告の内容は次第にいわゆる「時局」を反映したものへと変化していく。

例えば、「日誌・昭和七年」の「備考」欄には次のような記録が増えていく。

「九月十八日　午前八時参拾分、学園ノ庭ニ於《お》テ満州事変祈念式ヲ挙行ス㊞」、「十月二十七日、翌午前五時参拾分、学園グランドニ於テ林院長外職員並《ならび》ニ患者集合シ皇居遥拝式ヲ挙行シ後、院長ノ訓示アリタリ㊞㊞」、「十一月十日　午前九時、御下賜金記念日ニ付、皇居、大宮御所遥拝式ヲ挙行㊞」

これらの儀式には、子どもたちも少年・少女団の制服を着て、率先して参加することを求められていたのである。

ところが、太平洋戦争下の「第一分館勤務日誌」、「事務分館勤務日誌」になると、前述した昭和初期の「見張所勤務日誌」とはかなり異なった面もみられるようになる。

第二節　太平洋戦争期の「事務分館勤務日誌」などについて

1　太平洋戦争下の患者取り締まりの概況

表序―1は一九四二（昭和一七）年から一九四五（昭和二〇）年までの太平洋戦争下の「事務分館勤務日誌」より、患者に対する取り締り状況を、どのような行為に対して、どのような処分が行われたかという観点から月別に男女別の人数を整理して示したものである。

本表から明らかなように、取り締りの対象となった行為は、逃走（「脱出」「無断外出」等の総称として用いている）がどの年も最も多く、しかもその人数は太平洋戦争末期になるほど激増している。また、処分の内容としては監禁所への収監が最も多いが、その人数もこの時期に激増している。これらの事実は、この時期に死亡者が増加していることと無関係であろうか。戦局の悪化とともに、食料不足も深刻化し、栄養失調で死亡する者が増えるなかで、たとえ収監されるとしても園外に出て、何らかの手だてをつくして、食料などを得ないではいられない状況に直面していたのではなかろうか。

そのことを直接あるいは間接に例証していると思われる記録を、「事務分館勤務日誌」などから探ってみよう。

表 序−1　事務分館勤務日誌にみる患者の取り締まり状況　1942（昭和17）年〜1945（昭和20）年

年	事項		1月男	1月女	2月男	2月女	3月男	3月女	4月男	4月女	5月男	5月女	6月男	6月女	7月男	7月女	8月男	8月女	9月男	9月女	10月男	10月女	11月男	11月女	12月男	12月女	計男	計女	合計
一九四二年・昭和一七年	行為	逃走	五		一		一				二（病室患者二）		一		三		一		二	一	二		七			一	二五	二	二七
		違反											一（モルヒネ中毒）										一（不正行為）				二	〇	二
		窃盗																									〇	〇	〇
	処分	監禁	二				一（理由不詳）		一（理由不詳）		一		一		一				二（理由不詳）		一		七		一（理由不詳）		一八	〇	一八
		謹慎																			一						一	〇	一
		引渡									一																一	〇	一
一九四三年・昭和一八年	行為	逃走	一		一						四				五（不正行為二）				一		一		一		一		一五	〇	一五
		違反			八（賭博）																				五（賭博）		一三	〇	一三
		窃盗																									〇	〇	〇
	処分	監禁			七						三				二					一（退園処分）	一（理由不詳）	一（理由不詳）	二（理由不詳）		四		一九	二	二一
		謹慎			六						一				一										二		一〇	〇	一〇
		引渡																									〇	〇	〇
一九四四年・昭和一九年	行為	逃走	一四	一	七		一五	一	八		一二	一	四	一	一（病室患者）		八		九		八	一	一二		二	一	一〇〇	六	一〇六
		違反	四（賭博）														一（不正所持）						三（失火）		五（賭博）		一三	〇	一三
		窃盗									一		一														二	〇	二
	処分	監禁	九		六		五				八	二	一	一	四		四		七		二		八		四		五八	三	六一
		謹慎	五																一								六	〇	六
		引渡													一												一	〇	一
一九四五年・昭和二〇年	行為	逃走	三		一〇	一	一三		九	二	四	二	四	二	八	二（薪木拾二）	六		九	一	一二		五		二		八五	一〇	九五
		違反			五（賭博）						一（理由不詳）		一								一〇	一					一七	一	一八
		窃盗											一		一	一											二	一	三
	処分	監禁	二		九		五		四		一		一（園外物資交換）		一		二		八		六	一	二		二（理由不詳一）		四三	一	四四
		謹慎													一	一	一				二						四	一	五
		引渡																									〇	〇	〇

注　国立癩療養所多磨全生園「第一分館勤務日誌・昭和十七年」、「同上・昭和十八年」、「同上・昭和十九年」、「分館勤務日誌・昭和二十年」より作成。ただし、とくに昭和一七年、一八年については見落としが少なくないと思われるので今後、精査が必要。

2　食料・生活物資を得るための逃走と処分

例えば、一九四四（昭和一九）年の「第一分館勤務日誌」には次のような記録がみられる。

「壹月拾八日　火曜日　午後八時、T・M（男）、K・K（男）無断垣脱出、甘藷買出シニ行キタル行為ニ、奥住書記、高橋雇ノ訓戒アリ後、収監処分ノ言渡シアリ、同時収監ス㊞」（両名は九日後の二七日午後三時四〇分に、国分書記、川津雇が立会い、林園長の訓戒を受け解禁）。

「五月七日　日曜日　午後二時頃、樺舎付添K・J（男）、樺舎R・T（男、朝鮮人か――筆者注）、三井一号舎ノN・H（男）ノ参名脱出シ居ル事ヲ探知シ、分室員ニテ警戒シ居タル処《ところ》、午後八時頃、納骨堂東側ヨリK・J、R・T生垣ヲ潜込ミタル処ヲ小金井看護人取押ヒ《ママ》、事務所ニ連行シ永井書記ヨリ高橋雇立会ニテ厳重ノ取調べニ依リ、園内支給品ヲ持出シ隣村ニ行キ牛蒡《ごぼう》、里芋、押麦、味噌等ヲ交換セシ事ヲ自白シ、依命監禁処分ス。午後九時半、三井一号舎N・H第一分館ニ出頭自首セシニ依リ、事務所ニ連行シ永井書記ヨリ川津、高橋雇立会ニテ厳重ノ取調べニ依リ、園内ヨリ衣服ヲ持出シ自宅ニ行キ売却並ニ物々交換セシ事ヲ自白セリ、依命監禁処分ス㊞」（R・Tは一〇日後の一七日午前一一時三〇分に、川津雇員立会い、林園長より訓戒を受け解禁。他の二名の解禁月日は不詳）。

次いで、一九四五（昭和二〇）年の「事務分館勤務日誌」にも、同様の記録がみられる。

「三月拾八日　日曜日　午前拾壱時、藤森書記、患者M・Y（男）、R・T（男、氏名から判断して朝鮮人か――筆者注）ヲ取調ヲナシ脱出購入品ヲ押収ス、続《つづけ》テ正午、川津雇員立会監禁室ニ収監ス㊞」（M・Yは四月一八日午後三時に林園長の訓戒を受けて解禁され、竹舎付添に引渡されているが、R・Tについての解禁月日は不詳）。

「四月八日　日曜日　巡視／午前八時ヨリ毎時交代ニテ園内巡視セシニ午後五時四拾分頃、柿舎四号室三号病棟臨時付添K・N（男、朝鮮人か——筆者注）野菜買出シニ行キタル帰ヘリヲ発見、直ニ国分書記ニ報告シ国分書記取調ノ結果、依命監禁処分ス（略）㊞㊞」、「四月拾日　火曜日　午後参時弐拾分、謹慎室患者K・Nニ夕食給与セン《ママ》セシニ同室畳床板ヲ破リ椽下ヲ潜リ出テ前格子ヲ□（一字不明）登リ煉瓦塀ヲ越エ脱出シ納骨堂側生垣ヲ潜リ逃走ス㊞㊞」

「七月弐拾七日　金曜日　午前拾時参拾分、棗《なつめ》舎二号K・S（男、朝鮮人か——筆者注）買出シニ行キタルヲ取調べ謹慎室ニ収監ス㊞／午前拾壱時弐拾分、峰岸守衛、梅舎三号S・K（女）薪木拾ヒニ脱出セシヲ押ヘ本館ニテ取調、舎内謹慎ヲ命ズ㊞」（K・Sは七月三〇日一一時に林園長の訓戒を受けて「釈放」されている）。

そのほか逃走して近隣の農家の作物を盗む患者もいたらしく、次のように警戒していた地域の警防団に事前に見つけられ、監禁所に入れられた患者もいる。

「拾月拾壱日　木曜日　午後拾壱時参拾分、林書記、小俣雇員、浅見雇員、比留間筆生立会ノ患者H・T（男）、牛舎前生垣ヲ脱出シ甘藷畑ニ近ヨリタル前、張込中ノ久留米警防団ニ発見セラレ本園ニ同行セルヲ取調ベノ上監禁ス㊞㊞」（H・Tは一〇月一四日午後三時、「園長、国分書記立会ニテ（略）訓戒ノ上、舎長ニ引渡」されている）。

また、逃走しても、短期間のうちに自ら「帰園」し、監禁所に入れられたが、収監日数が比較的に短い事例がみられる。これらは、逃走が目的であったというよりは、一時的に園外の一般の社会に出て何らかの手だてをつくし、飢えて死ぬ危機から少しでも逃れようとしたのではないかとも推測される。

例えば、「第一分館勤務日誌・昭和十九年」をみると、三井三号舎の患者M・M（男）は一月一二日の午前七時の「各舎病棟人員点検」の際に「逃走ヲ発見」されているが、三日後の一五日の「日誌」には「午前拾時参拾分、脱出者M・M帰園依命監禁室ニ収監ス㊞」と記録されており、さらにそれから四日後の一九日の「日誌」には、「午前拾壱時半（略）M・M解禁ス、林園長ノ訓誡アリ後各舎長に引渡シタリ㊞」と記載されている。

また、同年九月三日、「午前五時頃、利根舎二号室M・T（男）逃走ノ旨同九時舎長申出」があったが、二日後の九月五日、「午後四時弐拾分、藤倉書記、川津雇員（略）脱出捜査中ノ患者M・T帰園ニ付取調ノ上、監禁室ニ収監ス（略）㊞」とあり、その二日後の九月七日には「午後弐時監禁中M・T（略）解禁、園長訓示アリテ元舎ニ引渡ス㊞」との記録がみられる。

このように、逃走してもその期間が短く、自ら「帰園」した場合は収監日数も少ないが、同じく「帰園」しても逃走期間が長い場合は収監日数もやや多く科されている。

「第一分館勤務日誌・昭和十七年」をみると、一二月一二日に、「午後拾時参拾分頃梅舎三号I・K（女）、同菊舎一号M・I（女）逃走ス㊞」とあり、その六日後の一八日に「午後五時脱走患者I・K帰園、舎長同行申出ニ依リ渡辺書記取調ノ上監禁処分ス㊞」と記録されている（解禁の月・日不明のため収監の日数不明）。

「事務分館勤務日誌・昭和二十年」をみると、一月二一日、「午後九時参拾分、逃走患者N・S（男）帰園二年（「第一分館勤務日誌・昭和十九年」の六月一八日の「日誌」によれば、「点検／翌朝午前六時各舎病棟人員点検セシニ三井三号舎N・S逃走ス㊞㊞」と記載されており、逃走期間は約八か月である——筆者注）高橋書記ノ取調アリ監禁室ニ収監ス㊞」とあり、それから一〇日後の一月三一日、「午後参時参拾分、林園長ヨリ川津雇員立会監禁者N・Sニ対シ解禁の宣告並ニ訓戒アリタリ㊞」と記録されている。

なお逃走にたいする処分の内容において注意されるのは、子ども・未成年の患者や「病室」患者にたいしては収監せず、前者については寮父などを呼びだし、当人に「訓戒」を与えた上で引きとらせ、後者についてはその付添人に、「監視」上の注意をした上で引き渡している。まず、子ども・未成年の患者の事例についてみていこう。
例えば、「第一分館勤務日誌・昭和十九年」をみると、四月九日に「点検／翌午前六時三〇分、各舎点検セシニ祥楓寮（少年舎——筆者注）二号室H・Y逃走（略）㊞」と報告されており、その九日後の一八日、「午後参時、石橋事務官ヨリ国分書記、川津雇立会ニテ脱出患者H・Yニ教養係牧田文雄並ニ寮父N・I参席シ面談所ニテ行為上ニ付訓戒シ後収容シ寮父ニ引渡ス㊞」と記録されている。

また同年の四月二〇日に「翌午前七時参拾分、点検後、松舎（未成年男子寮——筆者注）六号Y・K逃走セルヲ寮父申出アリ、別紙報告書ヲ以テ報告ス㊞」と記されており、その三日後の四月二三日に「午前拾壱時半、Y・Kヲ直接収容ス㊞」と報告されているだけで、収監、訓戒といった記述はない。ところが、同年一一月二九日の「日誌」には「点検／翌日午前七時各舎点検セシニ八号病室ニ於テY・K死去ノ外異常ナシ㊞㊞」と記載されている。同日の「日誌」の他の記述からY・Kの死亡した時刻は午後九時三〇分から翌日午前六時までの間であり、その時間帯には警戒警報と空襲警報の発令と解除が繰り返されていたことがわかる。太平洋戦争の末期、少年舎から三日間だけ逃走し、その五か月後には病室で亡くなったこの少年は短日間であってもなぜ逃走し、そして病床で何を思いながら死んでいったのであろうか。また警報が鳴り響くなかで、その遺体はどのように葬られたのであろうか。

次に、病状が悪化し病室に入室している患者の事例についてみていこう。
「第一分館勤務日誌・昭和十七年」をみてみると、五月二日に次のような記録がある。

「午前拾壱時頃、十号病室患者K・T逃走セルコトヲ発見、分館員総員附近ヲ手配セシ処、下秋津ニ於テ取押へ連行（小山看護師）十号付添人ニ厳重ニ看視《ママ》方注意ノ上引渡シセリ㊞」。

なお、「十号病室」はいわゆる精神病棟であり、K・Tがどのような病状で入室させられたのか、また、なぜ

「逃走」せざるをえなかったかなどのことを含め、本病室の実態を明らかにしていくことが、とくに必要かつ重要な今後の課題である。

「第一分館勤務日誌・昭和十九年」の六月三日には次のような記録がある。

「巡視／午後五時ヨリ毎時交代ニ園内各所ニ注意巡視スルニ午後七時柴田看護婦ノ申告ニ依リ一〇号病室ノS・T（男）室内ニ不在ノ由ニテ本館宿直ノ奥住書記、比留間看護助手三名ニテ園外三方面ニ手配捜査セシニ見当ラズ帰園ス㊞㊞」。「午後拾壱時、東村山駅ヨリ兼ネテ手配中ノS・T取押ヒ《ママ》居ル通知ニ依リ奥住書記、岸運転手と共に自働車ニテ同駅ニ出張シ連行シ帰園セシメ十号病室付添人O・Sニ今後ニ付注意シ引渡ス㊞」。

同年七月一九日には、「午後五時参拾分逃走患者O・H（男）帰園、診察結果監禁ニ堪《たえ》得《え》ザル為一時三井病室ニ収容謹慎ス㊞」。

なお、「三井病室」とは、三井財団の寄付金によって設立された病棟である。栗生楽泉園に一九三八（昭和一三）年一二月に竣工した「特別病室」という名の実際には重監房の建設費も、「癩予防協会」を通じての「三井報恩会」の寄付金でまかなわれたようである。◆2

同年七月二九日には、「午後九時□（一字欠落）分、脱出捜査中ノ拾号病室患者K・K（朝鮮人か――筆者注）ヲ博慈会側通路ニ於テ沢田看護員、小山看護助手捕押へ帰園入室セシム㊞」と報告されている。しかし、K・Kは「入室」二日後の三一日には再び逃走し、翌八月一日に小平駅前で「捕押へ帰園セシメ」られたが、今回は「病室」ではなく「監禁室ニ立会収監」されている。

なお、監禁されていたK・Kは八月一六日に「午後四時（略）夕食ヲ与ヘントセシニ室外ニ板ヲ破壊シ多数ナゲダシ有ルニ依リ戸ヲ開キタル処ヲ、脱出セシヲ山中ニ於テ取捕」えられ再び収監されている。その後、解禁（月・日不詳）され「十号病室」に入室したが、同年九月七日の「日誌」裏面の「記事」欄には、「申告／翌日午前六時半、十号病室患者K・K不在ノ旨付添人ヨリ申告ニ依リ調査セシニ脱出セシコト判明ス㊞」と記されている。その後のK・Kについては不詳だが、この病室に入室する必要があるほどの病状であるはずのK・Kが、なぜ逃走を繰り返したのかさらに究明すべき問題が内在しているといえよう。

3 園内での行為に対する処分

太平洋戦争期における園内での患者たちのどのような行為が、監禁・謹慎・訓戒などの処罰の対象とされたのかをみていこう。

「勤務日誌」には「監禁処分」された患者の氏名、日時は明示しているが、その理由については記されていない場合が少なくない。記されている場合で最も多いのは、逃走のそれと同様に食料・生活物資にかかわることである。

まず、その事例について紹介する。

「第一分館勤務日誌・昭和十九年」によると、六月一四日に「午後四時、患者T・Yニ対シ馬鈴薯窃盗嫌疑ニ付永井書記ノ取調ベアリタリ。尚、Y・K（女）妨言《ママ》ニ取調べ注意、訓戒アリタリ㊞」との記録がみられる。

また、同年九月八日に「午前拾時、藤森書記、川津雇、Y・H（女）、A・Y（女）、K・G（男）、R・T（男、朝鮮人か——筆者注）等ニ付取調アリ支給品ニ対スル訓示訓戒アリタリ㊞」との報告がある。なぜ「支給品」について取り調べられたり訓戒を受けたかは記されていないが、衣料品・履物など、ただでさえ乏しい支給品を、何らかの食料などといわゆる物々交換したためではないかと推察される。

さらに、一九四五（昭和二〇）年の敗戦の直前になると、園内で患者作業によって生産していた馬鈴薯を盗んだために監禁所に入れられ、そのなかで自殺したという悲痛な事件もひきおこされている。その経過について「事務分館勤務日誌・昭和二十年」は次のように記している。

「六月拾六日　土曜日　午後六時、馬鈴薯窃盗犯人H・H（男）ヲ二平書記立会ノ上監禁室ニ監禁ス㊞㊞」／「翌午前六時半H・H変死セルコトヲ発見ス」。

「六月拾七日　日曜日　午前拾壱時、武蔵野警察署ヨリ田町巡査部長外《ほか》一名来園、縊死《いし》患者H・H死体ヲ検見《ママ》アリタリ㊞」。

なお、同日のこの報告に続いて次のようなことが記録されていることが注意される。

「午後七時ヨリ警防団員三名警防詰所ニ於テ徹夜待機警戒ス。尚E・T（男）外三名移築舎（秋津舎前）ヲ詰《マ》寄《マ》リ農作物ヲ巡視警戒セリ㊞㊞」。

すなわち、H・Hが馬鈴薯を盗んだことを見つけ事務分館の職員に知らせたのは、おそらく、「全生常会《ぜんしょうじょうかい》（一九四一年四月、「園ノ補助機関トシテ」発足した患者組織）によって農作物の盗難対策として組織されていた患者集団であったろうし、そうせざるをえないほどに園内における患者たちの食料をめぐる状況は困窮をきわめ、さらに空襲による生命の危険にも曝《さら》されていたといえよう。さらに、この馬鈴薯窃盗自殺事件の翌日にも「物々交換」したとの理由で収監された患者のことや、「徹夜農場警戒」のことなどが次のように記録されている。

「六月拾八日　月曜日　午前拾壱時五拾分患者静友寮一号K・S（男）取調ベタルニ物々交換ヲナシタル旨申立タルヲ以テ依命監禁室ニ川津雇員立会収監ス㊞／死亡患者T・S（男）遺骨本館ニ送付ス㊞（略）午後七時ヨリ警防団員K・I（男）外二名徹夜警戒、同時三井内舎H・K（男）外三名徹夜農場警戒ス㊞」。

また、同年七月には、許可を得て帰省し、帰園した際に持ち帰った物資などを密かに園内に連び入れようとして、次のように「注意」を受けた事例も記されている。

「七月五日　木曜日　午前拾壱時、帰省中ノK・Y（男）帰園、背負袋生垣ヨリ押入リタルヲ発見シ注意誡《いまし》メタル後、所持金壱百五拾円五拾銭ヲ調べ規定ノ取扱ス（園内通用券に交換――筆者注）㊞」。

警防と農作物盗難にたいする警戒とは、同月の一七日の「日誌」にも次のように記されている。

「巡視／午後六時ヨリ警防団員N・T外二名徹夜夜勤ス㊞／同時ヨリ欅舎O・Y（男）外三名馬鈴薯盗難予防ノ為夜番ス㊞」。

食料などにかかわる行為で謹慎などの処分を受けた事例としては、収監されている患者に密かに食物・タバコなどを差し入れた場合がある。

「第一分館勤務日誌・昭和十八年」をみると、例えば次のような記録がある。

「弐月拾九日　金曜日　午後二時、永井、渡辺書記、川津雇員立会ノ下ニ謹慎監禁室及同患者身柄ヲ取調タルニ煙草、マッチ、握飯、煮馬鈴薯、干海老等ヲ発見シ、尚、H・M（男）ハT・K（男）ノ示唆ニ依リ謹慎患者M・R（男。同月一五日の「日誌」ではM・R〔別名はB・S。朝鮮人か――筆者注〕は「脱出行為ニ付取調ノ上監禁処分ヲ言渡サレ収監ス」と記録されている――筆者注）ニ右物品ヲ、N・G（男）、S・T（男）ハ監禁者I・Y外五名ニ右同様ノ物品ヲ該室ニ潜入恵与セシコト各自白《じはく》判明シ、各潜入患者ヘ一先注意訓戒シ且ツ将来ヲ戒メ且ツ別命アル迄舎内ニ於テ謹慎ナスベク申渡シ帰舎セシメタリ㊞㊞」。

また、同年の一一月にも次のような記録がみられる。

「拾壱月拾六日　火曜日　午前九時半、監禁中ノO・R（男）ニ対シ永井書記ヨリ舎長解任ノ、言渡シアリ、同時、怪シキ形迹アリタルニ取調ノ結果、煙草、蒸甘藷等アリ厳重ナル訓誡《ママ》ノ後之ヲ没収ス㊞」。

そのほか、「分館勤務日誌・昭和二十年」には次のような記録もみられる。

「七月九日　月曜日　巡視／午後五時ヨリ毎時交代ニテ園内巡視セシニ同七時参拾分頃I・M（男）外四名

監禁室煉瓦塀ニ立上リタルヲ発見、直ニ訓誡シ舎ニ戻ルヤウ注意ス（略）㊞㊞」

このように、入園者たちが監禁所に収監されたり、謹慎室に入室させられたりした患者にたいして、発見されれば自らも同様の処分を受ける危険を冒してまで食物などのいわゆる差し入れをするのは、通常の園内生活においてさえ飢餓の状態にあるので、監禁・謹慎処分を受けた場合には、さらに「減食」まで科され、栄養失調に陥り死に至る危機に直面することがあることをよく知っていたからであり、もし自分が同様の処分を受けた場合には助力を期待してのことであったと考えられる。

実際に、「患者懲戒・検束に関する施行細則」（大正六年一二月一二日）の第九条では、『猥《みだり》ニ構外ニ出デ、又ハ所定ノ無毒地（職員の居住地帯の呼称――筆者注）ニ入リタル者」などは、「参拾日以内の謹慎又ハ七日以内ノ減食ニ処シ、若《もしく》ハ之ヲ併科ス」と規定しており、また第一〇条では、「逃走シ又ハ逃走セントシタル者」などは「七日以内ノ減食又ハ参拾日以内ノ監禁ニ処シ、若ハ之ヲ併科ス」と規定している。

次に園内におけるいわゆる「園規違反行為」に対する処分についてみてみよう。

賭博に対する処分が少なくない。

「第一分館勤務日誌・昭和十八年」には次のような記録がみられる。

「拾弐月弐拾七日　月曜日　午後七時、園内各所ヲ巡視中ノ処、柿舎四号室ニ於テＪ・Ｋ（男、台湾人か――筆者注）外数名賭博ヲ開キ居ルヲ発見シ直チニ首謀者Ｊ・Ｋを取押事務本局ニ連行シ保護係長、二平嘱託取調ヲ受《ママ》監禁其ノ他左ノ如ク処分ス㊞。処分、Ｊ・Ｋ、Ｋ・Ｎ（いずれも男、朝鮮人か――筆者注）、Ｙ・Ｔ（男）監禁。Ｅ・Ｎ（男、朝鮮人か――筆者注）謹慎。Ｎ・Ｈ（男）舎内謹慎、以上」。

「第一分館勤務日誌・昭和十九年」にも次のような記録がある。

「壱月弐拾六日　水曜日　巡視警戒／午後五時ヨリ毎時各交代ニテ園内巡視警戒セシニ柿舎三号室ニテトラ

ンプ弄中発見シO・Y（男）、E・J（男、朝鮮人か——筆者注）ニ室内謹慎ヲ二平嘱託ヨリ言渡シアリ、K・I（男）、K・K（男）ニ対シ監禁言渡シアリ午後八時半収監ス（略）㊞㊞」。

また同年一二月四日にも次のように報告されている。

「午後七時半ヨリ各舎ヲ巡視セシニ竹舎一号室ヲ窺ヘ《ママ》タルニ数名ニテ賭博シ居ルヲ発見、直ニ現場ニ踏込ミ取押ヒ《ママ》タルニM・Y（男）、Y・I（男）、K・S（男）、K・G（男、氏名から推察して朝鮮人か——筆者注）、T・S（男）ノ五名ナリ。場《ママ》銭現金七円金券二十五円也ヲ押取《ママ》シ事務所ニ連行シ国分、佐々木、高橋書記、石井雇立会ニテ取調ベノ上依命同九時弐拾分謹慎室ニ処分ス㊞㊞」。

その四日後の八日には、「午後弐時ヨリ藤森書記、川津雇、監禁者Y・I外四名ヲ賭博ノ件ニ付厳重の取調べアリタリ㊞」と記されており、さらにその翌九日には、「午後弐時参拾分、監禁中ノY・Iニ対シ藤森書記、川津雇ノ取調アリ後K・S（一二月四日に賭博していたK・Sとは別人——筆者注）ニ監禁処分ノ言渡シアリ同時依命処分ス㊞」と記されている。なお、一二月四日に賭博の現場で「取押」えられ「謹慎室」に入室させられた五人の患者が「解禁」されたのは、二週間後の一二月八日でありY・Iに対する取調のあと一二月九日に「監禁処分」を受けたK・Sが「解禁」されたのは三週間後の一二月三〇日である。

さらに、「事務分館勤務日誌・昭和二十年」においても、次のような記録がみられる。「弐月拾四日　水曜日　午後七時半ヨリ各舎ヲ巡視中ノ処、七号病室付添詰所室ニ於テ数名ニテ賭博シ居ルヲ発見セシニ依リ其ノ旨ヲ事務所ニ報告セシニ直ニ藤森、高橋両書記出頭《ママ》セシニ依リ共ニ現場ニ踏ミ込ミ取押ヒ《ママ》タルニT・Y（男）、T・J（男）、I・Y（男）、H・S（男）、I・K（男）ノ五名ナリ。賭博用品並ニ場《ママ》銭金券百参拾一円也ヲ押収シ相談所ニ連行シ藤森、高橋両書記ヨリ厳重ノ取調べニ依リ一切ヲ自白シ同九時五名ヲ依命監禁処分ス」。

これら収監された五人のうち、T・Y、T・J、H・S、I・Kが「解禁」されたのは約三週間後の三月五日であるのに、なぜかI・Yは三か月後の五月一四日である。しかし、その理由については説明されていない。

前掲の「患者懲戒・検束に関する施行細則」の第九条の処分の対象となる者の第四項に「金銭其ノ他ノ物品ヲ以テ博戯又ハ賭事ヲナシタル者」が掲げられている。しかし第九条は先に引用したように、「謹慎」あるいは「減食」、およびそれらの「併科」についての規定であり、「謹慎」の期間は、「三十日以内」とされている。そうであるにもかかわらず、第一〇条の規定事項である「監禁」処分を適用している。しかも「監禁」の期間は「三十日以内」と定められており、それ以上に長期にわたる「監禁」が「必要アリ」と「管理者」(所長)が認める場合でも「三十日以上二か月以下」と規定されている。したがって、I・Yが「賭博」行為によって三か月間も監禁されたことは当時の規則にも違反しているばかりか、あまりにも過酷な「処分」と言わねばならない。

賭博以外のいわゆる園規定違反の事例についてみていこう。

「第一分館勤務日誌・昭和十七年」によると、モルヒネ(morphine)を常用し中毒になっている患者に対する次のような記録がある。

「六月拾六日　火曜日　午後十時、阿部医官立会ニテ三井病室入室患者T・K(男)モヒ(モルヒネの略――筆者注)中毒ニ付依命監禁処分ス㊞」

なおT・Kはその後も「病室」入室患者であるにもかかわらず、一九四五(昭和二〇)年に至るまでたびたび、監禁所に収監されている。「処分」の理由が記されていない場合もあるが、多くは逃亡である。

「第一分館勤務日誌・昭和十九年」には次のような事例が記録されている。

「八月六日　日曜日　午前十時、桧舎長ヨリ四号室ノN・M(男)不正ノ旨申出ニ依リ調査セシニ逃走セシコト判明、詳細ハ別紙報告通リ㊞」

ただし、「不正」の内容は不詳である。

「八月弐拾壱日　月曜日　午前九時四拾分依命、八号病室、S・T（男）ノ所持品ヲ臨検シ病衣拾五枚包布参枚ヲ発見押収ス㊞／同時、藤森書記、川津雇員、S・Tヲ取調ヲナシ同時参拾分監禁室ニ収監セリ㊞」

この病室患者は監禁所に入れられたが、一週間後の八月二八日には林園長より「訓戒」を受け、「解禁」されている。また同年の「日誌」には次のような記録も見られる。

「拾壱月弐日　木曜日　午後五時、藤森書記ヨリN・T（男）、T・J（男）、H・T（男）ノ参名ニ対シ娯楽場出火焼失ニ依リ監禁処分ヲ言渡シ同時処分ス㊞」

「事務分館勤務日誌・昭和二十年」には次のような記録がみられる。

「拾月九日　火曜日　午後参時、藤森、国分書記、患者K・S（男）ニ対シ園規上不法行為幇助セシ件ニ付取調ノ上監禁室ニ依命収監ス㊞／午前拾時参拾分、藤森書記、国分書記、患者N・K（男）ニ対シ園規上不法行為幇助セシ件ニ付取調ノ上監禁室ニ依命収監ス㊞」

「拾月拾日　水曜日　午前拾時、患者H・Y（男）、S・I（男）、Y・S（男）、K・K（男、朝鮮人か——筆者注）、K・H（男）、E・K（男、朝鮮人か——筆者注）、N・H（男）以上七名園則違反セルニ付国分書記取調ノ上謹慎室ヘ収容ス㊞」

いずれの場合も、「園規上不法行為幇助」や「園規違反」の具体的内容は記されていないので不詳である。

第三節　昭和初期と太平洋戦争期の勤務日誌に見る取り締まりの比較

ごく大まかに見て、昭和初期（昭和二年〜七年）の「見張所勤務日誌」における見張員である監督たちや請願巡査（大正二年から昭和一七年一〇月まで警察署より派遣され正門の派出所にて勤務）による病院の構内・構外の巡視や患者の各舎・病室などにたいする点検の主たる関心・注意は、いわゆる「風紀・風俗」上の「不心得の所為」、すなわち女性舎への男性患者の出入り、患者の異性間の交際に向けられ、その警戒ぶりは異常・異様である。また男女の患児とくに女児にたいする「注意」も多く、子どもたちもまた常に取り締まりの対象であった。

これにたいして、太平洋戦争期（昭和一七年〜二〇年）の「第一分館（事務分館）勤務日誌」になると、少なくとも次のような点でやや異なった特徴があらわれてくるようにおもわれる。

第一は、勤務日誌に記載されている職員の人数（二人から七人までで平均五人）や一日の職務内容・経過はほぼ同じであるが、女性舎にたいする「監視」や子どもたちへの「注意」が少なくなり、相変わらず「風紀」「風俗」については警戒しているが、その対象は入所者全体に向けられ、しかも簡略な報告に終わっている。

例えば、「午後五時ヨリ毎時交代ニ園内各所ヲ巡視シ風紀風俗及火気ニ注意警戒セリ㊞」（「第一分館勤務日誌」昭和一七年一月二日）といった記述が多い。

第二は、政府が「大東亜戦争」と呼んだ「聖戦」を遂行するために必要な国威発揚と国防意識の強化の一環として、一連の国家的儀式と皇室による慈恵への報恩を表す行事の積極的な実施を示す記録が増加していることである。

すなわち、いわゆる三節（紀元節、天長節、明治節）の奉祝式、開戦記念大詔奉読式、戦捷《せんしょう》祝賀式、戦没将士慰霊祭などのほか、皇太后陛下御誕辰《たんしん》奉祝式、皇太后陛下御恵ノ日記念式などの開催であり、園長以下全職員、全患者（病室患者などを除く）が参加し、病児たちは少年少女団の制服を着、団旗を掲げて列席している。そのような状況のなかで、例えば次のような記録もみられる。

「岩野正英海軍少将閣下来園（略）少年少女、警防各団検閲シ（略）太平洋作戦ト大東亜共栄圏ト題スル講演アリタリ㊞」（「第一分館勤務日誌」昭和一七年三月三一日より）。

第三は、米軍機の本土爆撃が激化していくにつれて、①警戒警報・空襲警報の発令・解除の回数・時刻、②園外の警防関係機関（警視庁警防課、田無警察署、東村山村警防団など）による指導・査察と職員・患者による警防体制の組織化と防空演習、③園内防空壕構築作業と避難訓練などの記録が増加していることである。

例えば、昭和一九年から二〇年にかけての勤務日誌の表面（第一面）の「記事」欄は、警報に関する記載だけで大半は埋まっているほどである。

第四は、患者の死亡者数と死亡率のいずれもが最も多いのが、太平洋戦争期である。すなわち、一九四一（昭和一六）年は八九人、六・八パーセント、一九四二（昭和一七）年は一四九人、一〇・五パーセント、一九四三（昭和一八）年は一一四人、七・五パーセント、一九四四（昭和一九）年は一三六人、九・七パーセント、一九四五（昭和二〇）年は一四二人、一一・六パーセントであり、敗戦の翌年の一九四六（昭和二一）年も、一〇五人、九・四パーセントである。[3] そのため、実際に、当時の「第一分館勤務日誌」「事務分館勤務日誌」には、これらの膨大《ぼうだい》な死者の一人ひとりについて、死亡時刻・氏名・死去した場所（病棟名など）の記載が激増していることである。

二、三日に一人は死去しており、一昼夜に三、四人もが亡くなっている場合もある。これらの亡骸《なきがら》を火葬に付す作業を担うのも患者たちであり、頻発する空襲警報の合間を縫って行わねばならなかった。遺骨は事務所に保管され、毎月一回、合同葬儀が僧侶を招いて礼拝堂で執行された。葬儀には園長・事務官などの職員のほか全患者に列席が要請され、納骨・法要・墓参が行われた。

「第一分館勤務日誌・昭和十七年」の合同葬儀についてみていくと、死去した患者の人数の最多は六月の一八人、最少は一二月の九人、毎月平均一二人となる。患者たちの園内での生活とは、このように死を日常的な出来事として受けとめなければならない状況のなかで営まれていたことをおさえておかなければならない。

第五は、太平洋戦争期の勤務日誌には、表 序―１で示したように、患者の「逃走」「無断外出」を報告する記述が多く、それと対応して「監禁所」への収監、「謹慎」処分など懲戒に関する記録も多くなっていることである。

では、昭和初期と太平洋戦争期とで、院（園）当局側による入院（園）者たちの管理・統制に直接かつ二四時間にわたってあたる職員たちの勤務日誌の内容に、相対的にせよ、このような差異・相違があらわれたのはなぜであろうか。その大きな要因・背景としては次の二点が挙げられよう。

すなわち、第一は厚生省所管である国立癩療養所多磨全生園の管理・運営のあり方全体が国家総動員体制に組み込まれ、その体制に可能な限り順応・協力せざるを得なくなっていったこと、しかし戦局が悪化し国民全体の生活も窮乏化していくなかで、〝絶対隔離〟を根幹とする政府の癩政策によって、入園患者は人間としての最低限の生存を維持することさえ一層困難となり逃走、園規定違反などの手段にこれまで以上に多く訴えざるを得なくなっていったことである。

第二は、総力戦遂行のために不可欠な翼賛体制の具体化として、全国的に、かつ国民の生活の全般にわたって組織され強化されていったいわゆる隣組の制度が、国立癩療養所にも導入され、多磨全生園では患者会である「全生常会」がつくられ、園当局による管理・運営を補助する役割を果たしていったことである。

太平洋戦争が開始される一九四一（昭和一六）年の四月一日に発足した「全生常会」の動向やその実際に果たした役割などについては、役員選挙の様子、警防団活動、生産した農産物の園当局への供出、患者の逃走や農作物の盗難の防止のための協力など多方面にわたって、事務分館の勤務日誌にも記載されている。

例えば、「第一分館勤務日誌・昭和一九年」には次のような記録がみられる。

「参月拾八日　土曜日　午後五時、全生常会ハ患者脱出防止ニ関シ実行委員会ヲ開催セリ㊞」。

基本的には、園当局の意向さらには「時局」に即応して、患者が患者を管理・統制していくこのような、一般の社会における隣組の組織・役割と共通した性格を有する「全生常会」が、患者側の要求をも部分的に汲《く》み上げながら組織され、かなり機能したところに、事務分館の「日誌」の内容が昭和初期と太平洋戦争期では相対的にせよ、かなり異なる側面を示すに至った重要な要因があるといえよう。

しかし、昭和初期の「見張所勤務日誌」と太平洋戦争期の「第一分館（事務分館）勤務日誌」の記録・報告には一貫して変わらない面がある。それは、これらの「日誌」を記述した職員たちの「勤務」にのぞむ基本的姿勢と少年少女を含む患者たちにたいする態度は、その詰所の名称は改められても、常に〝見張り〟と〝取り締まり〟につらぬかれていたことである。

そのことは、両時期を通して変わることなく遂行された毎日の「勤務」の流れと、具体的な行為、さらには「日誌」の記述の仕方・筆致にも自ずと表れている。すなわち、①午前八時、患者にたいする各作業「督励」、②作業場などを「巡視」しての「注意」、③郵便物の検閲（開封、文面の点検・注意、現金・為替の「患者保管金」としての取り上げと園内通用券の交付）、④面会所での立会（面会人の身元確認、面談内容の注意、持参物品の検査、現金の金券との交換）、⑤構内・構外、各舎などの「巡視」、監禁者・謹慎者の「監視」、⑥午後九時（冬季は一〇時）、各舎の消灯、⑦夜間一時間ごとに交代しての「巡視」「警戒」、⑧翌朝六時、各舎・病室などの「点検」（人員など）という「勤務」の基本的な形態・内容はかわっていない。むしろ、太平洋戦争期になると、増大する逃走・園規違反にたいし、処分もまた仮借なく行っている。監督と呼ばれている自分たちは、所長に付与されている懲戒検束権の直接の執行者であるという意識が根底にあったからであろう。逃走しようとした患者を「取押」えとか、「捕獲」したという記述にも、監督者たちの患者観が如実に表されていると言えよう。

＊

このように、太平洋戦争期においては「全生常会」が園当局による患者の管理・統制を一面では補完・代行していくことになった。したがって、とくに、太平洋戦争下の全生園における患者にたいする管理・統制の実態の全体像とその性格・構造については、園当局側の職員による「勤務日誌」と入所している患者側の組織である「全生常会」の基本的な記録である「全生常会記録」「評議会議事録」の両者を照合しながら分析・考察していく必要がある。

そこで、今後は「全生常会」が果たした意義、役割と問題点について、患者組織による少年少女を含む患者たちへの〝援助〟と〝取り締まり〟の実態をとおして検討することとする。

本章で分析・考察の対象とした資料は多磨全生園の戦前における職員の勤務日誌である。欠けている年も少なくないが、残されているそれらの資料は、その時期に、院（園）当局の意向・方針に基づき、入園者の日々の生活に直接かかわった監督と呼ばれる職員たちが毎日記録し、院（園）長・課長・係長・主任が常に検閲した記述であり内容である。そのような意味では、ハンセン病に対する絶対隔離政策のもとでの療養所側の患者取り締まりの実態をみる上では、第一次資料としての必要条件の一つを有しているということができよう。しかし、当局側によって記録・検閲された資料であるという性格を持っているがゆえに、当局側にとって不都合なことは記録として残さないという問題点・限界も有しており、第一次資料としての十分条件を満たしているとは到底言い難いことも明らかである。したがって、出来る限り入園者側による同時期の記録（例えば、「全生常会記録」）、その時期に入園していた人たちからの聴き取り、更にはその後、入園者個人によって書かれた手記・回想記、自治会による園史（例えば多磨全生園自治会編『倶会一処――患者が綴る全生園の七十年』一光社、一九七九年）などともつきあわせ検証していく作業を積み重ねていかなければならないであろう。

◆1　多磨全生園患者自治会編『倶会一処――患者が綴る全生園の七十年』一光社、一九七九年、七四～七六頁参照。しかし、当時の院長林芳信（一九三一・昭和六年五月、医員から院長に就任）は、毛涯を有能な職員として評価していた。林芳信著、林芳信先生遺稿記念出版会編集『回顧五十年』（自家版）、一九七九年、一五頁参照。

◆2　栗生楽泉園患者自治会編集・発行『風雪の紋――栗生楽泉園患者50年史』一九八二年、一四二頁参照。

◆3　国立療養所多磨全生園編集・発行『創立50周年記念誌』一九五九年所収の「開園以来の入退所調（明治四十二年度～昭和三十三年度）」より。

第1章　国家総動員体制と全生常会の発足

第一節　総動員体制の強化と各種常会の全国的設置

1　国家総動員法の制定と総力戦の遂行

一九三〇年代から四〇年代にかけて、日本の天皇制国家は、「満州事変」（一九三一〈昭和六〉年九月一八日、関東軍による柳条湖事件の謀略により勃発。以後、中国東北部を軍事占領し、三二〈昭和七〉年三月に傀儡《かいらい》政権による「満州国」樹立）のあと中国との対立が激化し、一九三七（昭和一二）年七月七日の盧溝橋《ろこうきょう》事件をきっかけに日中全面戦争へと進み、さらに一九四〇（昭和一五）年には「日独伊三国同盟」の締結（同年九月二七日）と連動して北部仏領《ふつりょう》インドシナ（ベトナム）にまで進駐したことなどによって英米との対立をもいっそう深め、ついに一九四一（昭和一六）年一二月八日、政府が「大東亜戦争」と呼ぶアジア・太平洋戦争（以下、太平洋戦争と略す）へ突入していった。

こうした戦争遂行のために、国内ではとくに、国民精神総動員運動（精動運動と略称）が推進され、さらに「国家総動員法」の制定は国家総力戦体制の確立に威力を発揮した。精動運動は日中全面戦争の開始とともに、政府が行った国民を戦争へ動員するための官制〈国民運動〉である。すなわち、第一次近衛内閣は一九三七年八月一四日「国民的思想動員」開始を決め、二四日「国民精神総動員実施要綱」を決定。九月一一日、政府主催の精動大演説会を開催し、「挙国一致・尽忠報国・堅忍持久」の三大スローガンのもとに精動運動が展開されることとなった。一〇月一二日、運動の推進団体として「国民精神総動員中央連盟」が結成され、政府の指示のもとに大々的な日本主義精神の教化活動と貯蓄奨励・消費抑制などの戦時経済協力活動とをおしすすめていった。

精動運動の地方組織は、道府県単位の精動地方実行委員会が中心となり、これに地方官庁が協力するという形式をとってつくられていった。しかし、市町村単位の組織をもたない実行委員会は、はじめから市町村の行政機関に依存しなければ運動ができないという限界をもっていた。そこで、内務省は後述するように、部落会・隣保班・町内会・隣組を整備し、精動運動の末端組織として利用する方針を打ち出していくこととなった。

当初から、内務官僚と警察・市町村役場が指導する官制〈国民運動〉の性格が濃い精動運動はしだいに低調となり、一九四〇（昭和一五）年一〇月一二日に「大政翼賛会」が発足すると、精動運動は大政翼賛会の〈新体制運動〉のなかに解消させられていった。〈新体制運動〉に関する研究史の流れは「天皇制ファシズム」論の立場からのそれと、それ以外の立場（戦時体制論、行政国家論）に大別されるという◆1。

ここでは、第二次近衛内閣の近衛側近グループが四一（昭和一六）年四月に大政翼賛会の改組で退いたあと、内務省が中央・地方の組織的指導権を握り、上意下達の行政補助機関、国民動員組織としての傾向を改組のたびに強めていったという指摘を紹介しておこう◆2。この指摘は後述する各種常会の性格を規定していった史的背景・要因をとらえる上で重要であるだけではなく、国の「癩《らい》事業対策」の立案・実施に内務省が直接強い役割を有したことを示すからである。

一九三八（昭和一三）年、国家総動員法が制定（四月一日公布、五月五日施行）された。次に同法の目的・性格を示すとくに主要な条項を抄記する。

「第一条　本法ニ於テ国家総動員トハ戦時ニ際シ国防目的達成ノ為、国ノ全力ヲ最モ有効ニ発揮セシムル様《よう》、人的及物的資源ヲ統制運用スルヲ謂《い》フ

第四条　政府ハ戦時ニ際シ国家総動員上必要アルトキハ、勅令ノ定ムル所ニ依リ、帝国臣民ヲ徴用シテ総動員業務ニ従事セシムルコトヲ得
第八条　政府ハ戦時ニ際シ、国家総動員上必要アルトキハ勅令ノ定ムル所に依リ、総動員物資ノ生産、修理、配給、譲渡其ノ他ノ処分、使用、消費、所持及移動ニ関シ必要ナル命令ヲ為スコトヲ得
第二十条　政府ハ戦時ニ際シ国家総動員上必要アルトキハ勅令ノ定ムル所ニ依リ、新聞紙其ノ他出版物ノ掲載ニ付、制限又ハ禁止ヲ為スコトヲ得（第二項略）」

このように、政府は議会の承認なしに、「勅令」によって、労働力・物資・出版など国民生活の全体にわたって統制する権限を得た。「帝国臣民」（「皇民」）は植民地朝鮮・台湾の人たちを含み、中国の占領地からも中国人を数多く強制連行し労働力として酷使した。

2　政府による常会の位置づけと利用

では、以上のような戦争遂行と国家総動員体制構築のなかで、政府は「常会」をどのように位置づけ利用していったのか。

文部省社会教育局は一九三九（昭和一四）年六月二六日付の文部次官通牒《つうちょう》「常会ノ指導施設ニ関スル件」で、「我ガ国古来ノ美風タル隣保協和、相互教化ノ精神ヨリ発達セル常会ハ事変下（日中全面戦争を引き起こした「日支事変」＝盧溝橋事件——筆者注、以下同じ）国民精神総動員ノ実践網トシテノ欠クベカラザル機関タルノミナラズ社会教育ノ組織網トシテモ又極メテ有力ナル施設ナリ」と規定し、「常会ノ普及発達」のために道府県に単年事業の委託実施を求めている。

他方、内務省は同年九月一四日付の地方局長通達「市町村ニ於ケル部落会又ハ町内会等実践網ノ整備充実ニ関スル件」で、「市町村ニ於ケル部落会又ハ町内会ハ隣保相互、相互教化ノ精神ヲ基調トシ上意下達、下意上達ノ機会トナリ常ニ地方自治振興発展ノ根基ヲ鞏固《きょうこ》ナラシムルノミナラズ今次事変下ニ於テハ国民精神総動員、銃後後援、生産力拡充、貯蓄奨励、金集中、物資物価ノ調整等重要国策ノ趣旨ヲ徹底シ全国民ヲシテ協力実践セシムルノ機構タラシムルハ極メテ有効ニシテ且《かつ》緊要」であるとし、部落会・町内会の普及とその指導統制に乗り出している。

さらに内務省は一九四〇（昭和一五）年九月一一日付の内務省訓令第一七号「部落会町内会等整備指導に関する訓令、通牒」によって、いわゆる〈隣組〉（訓令・通牒では「隣保班」）を全国的組織として制度化した。「訓令・通牒」の内容である「部落会町内会等整備要領」は次のような特徴を有している。すなわち、「第一　目的」では、①「隣保団結の精神に基き市町村内住民を組織結合し万民翼賛の本旨に則り地方共同の任務を遂行せしむること」、②「国民の道徳的錬成と精神的団結を図るの基礎組織たらしむること」、③「国策を汎《ひろ》く国民に透徹せしめ国政万般の円滑なる運用に資せしめること」、④「国民経済生活の地域的統制単位として統制経済の運用と国民生活の安定上必要なる機能を発揮せしむること」が掲げられている。

「第二　組織」の「一．部落会及町内会」では、例えば「部落会及町内会には左の要領に依る常会を設くること」とし、「部落常会及町内常会は会長の招集に依り全戸集会すること」などと規定している。「二．隣保班」では、例えば「部落会及町内会の下に十戸内外の戸数より成る隣保班（名称適宜）を組織すること」などと規定している。「三．市町村常会」では、例えば「市町村（六大都市に在りては区以下同じ）に市町村常会（六大都市の区に在りては区常会以下同じ）を設置すること」などと規定している。

要するに、「常会」という民衆統制の方法を国家管理としての最小単位である〈隣組〉（「隣保班」）にまで結び合わせ、より徹底した国民総動員体制網をつくりあげようというのがこの訓令・通牒のねらいといえよう。

こうして、内務省地方局による「常会普及状況」（昭和一四年一二月調査）によれば、全国の部落会・町内会の組織率は市部で七三パーセント、郡部で八九パーセントに及んでいる。

当時の各種常会の種類と体系に関して、鈴木嘉一は著書『隣組と常会――常会運営の基礎知識』（誠文堂新光社、一九四〇年）において、常会を、大きく「地域常会」、「職能常会」、「職場常会」に区分し、さらにそれぞれを組織体別、出席者別、団体別などで類別している。それらの各種常会の数は計二七種類にも及んでいる。例えばその一つである「隣組常会」は「地域常会」の中の組織体別の常会の一つに位置づけられている。

3　大政翼賛会による「実践網要綱」としての常会の組織化

太平洋戦争が勃発する前年、大政翼賛会は次のような実施要綱を発表した。

「大政翼賛会実施要綱（昭和一五年一二月一四日）

今や世界の歴史的転換期に直面し、八紘一宇《はっこういちう》の顕現を国是とする皇国は、一億一心全能力を挙げて天皇に帰一し奉り、物心一如の国家体制を確立し、以て光輝ある世界の道義的指導者たらんとす。茲《ここ》に本会は、互助相誡、皇国臣民たるの自覚に徹し、率先して国民の推進力となり、つねに政府と表裏一体協力の関係に立ち、上意下達・下情上通を図り、以て高度国防国家体制の実現に務む。左にその実践要綱を提唱す。

一、臣民の実践に挺身す。（略）

二、大東亜共栄圏の建設に協力す。（略）

三、翼賛政治体制の建設に協力す。（略）

四、翼賛経済体制の建設に協力す。（略）
五、文化新体制の建設に協力す。（略）
六、生活新体制の建設に協力す。（略）」

そして、大政翼賛会が「常会」を「国民実践網」の組織とするに至って、各種常会は国民の間にいっそう広がり、根づいていくこととなった。

なお、社会教育の研究者である長浜功は、「国民総動員体制」と「常会」との関係について次のような見解を述べている。

「日本人のことごとくが戦争に呑みこまれていったのは勿論《もちろん》、天皇制国家の治安と統制によるものだが、それは単に上からの指令一本で動員されていったのではなかった。国民を巻き込む形の工夫をとりながら進められていったのである。民衆の疑似自発性を利用しながら国民総動員体制の包囲網を次第にせばめていったのである。その方式に最も適合したといえるのが『常会』であった。◆3」

では、国家総動員体制の強化のもとで、「民衆の疑似自発性」をも利用しながら全国的に推し進められていった「常会」の組織化は、国による〈強制収容・絶対隔離〉政策につらぬかれていた「癩療養所」の一つである多磨全生園においてはどのように具体化されていったのであろうか。

第二節　「全生常会」の創設とその機構・性格

1　全生常会の規約と機構

全生常会《ぜんしょうじょうかい》は、一九四一（昭和一六）年四月一日に発足した。「規約を分館職員の鳥井善一が起草し、選挙管理を園側で行うという主客転倒の気味はあっても、それが患者自治会の前身であった」と多磨全生園患者自治会編『倶会一処』（一光社、一九七九年、一三六頁）は記している。

まず、成文化された「全生常会規約」を見てみよう。（以下、「全生常会記録　昭和一六年度」より）。

「名称及組織」について、第一条で「本会ハ全生常会ト称シ全生《ぜんせい》病院（四一年七月一日、第一区府県立全生病院が国立癩療養所多磨全生園《ぜんしょうえん》となり、以後、多磨全生園と改称——筆者注）ノ入院（園）者全員ヲ以テ組織ス」と規定。

「目的及事業」について、第二条で「本会は院（園）ノ補助機関トシテ院（園）内諸事業ヲ連絡調整シ相互扶助ノ精神ニ基キ一大家族的療養生活ノ体制ヲ強化スルト共ニ健全ナル日本精神ヲ昂揚《こうよう》シ彌々《いよいよ》国民奉公ノ誠ヲ效《あらわ》スヲ以テ目的トス」とし、第三条でそのために次の五つの「事業」を行うと規定。すなわち、「一．看護補助ニ関スル事項。二．農事ニ関スル事項。三．諸作業ニ関スル事項。四．生活・教化ニ関スル事項。五．其他《そのた》必要ト認メタル事項」である。

「機関」について、第四条で「常務委員会、評議員会、実行委員会」を置くとし、第五条〜第一四条で各機関

図1−1　「全生常会」機構図

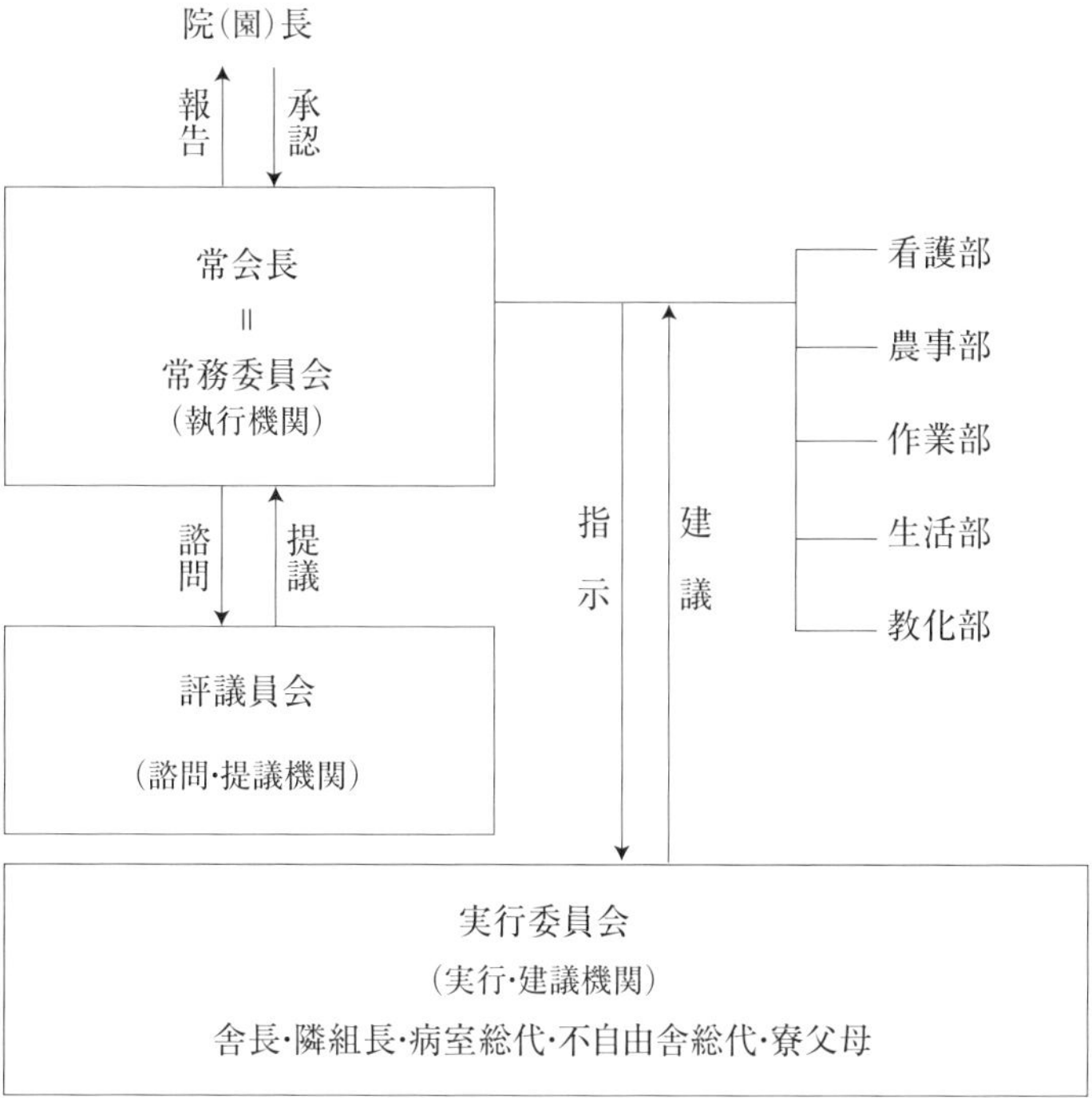

注1　「全生常会規約」（1941・昭和16年4月1日制定）より作成
　2　1945（昭和20）年度に「常務委員会」に「常務部」を新設

の構成・役割などを規定。常務委員会に関しては「常会長・常務委員」で構成し、「会務執行ノ任」に当たり、「看護・農事・作業・生活・教化ノ五部」を置くとしている。「院（園）」当局と全生常会との関係で注意されるのは、常務委員会での決議事項は「院（園）長ニ報告シ其ノ承認ヲ受クルコトヲ要ス」（第八条第一項）とされ、また決議事項を実施する場合は「院（園）当局トノ連絡ヲ図リ之カ円滑ヲ期スルモノトス」（同条第二項）としている点である。執行機関である常務委員会がこのような規制を受けていることにも、本会が「院（園）ノ補助機関」であって、院（園）側と対等な地位に立つ自治組織ではないことが示されている。評議員会に関しては、評議員で構成し「常会長ノ諮問ニ応シ其他必要ト認ムル事項ヲ常務委員会ニ提議スルコトヲ得」（第一〇条）と定めている。実行委員会に関しては、「舎長・隣組長・病院総代・不自由舎総代及寮父母」で構成し、「常務委員会ニ於テ決定セラレタル事項又ハ院（園）ノ指示・命令事項ニ付一般ニ周知徹底セシムルノ責ニ任ス」（第一三条）、「会員ノ療養生活其他必要ナル事項ニ関シ常務委員会ニ建議スルコトヲ得」と定めている。

その他、「役員」（第一五条〜二三条）、「会議」（第二四条〜二七条）について規定。

以上の「全生常会規約」の諸規定から本会の基本的な機構を図示すると、図1－1となろう。

次に、「全生常会役員選挙規程」を紹介・検討する。前述のように、全生常会は「入院（園）者全員」の「組織」であるが、本会の運営に直接責任と権限をもつ役員の選挙権と被選挙権には、年齢・在園期間による限定以外に、性別や病状（具体的には特定の病棟などの入室者）によっても制限を加えており、また「院（園）規」（明治四二年三月三〇日東京府訓令第一〇号「第一区府県立全生病院規程」、以後たびたび改正）、「入院（園）者心得」（全一七項目）の違反者や「懲戒検束規定」の適用者の除外、最終的には院（園）長による承認が必要など院（園）当局側の意向によって左右される面があることに注意しなければならない。

すなわち、「常会長・常務委員ノ選挙権ヲ有セサルモノ」としては、①「年令十八才ニ達セサル者」、②「寮父・寮母ヲ置カルル男女少年舎ニ在籍スル者」、③「入院（園）後三ヶ月ヲ経過セサル者」以外に、④「有夫ノ婦ニシテ夫婦舎ニ在籍スル者」、⑤「精神病棟・重症病棟ニ入室中ノ者」、⑥「女子軽症舎及男女不自由舎ニ在籍スル者」（但シ各室毎ニ小住宅ニ在リテハ舎毎ニ一人ノ選挙資格ヲ有スル者ヲ選出スルモノトス）」、⑦「謹慎以上ノ処分ヲ受ケ現ニ其ノ執行中ニ係ル者」が該当者とされている（第一条）。また、「舎長ノ選挙権ヲ有セサルモノ」にも、前掲の①、③、⑤、⑦が該当者とされている（第二条）。さらに、「本会役員ノ被選挙権ヲ有セサルモノ」として、「一定ノ年令ニ達セサル者」（「常会長・常務委員及舎長」は満二五歳、「隣組長」は満二一歳）、「入院（園）後一定ノ期間ヲ経過セサル者」（「常会長及常務委員」は三年、「舎長」は二年、「隣組長」は一年）、「学園教育係・寮父母ノ職ニ在ル者」、「謹慎以上ノ処分ヲ受ケ現ニ其ノ執行中ニ係ル者」、「精神病棟・重症病棟ニ入室中ノ者及不自由舎ニ在籍スル者」が該当者とされている。性別による被選挙権に対する制限については「評議員」「舎長」は男女いずれも被選挙権を有するが、「常会長」「常務委員」「隣組長」は「男子ニ限ル」（第一五条）と規定している。

なお、「本会役員ニ対シテハ慰労金ヲ支給セラルルモノトス」（第二三条）とされている。

このように、選挙権・被選挙権についてさまざまな制限を加えた上で、さらに選挙された「常会長・常務委員及舎長」は「院長之ヲ任命ス」（第一六条）、「各舎ヨリ推薦」された「隣組長」は「院長之ヲ指名ス」（同条）、本会役員となった者でも「院規ニ違反スル行為ニ依リ処分ヲ受ケタル時ハ解任セラルルモノトス」（第二一条）、「本会規約ノ改廃及本会ニ関スル諸規定ノ制定及改廃」は常務委員会・評議会の合議・議決を経て、「院（園）長ノ認可ヲ受クルコトヲ要ス」（第二八条）と規定している。

全生常会の最初の役員選挙は四一年三月二五日に実施され、四月一日、礼拝堂に「職員・患者全員参集」して「全生常会役員任命式」が行われた。

選挙立会人は「職員　永井書記外七名、患者舎長二一名」。有権者数は五四三人、投票総数五四二票（投票率九九・八パーセント、棄権者一人は「一時帰省中ニ由ル」）、無効投票数二七票、有効投票数五一五票。しかし、一九四一（昭和一六）年末現在の入園者総数は一三〇九人（男八八六人、女四二三人、四歳～七七歳）であり、その内、二〇歳以上は七〇〇人である（国立癩療養所多磨全生園『昭和十六年年報』より）。したがって、仮に二〇歳以上の入園者全員を有権者であったとすると、投票率は七七・四パーセントとなる。

初代の全生常会長には平松秀男が当選。平松は全生常会以前の入院者たちの組織である舎長会の総代または幹部を務めており、四六（昭和二一）年三月二八日に全生常会が「多磨全生会」へ改称されるまで常会長に選ばれている。

役員選挙の立会人構成や投票率、さらには役員任命式の式次第（「常会規約施行宣言　院長」、「常会規約朗読　職員」、「役員任命　院長」、「訓辞　院長」、「規約ノ根本精神トソノ運営ニ就テ　主事」ほか）や職員による「司式」、そもそも規約の起草を職員が行っていることなどから見て、全生常会はその当初から院（園）当局が主導して設置していった常会組織であり、当時、一般の社会において政府・地方行政が推進していった大政翼賛の一環としての常会と設置の経緯は軌を一にしているが、その組織の性格・内容には院（園）当局の意向と権限がきわめて強く作用しているといわざるを得ない。

第一回の役員選挙で本会の執行機関を構成する役員である常務委員（五人制）として選出され院長により任命された者の氏名と各部分担は次の通りである。

看護部　部長　光岡良二、副部長　渡辺清二郎。農事部　部長　菊山三次、副部長　原田嘉一。作業部　部長　渡辺清二郎、副部長　早田又一。生活部　部長　早田又一、副部長　光岡良二。教化部　部長　原田嘉一、副部長　菊山三次。

そして、役員任命式は役員を代表して全生常会長が次のように「宣誓」し、さいごに職員・患者一同で「愛国行進曲」を合唱し、「萬歳三唱」をもって閉会している。

「宣誓
我等ハ全生常会規約ヲ遵守シ各々命ゼラレタル職域ニ於テ誠ヲ盡《つく》シテ協力シ健全ナル家族的療養所建設ノ為ニ奉公努力センコトヲ誓フ
右　宣誓ス

昭和十六年四月一日　全生常会長　平松秀男」

２　全生園当局による全生常会の位置づけ

では、全生園当局は、全生常会の発足をどのように位置づけ評価していたのであろうか。

国立癩療養所全生園編集・発行の『昭和十六年年報』（一九四二〔昭和一七〕年一二月発行）は次のように記している。

「本園事業ノ遂行上患者自ラヲシテ時局ヲ認識セシメ、相互ノ協調ヲ図リ、一大家族的体制ノ下ニ療養生活ヲ為サシムル為現在社会ニ実施セラルル隣組組織ヲ採リ入レ一舎ヲ一単位（一家族）トスル常会ヲ組織セシメタリ、常会機関ハ常会長ノ下ニ執行機関トシテ常務委員、諮問機関トシテ評議員、実行機関トシテ実行委員ヲ置キ（此ノ実行委員ハ舎長及隣組長、病室総代、及不自由舎総代及寮父母ヨリ成ル）渾然一体トナリテ園ノ補助機関トシテ活動セシムルニ事業ノ遂行上大ニ利スル所アリ」◆[4]。

なお、同年報（三五頁）には「全生常会事務所、一棟、二〇坪五〇」を設置したことが記載されている。

また、「全生常会役員並事務員」にたいする「手当」としては、常会長・各常務委員は各一人当たり月額四円五〇銭、常会事務員（二人）は各一人当たり日額一〇銭、常会情報員（一人）は月額九〇銭の支給を院長に願い出ている（『全生常会記録』昭和一六年四月七日より）。

この年、園当局は次のような「療養生活五訓」を作成し、「時局」に応ずる「入園患者ノ教化指標」とした（『倶会一処』一九七九年、一四六頁参照）。

「一、吾等ハ大御心ヲ奉体シ一意専心療養ニ励ムベシ

一、吾等ハ皇軍兵士ノ心ヲ心トシ困苦ヲ克服シ必勝ノ信念ヲ固ムベシ
一、吾等ハ相愛共助ノ精神ニ則リ人格ヲ練磨シ相互ノ幸福安寧ヲ図ルベシ
一、吾等ハ公益優先ヲ信条トシ各々其ノ分を盡シ銃後奉公ノ誠ヲ捧グベシ
一、吾等ハ感謝報恩ノ念ニ燃エ大政ニ協賛シ明朗健全ナル楽土ヲ建設スベシ
註　右五訓ヲ入園患者ノ教化指標トシ集会ノ場合ニ於テ唱和セシメ現下ノ時局ニ対スル覚悟及剛健ナル精神ノ昂揚《こうよう》ヲ図ル」

この療養所生活五訓は「ハンセン氏病療養所における『戦陣訓』（四一年一月八日、陸軍大臣東条英機の示達による戦場へのぞむ兵士の心得。「本訓其の二」の「第八　名を惜しむ」に「生きて虜囚の辱を受けず、死して罪禍の汚名を残すこと勿れ」とある――筆者注）のようなもので（略）五大節等の公式の集会が行われる時は必ず全員（全生常会の全会員――筆者注）は起立して唱和させられた」（『倶会一処』一四六頁）という。全生園年報は四一年度以降、年報の巻頭に「療養生活五訓」を掲げ、これが全生園としての基本理念・方針であることを、園外にも公的に表明した。

なお、療養生活五訓は敗戦の年の一〇月四日に全生常会常務委員会としては廃止を決定し、一〇月一〇日の評議員会でも可決された。しかし、毎月二八日に園長・職員ともに実施してきた「早天皇居遥拝式」においては「療養生活五訓」の唱和を翌年の一月まで続行している（『全生常会記録昭和二十年度』より）。

3　全生常会の性格と特徴

たしかに、全生常会の設置の背景とその目的には、国家総動員体制が強化されるなかで行政支配の最末端組織

として全国的につくられていった各種常会と共通する面がある。そのことは、例えば、前述した文部省社会教育局による一九三九（昭和一四）年六月二六日付の文部次官通牒「常会ノ指導施設ニ関スル件」や内務省による同年九月一四日付の地方局長通達「市町村ニ於ケル又ハ町内会等実践網ノ整備充実ニ関スル件」、四〇（昭和一五）年九月一一日付の内務省訓令第十七号「部落会町内会等整備指導に関する訓令、通牒」における常会の位置づけと「全生常会規約」の「目的及事業」の規定とを照合すれば明らかである。

と同時に、先に、「全生常会役員選挙規程」に関しても指摘したように、全生常会の性格や実際の事業・活動には一般の社会の各種常会とは異質な面や特徴が少なからずあることにも留意しなければならない。その差異は、基本的に、全生常会が、「第一区連合府県立全生病院」・「国立癩療養所多磨全生園」と〝病院〟や〝療養所〟という名が付されてはいるが、その実質は国によるハンセン病者に対する強制収容・絶対隔離・撲滅政策に貫かれた〝閉ざされた一大施設＝村《ムラ》〟に設けられた特殊な常会であることに起因する。

すなわち常会という呼称こそ一般の社会におけるそれと同一であり、他の各種常会と同様に「上意下達・下意上達（下情上通）」の性格・機能もタテマエとしては唱えているものの、その常会が設けられている〈ムラ〉は、そこの最高の責任者であり権力者である院（園）長には法律によって警察権が付与され、その権限の執行の場として監禁所があり、また患者の看護は患者の作業として義務づけられ、患者の生存・生活に必要な食料などの不足は患者の労役・生産によって補わねばならないという、一般の病院・療養所ではあり得ないきわめて特異な空間なのである。

したがって、国家総動員体制・総力戦体制の強化にともなってつくられていった一般の社会の各種常会と同じく、「国防献金」「貯蓄増強」「防空・警防」「神社礼拝」「宮城《きゅうじょう》遥拝・君が代斉唱・詔書勅語奉読」など一連の国策に対応するとりくみを行ってはいるが、患者による患者付添看護、患者の自給自足に不可欠な農事作業、患者たちによる自主的な演劇・文芸活動、国（政府）・院（園）当局による皇室慈恵の利用とその効果などの面では、一般の常会とは異なる性格・特徴を有している。

もともと、旧来の「舎長会」という患者組織が全生常会に再組織された背景・経緯には、戦時体制下で定員を超える患者を強制的に収容し続け、患者数は増加していくのに、それに見合う医療・療養の人的・物的条件は整えられるどころか逆に欠乏・劣悪化し、それでもなお「国立癩療養所」へと移行していく〝絶対隔離〟の場の機能を維持・強化していくために、院（園）当局側が患者たちの力を利用し、かつ統制していく必要に迫られていたという事情がある。他方、患者たちの側にとっても病院・療養所としての性格・機能がますます失われ、警察的取締りのみが強められていくなかで、自らの生命と生活を守るために患者組織の整備・強化が求められていた。とくに、病状が進行・悪化していく患者の付添看護や食料不足の問題などは院（園）当局側と患者たちの側の双方にとって、対処せざるを得ない緊要の課題であった。

全生常会は、国のハンセン病者に対する強制収容、終生隔離・撲滅政策のもとで、「第一区連合府県立全生病院」・「国立癩療養所多磨全生園」に内在していた諸問題に、「院（園）の補助機関トシテ」（規約第二条）対応していかなければならなかったところに、一般の常会とは違う側面をも持たざるを得なかった根本的な理由があるといえよう。そして、その患者組織としての性格・役割は、戦争の激化と国家が破局に向かうなかで、園の単なる「補助機関」ではなく、全生常会の活動なしには入園者の生存・生活はあり得ず、同時に園当局の意向にそって、入園患者組織でありながら療友である患者たちを管理・統制していく役割をも担うという、二重性を帯びていくこととなっていく。

しかし、敗戦と新しい憲法の制定、入園者たちの自治意識の高まりは、やがて全生常会を「多磨全生会」へと変え、さらには患者自治会の組織化へと進んでいくこととなる。

◆1　鳥海靖、松尾正人、小風秀雄編『日本近現代史研究事典』東京堂出版、一九九九年、二八六〜二八八頁参照。
◆2　永原慶二監修、石上英一ほか編集『岩波 日本史辞典』岩波書店、一九九九年、「大政翼賛会」の項参照。
◆3　長浜功ほか『国民精神総動員の思想と構造——戦時下民衆教化の研究』明石書店、一九八七年、九九頁より。
◆4　『国立癩療養所多磨全生園　昭和十六年年報』一九四二年、七二頁より。

第２章

戦時下の癩療養所入所者の死亡の増加と精神科病院入院者の死亡率との比較検討

第一節　全国の国立ハンセン病療養所における太平洋戦争期・敗戦直後の高い患者死亡率

まず、多磨全生園における明治末期から一九六〇（昭和三五）年までの患者死亡率のおおまかな推移を表2－1に掲げた。各年次の死亡率の算出の方法は、前年末在園（院）者数に年間入園（院）者数を和した人数を年間在籍者数とし、それに対する死亡者数の百分率をもって死亡率とした。『創立50周年記念誌』（一九五九年）によれば、最多死亡率は一九一一（明治四四）年の一一・二パーセントとなっているが、この数値には第一区府県立全生病院の創設期における医療態勢の不備もさることながら、収容された患者のそれまでの生活の実態や病状なども反映されているといえよう。

ちなみに、『倶会一処』（一九七九年）は、「開院当時の入院者は、ほとんど浮浪していた者といわれる」（二九頁）と指摘し、さらに開院初期の患者死亡の状況を次のように記している。

「入院患者の死亡は開所以来大正8年までに四三一名に達し、明治42年（創設年――筆者注）を別にした一〇年間の平均は四七名ずつであり、三〇〇名ではじまった定員が大正七年には五〇〇名になったが、およそ一〇年でそっくり入れかわってしまうほどのハイペースをもってらい撲滅の国家的大事業はいよいよ軌道に乗った、というわけである。」（三二頁）。

また、第一区府県立全生病院『自明治四二年九月／至明治四三年一二月　統計年報』（明治四四年七月発行）は、「治療部ノ状況」の「第一内科的診察及療法」において次のように説明している。

表 2−1　多磨全生園における患者死亡率の推移　1911（明治44）年〜1960（昭和35）年

年次（和暦）	前年末 在園者数	年間 入園者数	年間 在籍者数	死亡 者数	死亡率（%）
'11（明治44）	288	88	376	42	11.2（%）
'15（大正 4）	349	156	505	21	4.2 〃
'20（ 〃 9）	456	173	629	40	6.4 〃
'25（ 〃 14）	640	209	849	44	5.2 〃
'30（昭和 5）	993	181	1,174	69	5.9 〃
'31（ 〃 6）	1,053	250	1,303	79	6.1 〃
'32（ 〃 7）	1,092	135	1,227	81	6.6 〃
'33（ 〃 8）	1,103	149	1,252	64	5.1 〃
'34（ 〃 9）	1,109	61	1,170	81	6.9 〃
'35（ 〃 10）	1,050	138	1,188	61	5.1 〃
'36（ 〃 11）	1,090	165	1,255	84	6.7 〃
'37（ 〃 12）	1,132	182	1,314	85	6.5 〃
'38（ 〃 13）	1,200	181	1,381	108	7.8 〃
'39（ 〃 14）	1,169	180	1,349	80	5.9 〃
'40（ 〃 15）	1,192	196	1,388	114	8.2 〃
'41（ 〃 16）	1,208	262	1,470	89	6.1 〃
'42（ 〃 17）	1,309	319	1,628	149	9.2 〃
'43（ 〃 18）	1,418	242	1,660	114	6.9 〃
'44（ 〃 19）	1,518	178	1,696	136	8.0 〃
'45（ 〃 20）	1,407	73	1,480	142	9.6 〃
'46（ 〃 21）	1,221	84	1,305	105	8.0 〃
'47（ 〃 22）	1,118	111	1,229	57	4.6 〃
'50（ 〃 25）	1,128	71	1,199	38	3.2 〃
'55（ 〃 30）	1,199	54	1,253	17	1.4 〃
'60（ 〃 35）	1,180	59	1,239	20	1.6 〃

出典　国立療養所多磨全生園『創立 50 周年記念誌』1959（昭和 34）年 9 月、所収の「開園以来の入退所調（昭和 34 年 1 月 1 日現在）」157 頁、同『昭和 34 年年報』1960（昭和 35）年 11 月〜同『昭和 36 年年報』1962（昭和 37）年 10 月より作成。

入園者の死亡数・死亡率の年次推移　1941（昭和16）年〜1947（昭和22）年

邑久光明園（岡山県）		駿河療養所（静岡県）		多磨全生園（東京都）		栗生楽泉園（群馬県）		東北新生園（宮城県）		松丘保養園（青森県）		園／人数／年
死亡（%）	在籍（A+B）	死亡（%）	在籍（A+B）	死亡（%）	在籍（A+B）	死亡（%）	在籍（A+B）	死亡（%）	在籍（A+B）	死亡（%）	在籍（A+B）	
56（4.6）	※1223（828+395）	―	―	89（6.1）	※1470（1208+262）	71（5.2）	※1371（971+400）	20（3.0）	673（450+223）	30（3.9）	778（502+276）	1941（昭和16）
72（5.6）	1287（1036+251）	―	―	149（9.2）	1628（1309+319）	92（6.4）	1443（1071+372）	27（4.0）	675（590+85）	69（7.6）	913（707+206）	1942（〃 17）
69（4.5）	1265（1139+126）	―	―	114（6.9）	1660（1418+242）	94（6.5）	1452（1263+189）	30（4.5）	668（625+43）	60（6.7）	891（824+67）	1943（〃 18）
125（9.7）	1285（1171+114）	―	―	136（8.0）	1696（1518+178）	97（6.4）	1505（1322+183）	24（3.6）	669（624+45）	60（7.1）	851（812+39）	1944（〃 19）
213（**18.1**）	1180（1134+46）	0（0.0）	44（0+44）	142（**9.6**）	1480（1407+73）	138（**9.2**）	1502（1335+167）	43（**6.4**）	668（624+44）	87（**10.6**）	823（779+44）	1945（〃 20）
85（8.9）	959（871+88）	0（0.0）	78（44+34）	105（8.0）	1305（1221+84）	106（7.6）	1388（1313+75）	33（5.2）	638（605+33）	27（3.9）	694（670+24）	1946（〃 21）
65（7.1）	913（817+96）	1（0.7）	150（66+84）	57（4.6）	1229（1118+111）	61（4.6）	1324（1259+65）	22（3.8）	586（568+18）	34（5.3）	636（598+38）	1947（〃 22）
685人（8.4%）		1人（0.7%）		792人（7.5%）		659人（6.6%）		199人（4.4%）		367人（6.4%）		死亡人数（平均%）

注　②駿河療養所は傷痍軍人療養所として1945年6月10日設立、奄美和光園は1943年3月18日開園
③年度のものは、原著論文と同じく、初出1941年、1943年の数値の肩に※を付した
④最下欄の各療養所の死亡人数の合計と死亡率の平均は清水が算出して表に加えた
⑤各園の最多死亡率はゴシック体表示とした。⑥表題は清水による

表 2−2　全国の国立ハンセン病療養所における太平洋戦争期・敗戦直後の

宮古南静園（沖縄県）		沖縄愛楽園（沖縄県）		奄美和光園（鹿児島県）		星塚敬愛園（鹿児島県）		菊池恵楓園（熊本県）		大島青松園（香川県）		長島愛生園（岡山県）	
死亡（%）	在籍（A+B）	死亡（%）	在籍（A+B）	死亡（%）	在籍（A+B）	死亡（%）	在籍（A+B）	死亡（%）	在籍（A+B）	死亡（%）	在籍（A+B）	死亡（%）	在籍（A+B）
3（1.4）	※218（205+13）	19（4.8）	※392（304+88）	―	―	86（5.6）	※1533（891+642）	106（7.9）	※1346（1093+253）	47（6.1）	776（638+138）	138（6.8）	2021（1533+488）
10（4.1）	243（214+29）	12（2.3）	516（357+159）	―	―	86（5.9）	1467（1271+196）	115（8.6）	1333（1152+181）	71（8.9）	794（670+124）	167（7.6）	2192（1784+408）
13（5.2）	248（231+17）	18（3.3）	546（483+63）	0（0.0）	※9（0+9）	66（4.3）	1552（1315+237）	114（8.7）	1303（1125+178）	71（8.4）	847（683+164）	163（7.4）	2216（1883+333）
39（11.9）	327（235+92）	58（6.1）	953（503+450）	3（7.3）	41（8+33）	96（6.7）	1424（1347+77）	115（9.0）	1271（1107+164）	93（**11.9**）	780（740+40）	227（10.3）	2210（2009+201）
94（**31.9**）	295（287+8）	252（**26.4**）	954（835+119）	2（4.5）	44（36+8）	142（**11.4**）	1245（1217+28）	119（**10.3**）	1159（1107+52）	60（8.5）	703（671+32）	332（**17.1**）	1936（1851+85）
13（8.1）	160（140+20）	34（4.4）	766（657+109）	4（**8.7**）	46（39+7）	53（4.6）	1144（1074+70）	75（6.9）	1083（908+175）	56（8.5）	661（590+71）	163（10.1）	1620（1478+142）
5（3.0）	169（144+25）	14（1.6）	874（518+356）	9（4.1）	221（40+181）	35（3.2）	1086（820+266）	55（5.2）	1061（903+158）	39（6.1）	644（546+98）	121（8.2）	1475（1299+176）
177人（9.4%）		407人（6.8%）		18人（4.9%）		564人（6.0%）		699人（8.1%）		437人（8.3%）		1311人（9.6%）	

出典　岡田靖雄「ハンセン病患者および精神病患者の比較法制・処遇史」（『青人冗言8』青柿舎、2012年4月、私家版、全53頁）より作成

注　①本表は、同上書の25〜27頁所収の国立癩療養所13か所の1941年（昭和16年）〜1947年（昭和22年）の各療養所ごとの死亡者数と死亡率の年次別推移の数値を一つの表にまとめたものである。著者は「年間在籍者（年初〔または前年末〕在院者数）＋年間入院者数）に対する死亡者数の百分率をもって、死亡率」としている。本表では、「年初〔または前年末〕在院者数」をA、「年間入院者数」をBとして示した

「内科的ニ最モ多ク合併スルモノハ腎臓ノ疾患ニシテ蛋白尿《たんぱく》ヲ有スルモノハ殆《ほと》ント全患者ノ十パーセントヲ算ス其他肺炎、肺結核、肋膜炎、十二指腸虫病等ニシテ殊《こと》ニ後者ハ全患者ノ半数ニ近シ」（九頁）。

「満州事変（一九三一・昭和六年）」・「盧溝橋事件（一九三七〔昭和一二〕年）」を起点とする日中戦争の拡大・長期化、さらに太平洋戦争・第二次世界大戦の終結に至るまでの〈十五年戦争期〉とその直後の二年間は、それ以前・以後の時期と比較して、全体として死亡率が高い。とくに、太平洋戦争期（一九四一〔昭和一六〕年〜四五〔昭和二〇〕年）の敗戦の年は最も高く九・六パーセント、開戦の翌年の四二（昭和一七）年は九・二パーセントときわめて高率である。

このような患者死亡率に関する傾向は、その他の国立ハンセン病療養所についても、ほぼ同様に見られる。

次に、岡田靖雄「ハンセン病患者および精神病患者の比較法制・処遇史」◆1（二〇一一年四月、私家版、以下、「岡田論文〔12・4〕」と記す）所収の国立癩《らい》療養所一三か所の四一（昭和一六）年から四七（昭和二二）年までの、多磨全生園を含む全国の国立ハンセン病療養所における太平洋戦争期・戦敗直後の患者死亡数・死亡率の年次推移を表2－2として示す。各療養所における最多死亡率については太字で示した。それらを一覧してわかるように、四五（昭和二〇）年に最多死亡率の年次が集中している。すなわち、その癩療養所数は多磨全生園を含め一〇か所に及び、その前年が一か所（大島青松園）、敗戦の翌年が一か所（奄美和光園）である。なお、駿河療養所は軍隊における癩患者の収容を目的として四五年六月一〇日に開設されたので、死亡率の年次推移についてのほかのハンセン病療養所との比較の対象からは外してもよいであろう。

駿河療養所を除く一二の国立ハンセン病療養所のなかで、死亡率の高さで突出しているのは沖縄県の沖縄愛楽園（一九三八・昭和一三年一一月一〇日開園、名護市済井出一一九二番地）と宮古南静園（一九三一・昭和六年三月七日県立宮古保養院設立、三三〔昭和八〕年一〇月六日国立宮古療養所と改称、四一・昭和一六年七月一日国立宮古南静園と改称。平良市島尻八八八番地）である。いずれも最多死亡率の年次は四五（昭和二〇）年であるが、前者は二六・四パーセント、後者は三一・九パーセントと、他の一〇か所の療養所の最多死亡率（平均九・六パーセント）の二〜三倍以上に達する。その原因と背景には言語に絶する苛烈《かれつ》な沖縄戦による被害がある。とくに宮古南静園の三割を超える死亡率の大きな要因には、米軍の空爆により園の施設がほとんど壊滅状態に陥り、職員は職場放棄し、在園者は四散して近隣部落の海岸付近などで避難壕《ごう》生活を送り、極度の栄養失調と各種疾病の悪化を生じ、とりわけマラリアに罹患《りかん》して病死する場合が多かったことなどが挙げられよう。

筆者は沖縄の祖国復帰（七二・昭和四七年五月一五日、米国が日本国へ沖縄の施政権を返還）以前から沖縄における障がい者権利保障運動の支援、両園における入園者の子ども期の生活・教育・人権の歴史の聴きとりなどのために訪沖してきた。愛楽園では、主として宮城兼尚（筆名・友川光夫）に「愛楽学園」（義務教育制度にはもとづかない、文部省の管轄外の園長を〈校長〉とする半公的園内学校）の「患者教師」としての歩みを中心に説明を受けた。その話のなかでは戦時中、早田皓園長の命で園の丘陵地帯に患者たちが手足に傷を負いながら造成した横穴式待避壕に学園の患児たちと空爆下に避難したときの体験や、そのときに受けた傷が悪化し両下肢を手術で切断したことなども聴いた[2]。

宮古南静園には戦争が激しくなると日本軍が入ってきて、園の周囲に壕を掘ったり、米軍の上陸を妨げる柵を作ったりし、作業の邪魔だからと入園者は園外に追われた。その後、米軍機の猛爆を受け園舎は壊滅した。

私は南静園を訪れたとき、長年にわたり同園の自治会長をしてきた与那覇次郎と民間教育研究団体の一つである歴史教育者協議会の会員で宮古島在住の高等学校の教員二人に伴われて、戦争末期に入園者たちが避難した自然壕の一つである、園から数百メートル先の海岸の崖にあるヌストゥガマと呼ばれる洞穴にも入った。奥の広くなった所には、米軍の空爆を避けながら煮炊きなどをし、地面が黒く焦げている箇所があった。薄暗く、天井の岩肌からは水滴がしたたるその場所に、私は素足になって立ち、黙禱《もくとう》した。与那覇自治会長は、その焚火の場は幾人かの患児たちを抱きかかえるようにして、息を引きとったマラリアの患者の座して居た場所で、その患者は園内の「八重菱学園」（三七・昭和一二年八月開設、教育制度上の性格は「愛楽学園」と同じ）で患者教師をしたこともあると語った。ヌストゥガマへは、往きは引き潮だったので海岸の岩場を歩いていったが、帰りは満ち潮となって歩けず、自治会の方々が舟を漕いで迎えに来て下さった。◆3

ところで、各地の療養所を訪れ、高齢化していく入所者の方々に子ども期の体験や思い出を聴き書きしていると、「戦争が負けそうになった頃は食べものがなく、亡くなる人も多くなり、一日に二人も三人もそれが重なることがあった。栄養失調になるとお腹や顔はふくれて手足は細くなる。そうした人を見かけると、〝ああこの方も間もなく死んじゃうんじゃないか〟と、子ども心にもかわいそうな気がした」と語られる方が少なくない。そう語って下さった方々の多くも、すでに彼岸に旅立たれた。

そうした言葉を思いおこし、療養所の死亡者の人数や死亡率を年次を追って数値で表すことは、歴史の重要な事実の一部を端的に示す上で大事なことだけれども、少なくとも死亡者が多く出た太平洋戦争の期間については、多磨全生園における死亡者人数（男女別）の月別推移を数値で表せないか努めてみた。しかし、全生園の太平洋戦争期の『年報』には死亡者数の月別推移の統計はなく、「第一分館勤務日誌」には各死亡者に関して当局向けの具体的な報告が記されているが欠本があり、通してはわからない。「全生常会記録」はその年度の書記によって記載の仕方が不統一であり、記述も精粗がある。それでも欠けた年度はないので全冊を通覧してつくってみたのが表2―3である。

全生園では死者が出ると患者作業の一つである火葬の担当者によって荼毘《だび》に付され、壺に入れた遺骨は当局によって月例合同葬儀日（毎月中旬を予定。園と全生常会とで共催、式場は礼拝堂）まで保管される。その後、親族な

表 2−3　多磨全生園における太平洋戦争期・敗戦直後の月例合同葬儀日と死亡者数の月別推移
1941（昭和16）年度〜1947（昭和22）年度

計	3	2	1	12	11	10	9	8	7	6	5	4	月／葬儀日・人数	年度
不詳	16日	19日	不詳	不詳	24日	16日	不詳	不詳	不詳	不詳	16日	15日	葬儀日	'41（昭16）
	16人（不詳）	不詳	不詳	不詳	不詳	不詳	不詳	不詳	不詳	不詳	不詳	不詳	死亡者（女、男）	
132人（不詳）	8日	22日	25日	16日	27日	20日	15日	20日	18日	16日	18日	16日	葬儀日	'42（昭17）
	5人（2、3）	7人（2、5）	13人（5、8）	9人（2、7）	9人（0、9）	13人（5、8）	10人（3、7）	9人（不詳）	10人（不詳）	18人（不詳）	14人（不詳）	15人（不詳）	死亡者（女、男）	
不詳	25日	16日	不詳	16日	25日	23日	20日	18日	不詳	18日	20日	16日	葬儀日	'43（昭18）
	20人（3、17）	11人（0、11）	不詳	4人（0、4）	7人（2、5）	5人（3、2）	9人（0、9）	7人（1、6）	不詳	12人（1、11）	21人（5、16）	14人（7、7）	死亡者（女、男）	
138人（不詳）	29日	21日	23日	18日	16日	14日	16日	18日	22日	16日	18日	17日	葬儀日	'44（昭19）
	16人（3、13）	16人（3、13）	21人（4、17）	17人（4、13）	7人（1、6）	4人（不詳）	7人（1、6）	6人（1、5）	8人（3、5）	7人（0、7）	17人（7、10）	12人（2、10）	死亡者（女、男）	
不詳	18日	18日	23日	17日	16日	20日	不詳	不詳	20日	16日	18日	16日	葬儀日	'45（昭20）
	14人（5、9）	17人（2、15）	12人（3、9）	11人（1、10）	7人（3、4）	8人（4、4）	不詳	不詳	13人（2、11）	16人（5、11）	16人（4、12）	8人（1、7）	死亡者（女、男）	
不詳	17日	17日	17日	16日	25日	16日	18日	21日	19日	17日	16日	16日	葬儀日	'46（昭21）
	不詳	4人（1、3）	2人（不詳）	4人（3、1）	7人（1、6）	1人（0、1）	6人（3、3）	7人（2、5）	10人（2、8）	6人（2、4）	10人（1、9）	14人（6、8）	死亡者（女、男）	
不詳	16日	16日	16日	17日	19日	16日	16日	16日	不詳	18日	16日	22日	葬儀日	'47（昭22）
	不詳	7人（不詳）	不詳	不詳	不詳	不詳	不詳	5人（不詳）	不詳	5人（不詳）	5人（不詳）	6人（不詳）	死亡者（女、男）	

出典　多磨全生園「全生常会記録　昭和十六年度」、「同　昭和十七年度」、「同　昭和十八年度」、「同　昭和十九年度」、「同　昭和二十年度」、「同　昭和二十一年度」より作成

注　月例合同葬儀日が無記載（前回の葬儀日以来、死亡者が皆無であったためなのか、葬儀は行われたが、記録に洩れたのか不明）であったり、葬儀が実施されたことは記録されているが死亡者の人数が記載されていなかったり、死亡者数のみで男女の内訳が記載されていなかった場合は、全て、不詳とした

どが遺骨を引き取りに来れば渡し、そうでない場合は葬儀日に納骨堂に納める。「全生常会記録」には、その葬儀日の列席者・行事内容などと合わせて、前月の葬儀日以降の死亡者の人数（男女別）などが詳しく記録されていることもあるが、葬儀の実施の有無すら不明の場合もある。したがって、「不詳」とした箇所が多く、統計の表としてはあまりにも杜撰《ずさん》である。それでも、例えば四五（昭和二〇）年の敗戦直前の五月と六月の葬儀日は各一六人であり、この時期は連日のように警戒警報・空襲警報が鳴り響くなか、毎日二人近くが亡くなっていることがわかる。今後も、より確かな資料を探し求めていきたい。

第二節　多磨全生園における在園者死亡の増加と背景

では、戦時下の癩療養所、とりわけ太平洋戦争末期の多磨全生園で増加した死亡の原因と背景は何か。患者の死因について、容易には断定できないし、すべきでない。ただ、死亡者の増加（人数・比率）の傾向や死亡に至る主要な要因、ひいては死亡者増加の背景については、例えば一定の類似的性格を内在した他の病院・療養所の場合と照合することなどによっても、ある程度、推察することが可能となるであろう。

まず、一つの手がかりとして、入園者の死亡者数と死亡率が最も多く、かつ高かった一九四五（昭和二〇）年の「死亡患者病名年齢別表」を「年報」より一部改変（表記の仕方の変更）し表2－4として揚げる。「縊死《いし》」一人（男性、三一～三五歳）を含めて一年間の全死亡者一四六人について、計三一の「病名」が記載されている。

しかし、これらの病名が、臨床診断によるのか病理解剖にもとづく診断なのかはわからない。また、「栄養失

表 2−4　多磨全生園における死亡者の病名年齢別表　1945（昭和20）年

年齢＼病名	慢性腎臓炎	肺結核	気管支炎	腸結核	腸カタル	萎縮腎	敗血症	慢性腸カタル	脳溢血	肺壊疽	尿毒症	肺炎	気管支炎	急性腎臓炎	急性腸カタル	急性肺炎	肋膜炎	慢性気管支炎	慢性気管支カタル	盲腸炎	肺浸潤	慢性腸炎	慢性腸カタル	慢性腹膜炎	大腸カタル	結核性関節炎	結核性腹膜炎	結核性腹膜炎並肘関節炎	慢性腎臓炎兼脱肛	老衰兼殿部膿瘍	縊死	合計
6～10																																0(0、0)
11～15																																0(0、0)
16～20		2(2、0)		1(0、1)																												3(2、1)
21～25	2(2、0)	2(2、0)			1(1、0)			1(1、0)									1(1、0)				1(1、0)											8(8、0)
26～30	1(0、1)	3(2、1)	1(1、0)	3(1、2)	1(0、1)			1(1、0)		1(1、0)								1(1、0)	1(1、0)					1(0、1)			1(1、0)					15(9、6)
31～35	4(3、1)	6(6、0)	1(1、0)	5(3、2)	1(0、1)			1(1、0)									1(1、0)			1(1、0)					1(1、0)	1(1、0)		1(0、1)			1(1、0)	24(19、5)
36～40	6(3、3)	9(7、2)	1(1、0)	1(1、0)	1(1、0)						2(1、1)	1(1、0)		1(1、0)	1(0、1)	1(1、0)																24(17、7)
41～45	5(5、0)	4(3、1)	2(2、0)		1(1、0)		1(1、0)					1(1、0)	1(1、0)	1(1、0)		1(1、0)																17(16、1)
46～50	2(2、0)		2(0、2)	1(1、0)	1(1、0)	1(1、0)	2(2、0)			1(1、0)																			1(1、0)			11(9、2)
51～55	7(5、2)	1(1、0)	2(1、1)						2(2、0)														1(1、0)									13(10、3)
56～60	9(5、4)		1(0、1)		1(1、0)			1(1、0)	1(1、0)	1(0、1)	1(1、0)											1(0、1)										16(9、7)
61～65	2(2、0)																															2(2、0)
66～70	1(1、0)		1(1、0)			1(0、1)	1(1、0)						1(1、0)																			5(4、1)
71以上	2(2、0)					3(2、1)						1(0、1)			1(1、0)															1(1、0)		8(6、2)
計	41(30、11)	27(23、4)	11(7、4)	11(6、5)	7(5、2)	5(3、2)	4(4、0)	4(4、0)	3(3、0)	3(2、1)	3(2、1)	3(2、1)	2(2、0)	2(2、0)	2(1、1)	2(2、0)	2(2、0)	1(1、0)	1(1、0)	1(1、0)	1(1、0)	1(0、1)	1(1、0)	1(0、1)	1(1、0)	1(1、0)	1(1、0)	1(0、1)	1(1、0)	1(1、0)	1(1、0)	146(111、35)

出典　国立癩療養所多磨全生園『統計年報　昭和二十年』所収の「七．死亡患者病名年齢別表」より一部改変して転載

注　元の表の漢数字は算用数字に改めた。（　）内の数値の上は男性、下は女性の人数である

図 2−1　多磨全生園における「開園以来の主なる死因別表」

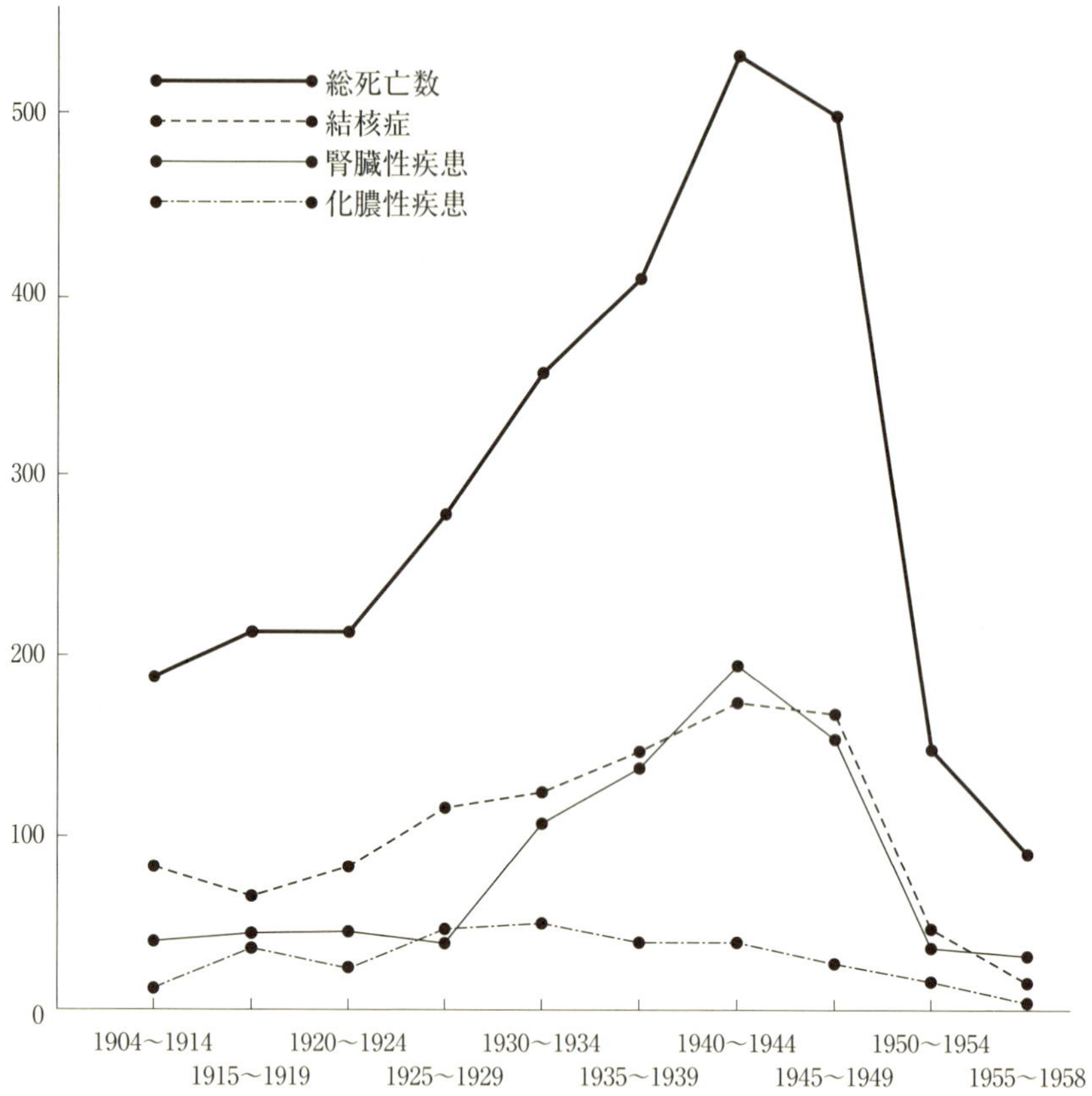

出典　国立療養所多磨全生園編集・発行『創立 50 周年記念誌』1959（昭和 34）年9月、155 頁より転載

調」という病名は見当たらない。その理由は、死亡した患者には終末期にもそのような状態ないし症候はなかったからなのか、あるいは死に至る疾病をひき起こす大きな要因として作用していたけれども、あえて直接的な死因となる病名に限定して死亡病名としたのかも不分明である。

なお、太平洋戦争末期の全生園の医師不足と医療不備の実態を示す一例として、筆者は、一九四四（昭和一九）年四月九日の「第四一回評議員会」において、評議員から「死亡者診断ニ先生ノ診断ヲ受ケザル者ナキ様トノ意見」が出され、常務委員会の看護部長が「先生手不足ノ折柄カカルコトモ起リタルヤモ知レズ今後善処」してもらうよう努力する旨の答えをしたことを紹介した（第3章第四節、一二〇頁参照）。

ちなみに、「年報昭和十八年／十九年合併号」には昭和一九年についてのみ「死亡患者病名年齢別表」が掲載され、「死因別」として、「其他《その》（縊死）」一人（男性、六一～六五歳）を含め計三二の病名が記載されているが、同じく「栄養失調」はない。さらに、死亡者数が一四九人で最も多く、死亡率が九・二パーセントで昭和二〇年と僅か〇・四パーセントしか違わない昭和一七年について、『年報』の「死亡患者病名年齢別表」の「死因病類別」の病名を見ても計二五の病名のなかに「栄養失調」は見当らない。

その後、医学・医療の進歩と医療統計の方針の変更などにより、全生園の『年報』に掲載される「死亡患者病名年齢別表」の「病名」の名称も改正・整理され包括的になっていく。そして、当園の『創立五〇周年記念誌』（一九五九年九月発行）収録の「入所者の死因調（一九五九年一月一日現在）」では開設時からの五〇年間の「死因」別人数が、計一〇の「死因」に分類して表示されているが、図2－1は、本表にもとづき、「死因」をさらに三つの「主なる死因」に分類し、総死亡者数を加えて、五年ごとに「死因別」人数を折れ線グラフで表わしたものである。

本図を見ると、「総死亡者数」は患者収容定数の増加とそれを上まわる収容人数もあって、一九二〇年～一九二四年以降から一九四〇年～一九四四年まで激増し続けたこと、その「主な死因別」人数としては「結核症」および「腎臓性疾患」による場合が多く、「化膿性疾患」については〈十五年戦争〉期においても横這いないし漸減の傾向であることがわかる。

したがって、表2－4の「死因」病名のなかに、「肺結核」「腸結核」「結核性関節炎」「結核性腹膜炎」「結核性腹膜炎並肘関節炎」があり、とくに「肺結核」による死亡者が二七人（一八・五パーセント）、さらに「慢性腎

図 2−2　多磨全生園における死亡者の病型別人数　1945（昭和20）年

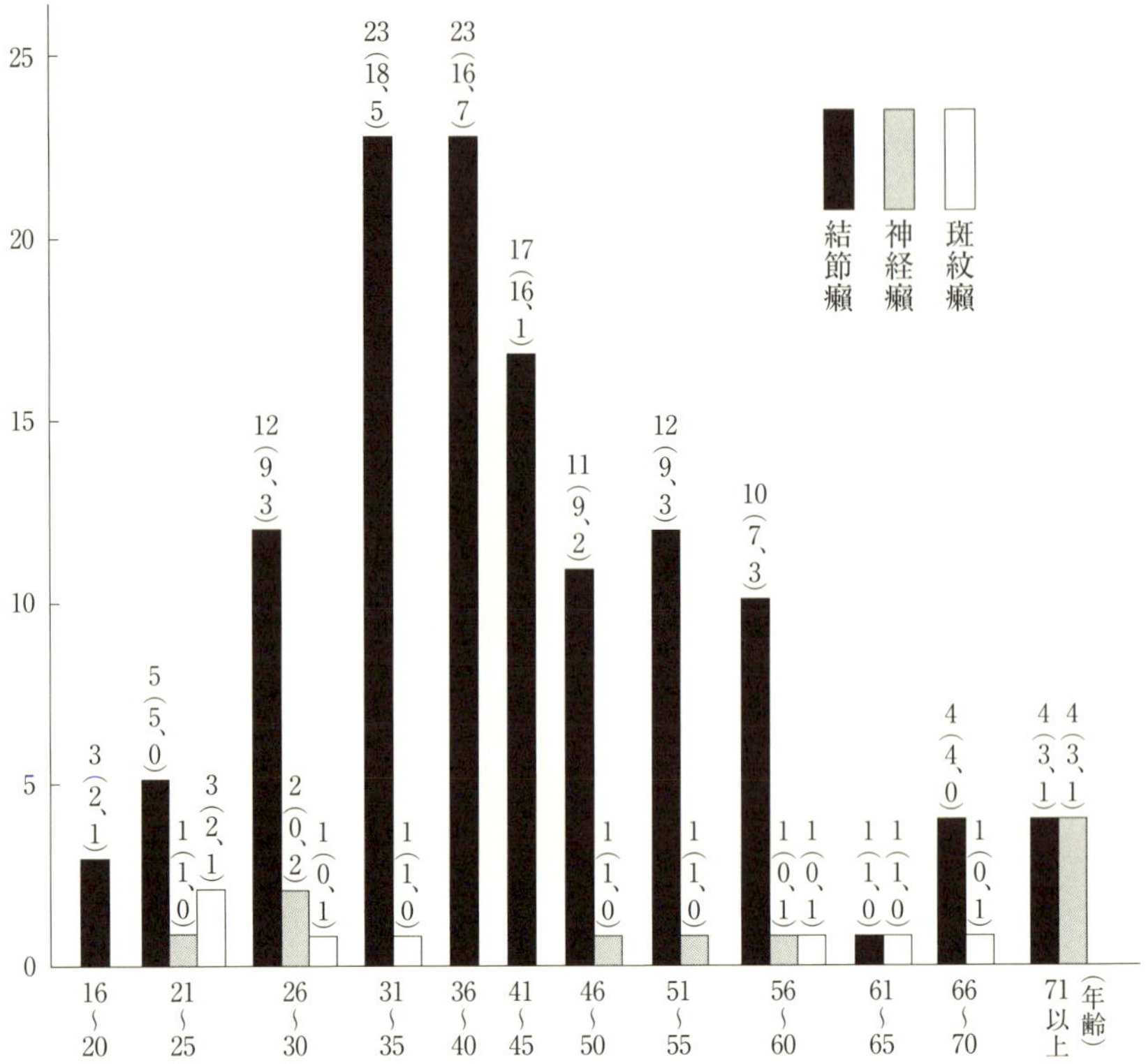

出典　国立癩療養所多磨全生園『統計年報　昭和二十年』所収の「表六　死亡患者病型年齢別表」を図として作成

注　各病型の棒グラフの上の数値は合計人数、（　）内の数値は、上が男性、下が女性の人数である

臓炎」による死亡者は四一人（二八・一パーセント）にもなるのは、一九二〇年代後半から敗戦時までの約二〇年間にわたる共通の傾向であったといえる。

その他、表2－4の「死因」病名のなかで死亡者が少なくないのは「気管支炎」「腸結核」「腸カタル」などで、七人から一一人までいる。「死因」病名別の人数の五歳ごとの年齢別の分布については、死亡者数の多さで上位五位までを占める「慢性腎臓炎」「肺結核」「気管支炎」「腸結核」「腸カタル」の該当者の年齢は、おおまかに見て「二一～二五」から「五六～

六〇」までの年齢区分にほぼ属している。

では、これら死亡者数で上位を占める「死因」病名の死亡者たちの死に至る経緯には、広い意味での栄養障害の集約的表現とみなすことが出来るであろう「栄養失調」が何らかの因果関係を有してはいないのだろうか。少なくとも、直接死因としての病名と間接死因や死因に関連する諸因子とを区別しつつ統一的・総合的にとらえていく必要があろう。これらの点については、後述する戦時体制下の精神科病院における患者の死亡率の上昇と食料不足との関係について先行関連研究を紹介する際にあらためて論究することにしよう。

周知のように、多磨全生園を含め国立癩療養所における患者の死亡の人数や死亡率は、「病型別」に見ることによって大きく異なってくる。癩療養所に入所した患者は全てが「病型別」にも分類され、各癩療養所の『年報』には、毎年度「病型別」に分類した患者に関するさまざまな統計表が掲載されてきた。

癩療養所では、長年にわたり、「病型」を三つに大別し、「結節癩」・「神経癩」・「斑紋癩」と名づけてきた。ここでは、その癩医学上の論拠や「病型」ごとの疾病としての特徴などについては触れず、「病型」別に患者の死亡について見た場合、「結節癩」が死亡者数において最も多く、死亡率も最多であり、しかも年齢層においては高齢層よりも青・壮年層のほうが多いことを指摘するにとどめる。

図2-2は、多磨全生園における一九四五（昭和二〇）年の一年間の全死亡者の「病型」別人数を、五歳ごとに年齢区分して棒グラフで示したものである。

第三節　戦時下の精神科病院における死亡率の激化との比較検討

――都立松沢病院を中心に

戦前のとくに〈十五年戦争期〉と敗戦後数年間の精神科病院の入院患者の動態と死亡率に関する先行関連研究は、先に見た各地の国立癩療養所における太平洋戦争期と戦後初期の入所者の死亡人数の増加と死亡率の上昇の原因や背景、さらには国立癩療養所多磨全生園に園の補助機関として設置された患者組織「全生常会」による諸患者作業、とりわけその農事部を中心とする食料の増産と供給をめざす患者作業の意義と問題点を考える上で示唆するところが多い。

ここでは、代表的な精神科病院の一つであり、病院の規模（入院患者数など）の面でも多磨全生園とあまり差がない都立松沢病院（前身は東京府癲狂《てんきょう》院・東京府巣鴨病院、昭和一八年七月一日の都制施行により都立松沢病院となる）に関する先駆的で画期的な、実証性に富む緻密《ちみつ》な内容の研究である立津政順《たてつせいじゅん》の論考「戦争中の松沢病院入院患者死亡率」[◆4]（一九五八年五月。以下、立津論文〈'58・5〉と記す）、岡田靖雄「戦前の精神科病院における死亡率」[◆5]（以下、岡田論文〈'81・12〉と記す）、岡田靖雄著『私説　松沢病院史　一八七九〜一九八〇』（岩崎学術出版社、一九八一年、以下、岡田著書〈'81〉と記す）、および前掲の岡田論文〈'12・4〉を主として用いる。なお、岡田靖雄の主要著書には名著『日本精神科医療史』（医学書院、二〇〇二年、全二七四頁）ほかがある。

なお筆者が国立癩療養所多磨全生園における入園者の死亡率の推移について、松沢病院についての諸研究から学ぼうとするのは、とくに岡田による次のような一貫した問題意識・課題提起とそれにもとづく実証的研究の実践に深く啓発されてのことである。

「最近、さまざまな施設史の研究がさかんになってきている。その施設が真にどういう施設であったかをみるためには、そこにおける死亡率の推移がどうであったかをしることが重要であることを、最後に強調しておきたい。そして、この観点からするとき、戦前のわが国の精神科病院が病院というにふさわしい施設であったかどうかという疑問をいだかざるをえない。さらに、他種施設についても同様な探索がおしすすめられることを、つよく期待したい」（岡田論文〔81・12〕七頁）。

「慢性疾患入院療養施設における死亡率は、その施設が医療機関とよぶに値するかどうかの重要な指標である」（岡田論文〔12・4〕二四〜二五頁）。

まず、立津論文〔58・5〕から見ていこう。

①「死亡者の実数、死亡率とその変動」について

日中全面戦争開始の前年の三六（昭和一一）年度から敗戦の翌年の四六（昭和二一）年度までは毎年度、その後は四八（昭和二三）、五一（昭和二六）、五六（昭和三一）の年度について、自費・公費入院別に、年間の在籍者数（前年からの繰り越し人員数とその年間の新入院者の和）とその年の死亡者実数、死亡率（百分率）の男女別推移を表で示し、さらに男女別死亡率の年次別変遷を曲線の図で表わしている。その表と図にもとづいて、「戦争中（本論文で「戦争」とは太平洋戦争を指す、以下同じ——筆者注）の死亡率は、戦争の前と後と較べて極めて高い。昭和11年に較べて昭和19年は約6倍、昭和20年は約8倍という値に達している」、「死亡率の変動をみると、戦争の進むとともに上昇を示し、しかもそれが極めて急激である。もう一つ注意を惹くことは、その上昇曲線に起伏のあることとである。すなわち、上昇曲線の途中、昭和12年と昭和17〜18年のところに谷があり、切り込んでいる」と述べ、このような「死亡率の波状の変動」は「食糧事情の悪化ないし好転と直接に関係がある」ことなど

を指摘している。そして、「戦争が終ると、曲線は下向を示し、しかもそれは極めて急」であり、「昭和二三年からや、安定」し、昭和三一年には極めて低くなっている」ことなどを説明している。以上の指摘・説明を裏づける数値を表からいくつか取り出せば、例えば昭和一一年の死亡率は五・五パーセント（男六・八、女三・六）、昭和一九年は三一・二パーセント（男三三・〇、女二八・五）、昭和二〇年は四〇・九パーセント（男五〇・六、女二九・四）。在籍患者一一六九人のうち四七八人が死亡）、昭和二三年は五・一パーセント（男五・四、女四・七）、昭和三一年は一・一パーセント（男一・四、女〇・八）である。

②「死因」について

立津論文〔58・5〕は、前述の年次ごとに一三項目の「死因」（「自殺」・「その他」を含む）別に実数と百分率の推移の表を掲げ、「死因の率には、戦争になって大きくなりその経過とともに増大するものと、逆に減少の経過をしたものとがある」と指摘し、前者で「最も著しいものは、やはり栄養失調と慢性腸炎」で、「栄養失調という死因名の現われ始めたのは昭和一五年」であり「年ごとに急激に大きな数字となっていった」が、「終戦後は進駐軍の指令で栄養失調の診断が厳密に規定されたため、それまでの栄養失調といわれたものも慢性胃腸炎という診断名になった」という。そして、「栄養失調および慢性胃腸炎、急性胃腸炎、脚気の三つの大部分は、栄養障害による死因とみなされる。そうすると、栄養障害が直接の死因をなしているとみなされるものが、昭和一九年には全死因の五〇・五パーセント、昭和二〇年には六二・三パーセントとなる」と述べている。

③「死因と関係ある諸条件」について

立津論文〔58・5〕は、死因と関係ある諸条件を、「外的条件」と「内的条件」に大別している。「外的条件」については、次の五点にわたって述べている。

「1)食料の不足」について

「入院患者は大部分が、病室外に自由に出ることは許されない。したがって、頼りとなる食糧は、殆んど配給量だけである。その意味で、入院患者は、戦争中の食糧不足の影響を無防備のまゝまともに正直に受けるという特殊な条件に置かれたことになる。食糧は配給量だけでは、カロリーの量だけからしても絶対に足りない。松沢病院では、若干の特別配給と院内生産物があったが、なおかつ食糧の欠乏は惨たるものであった」、「食糧事情の変動と死亡率曲線（前述の「死亡率の年次別変遷」の図――筆者注）の上下とは、かなり関係が深いように思われる。（略）戦争時の入院患者の死亡率は、国内の物資、ことに食糧の需給状態の変動に、極めて敏感な反応をみせている」「やがて患者は文字通り骨と皮だけになるものもあり、また貧血で蒼白になった皮膚が浮腫でふくらんでくる。死の前には、しばしば慢性ないし急性の下痢を伴う。最後の死は、比較的急に起ることが多い。／このような患者を救う道は、たゞ食糧の補給のみである。医師も沢山の患者が死に赴くのをたゞ見送るだけで、何ら施す術を持たなかった」

「2)公費入院と自費入院について」

全体的に公費患者の死亡率が高かった。

「3)季節」について

「寒さは戦争中の患者死亡率を高めるのではないかという予想は、数字によってこれを証明することは困難であると言えよう」と指摘している。

「4)在院期」について

「入院後七ヵ月から一二ヵ月以内に死亡する比率は、戦争の経過とともに大きくなる。入院に伴う環境条件の変化の影響が、こゝではっきり現われて来たものと看做《みな》される」ことなどを述べている。

「5)その他」について

「死亡率を高める外的条件」として、薬剤の欠乏、医師・看護婦の軍隊への召集による人数の不足と治療・看護の不充分さ、燃料不足のため患者が入浴出来ず、身体の不潔・皮膚病の増加、のみ・しらみの繁殖による睡眠の障害などを挙げている。

「内的条件」については、「1)年齢」、「2)性別」、「3)精神疾患の種類」について述べているが省略する。その他、「公費入院患者、男子患者、新入院患者、進行性麻痺《まひ》患者では、死亡率が比較的に高い」ので、「新入院患者の中に、こういう患者の増加がなかったかどうかを検討」しているが省略する。

さらに、「対処策」という見出しで戦時下での内村祐之院長と従業員の具体的とりくみや患者への配慮と成果について、また「終戦後の死亡率の低下」の経過と背景について外的諸条件の改善、治療面で抗生物質が発揮し始めた効果などから述べている。

この「対処策」のなかでの次の指摘は、後述する多磨全生園での患者組織である「全生常会」の食料（糧）の増産・供給活動の意義をとらえる上で重要である。

「当時、内村院長が特に努力を向けられたのは、各患者への食料の公正な分配と、病院内の耕地作を利用しての食糧の増産にあった。病院内で米が60～80俵とれ、麦およびいも類が生産された。このことが、死亡率の上昇を抑えるのにかなりの効果を挙げたものと思う。その意味で、農業に直接従事していた故柵木繁太郎氏以下の従業員の努力は記録に残さるべきものと思う。／燃料の不足を補うために、内村院長はじめ従業員が率先して井の頭公園などでB29の空襲にさらされながら、木の切り株の根を掘り起こした」。

本論文の著者である立津政順は戦時中、松沢病院に勤務していた精神科医であり、すでに昭和一九年から昭和二〇年にかけて資料を整えていたという（「まえおき」より）。「結び」の末尾で、「戦争中の入院患者の死亡率が極めて高かったことを思うにつけ、痛く心に感ぜられてならない事がらである」として、今後の病院のあり方について、「精神的栄養失調ともいうべき状態に陥らないようにするため、とくに我々の患者は常に生きた外の環境と接触するようにし、その欲求するところをきいてやることが必要のように思われる」と述べていることは、今日においてもなお重要な意義を有している。

次に、岡田著書〔81〕について述べる。

東京府癲狂院（一八七九・明治一二年発足）以来一〇〇年余に及ぶ都立松沢病院についての通史である。大部な書籍だが、豊富な第一次資（史）料にもとづき、当病院での自らの精神科医師としての勤務体験（一九五八～一九六六年、在任）も生かされた、読み手の心に響いてくる迫真力のある内容と筆致のユニークな通史として先駆的労作である。

ここでは、「第三部　松沢村移転とその後」の「第四章　戦時下の松沢病院」について、主として食料不足と入院患者の死亡との関係に焦点を絞って、重点的にみていく。

①「一九四一年（昭和一六年）より一九四四年（昭和一九年）までのおもな出来ごと」

関連する記述について抄記する。

「空き地に畑をつくることは、このころからぽつぽつと、個人的に、また病棟ではじめられたようである。患者で、わりあいよい場所にひろい耕作をはじめた人もいる」「一九四一年から配給米は五分づきから二分づきになり、米のかわりにうどん、麦、芋もはいるようになった」「一九四三年になると石炭の配給がなくなり、はじめ薪でなんとかやれていたが、一九四四年になると、医局員が患者をつれて井の頭公園へ木の根掘りにいくようになる。（略）配給制度が確立して一九四二、四三年の死亡者はすこしへっているが、一九四三年になると棺がない、そこで営繕の大工がもっぱらお棺つくりをさせられた時期もあった」「一九四四年になると、配給主食のなかに乾燥野菜やドングリ粉もいれられるようになる。患者に浮腫が目だちはじめ、死亡者が急増しだす」。

②「一九四五年（昭和二〇年）」

同じく、関連する記述を抄記する。

「この年にはいっての第一の問題は食糧と死亡である。『大東亜雑記』（〈医局落書き帳〉——筆者注）の一月二八日のところに『南四、東一（病棟の略記——筆者注）、二・三合（当時の配給量の規定——筆者注）で予定通り全滅せんとしている。むくんでから食べさせるより』とある」。

③「戦時中の入院患者死亡について」

「入院患者死亡数の増加を最初に指摘したのは、一九四〇年六月一五日東京精神神経学会における内村祐之・古川復一の報告『戦時下の精神病院統計』（『精神神経学雑誌』第四四巻第一〇号、一九四〇年）である」として、その要点を紹介している。その末尾の結論部分の引用の一部を重引する。

「以上を綜合すると、死亡率の増加の原因としては、種々の原因が加はって居り、広い意味の自然淘汰《とうた》の現象であると考へられるが、其の直接の原因は栄養失調によるものと思はれる」。

また、「一九三六—四六およびその後における入院患者の死亡を詳細に追跡している」のは立津論文〔58・5〕であるとして、その内容を紹介しながら検討を加え、「戦時中の松沢病院入院患者の死因の分析（立津の表を改変）」の表を掲げ、「わたしは、衰弱、栄養失調、慢性胃腸炎、急性胃腸炎および脚気を栄養障害症候としてまとめることが適当とかんがえたので、それらの和をだした」ことなどを説明している。その表によると、太平洋戦争期の「栄養障害症候」による死亡者の「全死亡中比率」は、①四一（昭和一六）年＝四〇・八パーセント、②四二（昭和一七）年＝四二・〇パーセント、③四三（昭和一八）年＝四七・七パーセント、④四四（昭和一九）年＝五一・二パーセント、⑤四五（昭和二〇）年＝五六・六パーセントである（同書、五五四頁、参照）。

松沢病院は四五（昭和二〇）年五月二五日夜、米軍機の爆撃を受け、被災した。『「遂に!!遂に!!　松沢病院　大空襲（略）中一、西七、舎宅二、弓場、動物小屋等々焼失。死者二、傷者二」』（『大東亜雑誌』より重引）。

当日はほかに男子看護人寄宿舎、倉庫などもやけ、計十数棟が焼失した。焼夷弾《しょうい》はかなりひろい範囲におちたが、従業員の消火隊に協力した患者の消火隊がよく事にあたって、被害を比較的すくない範囲にとどめえた」（同書、五四四頁）。

さらに、岡田論文〈81・12〉についてみていこう。

「はじめに」で、先の立津論文が特に敗戦の年の松沢病院における患者死亡率の高さを明らかにしたことなどは「わかい精神科医療関係者におおきな衝撃をあたえた」ことなどを記している。

本文は「2　東京府癲狂院―東京府巣鴨病院―東京都立松沢病院における患者動態と死亡率」、「3　全国統計その他」、「4　死亡率の変化を規定した因子」からなる。分析の対象を松沢病院中心にしながら、他の精神科病院および関連する療養所・養育院、先行研究・調査、報道記事などにまで広げ、考察。「2」は松沢病院の一八七九年から一九四五年までの「死亡率」表を掲げ一九一九（大正八）年に二五・一二パーセントの高い死亡率があったことなどを明らかにした。「4」では松沢病院における死亡率の複雑な推移を規定している因子として、①「病院経営の安定期には死亡率がへる」こと、②「米価との関連」、③「患者の入院費用種目」（公費患者と自費患者の「食費の差、それにもとづく栄養摂取の差」）を指摘した。

さいごに、岡田論文〈12・4〉について述べる。

本論文は『ハンセン病問題に関する検証会議最終報告書』（財団法人日弁連法務研究財団　ハンセン病問題に関する検証会議　二〇〇五年三月）所収の問題の文章の〝もとになった〟文章を復活させ、それに補足したものであるとのこと。検証会議のもとで、調査・報告起草にあたる検討会の委員の一人として、精神科医・精神科医療史研究者の立場から加わり、各地のハンセン病療養所で資料収集や聞き取りなどにとりくんでまとめた岡田ならではのきわめて貴重な内容であり、非常に重要な提起がなされている。

ここでは、とくに「Ⅱ　戦前期・戦中期」の「9　癩療養所および精神病院における死亡率（とくに敗戦前後の）比較」について簡略に紹介する。一九四一～四七年の期間に限定して、一三の国立癩療養所と一〇か所の精神病院（傷痍《しょうい》軍人療養所を含め官立二、都道府県立六、私立二の精神科医療施設）の年間在籍者数・死亡者数・死亡率の年次別推移を比較検討している。前者における最多死亡率が敗戦の年の四五年に多いことは表2－3で示したが、後者においても最多死亡率が同年である施設が七か所もあり、ほぼ同一の状況であることがわかる。しかし、死亡率は前者よりも後者のほうが、全体として、どの年次も高く、四五年に最多死亡率を示した七か所の精神科医療施設のその数値を多い順から挙げると六二・三パーセント（県立）、五二・七パーセント（私立）、五一・〇パーセント（府立）、四六・一パーセント（県立）、四〇・九パーセント（都立）、四〇・三パーセント（県立）、四〇・〇パーセント（府立）となる。

「9」の結びにあたる箇所で岡田は次のような考察と指摘をしている。

「（精神病院において――筆者注）敗戦前後にふえた死亡の大半は、広義の栄養失調死あるいは衰弱死であった。当時の精神病院にのこっていた患者は、食糧補給の便にとぼしかった（戦災で他院からうつった人たちはなおさらである）。

癩療養所にも配給食糧の減少はおそいかかった。しかし癩療養所は、精神病院（大都市の郊外にたてられているものがおおかった）よりもなお辺鄙《へんぴ》な土地に建設されていて、よりひろい敷き地をもっており、そこには農耕に転用できるかなりの面積があった。このことが、精神病院におけるほどのはげしい死亡率上昇をまねかなかった最大の原因ではあるまいか。もう一つ、癩療養で〝分室〟の権力はきわめて強大であった、とはいえ、癩患者は声をもっていて、抗議することができた。そのことが、療養所内の食料の不正・不公平をいくらかふせいだろう（といっても、米の横流しがのちに発覚したのだが）。

癩療養所と精神病院とでは差はあったが、だが、とざされた空間にいた病者たちが、戦時下および敗戦直後の食料不足の影響をもっともつよくうけたのであった。そこでの死亡率の高さは、病院といえるものではなかった」。

「Ⅳ　歴史にまなぶ」の「1　いくつかの比較検討」、「2　隔離収容が患者にもたらしたもの」、「3　患者の隔離収容から一般社会はなにをえたのか」、「4　歴史からまなびとるべき原則」（八点にわたって緊要なことがらを端的に述べている）の内容は、ハンセン病問題と精神障害問題の史的比較研究を通じて、日本における差別と人権を根底から全般にわたって批判的にとらえ直していくための具体的で普遍性をもったきわめて重要な指摘と提起になり得ている。

そして、岡田靖雄が「Ⅰ　はじめに」で述べている次の言葉の真実であることを、あらためて実感する。

「精神病患者が日本近代化の過程で、排除され封じこめられていく過程は、ハンセン病患者のそれとほぼ平行していた。両疾患の患者への法制・処遇の歴史を比較することによって、差別にもとづく医学・医療が、さらに差別を理論づけ、拡大し・固定していく様が、つぶさにみてとれる」。

なお、精神医療史研究会『松沢病院九〇年略史稿』（一九七二年、同研究会発行、非売品、全一五四頁）所収の「座談会　戦中・戦後の松沢病院」には医師、事務職員、看護師などによる食料の配給、食事の内容・栄養、農作物づくりなどについての貴重な回想談も記録されている。

次に、一部を抄記する。

市川栄一（一九二六〜四三——戦時中の所属は事務）

「蛋白質・脂肪のような、栄養源になるものは、ほとんど入りませんで、その当時魚の配給は、もう、昭和一七年になりますとほとんどなくて、炊事の人が交替で築地の魚市場へ、自転車でとりにいった。五〇〇人もの人にちょっと自転車でとりにいける位のものです。一番逼迫したのは、昭和二〇年頃じゃないかとおもいますね。当時はもう、ほとんど重湯程度のおかゆですから……」。

鈴木芳次（一九四八年——現食養科所属）

「わたしがノートしたんですが、昭和二〇年一〇月二〇日から一二月五日まで、平均一人、病棟内の患者さんが一三九五カロリー、外部の作業にでている患者さんは一五七二カロリー。だいたい日本人の基礎代謝の熱量ですね。その程度しかとっていない」。

浦野シマ（一九二三年——看護科、現松沢病院看護科長）

「その頃は、病院の空地にいろいろなものを蒔《ま》いたり作ったりする時期がありました。たしか昭和一六年だったろうと思ったんですけれども、西二に男子の患者七〇名位おりましたが、食事はふつうのお茶碗に一ぱいだけですね、一食に。（略）そこで患者さんを誘導して、西二のまわりに、びっしりとカボチャなどを作ったり、府中の根岸国立病院の空いた敷地にまで、患者さんを一〇人、二〇人と引率していって、サツマイモをしょって帰ってきたというようなこともありました。そんなこととして、自分たちの手ですこしずつでも、補充しなければどうしようもないというような時代でした」。

以上で簡略ながら紹介してきた戦前の精神科医療機関、とくに都立松沢病院における太平洋戦争期と敗戦後数年間の入院患者の死亡率と、それを規定した要因に関する諸研究、職員たちによる証言などは、同時期の国立癩療養所多磨全生園の入園者の死亡率の上昇あるいは下降に作用した諸要因や入園者たちの生存・生活を左右した諸条件を考え、明らかにしていく上で極めて有益である。

例えば、園当局が編集・発行した『年報』に掲載されている「死亡患者死因病類年齢別」表・「死亡患者病名年齢別」の「死因病類」や「死因別病名」などは、果たしてどこまで、どのような意味で〝死因〟を規定する要因たり得ているのか。換言すれば、「死因病名」はそれに直接・間接に作用している諸要因、あるいは内的・外的条件との関係と切り離してとらえてよいのかということを先の一連の諸研究は問いかけているのではないか。

また、松沢病院における入院患者の死亡の「死因」として、とくに敗戦の前年には「栄養失調」が三三パーセントも占めたとする研究（立津論文〈58・5〉）や、「（松沢病院などで――筆者注）敗戦前後にふえた死亡の大半は、広義の栄養失調死あるいは衰弱死であった」と指摘する研究（岡田論文〈12・4〉）がなされている。しかし、全生園の入園者の死亡率が九パーセント余と最も高くなった昭和一七年、二〇年の『年報』の「死因」の「病類」・「病名」でも依然として「栄養失調」という用語が全く用いられていないのはなぜか。『年報』では使われていなくても、「死因病名」として挙げられている病名には広義での「栄養失調」とみなしたり、「栄養障害症候」として包括して位置づけるほうがより適切に理解し得る病名（複数）もあるのではないか。

筆者は多磨全生園において戦前からの入園者に聴き取りするなかで、「医者が足りず、病棟にもほとんど往診に来ない。患者が亡くなると、いろいろと病名をつけるけど、実際は栄養失調で死んだんだということは入園者たちは知っている」ということをよく聞いた。この入園者たちの実感を安易に無視したり、否定してはならないのではなかろうか。

松沢病院に勤務した職員たちによる戦時中についての回想談からも、食物の生産・自給の可能性・程度や、とくに食料に関する配給制度とその実態などは入院（園）患者の生存・生活に及ぼす影響について究明していくためにいかに重要であるかを教えられる。

とくに、岡田論文〔12・4〕の紹介のなかで引用した（「癩療養所には——筆者注）農耕に転用できるかなりの面積があった。このことが、精神病院におけるほどのはげしい死亡率上昇をまねかなかった最大の原因ではあるまいか」という指摘は、国立癩療養所多磨全生園における耕地化が可能な土地の存在とその活用のあり方、および全生常会の農事部を中心とする食料の増産と供給をめざす患者作業の意義と問題点（農作物の盗害防止策における当局側による処罰の位置づけなど）を明らかにしていく必要性を示唆しているといえよう。

◆1　岡田靖雄「ハンセン病患者および精神病患者の比較法制・処遇史」（『青人冗言　8』青柿舎、二〇一二年、私家版、全五三頁）。

◆2　清水寛「日本ハンセン病児問題史研究〔Ⅱ〕——聴き書き：国立療養所沖縄愛楽園における宮城兼尚氏の『患者補助教師』としての歩み（1）、（2）」（埼玉大学紀要教育学部（教育科学）』第48巻第2号、一九九九年）、同「同〔Ⅲ〕——同（3）」同第49巻第1号、二〇〇〇年、参照。

　その他、国立療養所沖縄愛楽園入園者自治会編集・発行『命ひたすら——療養50年史』一九八九年、全五一二頁。沖縄県ハンセン病証言集編集総務局編集『沖縄県ハンセン病証言集　沖縄愛楽園編』沖縄愛楽園自治会発行、二〇〇七年、全六〇三頁。同総務局編集『沖縄県ハンセン病証言集　資料編』同自治会発行、二〇〇六年、全八四八頁参照。

◆3　清水寛「第2次世界大戦と障害者〔Ⅰ〕——太平洋戦争下の精神障害者・ハンセン病者の生存と人権」（埼玉大学紀要教育学部（教育科学）』第39巻第1号、一九九〇年、一九～四五頁所収）。本拙稿の四一頁には、筆者が海上から見たヌストゥガマの全景と、園と地続きの小山に掘った横穴式の防空壕跡を説明する宮古南静園入園者自治会長与那覇次郎を撮った写真も掲げた。

その他、国立療養所宮古南静園／宮古南静園入園者自治会編集・発行『開園50周年記念誌』一九八二年、全八四頁。沖縄県ハンセン病証言集編集総務局編集『沖縄県ハンセン病証言集　宮古南静園編』宮古南静園入園者自治会発行、二〇〇七年三月、全五九五頁参照。

◆4　立津政順「戦争中の松沢病院入院患者死亡率」（『精神神経学雑誌』第60巻第5号、一九五八年五月、一一二一～一一三一頁）。

◆5　岡田靖雄「戦前の精神科病院における死亡率」（『医学史研究』第55号、一九八一年一二月、一～七頁）。

第3章　全生病院・多磨全生園における患者附添看護・介補

第一節　全生病院の舎長会による患者附添看護・介補活動

1 「みどり会」による患者附添看護・介補の状況

ハンセン病者のための病院・療養所で、入院・入所者が最も苦労し、心身の負担が大きく、それによって自らの病状を悪化させるおそれさえあったのが、患者が患者に付き添って看護したり、介補する作業であった。もとより、このような作業を患者にさせることは、病院・療養所としてあってはならない不当労役である。しかし、ハンセン病者施設の医療・看護態勢は当初より不備・低劣であり、入院（園）者たちの昼夜を分かたぬ付添活動なしには医療・療養機関としての運営はなりたたなかった。さらにいうならば、国の強制収容・絶対隔離・癩者《らいしゃ》撲滅を根幹とする〝癩事業対策〟の具体化としてのハンセン病施設の管理・運営は、最初から、医療から生活まで全ての面にわたって、収容する患者の使役と患者同士の相互扶助を必要・前提条件として成りたっていたと見るべきであろう。

他方、入院（園）者たちにとっても、働くことが可能なものは全員何らかの作業に従事することが義務づけられており、そのために、全体として〈給付金〉（「慰労金」）がきわめて少額な作業の中で、患者付添看護・介補作業については比較的高額であることや、「いずれ他人の世話になるのだから元気なうちは協力を」と半ば強制されて患者付添作業に就かざるを得なかった場合も少なくなかったようである。

全生《ぜんしょう》常会の常務委員会に看護部が置かれるまでは、舎長会のなかに設けられた「みどり会」（看護・みとりがかけられている。一九三一〔昭和六〕年二月発足）が患者付添志望者を募る役割も担っていた。

「病舎（棟）」「重病舎（棟）」（病状が進んだり外科、内科の治療を必要とする者や、結核、丹毒など伝染性の合併症などの患者の入舎〔棟〕者がいた）で附添看護をする者と、「不自由舎」（失明者、手足の不自由な者などが入舎。不自由舎の一棟に「精神病室」あり）で生活介助をする者を「付添い」と総称した。さらに、病舎には一舎ずつ詰所があって付添いはそこに住み、不自由舎では不自由な人と同居する。こうした住み込みの者を「本務付添い」（略称「本看」）、住み込み付添いのない舎（棟）や、「本看」に欠員のある病舎（棟）に一定期間務める者を「臨時付添い」（略称「臨時」）と呼んだ。「臨時」の期間（一期という）は一五日間で、毎月一日と一六日が交替日であった。そのほか、家族のいく人かが入院（園）し、そのなかの誰かの病状が悪化し病舎（棟）に入った際には、肉親や親しい者が病室づきの付添看護人を手伝う「補助看護」も慣わしとなっていた。

例えば、谺雄二著『わすれられた命の詩《うた》――ハンセン病に生きて』（ポプラ社、一九八七年。小学上級・中学生向けノンフィクション）には、全生園の少年舎にいた著者が重症に陥った母、次いで兄を看取るために、病室に懸命に通いつめる補助看護の様子と同じ病を患う少年の気持ちが平明に、しかし迫真の筆致で描かれている。

では、患者が患者を看護・介補する付添作業とはどのようなものであったのだろうか。

ここでは、病舎（棟）付添看護の一日の作業について、入園者が実際の体験にもとづいて具体的に説明した記述が、多磨全生園《ぜんしょうえん》患者自治会著『倶会一処』（一光社、一九七九年）にあるので、やや長くなるが転載しよう。

「病棟の看護は五人の付添いがした。付添いは詰所に住んだ。付添いの仕事は、当直、助《すけ》当直、一非番、二非番、当直明け休みの名で区別され、これが順に回った。／（斜線は本文では改行を示す。以下同様――筆者注）当直は朝八時半から翌朝八時半まで責任をもった。掃除、滋養品や食事の世話、煮物、外科手伝い、便器などの介助、病人の世話一切をし、夜は病室内のベッドに寝て、重病人がいると夜中でも医局に走るが、全くの二四時間勤めだった。／助当直は当直とともに病棟を離れることができない。掃除、便所洗面所掃除、飯器取り、お勝手洗い物一切などで、夜は助直ベッドで寝る。当直が多忙なときは病人の世話も手伝う。

一非番は、掃除、診療の連絡、薬品もらい一切、買物、金銭、通信等のあつかい。／二非番は、掃除、薬請求の金板書き出し、残飯運び（昼食後豚舎まで）、二非番が次の日当直する。当直明け休みは一日休めるが、昼食後の残飯運びは一非番と二非番と二人でする。

以上のような仕事の分担をみてもわかるが、当直、助（助当直――筆者注）、一非番などは現在の病棟看護婦などよりはるかに忙しく、仕事もきつかった。検温と治療は看護婦がくるが、医師は治療日の回診か、重病人のある場合以外めったに来なかった。院長回診は月に一度、その日は付添いたちが朝から内外の清掃に追われた。

重病人がでると補助ベッドがかたわらにつけられ、補助看護人が付いた。重態になると昼夜別なく、友人、同室、同県人、同宗の人たちが交替で当たり、そういうときの当直と助はあまり寝られず、助は準夜、当直は深夜の責任をもった。補助看護の夜食のおむすびも彼らが用意した。重態の者に臨終が迫ると当直か助が医局に走り、看護婦と医師がきて死亡が確かめられると、付添いは全部が出て、友人知己への通知、宗団への連絡、湯灌の準備などをする。仏が出ると医局では、清拭のガーゼ、線香、ローソク、六文銭の紙型、そして経かたびらをくれる。死亡通知は二人で回り、深夜など提灯をさげて歩き、また一非番が仏を運ぶ担架を霊安所まで取りにいき、暗やみの中から飛びだした鳥に、腰を抜かすほど驚いた話も残っているが、仏をおくり出した病棟には、線香の残り香とともに空虚なしじまがおおい、やがてめぐりくるのであろうその日のことを、病人たちは否応なく知らされるのである」（『倶会一処』九三～九四頁）。

不自由舎での失明や手足の不自由な患者にたいする付添介助も同室で起居を共にするのであり、用事に昼夜の別はないのであるから、同じく厳しい患者作業であったろう。そのほか「精神病舎」が一棟あり、そこにも付添人を配置し「監視介補」の作業をさせた。

2　全生病院から多磨全生園への移行と入所者の増加

全生《ぜんせい》病院は一九〇九（明治四二）年九月、東京府北多摩郡東村山大字南秋津字開発に、第一区連合府県立として、収容定員三〇〇人（敷地三万六〇〇〇坪）で開院し、以後定員は一二一（明治四五・大正一）年度・三五〇人、一五（大正四）年度・四〇〇人、一八（大正七）年度・五〇〇人、二二（大正一一）年度・六〇〇人、二四（大正一三）年度・七五〇人と、約一〇〇人位ずつ増員。昭和初期に入るとさらに収容患者の増加を計画し、二七（昭和二）年三月に隣接民有地二万五一六三坪を買収し、定員を二八（昭和三）年度・九〇〇人、三一（昭和六）年度・一〇〇〇人、三五（昭和一〇）年度・一一〇〇人、三七（昭和一二）年度・一二〇〇人と大幅に拡大していった。しかも、太平洋戦争期は一二〇〇人の定員を一〇〇人余から三〇〇人余も超過する人数の患者を収容した。すなわち各年末の実際の在園者数は四一（昭和一六）年・一三〇九人（男八八六、女四二三）、四二（昭和一七）年・一四一八人（男九六六、女四五二）、四三（昭和一八）年・一五一八人（男一〇五七、女四六一）、四四（昭和一九）年・一四〇七人（男九五九、女四四八）、四五（昭和二〇）年・一二二一人（男八一二、女四〇九）である。◆1

このような全生病院・多磨全生園における大正中期から昭和一〇年代にかけての入院・入園者増加の背景には、第一次大戦（一九一四〜一八年）を機に日本でも国家総力戦を視野に入れた衛生対策が展望されるようになり、それまでの防疫中心の衛生対策から民族の質の強化をめざす衛生対策への転換がはかられ、優生思想にもとづく

図 3−1　日本におけるハンセン病者数の在宅・入所別推移　1906（明治39）年〜1958（昭和33）年

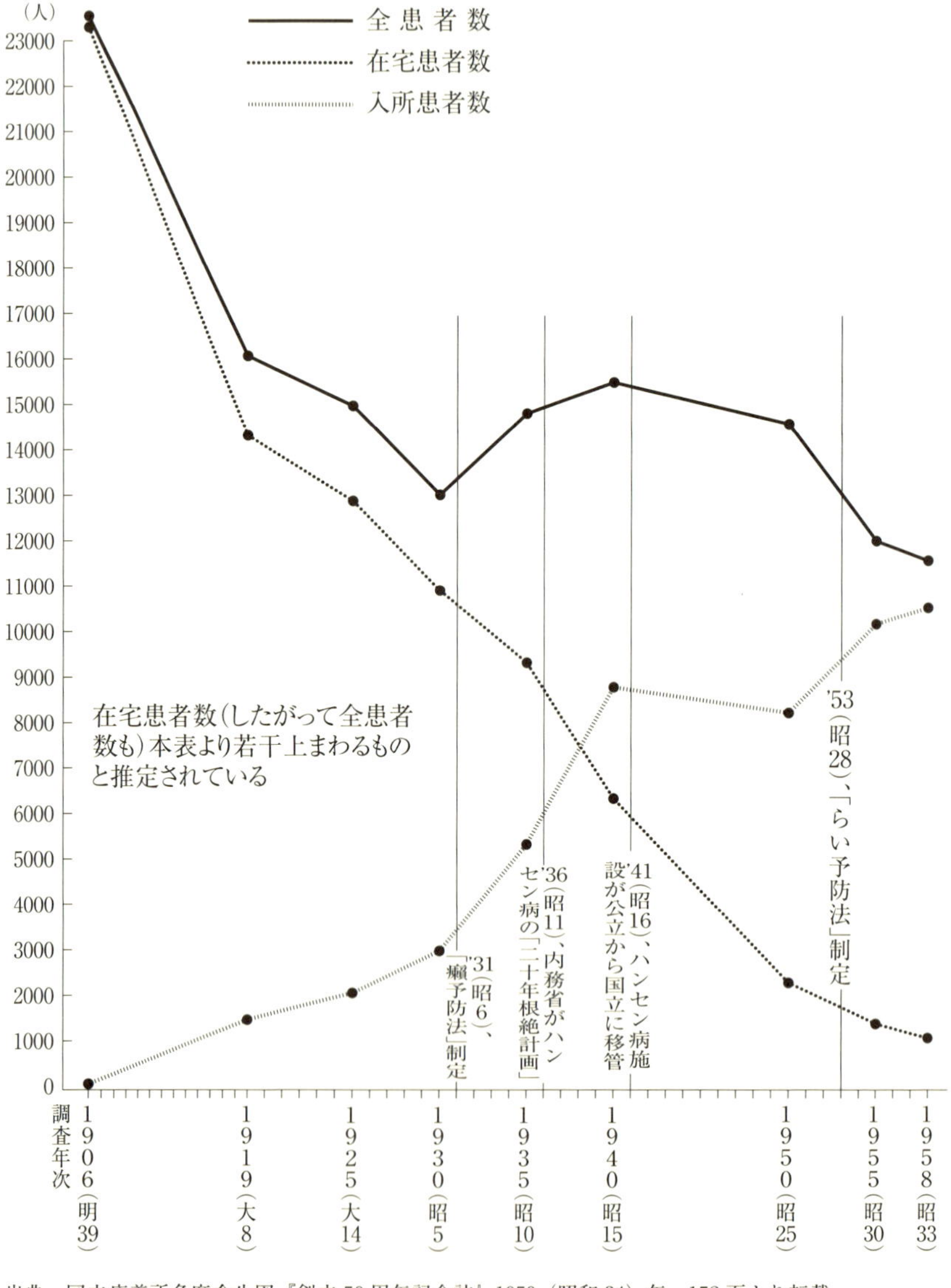

出典　国立療養所多磨全生園『創立50周年記念誌』1959（昭和34）年、152頁より転載
注　　表の題目、年号の記述は一部変更した。表の中の史的事項は筆者が追記した

「民族浄化」という立場から、ハンセン病者を隔離する動きが強まっていったことがあげられる。具体的には、一九一六（大正五）年に内務省に設置された保健衛生調査会（全生病院長の光田健輔も委員）は、二〇（大正九）年、「根本的癩《らい》予防策要項」を決定、内務省にたいして、開設当時の全生病院の入院者の多くがそうであったように、「浮浪癩」だけを収容するのではなく、全ハンセン病者を社会から隔離していくことを求めた。この方針にもとづき、三〇（昭和五）年、最初の国立癩療養所長島愛生園を開設（初代園長・光田健輔）。翌三一（昭和六）年四月、法律第一一号「癩予防ニ関スル件」（一九〇七〔明治四〇〕年公布）は「癩予防法」に「改正」、在宅療養中であった者も含めた全ハンセン病者の強制収容＝絶対隔離が開始された。三六（昭和一一）年、内務省はハンセン病の「二十年根絶計画」を策定、その計画の実現に向けて各道府県は「無癩県運動」を展開し、四〇（昭和一五）年には当面の目標であった一万人隔離を達成。以上のような政府の〝癩事業対策〟の一層の拡大・強化をめざして、四一（昭和一六）年七月に、全ての公立ハンセン病施設が国立に移管された。その結果、第一区道府県立全生病院は国立癩療養所多磨全生園と改組・改称した。

図3－1は一九〇六（明治三九）年から五八（昭和三三）年までの日本におけるハンセン病者数の在宅・入所別推移を示したものである。一九三〇年代から隔離施設への入所者が急増し、三八（昭和一三）年頃を境に在宅者数と入所者数が逆転していくのがわかる。

府県立連合の公立ハンセン病施設の一つである全生病院から「国立癩療養所」としての多磨全生園への移行と施設の大規模化、それと並行しての収容定員の大幅な引き上げ、とりわけ太平洋戦争期における収容定員を超える入園者の増加などは、以上で述べた国のハンセン病政策と深く結びついているといえよう。

第二節　全生病院・多磨全生園の医療の欠乏

では、全生病院・多磨全生園における医療はどのような状況であったのであろうか。

図3−2は、一九一〇（明治四三）年から五八（昭和三三）年までの職員数の職種別の推移を五年（年末）ごとにグラフで示したものである。

本図から読み取れることのうち、とくに重要な点は、①職員総数は二二一（大正一一）年以降三七（昭和一二）年まで全体として増加していくが、それは「医師・看護婦以外の職員数」の増加と「看護婦数」の漸増によるものである、②医師は開院時から五〇（昭和二五）年頃まで一〇人以下であり、ほとんど増加していない、③三七（昭和一二）年の日中戦争の全面開始以降、さらには太平洋戦争期は、収容患者定数や実際の入園者数は定数以上に増大しているにもかかわらず、職員総数が減少し、とくに看護婦の人数は減少し続け、医師の人数も依然として一〇人以下で全く増加していないことである。

このように、収容患者定数を拡大し実際の入園者数はそれを上まわるほどに増加しているにもかかわらず、それに見合うだけの医療系職員を増やさず、逆に看護婦の人数が減少し、医師は少人数のままであることは、とくに医師一人あたりの患者数を激増させ、看護婦一人あたりの患者数も医師に次いで増大させることとなる。その傾向が極限状況に達したのが、医師の場合は収容患者定数が一〇〇〇人〜一二〇〇人となった一九三〇年代前半と太平洋戦争期であり、看護婦の場合も太平洋戦争期から敗戦直後の時期である。

図 3−2　多磨全生園の職員数の職種別推移　1910（明治43）年〜1958（昭和33）年

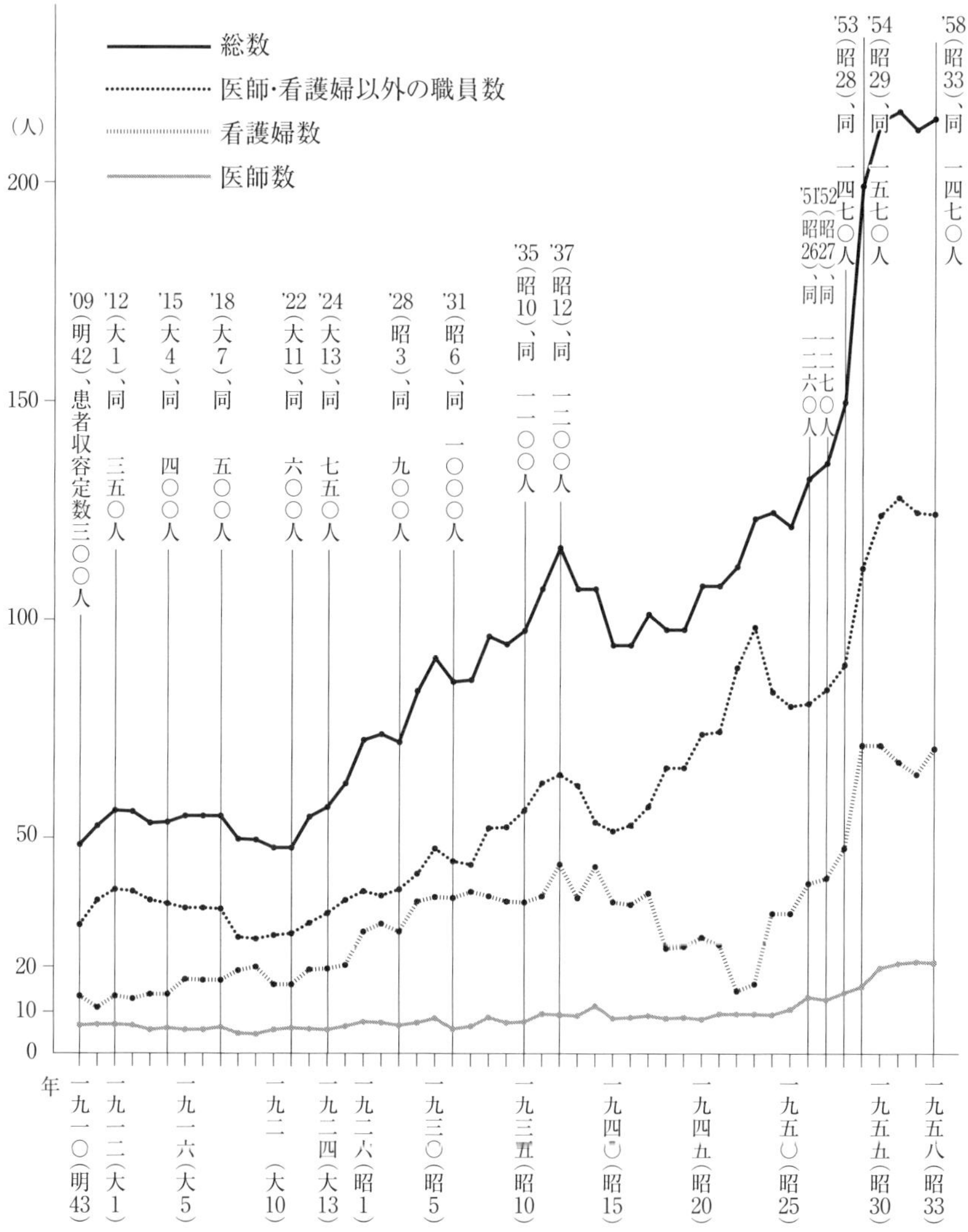

出典　国立療養所多磨全生園『創立50周年記念誌』1959年、149頁より転載
注　　表の題目、年号の記載は一部変更した。図の中の患者収容定数は筆者が追記
参考　「昭和34年6月10日付訓令定員」（多磨全生園）
　　　医師　　25人（内2人は非常勤、3人はらい研併任）
　　　看護婦　70人（内2人は准看護学院勤務、5人は常勤職員）
　　　その他　129人（内27人は常勤職員）
　　　　計　　224人

図3−3　多磨全生園における職員一人あたり患者数の推移　1910（明治43）年～1958（昭和33）年

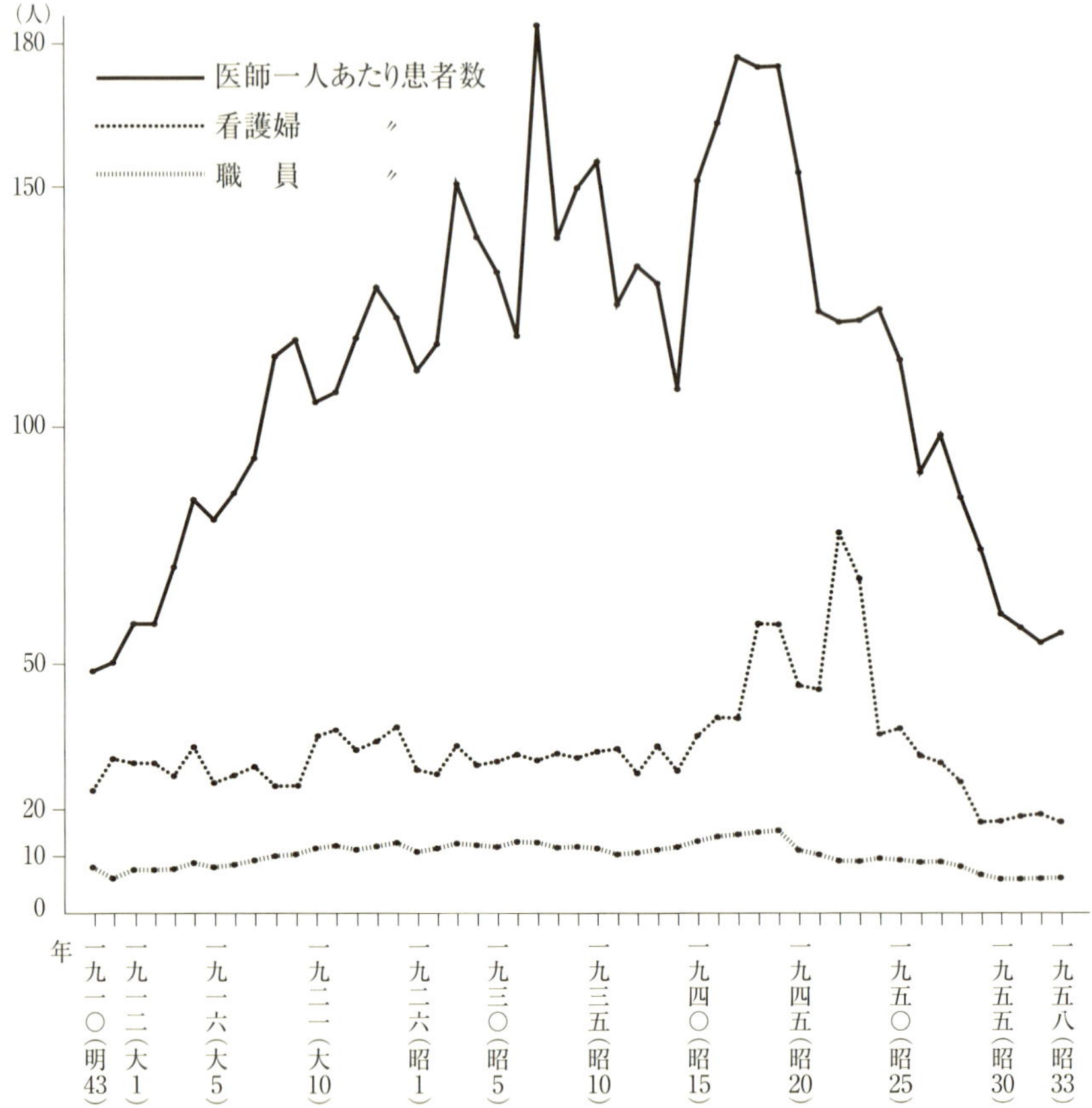

出典　国立療養所多磨全生園『創立50周年記念誌』1959年、150頁より転載
注　表の題目、年号の記述は一部変更した。患者数は各年末の人数である

そのことを、図3－3「多磨全生園における職員一人あたり患者数の推移」は如実に示している。

図3－4「多磨全生園における総支出に対する食料費・医療費の一〇〇分比の推移」を見ると、大正期から昭和戦前期まで、食料費については三〇パーセント前後、医療費については一〇パーセント前後である。とくに医療費は太平洋戦争末期に約五パーセント、さらに数パーセントにまで激減している。この医療費が総支出に占める割合のあまりの少なさから見ても、もはや〝療養所〟としての性格・機能を全く失っていたといえ

図 3−4　多磨全生園における総支出に対する食料費・医療費100分比の推移
1915（大正4）年〜1958（昭和33）年

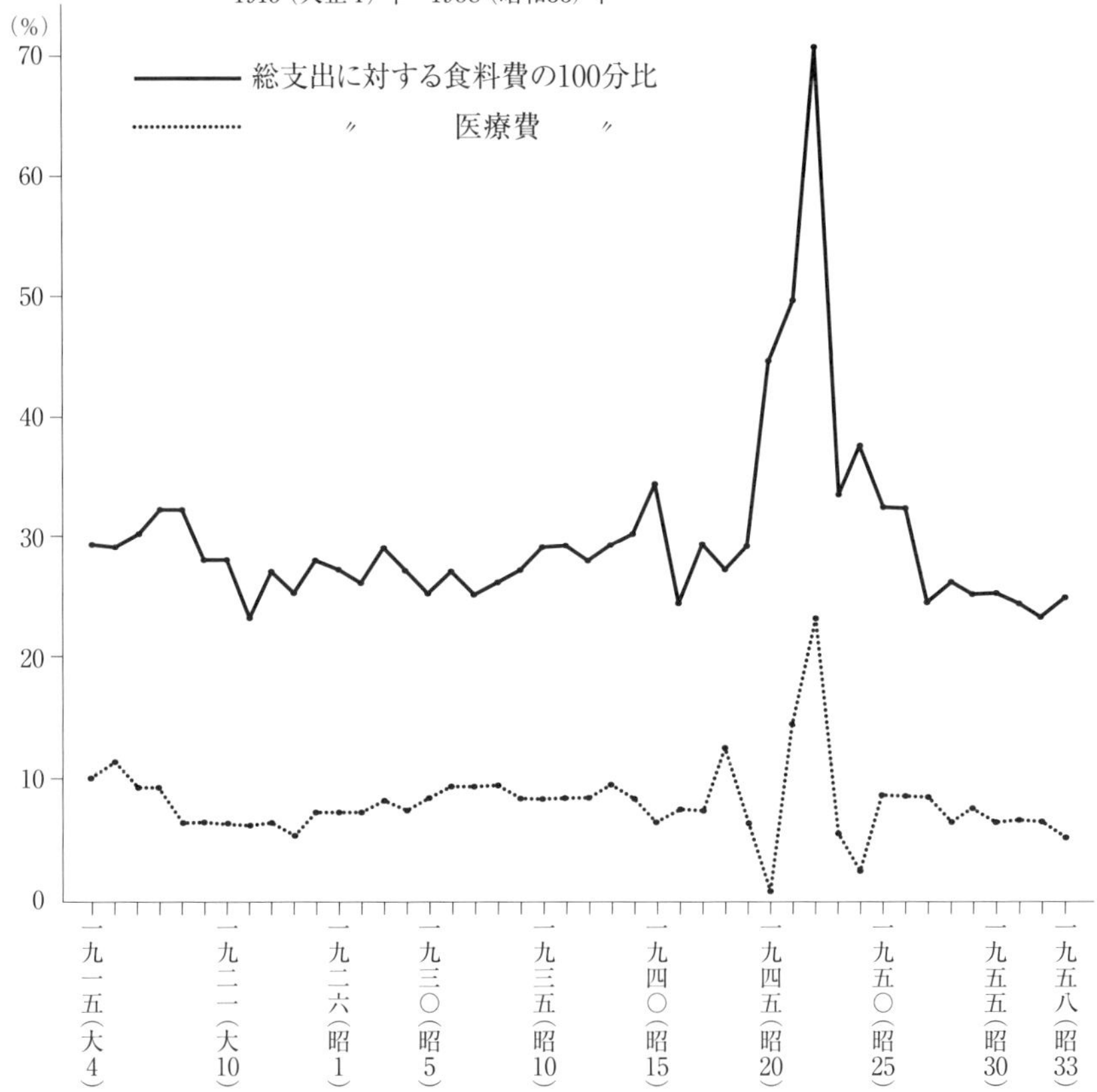

出典　国立療養所多磨全生園『創立50周年記念誌』1959年、151頁より転載
注　図の題目、年号は一部変更した

よう。戦後の二年間は、食料費・医療費とも比率は高くなるが、その後は一九五〇年代まで戦前と同じ状態に陥っている。

　このように見てくると、『倶会一処』の中の次の一文はけっして過言ではない。

「ハンセン病施設の医療の低劣さというのは、患者を人間あつかいしなかったところから出発した。全生病院では医者四人、看護婦五人の医療職員で始められ、入院者一人あたりの医療費一日四銭六厘であり、昭和期においても一日一人五銭程度であった。だから前記したような病気（「死亡者

表 3−1　多磨全生園における患者の治療費の推移　1915（大正4）年度〜1958（昭和33）年度

年　度	総　額	1日1人あたり	年　度	総　額	1日1人あたり
'15（大正4）	6,305・562円	45厘	'37（昭和12）	28,666・050円	62厘
'16（〃 5）	7,216・140	49	'38（〃 13）	30,931・180	69
'17（〃 6）	6,758・070	45	'39（〃 14）	30,136・000	68
'18（〃 7）	8,539・390	52	'40（〃 15）	24,785・290	55
'19（〃 8）	9,184・490	56	'41（〃 16）	35,723・000	73
'20（〃 9）	9,584・600	57	'42（〃 17）	35,620・000	71
'21（〃 10）	10,027・840	54	'43（〃 18）	61,981・000	104
'22（〃 11）	11,845・670	60	'44（〃 19）	36,647・000	71
'23（〃 12）	12,522・140	58	'45（〃 20）	7,256・000	17
'24（〃 13）	13,523・220	59	'46（〃 21）	348,175・000	851
'25（〃 14）	15,427・170	60	'47（〃 22）	1,794,273・000	4円374
'26（〃 15）	16,199・880	57	'48（〃 23）	3,452,130・000	8円560
'27（昭和2）	17,490・970	58	'49（〃 24）	1,894,462・000	4円660
'28（〃 3）	20,240・690	63	'50（〃 25）	8,240,440・000	19円730
'29（〃 4）	20,763・780	59	'51（〃 26）	6,139,505・000	14円270
'30（〃 5）	20,866・370	59	'52（〃 27）	14,270,431・000	32円880
'31（〃 6）	22,321・890	56	'53（〃 28）	13,728,279・000	31円420
'32（〃 7）	22,989・710	57	'54（〃 29）	13,491,024・000	28円470
'33（〃 8）	22,867・870	56	'55（〃 30）	12,940,613・000	29円294
'34（〃 9）	21,781・790	53	'56（〃 31）	12,746,304・000	28円990
'35（〃 10）	25,264・480	60	'57（〃 32）	13,573,000・000	30円996
'36（〃 11）	26,563・720	60	'58（〃 33）	14,145,394・000	25円509

出典　『第一区府県立全生病院・大正十三年統計年報』〜『同・昭和十五年統計年報』、『国立癩療養所多磨全生園・昭和十六年年報』〜『同・年報昭和十八年・十九年合併号』、『国立癩療養所多磨全生園・昭和二十年統計年報』〜『国立癩療養所多磨全生園・昭和34年年報』より作成

数と原因疾病の主なものを記録からみると」として、「肺結核がほとんどトップで、その他の死亡も結核性のものが多く、咽頭水腫、敗血症などもみられる」と記している――筆者注）にかかるとそれが最後となった。また死病ではないが入院者がよく病んだのが丹毒、かいせんなど伝染病も多く、らいを起因とする熱こぶ、神経痛、関節炎も多発し、その結節を病因にした気管切開は最も悲惨な状態で、年々数人をかぞえ、俗

にのど切り三年といって患者たちは前途のないはかなさを嘆いた」（『倶会一処』、九二～九三頁）。

では、全生病院・多磨全生園では一年間にどれほどの経費を患者の治療費として支出し、それは患者一日一人あたりにするといくらになるのか。院（園）の年報にもとづき、一九一五（大正四）年から五八（昭和三三）年度までのそれぞれの金額の推移を表3－1に示す。

各年度の治療費の総額は入院（園）者数にともない漸増していくが、一日一人あたりの治療費の絶対額はきわめて少額に抑えられ、戦前は一円以下である。とくに、敗戦の年の四五（昭和二〇）年度は総額も一万円以下に減少し、一日一人あたりの治療費は僅か一七厘《りん》と最低の金額に陥っている。当時、家庭用の常備薬として使われていた薬の価格を比較してみると、いかに一日一人あたりの治療費が少ないかが窺《うかが》える。例えば、「太田胃散」の値段は四四（昭和一九）年は一日三回分を一包にして一四包、二週間分で五〇銭、四六（昭和二一）年には一円、同年七月には二円四〇銭、「正露丸《せいろがん》」は四六年は一缶二一六錠入りで一〇円、四七年には一五円～一七円である。◆2

第三節　附添いを必要とする患者と附添作業の「慰労金」

全生常会が発足した当時の院（園）の入院（園）者のための建物はどのように区分され、とくに附添人を必要とする者のためにはどのような棟が設置され、入棟者はどのくらいいたのであろうか。また、附添作業の従事者に「慰労金」と称して支払われる〈給付金〉はどれほどの額であったか。

『国立癩療養所多磨全生園・昭和十六年年報』一九四二年一二月発行には次のように記されている。

「本園ニ収容セル患者（一、三〇九名、十二月末現在）ハ四十九病舎ニ分住セシム、概《おおむ》ネ一舎ヲ四室トシテ之《これ》ガ一室ハ十二畳半ニシテ、六、七名ノ患者ヲ容ル、少年舎及家族舎ハ一般ト異ナリ八畳乃至《ないし》十畳ノ室トス。／然《しか》シテ此等四十九舎ヲ軽症舎（三十四《ママ》舎）、不自由舎（十五舎）ニ大別シ、更ニ軽症舎ヲ男子舎（十八舎）、女子舎（八舎）、少年舎（二舎）、少女舎（一舎）、家族舎（六舎）ニ区別ス。（略）家族舎ハ戸籍上ノ夫婦ヲ同棲セシム、現在ノ家族三十二組ナリ。／不自由舎ハ盲人及ビ手足不自由ニシテ自用ヲ弁ジ能《あた》ハザルモノ、又ハ六十歳以上ノ老人等ヲ収容シ、各室ニ一人若《も》クハ二人ノ軽症ナル患者ヲ附添ハシメ衣食其ノ他ノ世話ヲナサシム。現在収容数三九四名ナリ。／精神病舎ハ別ニ一棟ヲ設ケテ之ヲ収容シ附添人ヲシテ監視介補ニ当ラシム。現在ノ精神病者数ハ十六名ナリ。（略）軽症患者ニシテ重症トナレルモノ又ハ余病併発ノモノハ別ニ設ケタル重症室ニ収容シ快復後ハ自舎ニ帰舎セシム」（五五〜五六頁より）。

なお、同年報には、「失明者ハ両眼共ニ一米ノ距離ニ於テ指数ヲ弁ジ得ザル程度以下ノモノ」と定義し、二五〇人（男一六七、女八三）に達すること、また重症者の病棟としては、「三井重症病棟」（一棟、一〇四坪）、「恩賜重症病棟」（一棟、五七坪五）があることが記されている。

そして、「看護ニ従事スルモノ」の「慰労金」は「甲種＝男　拾弐銭乃至拾四銭、女　拾銭乃至拾壱銭」と定め、他の「第一乙種＝拾銭乃至拾壱銭」、「第二乙種＝八銭乃至拾銭」、「第一丙種＝七銭乃至八銭」、「第二丙種＝五銭」、「丁種＝四銭」に比べれば最も高額である。

入院（園）者の「相互扶助精神」にもとづき、家庭からの送金がなく、患者作業も出来ぬため収入のない不自由者たちへの救済金支給が始まったのは、一九二四（大正一三）年からであり、その救済金は、作業をしていた者はその報酬の一〇〇分の一、月一銭から三銭を、畑耕作をする者は年坪あたり三銭から五銭を「感謝献金」として納入し、これらを財源としてつくられたものであり、該当する不自由者一人あたり一か月一五銭の支給が行われたという。その後、二八（昭和三）年からは購買部売店の利益分が加わって、該当者一〇〇人に一人あたり一か月三五銭支給。三一（昭和六）年に「財団法人全生病院互恵会」（互恵会と略す）が設立されると約二〇〇人の失明者や重症者に一人あたり四〇銭が支給されるようになったという（『倶会一処』八四～八五頁より）。

なお互恵会は四一（昭和一六）年二月一一日、「財団法人全生互恵会」と改称。その「一、事業要項」の「第二項　重症者ノ慰安及救済」には「本園ニ現在収容セル患者千三百余名中大部分ハ生家貧困ニシテ彼等ノ必要トスル金品ノ送付ヲ受クル能ハザルナリ。（略）重症患者四百名中差当リ救済ヲ要スルモノ約二百五十名に達ス、之等要救患者ニ毎月若干ノ小遣ヲ支給シテ物質的慰安ヲ与へ引《ママ》テハ之ヲ精神慰安ニ及ホシ将来全患者ノ大部分カ陥ル可キ失明重症ノ運命ニ対スル煩悶《はんもん》、焦燥、憂慮ノ念ヲ去リ安心立命《あんじんりゅうめい》ノ境地ニ達セシメントス◆3」と記されている。

なお互恵会は「（皇太后からの）五〇〇〇円の御下賜」に、売店、農産部、印刷部、入院者の感謝献金の残金、入院者である黒川眸の著書『悲惨のどん底』の売上げ純益金、互恵会趣旨賛同者の寄付金、計七八〇六円を加えることによって財団法人設立に必要な条件である一万円以上の資産を確保して発足し、その後も入院者の各種作業・生産による資金が加えられていった。しかし、会長は院長、副会長二人は職員で、しかも「甲理事（職員）」一八人、「乙理事（患者）」一二人は会長の任命であり、「事業の運営は理事会の決議によることになっていたが、理事数ですでに差をつけられており患者の財産でありながら管理の主導権は完全に院側ににぎられていた」（『倶会一処』八四頁）という。

「財団法人全生互恵会事業要項」の「第六項其ノ他理事会ノ決議ニ依リ必要ト認メタル事項」には「（略）園内ニ於テハ本会所期ノ同病相憐、相互扶助ノ実ヲ挙ケ園外ニ於テハ癩予防運動ノ一助トナリ本病カ一日モ早クコノ光輝アル日本ノ国土ヨリ絶滅センコトヲ期ス」（「国立癩療養所多磨全生園昭和十七年年報」昭和一八年一一月、六頁）とある。

このように見てくると、互恵会の目的・役割もまた絶対隔離を基本とする国の〈癩事業対策〉の一環として、院（園）当局側が皇室慈恵を背景に、入院（園）者たちの労役による資産を利用し、本来、院（園）側が病院（療養所）として当然責任を負うべき入院（園）者たちにたいする看護・介助なども、患者たちに、「一大家族主義ニ立脚」した「同病相憐、相互扶助」の精神にもとづき、きわめて少額の「慰労金」を与えることによって代替させようとしたものであることがわかる。

患者附添看護・介補・監視介補を要する失明者・「不自由者」・重病者・精神異常者の人数と在園者全体に占める比率、および不自由舎・重病棟（重病室）・精神病棟の設置数の年度別推移を表3－2に示す。

本表作成のために用いた全生病院・多磨全生園の『年報』では、附添人の人数が記述されていない場合が多いが、附添人については、例えば次のように説明している。

「診療上重症ニシテ特別ナル加療ヲ要スルモノハ重症者病室ニ入ラシム。重症室ハ十一室約二百床ヲ有シ夫々担任ノ医員看護婦ヲ定メテ一般病院ニ於ケル入院治療ノ如クス、尚患者ノ軽症ナルモノヲシテ昼夜枕頭ニ付添ハシメ、衣食薬品ノ介補ヲナサシメツツアリ。（略）四十一舎ノ内盲人及ヒ手足不自由ニテ自用ヲ弁シ能ハサルモノ又ハ六十歳以上ノ老人等三百六十三名ハ十四舎ノ不自由舎ニ収容シ精神異常者ハ別ニ病棟ヲ設ケテ之ニ容ル、此等不自由病舎ニハ比較的軽症ナル患者七十名ヲ付添人トシテ衣食ノ世話ヲ為サシメツツアリ」[4]。

表3－2より、在園者全体に失明者が占める比率は一三パーセントから約二〇パーセント前後であり、不自由者（介補を要する失明者を含む）の比率は一七パーセントから三三パーセントまでの範囲に及んでいる。したがって、在園者総数が七〇〇人台から一二〇〇人台へと増加するのにともない、失明者は一五〇人前後から二五〇人

表 3−2　多磨全生園における障がい者・重病者・精神異常者数と不自由舎・重病棟・精神病棟数の年度別推移1924（大正13）年〜1946（昭和21）年

年度＼人数・病棟	在園者（男、女）百分比	障がい者・重病者・精神異常者数				不自由舎・重病棟・精神病棟			附添
		失明者（男、女）	不自由者	重病者	精神異常者	不自由者	重病棟の病床	精神病棟	
'24（大正13）	640（470、170） （73、27）	不詳	不詳	不詳	不詳		重病舎6棟 116床	不詳	不詳
'25（〃 14）	736（545、191） （74、26）	145（112、33） 20%	150 20%	100余 約14%	不詳	5舎	重病舎6棟 116床	不詳	不詳
'26（〃 15）	782（576、206） （74、26）	159（122、37） 20%	150 19%	100余 13%	不詳	5舎	6棟 116床	不詳	不詳
'27（昭和2）	817（596、221） （73、27）	176（134、42） 22%	184 23%	117 14%	不詳	6舎	6棟 116床	不詳	不詳
'28（〃 3）	904（667、237） （74、26）	189（139、48） 21%	191 21%	124 13%	不詳	6舎	7棟 124床	1棟 （60坪）	不詳
'29（〃 4）	993（727、266） （73、27）	192（138、54） 19%	166 17%	170 16%	不詳	6舎	7棟 124床	1棟	不詳
'30（〃 5）	1053（732、291） （72、28）	225（172、53） 21%	260 25%	180 17%	不詳	9舎	8棟	1棟	不詳
'31（〃 6）	1092（792、300） （73、27）	242（184、58） 22%	286 26%	193 18%	不詳	11舎	11棟 180床	1棟	60
'32（〃 7）	1103（799、304） （72、28）	207（160、47） 19%	260 24%	193 17%	不詳	10舎	不詳	1棟	67
'33（〃 8）	1109（798、311） （72、28）	207（161、46） 19%	260余 24%	190余 18%	不詳	13舎	不詳	1棟	76
'34（〃 9）	1050（743、307） （71、29）	193（147、46） 18%	260余 25%	190余 17%	不詳	13舎	11室、193床	1棟	76
'35（〃 10）	1090（766、324） （70、30）	216（149、67） 20%	280余 26%	不詳	不詳	13舎	11室、193床	1棟	76
'36（〃 11）	1132（777、355） （69、31）	244（164、80） 22%	363 32%	不詳	不詳	14舎	11室、約200床	1棟	70
'37（〃 12）	1200（822、378） （69、31）	263（176、87） 22%	383 32%	不詳	不詳	15舎	11室、約200床	1棟	81
'38（〃 13）	1169（783、386） （67、33）	251（166、85） 22%	380余 33%	不詳	不詳	15舎	11室、約200床	1棟	不詳
'39（〃 14）	1191（798、393） （67、33）	254（170、84） 22%	380余 32%	不詳	15	15舎	11室、約200床	1棟	不詳
'40（〃 15）	1208（805、403） （67、33）	246（167、79） 20%	394 30%	不詳	16	15舎	11室、約200床	1棟	不詳
'41（〃 16）	1309（886、423） （68、32）	250（167、83） 19%	368 26%	不詳	14 （8、6）	14舎	11室、約200床	1棟	不詳
'44（〃 19）	1407（959、448） （68、32）	180（102、78） 13%	295 21%	不詳	10 （5、5）	14舎	11室、約200床	1棟	不詳
'45（〃 20）	1221（812、409） （67、33）	180（102、78） 15%	293 24%	不詳	13 （9、4）	不詳	11室、約200床	1棟	不詳
'46（〃 21）	1118（723、395） （65、35）	172（92、80） 15%	279 25%	不詳	11 （7、4）	不詳	10室、約150床	1棟	不詳

出典　『第1区府県立全生病院・大正13年統計年報』1926年11月〜、『同・昭和15年統計年報』1941年12月、『国立癩療養所多磨全生園・昭和16年年報』1942年12月〜『同・昭和20年統計年報』、『国立療養所多磨全生園・昭和21年年報』、国立療養所多磨全生園『創立50周年記念誌』1959年より作成

注　①「不自由者」は「盲人及手足不自由ニシテ自ラ弁シ得サルモノ又ハ六十歳以上ノ老人等」、②「重病者」は「癩重症者或ハ合併症ノ為自ラ起臥スルコト困難ナル者」、「診療上重症ニシテ特別ナル加療ヲ要スルモノ」、③人数は各年の12月末現在の数値である。④'42（昭和17）'43（昭和18）の両年度は『年報』に該当事項の記載がないので省略した

前後、不自由者は一五〇人位から三九〇人余へと増加している。そのため、不自由舎の設置数も五舎から一五舎まで増設されている。各年度の『年報』には重症者の人数と重病棟（重病室）の設置数が全て記載されているわけではないので、正確にはとらえられないが、全体的傾向としては隔離施設としての規模の拡大と平行して重病者数は一〇〇人余から一九〇人余へと増加し、重病舎も六棟一一六床から一一室（病舎・病棟と同一と見てよいかと思われる）約二〇〇床へと増設されている。しかし、収容定員が一九三一（昭和六）年に一〇〇〇人、三五（昭和一〇）年に一一〇〇人、三七（昭和一二）年に一二〇〇人に変更され、しかも四一（昭和一六）年には一三〇九人も入園しているにもかかわらず、重病室は一一室、定床は約二〇〇床と一定し、増設されていないのはなぜか。その大きな理由は重病室に入室した患者の多くが死亡していったからではないか。そのことは太平洋戦争が勃発し、非常時局のもとで、重病者である場合には食料不足による栄養失調などが大きな影響を与えて死を早めた事実によって裏づけることが可能となるであろう。少なくとも、日中全面戦争が始まる前年の三六（昭和一一）年以降、重病室が一一室約二〇〇床の状態が続いたのは、重病者が増加しなかったからではなく、重病室に入って間もなく死去する場合が多かったからであろうと推察する。

第四節　全生常会による患者附添看護・介補の活動

「全生常会記録」にもとづき、年度ごとに全生常会の看護部を中心とした患者附添看護・介補の活動について見ていく。

一九四一（昭和一六）年度について

四月五日、第一回評議員会で平松常会長は「常会方針」として次のように述べている。

「一大家族主義ヲモットートナス。院内ハ如何ナル時モ時代ノ反映アリ。時局ヲ認識シ自粛ハ幸福ナリ。物質《ママ》欠乏ノ折相互精神発揮思想生活向上モ開院以来ノ一大家族主義ノ精神ヲ以テ解決サル」。

次いで、各部の正副部長が紹介され、各部長がそれぞれ部の方針を発表。光岡良二看護部長は「臨時附添問題ヲ先決問題トシ解決」する、「病室及不自由舎附添ノ仕事ヲ統一」し、「附添奨励費」を考慮することを述べている。

そして、「看護部臨時附添運営内規」を提案・協議し、可決している。これによって、従来は院（園）当局が舎長会に設けられた「みどり会」を通じて行っていた付添人探しなどを含めた業務を、入院（園）者全員が参加する患者組織である全生常会が、患者が患者を看護することは、健康上の理由がない限り、患者の義務であると認め、院（園）当局の意向にそって、〝患者義務看護・介補〟を全面的に代行していくこととなった。しかも、「故意ニ附添義務ヲ忌避」する者は院当局に知らせ「適当ナル処置ヲ仰クコトアル可《べ》シ」といった規定まで含んだ内容になっている。すなわち、全生常会が院（園）の「補助機関」として、本来、院（園）側が為すべき基本的業務を代行するだけでなく、違反者にたいしては院（園）当局を介して患者組織が患者を取り締まるという性格をも有するに至っているのである。この「内規」作成過程には院当局の意向が反映していると推測される。

そこで、次に、やや長くなるが「内規」を抄記しよう。

「看護部臨時附添運営内規」

第一条　常会員ハ全生常会規約第三条ニ基キ看護ノ職務ニ堪《た》ヘ得ル健康ヲ有スル限リ、ソノ任ニ当ルヘキ義務

ヲ有ス

第二条　全生常会ニみどり会ヲ設ケ重症病棟及不自由舎ノ附添員事故ノ為勤務シ難キトキソノ補充ヲハカリ看護事業ヲシテ遺憾ナカラシムルモノトス

第三条　みどり会ハ男女軽症舎ニ在籍スル常会員ニシテ看護ノ職務ニ堪ヘ得ル健康ヲ有スルモノヲ以テ組織ス

第四条　みどり会ハ独自ノ機関及役員ヲ有セス常務委員会看護部之ヲ統轄シソノ運営ニ当ルモノトス

第五条　（「みどり会員」を「健康ニ応ジテ」二種に分類し、看護義務を区分——筆者注）

第六条　左ノ各号ノ一ニ該当スルモノハみどり会員タルノ義務ヲ負ハズ

一、入院後三ヶ月ヲ経過セサルモノ

二、附添本務ヲ辞シ帰舎後三ヶ月ヲ経過セサルモノ

三、寮父母ヲ置カル男女少年舎ニ在籍スルモノ

四、常会長、常務委員、学園教養係、寮父母ノ職ニアルモノ

第七条　（略）

第八条　（略）

第九条　臨時附添ノ義務機関ハ一期十五日トス。但シ本人ノ意志ニ依ル場合ハ期間ヲ超過シテ勤務スルヲ妨ケス

第十条　（本条では「所定ノ番」になっても「疾病ソノ他ノ事故」により勤務し難い場合は「常務委員ノ承諾」を得て「延期」「代人」「免除」することを規定している——筆者注）

第十一条　会員ニシテ故意ニ附添義務ヲ忌避スルガ如キ行為アリタルモノニ対シテハ院当局ニ具申シ適当ナル処置ヲ仰クコトアル可シ

第十二条　本内規ノ改廃ハ全生常会規約附則第三十八条ニヨル
第十三条　本内規ハ昭和十六年四月十一日ヨリ之ヲ実施ス」

六月一〇日、「第三回実行委員会」において、看護部長が「看護事項」として次のように報告している。すなわち、五月中の「みどり会附添」人の総数は七四人（男五六、女一八）であり、「勤務部署別」人数の内訳は「病室三〇、男不自由舎二六、女不自由舎一八」である。しかし、「本官《ママ》（看の誤記、以下同様――筆者注）欠員」が「病室一一、男不自由舎六、女不自由舎七」で二四人いる。

七月一〇日、「第五回実行委員会」において、看護部長が「看護事項」として次のように報告と指示をしている。

「一、前月臨時附添統計（看護部日誌、参照とあり――筆者注）

二、新入舎アリタルトキハ、ソノ都度舎長ヨリ、月日、氏名、室名、正副会員（「看護部臨時附添運営内規」第五条で「正会員ハ所定ノ名簿ニヨリ常務委員ノ通告アル毎ニ一定期間看護ニ当ル」、「副会員ハソノ健康状態ニ応シ随時看護ニ当ル」と規定――筆者注）別トカ記載ノ上通知セラレタシ

三、臨時附添ハ朝食前ヨリ出ラレタシ

四、短期間ノ本官《ママ》事故ノ場合ハナルベク個人的ニ臨時ヲ依頼スルヤウサレタシ」

七月一二日、「出征職員歓送会。医官ハ八木英忠軍医、職員、高橋氏、沢田氏ノ三氏（略）」。

一二月一二日、「池尻医官出征歓送会。先ニ支那事変勃発後直チニ応召、武勲ヲ立テ一昨年八月帰還サレシ先生、再度召ヲ受ケテ勇躍征途ニ発タルニ当リ全園心カラ歓送ス」。この池尻医官は四三（昭和一八）年二月一五日に帰還したが、その後、三度目の召集を受け戦死。全生園のかつて〝望郷台〟と呼ばれた築山に池尻の歌碑

「わがこころ思ふことあり　たたずみて赤松林におつる陽をみる　慎一」が建立されている（阿部知二揮毫。池尻慎一について、詳しくは、『倶会一処』一五四～一五六頁、参照）。

翌一九四二（昭和一七）年一月一〇日の「第拾壱回実行委員会」において、常会長は「昨年度の回顧」と題し、「看護」については「臨時附添運営ノ円滑ヲ謝ス」と述べている。

同年二月一〇日の「第拾貳回実行委員会」の「看護部事項」には、「一二月及一月分臨時附添報告」が次のように記録されている（数字は附添員の人数）。

「	病室	男子不自由舎	女子不自由舎	総計
十二月	二二	一七	一五	五四
一月	二七	二二	二三	七二」

また、看護部長は「看護本科《ママ》登録要請ニ就テ」と題して、「女舎ノ本科《ママ》欠員七名、他ニモ若干アリ。本科《ママ》希望者ヲ出来ルダケ勧誘サレタシ」とも要望している。

同年三月一三日の「第十三回実行委員会」の「看護事項」には「昭和十六年四月以降十七年二月末日迄」の「臨時附添統計」が次のように記されている（数字は附添員の人数）。

「病室　三〇一
男不自由舎　二〇三
女不自由舎　一八五
計　六八九
本科《ママ》不足
病室　六

男不自由舎　一一
女不自由舎　六
計　二三」

一九四二（昭和一七）年度について

四月一日、「全生常会役員任命式」を礼拝堂に「職員、患者参集」して開催。園長が常会長、常務委員、舎長を任命。隣組長は院（園）長指命《ママ》、代読（国分書記）。常会長は前年度にひきつづき平松秀男。常任委員は鈴木寅雄、光岡良二、渡辺弥一、渡辺清二郎、松井保郎。

平松常会長は次のように「宣誓」。

「雄渾ナル大東亜戦争下第二年ニ当リ不肖我等選バレテ全生常会役員ノ栄ヲ受ケ、我等協心戮力《りくりょく》各ソノ部署ニアリテ克ク精励シ愈々健全ナル療養所生活体制ノ建設ニ努メ、以テ我等ニ能フ銃後奉公ノ一端タラシメン事ヲ誓フ／右宣誓ス／昭和十七年四月一日／全生常会長／平松秀男」

常務委員会の「各部門担当」は、「看護部　部長・松井保郎、副部長・渡辺弥市。農事部　部長・鈴木寅雄、副部長・松井保郎。作業部　部長・渡辺弥一、副部長・渡辺清二郎。生活部　部長・光岡良二、副部長・鈴木寅雄。教化部　部長・渡辺清二郎、副部長・光岡良二」。評議員会は舎長二六人からなり、議長・原田嘉一、副議長・戸谷松三郎。「病室総代（三名）」は土屋傳二郎、半谷忠雄、中山好男、「不自由舎総代（三名）」は田中米蔵、古沢繁雄、神谷音吉。「常会本部員」として「部員」に金田守夫、天野秋一、石川広、小田島文男、小泉信、「情報員」に天野秋次を採用。

四月九日の「第拾四回実行委員会」において、「三月分臨時付添報告」として、次のように記されている。「病

室　三十七人、男子不自由舎　二十四人、女子不自由舎二十一人、総計　八拾二名」。

五月一〇日の「第拾五回実行委員会」において、看護部長が「看護部事項」として、次のように報告。「四月分臨時附添報告　病室　二八人、男子不自由舎　一六人、女子不自由舎　二〇人、総計六四人」。

六月二日、常会長より「常会本部員」五人にたいして、「常会五部門」の担当を次のように任命。

「看護部　主任・小田島文男、副主任　金田守夫。農事部　主任・小泉信、副主任・小田島文男。作業部主任・石川広、副主任・天野秋一。生活部　主任・天野秋一、副主任・石川広。教化部　主任・金田守夫、副主任・小泉信」

六月八日、事務所面談室において「事務官及ビ第一分館長永井先生ト面談」し、「看護部男女（初任給昇額）甲種／男子拾貳銭乃至拾四銭、女子拾銭乃至拾壹銭」とすることについて内諾を得、「六月一日ヨリ施行」と決定。すなわち、「多磨全生園入園者作業心得」の「第九条中　甲種　男　金拾壹銭乃至拾四銭／女　金九銭乃至拾壹銭」の傍点の金額が各一銭昇給と改定されたのである。このことは、六月一〇日の「第拾六回実行委員会」において、作業部長より「看護部初任給昇給ノ件」として報告されている。また、看護部長も「看護部（甲種）の初任給昇給ニヨリ甲種作業ト乙種作業トノ均等ヲ得、今後付添運営ニ一段ノ協力ト本官幹旋《ママ》ニ御尽力ヲ願フ」と述べている。なお、「第拾六回実行委員会」では、「看護部事項」として、「五月分臨時付添報告」が次のように記されている。

「病室　三十人　男子不自由舎　二十三人―以上、男子計五十三人／女子不自由舎　二十六人／総計七十九人」

七月六日の「第十八回評議員会」において、看護部長より「第十七回評議員会議長提出ニツイテ」と題して次のような報告がされた。

「付添本科《ママ》六ヶ月或ハ一ヶ月欠勤ノ場合付添本科《ママ》補充ニツイテ欠勤期間ノ制限ヲモウケズ看護部長時宜ニ応ジ欠勤者ト話合ヲ以テ本科《ママ》補充スルモノトス／議長ヨリ右ニカンシ欠勤期間ヲゼヒモウケラレタキ提議アレドモ種々ヲ考慮シ未ダソノ期ニ早ク報告通リ保留ス」

七月十日の「第拾七回実行委員会」において、看護部長より「六月分臨時付添報告」として、「病室　十九人、男子不自由舎二十四人、女子不自由舎二十二人、総計六十五人」であること、および「臨時付添トシテ勤務中ハツトメテ帰舎スルコトナク充分ニ臨時付添トシテノ本分ヲ完《マツトウ》セラレタキ旨協調《ママ》セリ」と記されている。

八月一一日の「第拾八回実行委員会」において、看護部長より「七月分臨時付添報告」として、「病室　二十九人、男子不自由舎　二十二人、女子不自由舎　二十七人、総計七十八人」と記されている。また、実行委員より「診察ノ件」として、「診察中心ニテカルシューム注射サルルハ診察重態者ノ待チカネルコトニテ、カルシュームト診察時ト同時ナラザル様願ヒタイ」との発言が記されている。

九月七日の「第二拾回評議員会」において、生活部長より、「大楓子注射一人一本以上ノ防止要求」について、「各自ノ自覚ニヨリ好果《ママ》ヲアゲタイ」との説明がなされたと記されている。

一〇月八日の「第二拾一回評議員会」において、看護部長より「男女不自由舎附添公休ニカワル物品給与ニツイテ」と題して、「多年懸案ナリシ男女不自由舎附添公休法モ現在ノ不自由舎家族生活的生活ヲ保持スル上ニハ附添ノ公休ハ幾多ノ困難ヲトモナウニヨッテココニ公休ニカワル若干ノ物品給与ヲナスノ聴可《ママ》アリタリ」と報告したことが記されている。

翌年一月一二日の「第二拾三回実行委員会」において、常会長は「新年ノ挨拶」と題し、「看護部」については「運営ニ満点近イ結果ヲ謝シ婦人本科《ママ》増強ヲ依頼ス」と記されている。

同年二月二日、「常務委員会・第一分館長面談」において、「補助看護夜食ノ件」について交渉したが、第一分館長からは「役場ニ行キ二時間ニワタリ補助看護夜食米ノ特配ヲ交渉セシモ現在マスマス米ノ減配ヲ見ル状体《ママ》ニテ米ノ特配ヲ受クルハ当底《ママ》カナワズ、ウドンモ勿論ノ状体《ママ》ニテ補助看護夜食ノ件ハ園内一般ノ配給菓子或《あるい》ハ飯ノ握リヲ以テオギナワレタキ旨返答アリ」、これに関し「常務委員会ニオイテハ握リ飯ヲ夜食トナス様決定シ炊事下交渉ヲナスコトトス」と記されている。

同年二月一〇日の「第二拾五回評議員会」において、常会長は「評議事項」として「補助看護夜食ノ件」について、前述の第一分館長との交渉結果を報告した上で、「常務委員会ニオイテハ我々ノ食糧中ヨリ補助看護夜食トシテ握リ飯ヲ割出スコトニ協議決議を見タルニヨリ御協賛ヲ乞フ」と述べたところ、「満場一致可決ス」と記されている。このことは、二月一五日の「第二拾四回実行委員会」においても常会長から「総務部事項」のなかで報告されている。なお、「補助看護夜食ノ件」は前年末に「宗教連合会」の代表から出された要望である。

一九四三（昭和一八）年度について

新年度に向けて、三月二四日に常会長選挙、翌二五日に常務委員選挙、二六日に舎長兼評議員選挙。

常会長には三年連続して平松秀男が当選。有権者数六三六人、有効総票数六二〇票。常会長選挙で平松が獲得した票数は三五〇票（有効総票数の五六・五パーセント）。平松は、第二位・鈴木寅雄・八〇票（同一三・〇パーセント）、第三位・山本熊一・七八票（同一二・六パーセント）、第四位・原田嘉一・三八票（同六・一パーセント）、第五位・渡辺清二郎・二六票（同四・二パーセント）を大きく引き離している。

常任委員選挙で当選した五人の氏名と票数は次の通りである。鈴木寅雄・五六〇票（有効総票数六一四の九一・二パーセント）、渡辺弥市・五二三票（同八五・二パーセント）、渡辺清二郎・五一五票（同八三・九パーセント）、松井保郎・四一四票（同六七・四パーセント）、菊山三次・三一八票（同五一・八パーセント）。次点は原田嘉一・一七五票（二八・五パーセント）、次々点は山本熊一・一三四票（二一・八パーセント）、その他は六二票（一〇パーセント強）。「病室総代」（三名）は土屋傳二郎、半谷忠雄、中山好男、「不自由舎総代」（三名）は古沢繁男、田中米蔵、神谷音吉。

四月一日、全生常会役員任命式。平松常会長は次のように「宣誓」。

「我等ハ全生常会規約ノ下　命ゼラレタル職域ニ挺身シ健全ナル家族的療養所建設ヲハカリ以テ決戦下ノ救癩進展ニ努力センコトヲ誓フ」

式の最後に職員・患者全員が斉唱する歌は「愛国行進曲」から、以後「海ゆかば」に変更。

常務委員の各部門担当は次の通りに決定。

「看護部　部長・菊山三次、副部長・渡辺弥市。
農事部　部長・鈴木寅雄、副部長・松井保郎。
作業部　部長・渡辺弥市、副部長・渡辺清二郎。
生活部　部長・渡辺清二郎、副部長・鈴木寅雄。
教化部　部長・松井保郎、副部長・菊山三次」

四月一〇日の「第二十七回評議員会」において、常会長は「昭和十八年度評議員会ニ当リテ」と題して、「大東亜戦下重大ナル十八年度常会長トシテノ決意ヲ宣《の》ベ評議員ノ協力ヲ要請」したあと、「五部門ニカンスル方針」を説明。看護部にたいしては、「男子臨時運営ハ満滑《ママ》ニアリ附添ノ質モ大イニ向上シツツアル。只現在ニ於テハ女子附添欠員ノ補充ニ努力中、附添本務ノ充実ハ不自由ナ人々ノ幸不幸ノ一大元原素《ママ》デアル」と述べている。

また、看護部長が「みどり会員査定ノ件」と題して、みどり会員の査定は「各舎長ヨリ書出シタル内申書ヲ尊重シ」、常務委員会が決定したいと提案し、可決されている。

四月一五日の「第二十六回実行委員会」において、看護部長より「みどり会（昭和十八年度）査定報告」が次のようになされた。

「男子正会員二七八名、前年度比較（五十名増）、副会員八八名（三名増）。女子正会員九二名（十名増）、副会員三六名（三名減）」

また、「三月分臨時付添報告」として、「運営総人員五十八名。男子病十六名、男子不十八名、女子不二十四名」と記されている。

六月一五日の「第二十九回実行委員会」において、「大風子《たいふうし》注射ノ件」として、「近キ内ニ注射券ノ使用ヲシ注射ノ円滑ヲハカル」と記されている。

九月二一日、「浅野実医官出征歓送会（午前八時三十分、於礼拝堂）」。

一二月二日、「附添本務奨励法公表言渡サル」（午前十時、於医務課長室、阿部医務課長、常会長、看護部長、作業部長、病室代表、不自由舎代表同席）。これまで阿部医務官と交渉してきた結果、次のように決定した。

「一、病室附添（一人当り月十五銭）年一円八十銭、年一回、十二月給与。

一、男子不自由舎附添（一人当り月二十五銭）年三円、年二回、六月、十二月給与。

一、女子不自由舎附添（一人当り月十二銭五厘）年一円五十銭、年二回、六月、十二月給与。

右ハ昭和十八年十二月一日ヨリ実施サル。（略）在来施行セル不自由舎男女付添公休手当ニ代ル物品給与ハ総テ一擲《いってき》（略）」

一二月一〇日、「第三十七回評議員会」において、「自由建議」のなかで「恵マレザル病室、不自由舎ノ病人優遇配慮ノ件」が鈴木評議員より出され、常会長は「一層努メタイ。尚現在ニ於テハ盆、歳末ニ救済金甲種ニ、一金五十銭ノ保助《ママ》ガサレテイル」と答えている。

一二月一三日、「盲杖支給」として、「園内部総本数二百十本、支給内訳─男子不自由舎一舎十本、女子不自由舎一舎十本、樺舎二十四本」。

翌一九四四（昭和一九）年三月六日、「今週ヨリ治療及働労《ママ》風呂一週一回トナル。尚病人（病室）風呂モ一週一回トナル」。

三月一〇日の「第四十回評議員会」において、「自由建議」のなかで、鈴木評議員が「治療ノ件（評議員総意）」として、「医師ノ不足ニヨル代理トシテ代理出来得ル状体《ママ》ノ職員ニ代理方法ヲモウケル考慮ヲ願ヒタイ」と発言したのにたいして、生活部長が「充分其ノ意ヲ考慮研究シダカイヲミタイ」と応じている。

一九四四（昭和一九）年度について

四四（昭和一九）年三月二五日～二七日、次年度の役員選挙実施。

全生常会長には平松秀男が四年連続して当選（有権者総数六一二人、有効総票数六〇三票、平松の獲得票数三九一票、有効総票数の六四・八パーセント）。常務委員五人の当選者は、鈴木寅雄（有効総票数六〇〇票の内五二六票、八七・七パーセント）、渡辺弥市（五二二票、八七パーセント）、渡辺清二郎（四九八票、八三パーセント）、松井保郎（四三五票、七二・五パーセント）、菊山三次（三八八票、六四・七パーセント）。

四月一日、「全生常会役員任命式」で平松常会長は次のように「宣誓」。

「我等ハ大御心ヲ奉戴シ全生常会規約ノ下其ノ職域ニ挺身シ決勝ノ道ヲ切リ開カン」

常務委員の部門担当は次の通り。

「看護部　部長・鈴木寅雄、副部長・渡辺弥市。農事部　部長・松井保郎、副部長・菊山三次。作業部　部長・渡辺弥市、副部長・松井保郎。生活部　部長・渡辺清二郎、副部長・鈴木寅雄。教化部　部長・菊山三次、副部長・渡辺清二郎」。

四月六日の「第四〇回評議員会」（評議員＝舎長の出席二四人、欠席三人）において、平松常会長は「昭和十九年度ノ使命ニ就テ」と題し、「決勝ノ年ヲ迎ヘ園ノ補助機関トシテ創意工夫ヲコラシ、ヨリヨキ運営ヲナスト共ニ五部門ヲ力一杯ニ活用シテ一般ノ幸福ヲ計ル旨、述べ」、「看護部ニ就テハ附添本務ノ資質向上ヲ計リ、又女附添本務ノ欠員打開ヲ為シ病人ノ日常生活ノ明朗ニツトムル」と述べている。

四月九日の「第四十一回評議員会」において、看護部長による「みどり会員査定ノ件」については次のように記されている。

「四月二日付ニテ各舎長ヨリ書出サレタル内申書ニ元《ママ》キソレヲ充分ニ尊重サレテ査定サル希望ヲ以テ満場一致可決ス。／尚部長ヨリ特ニ女子ノ健康状態低下ノ□（一字欠落、傾か――筆者注）向アルヲ以テ査定ニ幾分ノ移動《ママ》アル旨述べ諒解ヲ求メタリ」。

「自由質疑」の中で、飯島評議員より「死亡者診断ニ先生ノ診断ヲ受ケザル者ナキ様トノ意見」が出され、それにたいして看護部長は「先生手不足ノ折柄カカルコトモ起リタルヤモ知レズ今後善処スベク話サル」と記録されている。なお、四月一七日の「合同葬儀執行（午後一時、於礼拝堂）」では、「物故者十二名、男十名、女二名。式後一同納骨、墓参ヲナス」と記されている。

七月一三日の「第四十四回実行委員会」（午後一時、於全生会館。出席五六名、欠席九名）において、看護部長による「六月分臨時附添運営報告」として「病室十六名、男子不自由舎十八名、女子不自由舎二十六名」と記されている。

八月一五日の「第四十五回実行委員会」において、看護部長による「七月分臨時附添運営報告」として「病室一四人、男子不自由舎一八人、女子不自由舎二五人、合計五七人」と記されている。

八月一八日の「月例葬儀執行　午前十時／於礼拝堂／物故者　男子五名、女子一名、合計六名／墓参都合ニヨリ自由トス」と記されている。

九月一六日、「九月葬儀執行　午後一時／於礼拝堂／物故者七名（男六名、女一名）、式後雨降ナルモ墓参行ハル」と記されている。

なお、九月一八日～一九日に常会長、常務委員の選挙が実施され、常会長には山本熊一（有権者数六一七票、有効者数五八七票、得票二〇五票、三四・九パーセント）、次点・平松秀男（一九一票、三二・五パーセント）となった。しかし、一〇月三〇日に、再び常会長、常務委員の選挙が行われた結果、常会長には平松秀男（二二〇票）、次点は山本熊一（一九四票）であった。そして、一一月九日の「第五十一回評議員会」（評議員出席二四人、欠席三人）において、平松常会長は「全員協力・戦時生活ノ強化ニ就テ」として、「戦時生活ノ強力化ヲ計ル為ニ我々ハ一切ノ私心ヲ去テ全員協力シテコノ熾烈《しれつ》ナル時代ヲ切抜ケテ行ク上ニ於テ各代表ノ協力ヲ乞フ」と述べたことが記されている。

翌四五（昭和二〇）年二月二一日の「月例葬儀午前十時／於礼拝堂」として「物故者　男十三名、女三名」と記されている。

以後、この年度の評議委員会、実行委員会では、患者附添看護・介補作業などに関しての方針提案・協議の記録はほとんど見あたらない。

一九四五（昭和二〇）年度について

四月一日、「園長訓示」昭和二〇年度に処して、午前九時、礼拝堂において「一、常会役員ノ留任申渡シ（略）／尚此ノ戦局ニ当リテ一意専心協力・新□（一字判読出来ず――筆者注）サレタキ旨ノ激励訓辞アリ」と記されているので、時局が非常事態に陥り、例年三月末に実施されてきた常会役員選挙は行われぬまま平松常会長ほかが留任となったようである。

四月三日、「常会役員一同」の名で次の「決議文」が発表されている。

「今ヤ驕慢ナル敵米ハ硫黄島ヲ侵シ沖縄本島ニ迫リ皇国□（一字不詳――筆者注）ニ重大ナル関頭ニ立ツノ秋《とき》我等常会役員一同ハ慣然《ママ》蹶起《けつき》以テ多磨全生園ヲ死守シ神州護持ノ一翼タラン事ヲ期ス

右決議ス／昭和二十年四月三日」

八月一五日、その前日に受諾を決定した米・英・中三国による対日共同宣言（ポツダム宣言。後にソ連も参加）に関する天皇によるラジオ放送について次のように記録されている。

「十二時ヨリ重大放送アルニヨリ職員患者全員礼拝堂ニ参集シ聴取ス／天皇陛下ニ於セラレテハ恐レ多クモ御親《ママ》ラマイクヲ通ジテ詔書ヲ御奉唱遊サレタリ。コノ大詔ニヨリ今次ノ大東亜戦争ハ終了致スコトトナリタリ。即チポツダム四国共同宣言ヲ受諾シタルナリ。四国トハ米英支蘇（四五年二月、米・英・ソ三国首脳はヤルタで会談し対日戦に関する秘密協定＝ヤルタ協定を締結、同年七月にポツダム会談が開催され米・英・中三国による対日共同宣言＝ポツダム宣言が公表された――筆者注）ナリ。御聖断ニヨリ有史以来未ダカツテナキコノ重大ナル大詔ガ宣示セラレタルナリ。皇国護持ト日本民族名誉ノタメ遂ニコノヤウナ聖断ガ下サレタルヲ思ヒ大御心《おおみこころ》ノ程誠ニ恐レ多ク臣下ノ力足ザルヲ詫ビ申シ上ゲルモ今後ノ困難ニ対シテ如何《いか》ニ耐ヘヌクベキカ我等ハ知ラズ。シカレドモ厳粛必詣《ママ》唯々天皇陛下ノ御為ニ生キヌカンコトヲ誓フノミ」。

八月一五日（午後五時、於全生会館）の「第五十七回実行委員会」において、看護部長より「七月分臨時附添運営報告」がされたとのことであるが、その内容は記されていない。

九月六日、「園長、常務委員会懇談会」（午後二時、於眼科診察室）において、敗戦後の園内の生活や作業のあり方とかかわって「看護人」問題などについても次のような話し合いがされたと記されている。

「戦争終結後ノ園内生活ノ刷新特ニ人心ノ一新ヲ期シテノ各舎移動及看護人本務養成等ノ問題ヲ中心トシテ園内作業ノ職員ノ統一的指導、奨励及各舎ノ家屋修理ノ営繕ニ関スル問題等ニツキ忌憚《きたん》ナキ意見ノ開陳ヲナシ又種々ノ質問ニ答ヘ午後四時過ギ終了ス」。

九月一五日の「第五十八回実行委員会」において、看護部長より「八月分臨時附添運営報告」として、「病室三十五人、男子不自由舎十六人、女子不自由舎四十三人、合計九十四人」と記されている。

九月一七日、常務委員会は「コレマデ戦時臨時便法トシテ全生常会役員ノ改選ハ行ハス」にきたが「大東亜戦争終了ト下《ママ》ニ平常ニ服《ママ》スベク」、常会長・常務委員は「辞職シ人心ヲ一新スベク決議」、園当局の承認を得て同月二五日～二六日に選挙実施。

常会長には平松秀男が当選（総投票数五五五票、有効投票五三二票、当選得票一七八票、得票率三三・五パーセント）。常務委員には渡辺弥一（総投票数五四八票、有効投票五一四票、当選得票四八三票、得票率九四パーセント）、鈴木寅雄（同、四六九票、九一・三パーセント）、吉田四十男（同、四二四票、八二・五パーセント）、山本熊一（同、三九三票、七六・五パーセント）、渡辺清二郎（同、三九三票、七六・五パーセント）、松井保郎（同、三〇六票、五九・五パーセント）の六人が当選。なお、常務委員が一人増員となったのは常務委員会に「常務部」が新設されたことによる。舎長兼評議員は二七人（男二三、女四）、隣組長二〇人（男一七、女三）、「病室総代（三名）」は伊藤誠、中山好男、吉田茂守、「不自由舎総代（三名）」は古沢繁男、田中米蔵、神谷音吉が選出されている。

「常会五部門ノ担当」は次の通りである。

「常務部　山本熊一。看護部　渡辺清二郎。農事部　吉田四十男。作業部　鈴木寅雄。生活部　渡辺弥市。教化部　松井保郎」

一〇月一〇日の「第六十五回評議員会」において、平松常会長は「終戦後ノ全生常会運営ニツイテ」次のように挨拶している。

「去ル八月十五日ニ終戦大詔ヲ拝シマコトニ恐レ多イ次第デアリマス。勝利ヲ把握センガ為ニスベテヲ捧ゲテ戦ッテ来タ気魄《きはく》ハ終戦ト同時ニ国民ニ失ハレテ仕舞ッタノデアリマス。無理カラヌ事デハアリマスガ併《しか》シ何時迄モ拱手《きょうしゅ》傍観シテイタノデハ在園者ノ不幸ハ火ヲ見ルヨリ明ラカデアリマス。舎長兼評議員各位ニハ其《そ》ノ意味ニ於テ大キクハ国家再建、強《ママ》テハ全生園再建ニ一層ノ奮起ヲ乞フ次第デアリマス」（以下、「耐乏生活ノ中カラ各部運営ノ万全ヲ期ス覚悟ノ披瀝《ひれき》アリ」と記されている――筆者注）。

「質疑及建議事項」のなかで、高林評議員が「前看護部長ノ『看護運営ニ考慮シツツアリ』一一」と述べたことについて質問したのにたいして、看護部長は「現在ノみどり会々員ノ運営状況ヲ説キ」、「考慮ノ内容」として「附添本務ノ飛躍的優遇ヲス、㋑慰労金額増、㋺男子附添ニ現在以上ノ耕地ヲ与フ、㋩女子附添ヲ一名トシタイ」と説明している。

一〇月二九日の「第六十六回臨時評議員会」において、「看護事業ノ強化ニ関スル件」について、常会長より「当局ノ方針トシテ」、次の四項目が提起され賛同を得た。

「(イ)．病室・不自由舎総代兼評議員設置ニ就テ。／附、病室総代ノ専任制廃止。

(ロ)．各病室ノ雑行《ママ》設置ニ就テ。

(ハ)．女子附添本務ノ減員ニ就テ。／定員一室、附添一名病人五名（計六名）。

(ニ)．男子不自由舎ノ雑役廃止ニ就テ。

(ホ)．慰労金増額ニ就テ。／1．男子　一日ニ付キ金二十三銭乃至《ないし》金二十四銭（本給金十五銭乃至金十六銭）。2．女子　一日ニ付キ金二十一銭乃至二十三銭（本給金十四銭乃至金十五銭）。3．雑行《ママ》手当　一ヶ月ニ付キ金七十五銭。

㈥．男子附添本務ノ慰安畑ニ就テ（一人ニ付五坪トス）／附記。１．奨励金ハ従来通リトス（但シ女子不自由舎附添ノ奨励金ハ男子不自由舎附添ニ準ズ）。２．男女不自由舎ノ雑行《ママ》制ハ従来通リトス」。

また、常会長より「全生常会規約一部改正ニ就テ」次のような提案があり、「合議ノ上改正協賛ヲ得」た。

「全生常会規約第十八条三行ノ『評議員ハ舎長』ノ次ニ『及ビ病室、不自由舎総代』ヲ、又同条六行ニ『病室及ビ不自由舎総代ハ病室及ビ不自由舎ノ保安衛生ニ留意シ病室又ハ不自由舎ノ規律生活ヲ励行シ且《かつ》之ガ補佐ニ任ズ』ノ字句ヲ附加ス」。

一二月一〇日の「第六十八回評議員会」において、従来の「常会役員選挙」の規定の改正をめぐって注目すべき議論が見られる。すなわち、古沢評議員が「病室及未成年者ヲ除キ常会役員選挙ニハ一人一票ヲ認メラレタイ」と発言し、常会長は「現在纏《まとま》ッタ御説明ハ出来得ナイガ目下研究中デアル」と答えている。

一二月二五日、「盲杖配給　不自由舎一舎六本宛、一四舎計八四本、午後四時　於常会」。

翌四六（昭和二一）年一月一二日の「第六十二回実行委員会」において、「宮城《きゅうじょう》遥拝」のあと、平松常会長は「昭和二一年新春ヲ迎ヘテ」と題し、次のように挨拶している。

「終戦後ノ混乱期ニ際シ一層自制シ昭和二十一年度ヲ明朗ニ自由主義ノ徹底ヲ期シテユキタイ。」

二月一〇日の「第七十回評議員会」において、古田評議員が「外科治療繃帯《ほうたい》ガーゼ及薬ナク外科ニ来ル係不遜ノ注意具申」したのにたいして、生活部長が「古田氏ノ憤慨モットモト思ヒマス最少限度外科週二回ノ満全《ママ》ニツトメ材料ノ無イ場合ハ充分連絡ヲトリタイ」と答えている。

また、「評議事項」のなかで常会長が「附添感謝献金ノ件」について提案し、「此ノ献金ハ附添本務並ニ臨時ノ方々へ感謝慰問ノタメニ用」いるものであり、「献金ハ在園者一同ニ参加」してもらい、「献金ハ一人五銭乃至拾銭」にしたいと述べ、さらに看護部長が「詳細ニツキ」説明したが、「甲論乙駁《こうろんおつばく》議場紛擾《ふんじょう》し」、最終的には「可決」されたが、「病室不自由舎ノ賛成」は得られぬままであったと記録されている。

二月一五日の「第六十四回実行委員会」において、看護部長より「一月分臨時看護附添運営報告」として、「病室四五名、男子不自由舎三四名、女子不自由舎一七名、総員九十六名」、また「八号病室閉鎖ニツイテ」の説明として「医局ノ都合ニヨリ閉鎖サルルモノナルモ、主ナル源《ママ》因ハ重病者ノ減少ニヨルモノ」と述べている。

重病者が減少しているのは、この時期には医療条件が全ての面で劣悪となり、また後述するように食料不足による栄養失調などのために病状の悪化が早くなり死に至る者が多くなっていったこととも結びついていると推測する。けっして、治療により重病者が軽快していったからではあるまい。なお、二月一八日に礼拝堂で「二月葬儀」が行われているが、物故者は「男子十五名、女子十二名、計二十七名」と記されている。

また、看護部長が「附添感謝献金ニツイテ」報告しているが、実行委員からの質問・意見が出されたか否かは記録されていない。他方、「建議」として実行委員から「急病人ノ場合医師ノ至急手当依頼」、「附添優遇ニ尚考慮ノ道ナキヤ」との要望、意見が出されている。

二月二二日に「職員・常会役員懇談会」が園長を含めて開催され、医療関係については次の事項が話し合われたと記されている。

「外科治療ニツイテ　一ヶ月六百反以上ノ必要量不足／病棟修理ニツイテ／急病人手当早急依頼　当直医師ニ確言スルコト／臨終診察先生出張ニツイテ」。

二月二五日、「附添感謝献金第一回受附（午前中、全生常会）」。

三月一五日の「第六十五回実行委員会」において、「建議」の一つとして「長靴ヲ臨時附添モ借《ママ》シテ頂キタイ」という要望が出されている。

小結に代えて――患者附添看護・介補作業のまとめ

以上で「全生常会記録　昭和十六年度」から「同　昭和二十年度」までの、主として患者による附添看護・介補にかかわる記録を見てきた。そこから、少なくとも次のような特徴と、さらに究明すべき課題を指摘できよう。

第一は、本来、院（園）当局が責任をもって行うべき基本的な業務の一つである患者にたいする看護が「入院（園）者全員ヲ以テ組織」される患者組織による附添看護・介補作業によって実質的・全面的に代行されるに至ったことである。すなわち、従来、医局や舎長会に設けられた「みどり会」が行っていた重症病棟・不自由舎の附添人探しをはじめとして、全生常会のとくに常務委員会看護部が中心となって、「看護ノ職務ニ堪ヘ得ル健康ヲ有スル限リ」全ての常会員は附添看護・介補に従事することを「義務」として担わねばならなくなったのである。こうして、一般の病院・療養所では制度上においても許されず、慣行としてもあり得ない〝患者が患者を附添看護・介補しなければならない〟というきわめて異常な、そして不当労働行為が国立のハンセン病療養所においては一般化され固定化していったのである。ここに、強制収容・絶対隔離の施設としてのハンセン病療養所の特異な性格が医療面でも如実に示されている。

第二は、一般の病院・療養所に全員加入の患者組織がつくられる場合には、その目的・性格は〝患者による、患者のための、患者の組織〟であることをめざすものと思われるが、全生常会の場合は、例えば前述の「義務」を故意に「忌避」するような行為をする常会員にたいしては「院（園）当局（最大の権力者は法的に「懲戒検束権」を付与されている院＝園長――筆者注）ニ具申シ適当ナル処置ヲ仰ク」こともあると「看護部臨時附添運営内規」で定めているように、〝患者集団としての自治への権利〟を自ら放棄した上での患者附添看護・介補作業であるということである。これも全生常会が一般の社会の各種常会と異なり、あくまでも「院（園）の補助機関」であることによるものである。ここにも、院（園）長には法的に患者にたいする懲戒検束権が付与されている、ハンセン病療養所における患者組織としての「相互扶助ノ精神ニ基キ一大家族的療養生活ノ体制ヲ強化スル」ための、患者附添看護・介補作業としての特異な性格があらわれている。

第三は、全生常会の看護部が最も重視し、かつ一貫してとりくんだのは、患者附添人を「看護部臨時附添運営内規」にもとづいて重症病棟・不自由舎・精神病棟に割当て、必要な看護・介補・監視作業を遂行させることであったことである。そのことは例えば、どの年度でも看護部長が、舎長・隣組長・病室総代・不自由舎総代・寮父母によって選出され、全生常会の実行・建議機関である「実行委員会」において前月附添統計を報告し、「内規」に照らして欠員がある場合には勧誘・補充するように要請していることにも示されている。しかし、施設規模の拡大や定員を超過しての患者収容、さらには食料不足・医療の不備などもあって重症病棟・不自由舎に入る患者が増加するなかで附添人の人数もまた増員されてはいるものの、とくに附添作業の負担が重い「本看」（「全生常会記録」では「本務」「本科」などとも記されている）は欠員の場合が多い。

第四は、患者附添看護・介補作業に対しては、院（園）当局から「慰労金」という名の〈給付金〉が出され、その金額は他の患者作業よりは多いが、絶対額自体がきわめて低額であり、さらに男性附添人よりも女性附添人は少ない金額に定め、このような安上がりで差別的な手段を使って、院（園）当局は療養所の看護業務を患者たちにさせていたことである。しかも、全生常会の執行機関である常務委員会は、このような負担が重いわりには安過ぎる附添人にたいする当局側の〈給付金〉への不満を、患者たちによる附添人への「感謝献金」を募ることによって解消しようとしたりしているのである。ここにも、全生常会が「院（園）ノ補助機関」として、「院（園）内諸事業ヲ連絡調整シ相互扶助ノ精神ニ基キ」活動する患者組織であるという性格があらわれている。

第五は、戦争の激化と決戦態勢の強化のなかで、国立癩療養所としての多磨全生園の医療機能は崩壊し、ハンセン病とその合併症状に苦しむ入園者たちから全生常会の評議員会・実行委員会において医療にたいして悲痛な訴えが出されていったことである。第一区連合府県立全生病院の開院時から劣悪であった医療の実態は、一九四一（昭和一六）年七月一日、全生病院が国立移管、厚生省所轄となり国立癩療養所多磨全生園と改称、医師である園長のほかに「医官五名」が発令されても、すでに「患者定床」は三七（昭和一二）年に一二〇〇床と戦前におけるピークに達しており、しかも実際の入園者数は四一年以降毎年一〇〇人から二〇〇人も定床数を上まわり、四三（昭和一八）年には一五一八人に及んだ。他方、戦争が激化していくにつれて、医官も軍医として召集され、戦死する者も出てきた。したがって、医官一人あたりの患者数も先に掲げた図3－3で示したように激増していった。そのような状況のなかで、全生常会の諮問・提議機関である評議員会、さらには実行・建議機関である実行委員会において、とくに戦争末期になると、外科的治療（膿《うみ》や傷口などの手当て）に欠かせない包帯の絶対的不足にたいする対策への要望や、「医師ノ不足ニヨル代理トシテ代理出来得ル」職員に「代理方法ヲモウケル考慮ヲ願ヒタイ」、さらには「死亡者診断ニ先生ノ診断ヲ受ケザル者ナキ様」にとの痛切な訴えが出されるに至っている。まさに、隔離され閉鎖されたハンセン病療養所における医療機能の崩壊・消滅の現実が、これらの「全生常会記録」には書き留められている。

第六は、全生常会における看護部を中心とした患者附添看護・介補作業や患者たちによる園当局にたいする医療についての要望などの記録は、戦局が悪化し園全体が破局に向かっていくなかで食料（糧）増産、国策協力、国家的儀式の遂行、防空警防、農産物盗害防止などにかんする論議・記録が増加していくにつれて少なくなっていることである。このことは、米軍機による激しく頻繁な空襲と深刻な食料（糧）不足などへの対応に追われ、もはや重症患者や失明者・手足不自由者などへの附添看護・介補作業には、全生常会としては特別な配慮やとりくみが出来にくくなっていったことをうかがわせる。

第七は、以上で指摘したようなさまざまな問題点や限界をもっていたとはいえ、全生常会という患者組織の存在と、とくにその看護部を中心とした活動がなかったならば、太平洋戦争下にあって隔離施設としての規模を拡大し入所者も増加させておきながら、医療的機能はほとんど失っていった国立癩療養所多磨全生園において、ハンセン病で重症者、失明者、手足不自由者などの患者にたいする附添看護・介補作業を続行することは不可能であっただろうということである。ここに、全生常会が「院（園）の補助機関」としての性格を有し、大きくは「上意下達」的役割を果たしながらも、他方では「下意上達」（下情上通）的役割も担っていたことの意義と限界の両面をみることができよう。

ほぼ以上のように、全生常会による患者附添看護・介補作業の特徴をとらえた上で、「全生常会記録」には記述されていない患者附添作業について、今後の研究課題を二つほど提起しておこう。

第一は、癩療養所という隔離施設のなか、さらに閉鎖的な性格をもった病棟であったであろうと推察する「精神病棟」のハンセン病精神障がい者がおかれていた実態と、この病棟での患者附添人による「監視介補」の状況について、出来るかぎり具体的に明らかにしていくことが必要ではないか、ということである。

精神病者にたいしては、「精神病者監護法」（一九〇〇・明治三三年三月公布、全面施行は二三・大正一二年）にもとづき、私人である家族が行政庁の許可を得て、私宅に一室（いわゆる〝座敷牢〟）を設け、監禁することが認められ、実際にそうすることが多かった。当時のその悲惨な実態を実地調査して告発し処遇の改善と法改正を求めた論文として、呉秀三・樫田五郎「精神病者私宅監置ノ実況及ビ其統計的観察」、一九一八年がある。◆5

このように精神障がい者にたいする社会の偏見も強かった時代のなかで、国立癩療養所において、〝隔離と閉鎖〟の二重の桎梏《しっこく》のなかに置かれたであろう「精神病棟」の入院者たちにたいして、院（園）当局と患者組織とがどのように対応したかを知ることは、日本のハンセン病問題史（とくにハンセン病者の生存と人権の歴史）における最重要課題の一つである。なお、国立癩療養所多磨全生園『昭和十七年度　年報』一九四三年一一月発行の四四頁には、「精神病舎ハ別ニ一棟ヲ設ケテ之ヲ収容シ附添人ヲシテ監視介補ニ当ラシム。現在ノ精神病者男八女六計一四名ナリ」と記されている。

第二は、附添人は「看護ノ職務ニ堪ヘ得ル健康ヲ有スル」（「看護部臨時附添運営内規」）者とされたが、重症病棟に住み込んで二四時間の附添看護作業に従事するなかで自らの病状を悪化させ、病室に入室せざるを得なくなったりした患者はいなかったかという問題である。そもそも〝患者に患者を看護させる〟不当使役を戦前・戦後の長きにわたって行ってきた点に、日本における国の〝癩《らい》・らい事業対策・ハンセン病対策〟の最も重大な問題点の一つがあると考えるので、この点についても調査し、究明していきたい。

なお、多磨全生園において、入園者たちによる病棟附添看護作業が園の職員である看護婦に切り替るのは、戦後の一九五三（昭和二八）年の「らい予防法」運動のあと、「（昭和）29年より31年にかけて病棟看護が職員に切り替えられたことによって始まった」（『倶会一処』一七九頁）のであり、また不自由舎附添介助作業が園の職員に委ねられ始めるのは一九六〇年代からである。そして、「患者付添制度が完全に無くなった」のは戦後も三〇年近く経った七二（昭和四七）年六月二六日である（同書の巻末「年表」、一〇一頁より）。

第五節　多種・多様な患者作業の概況と年度別推移

前節までで、国家総動員体制下での患者たちの組織である「全生常会」について、その発足の経緯と組織・性格、そして全生常会の活動として、まず患者作業のなかの、〝患者付添看護・介補作業〟に関し「全生常会記録」を中心にみてきた。次いで、その他の多種多様な患者作業についてとりあげる。ただし、食糧（料）の生産・供給にかんする農事作業については、〝看護・介補作業〟と同じく、入園者全体の生命・健康保持にかかわる重要な患者作業であり、「全生常会記録」の記述や収録されている関連資料もかなり多いので、別途、とりあげることにする。

1　園の運営と在園者の生活にかかわる多種・多様な患者作業

多磨全生園における患者作業全体の沿革と概況

多磨全生園《ぜんしょうえん》では園の運営と入園者の生活にかかわる多種多様な〝患者作業〟が、創設期の明治末期から戦後の七〇年代前後まで、実に六〇年余にわたって行われた。

すなわち、第一区連合府県立全生《ぜんせい》病院（一九〇九・明治四二年九月開院、医長は光田健輔。翌年三月、院長に池内才次郎就任。一四・大正三年二月、光田が院長に昇格。三一・昭和六年三月、光田は国立癩療養所長島愛生園の園長に転任。同年五月、林芳信医員が医長兼院長に就任）から、国立癩療養所多磨全生園（四一〔昭和一六〕年七月、全生病院が国立癩療養所移管、林芳信が所長兼園長に就任）、さらに第二次世界大戦後の国立療養所多磨全生園（四六〔昭和二一〕年一一月。林芳信は六三・昭和三八年七月に退官し、後任に国立療養所栗生楽泉園の園長矢嶋良一が所長兼園長に就任）の時期に至るまで、入院（園）者による作業は、その種類・分量・時間、「慰労金」などと呼ばれる院（園）内通用券（実物の写真は『倶会一処』一九七九年のグラビア、参照）による作業賃の額などによって違いを見せながらも続けられた。

では、院（園）側は患者作業の必要性や意義・目的をどのようにとらえていたのか。院（園）による事業の内容と運営の方針や内容に関する公式の報告であり表明である年報から見てみよう。

開院から三年後の明治四五年の『年報』には、患者に「作業」させることに対して次のように記している。そこには光田医長の意向も入っているであろうし、しかも患者作業に関するその趣旨はその後も長く院（園）当局の方針として貫かれてゆくのである。しかも、その文言は患者作業の性格・実態が入園者たちにとっては過酷な強制労働と化し、園当局にとっては安上がりな園運営に欠かせない手段となっていったのにもかかわらず、国立療養所『昭和廿一年年報』（一九四六〔昭和二一〕年発行）に至るまで、部分的な修正はみられるものの基本的には変わることなく、「患者の生活状態」のなかの「作業」の項で用いられ続けるのである。

そこで、次にその全文を引用する。

「患者ハ一般ニ手足及顔面ニ潰瘍ヲ有スルモノ多ケレトモ重症有熱ノモノヲ除キ比較的健康ナルモノノ終日ノ閑居無聊《かんきょぶりょう》ハ却テ病症ノ経過ヲ悪化スルノ虞《おそれ》アリ。之カ弊害ヲ除カン為任意適当ナル作業ニ従事セシム。就《なかん》中《ずく》農業ハ以上ノ目的ニ最モ適合スルノミナラス身体ノ健康ヲ増進セシメ、面蔬菜《そさい》ノ成育ヲ楽マシメ、其収穫品ハ病院ニ於テ買上ケ食膳ニ供スルモノナルヲ以テ病院ニ取リテハ大ナル経済トナリ彼等ニ向テハ大ナル慰安トナル。其他各種ノ作業ニ従事スルモノハ慰労金ヲ給与シ之カ奨励シツツアリ」。

そして、院（園）として最初の「作業規定」全一〇条を定め、同年報に掲載している。この規定も同院が国立に移管され、太平洋戦争勃発の年に「全生常会」が発足し、患者作業が本格的・全面的に展開されるときに園当局によって制定された「多磨全生園入園者作業心得」（一九四一〔昭和一六〕年一〇月施行）の起点となったものであるので、全文を掲げる。

「作業規定

第一条　患者の内身体不自由なきものには従来の職業其の他体力の状態に依り作業を課す

第二条　作業に服せしむる者は予《あらかじ》め医員の検診を経るものとす

第三条　作業種別慰労金は別表定むるものの外其の時々定むるところに依る

第四条　就業時間は（特殊の課業を除くの他）午前八時より一二時まで四時間とす。但時宜に依り伸縮することもあるべし

第五条　就業中は勿論終時共必ず作業監督たる看護手の指揮に従うべし

第六条　就業者は各業種に依り作業服を着し終業の時は脱去し一定の個所に蔵置すべし

第七条　院規定を犯し又は逃走者にして再収容したるものは期間を定め作業を課せざることあるべし

第八条　就業中怠惰なるもの又は不正の所為ありと認むるものは、其当日より作業慰労給与金を減じ又は給与せざることあるべし

第九条　就業中喧嘩し又は口論紛争を醸すものは就業場を退去せしめ、患者罰則に依り処分し給与金は前条を適用す

第十条　本規定は二月一日より施行す」

第三条の「作業種別慰労金」の「別表」の内容を「給与金」の額別に整理して示す。

①舎長、五〇銭（月額）。②看護、三～五銭（日額、以下同様）。③患者輸送、包帯交換助手、道路改修開墾および耕作、汚物焼却、隔離病室掃除、理髪、学事世話、裁縫、点灯、保姆《ほぼ》、物品交換所雑役、藁細工、各三銭。④二、三号館掃除、木工、左官、各四銭。⑤糞尿汲《く》み取り、火の番、各五銭。⑥再生包帯巻き、一～二銭。⑦試験動物飼育、一～四銭。⑧浴場掃除、三～四銭。⑨埋葬、九銭。⑩蠅取り（百匹につき）、一～二銭。

以上の〈趣旨〉、「規定」からわかるように、院側の患者作業に対する基本的な考え方・態度は、患者の「健康増進」・「慰安」のためと称しながら、実際には何よりも施設運営に日々不可欠な諸作業をきわめて安い賃金で、入院前の「職業」による技能をも利用して、患者たちに代行させ、しかも職員の「監督」「指揮」に従わなかったり、「怠惰」であったり、「院規定」に違反したりした場合は就業を禁じ、賃金は支給せず、「患者罰則に依り処分」するというものであった。

『倶会一処――患者が綴る全生園の七十年』（一九七九年）が先の〈趣旨〉を評して、「患者作業は職員不足、予算不足を補い、荒れた原を耕地と化して食料を生産し、院内の秩序も保つという当局にとっては一石三鳥にもあたる好都合なこと」（三五頁）であったと指摘しているのは正鵠《せいこく》を得ている。

他方、入院（園）者は貧困家庭や家からの仕送りを期待できない事情の者が少なくなく、患者作業による多分に、恩恵的な意味も込められた「慰労金」（「慰労手当」「作業賃」などとも『年報』では記されている）が唯一の収入である場合にはそれがどんなに些少の金額の作業であっても、またその作業によって健康を損うおそれがあっても従事せざるを得なかった。

その後、院（園）の収容定員の増加、敷地・建物などの規模の拡大、運営事業の拡充・分化などに伴って患者作業の種類・内容も変化し、〝強制労働〟としての性格を強めていくとともに、過酷な使役労働による患者の心身の疲労と身体的損傷、病状の悪化も深刻化していく。しかし、同時に患者作業が全体として院（園）の運営と入院（園）者の生存・生活にもつ意義・役割と必要性もまたいっそう大きくなっていった。

ところで、『倶会一処』は「作業のはじまり」という見出しの項（三四〜三七頁）の明治末期から大正期にかけての記述のなかで、「入院者はそれぞれ社会で働いてきた人たちであり、不幸にして発病したとはいえ、手足の満足な者や残存機能を生かした適材適所での作業は、能率、内容とも遜色のないものであった」と述べている。そして、その背景・要因として、「大正元（一九一二）年の調べによる『入院者発病時の職業』は七〇数種におよび実にさまざまな職業の人」がおり、職業を有していた者は入院者総数三四八人の内の三一二人（八九・七パーセント）、無職は三六人（入院者全体の一〇・三パーセント）であるとして、その主な職業と人数を挙げている。職種について、人数の多い順から一〇位まで記すると、①農業一四四人（有職者の四六・二パーセント）、②漁夫二〇人（同六・四パーセント）、③日傭《ひやとい》業一六人（同五・一パーセント）、④鍛冶工九人（同二・九パーセント）、⑤大工八人（同二・六パーセント）、⑥船乗り、機織工女七人（同二・二パーセント）、⑦木挽《こびき》六人（同一・九パーセント）、⑧下女奉公、雑貨商、土工各五人、計一五人（同四・八パーセント）、⑨小間物、魚類商四人（同一・三パーセント）、⑩活版工、石工、材木商、教員各三人、計一二人（同三・八パーセント）であり、その他鉄道工夫、桶屋職、左官、飲食店、塗物、染物、指物、洋裁、屋根、下駄、理髪職、米穀、呉服、書籍、仏具商、牛乳搾り、下宿、牛馬売買、土木請負、炭焼、按摩《あんま》業、車夫、時計修理、蹄鉄工、数珠製造、傘修繕、陶器画工、羅《ら》宇据替《おすげかえ》、船荷上人足などであり、無職は三六人であった。◆6

こうして大正期に入ると、「子供も授業は午後で、午前中は治療用再生ガーゼのばしに出て月一八銭の作業賃」を受け、また「作業職種も次第にふえ、洗濯場で使う井戸水を揚げるため、尻をはしょった盲人が三人位でポンプを押し一日二銭の収入」を受けるようになった。また「作業は午前中で終わるため、午後はみんなが畑仕事をした。畑は一人一五坪、借り賃が年一五銭であったが、農業を家業としていた人が一四四人もいたこともあって、作物の収穫はよかった」(『倶会一処』、三六頁)という。

2 患者作業の三区分——公費作業・慰安会作業・互恵会作業

患者作業は多種多様化していったが、作業賃の出所によって、それらは大きく三つに区分されていた。

第一の患者作業は、院(園)が出費する〈公費作業〉である。

作業の種類としては営繕関係、繃帯ガーゼ再生、患者附添看護・介補などである。しかし、公費といっても、院(園)に作業賃が独立した予算として計上されていたわけではなく、炊事関係は食料費から、医局が所管する作業は医療費からそれぞれ捻出していた。したがって、本来は看護婦の業務である作業(とくに附添看護)を患者に全面的に代行させればさせるほど、院(園)の医療費の予算として定められている総額は減少していかざるを得ず、それを少しでも抑制するために患者への給与金はあくまでも正規の労働に対する対価としての賃金としてではなく、——院(園)の『年報』の「患者作業費」の表では「賃金」の用語を用いてはいるが——あくまでも〝慰労金〟という名目のもとに極度に低くおさえられた。

表3－3として、全生病院の一九二四(大正一三)年の『統計年報』より「患者耕作並諸作業費細別(大正十三年)」を転載する。

なお、本表には「備考」として、作業の種類による一人あたりの「慰労手当」の月額あるいは日額の金額について次のような説明が付されている。

「本表ハ前表(「第二十四　患者作業賃調　大正十三年」を指し、本表の「種別」とは異なる名称の一〇種類の作業

表3―3「患者耕作並諸作業費細別（大正一三年）」

種別	賃金（円）	種別	賃金（円）	種別	賃金（円）
舎長	一八七・二〇〇	物品交付所雑役	一九・三八〇	裁縫付雑役	三五・六一〇
学事世話	一四・三〇〇	糞尿汲取	五九・二〇〇	患者娯楽用図書整理	一〇・八〇〇
保母	三一・二〇〇	理髪	六九・九〇〇	臨時雑役	三五・五八〇
病室附雑役	八九七・二四〇	構内掃除	二六・〇八〇	藁草履及鞋製作	二九・〇七〇
患者輸送	一八〇・六〇〇	構内紙屑拾	四・五九〇	医療薬剤掛雑役	一八八・六五〇
包帯交換所雑役	九三・〇五〇	浴場付雑役	四一・五七〇	木工	二六・一六〇
試験動物飼育	九一・五二〇	壺唾掃除	五・七九〇	合計	二〇四七・四九〇

出典　第一区府県立全生病院『統計年報　自大正十三年一月至大正十三年十二月』一九二五年一二月、六一頁より一部の表示様式を変えて転載

ごとに一月から一二月まで月別に「作業賃」（について院が支出した金額が示されている——筆者注）ノ耕作及諸作業ノ内譯ヲ示シタルモノナリ患者ニ作業セシメタル慰労手当ハ舎長、学事世話及保姆ハ月額壹円参拾銭其他《そのた》ノ作業ハ一日四時間就業シテ金拾銭迄ヲ給与セリ又再製繃帯巻軸ハ一貫匁貳拾五銭、ガーゼ再製ハ一貫匁貳拾八銭、建物修繕ニ使用シタル大工ハ一日金貳拾銭、左官木挽ニハ拾銭以上貳拾銭迄ヲ被服ノ作業者ニハ足袋裁縫一足ニ付金四銭、袷衣一枚四銭、綿入五銭、綿入半纏《はんてん》四銭、単衣貳銭ヲ給与セリ」（同『統計年報』六一～六二頁）。

第二の患者作業は、全生病院患者慰安会の慰安活動であり、それを患者作業の一つとして位置づけている。「作業の慰労」であり「慰労金」は同会から出され、〈慰安会作業〉と呼ばれた。

第一区連合府県立全生病院患者慰安会は一九一四（大正三）年一一月七日に、会長は東京府知事、副会長は東京府学務部長、会員は「名望家、慈善家」として創設された。同会の目的・性格さらに「癩患者」・〈癩施設〉観は、同会「規則」の冒頭の「主旨書」によく表わされている。

「（全生病院は――筆者注）目下東京、神奈川、新潟、埼玉、群馬、千葉、茨城、栃木、愛知、静岡、山梨、長野ノ一府十一縣ヨリ送致セラレタル患者四百人ヲ容レ是等ノ患者ハ幸ニ官給ノ衣食住ニヨリテ何ノ不自由ナク加之出来得ル丈ノ治療ヲモ施サレ居リ患者ニ取リテハ一見此上ナキ楽天地ナルカ如キモ如何《いかん》セン彼等ノ病ハ已《すで》ニ膏肓《こうこう》ニ入リ現今ノ文明医術ヲ以テシテモ未タ全治セシムルノ域ニ達セス従テ彼等ハ将来ニ於テ退院ノ希望ヲ発見スル能ハス空シク此狭隘《きょうあい》ナル小天地に於テ無味単調ナル生涯ヲ終ハラサルヘカラス実ニ憫然《びんぜん》ノ至リナラスヤ蓋《けだ》シ国家カ癩病撲滅ノ為メ犠牲トシテ彼等ノ自由ヲ拘束スル以上ハ彼等ノ慰安ニ努ムルハ勿論ニシテ全生病院ニ於テモ其設備ハ略《ほぼ》ホ備ハレリト雖《いえど》モ経費ニ一定ノ制限アリ充分ニ慰安ノ目的ヲ達スル能ハサルハ深ク遺憾トスルモノノ如シ若シ夫レ大方ノ慈善家ニシテ溢ルルカ如キ同情ヲ彼等ニ注カンニハ彼等ノ心中ノ喜ヒヤ蓋シ測ルヘカラサルモノアラン（略）」。

そして、同会の「事務所」は同病院内に置き、「患者慰安」のため次の四つの事業を行うことを規定している。

「一、講話、説教竝演芸等ノ開催
二、作業ノ慰労
三、娯楽品ノ設備
四、患者携帯児ノ保護
五、患者慰安ノ爲必要ナル物品ノ給与[◆7]」。

前述の「慰安作業」と「慰労金」とは、この「慰安会規則」による「事業」の「二　作業ノ慰労」にもとづくものである。

そして、果樹、園芸、製茶、養蚕などが慰安会作業として位置づけられていた。

なお「全生病院」の国立移管（一九四一〈昭和一六〉年七月一日）にともない、同慰安会は、「財団法人多磨全生園慰安会」となり、その目的は「多磨全生園在園者ノ慰藉及共済並《ならび》癩予防思想ノ普及ヲ図ル」（第三條）こととされ、そのための「事業」としては「一．教養、慰安、娯楽ニ関スル施設及事業、二．要救済者ノ共済扶助、三．各種産業ノ経営及奨励、四．癩予防ニ関スル事業、五．其ノ他本会ノ目的達成ニ必要ナル事項」と規定され、「会長」は「多磨全生園ノ園長ノ職ニアルモノヲ推戴ス」と定められ、「理事」「評議員」も園の職員より構成されることとなった。[8]

第三の患者作業は「財団法人全生互恵会」（一九三一〈昭和六〉年二月一一日創立、「全生病院」の国立移管にともない「財団法人全生互恵会」と改称。以下、互恵会と記す）による〈互恵会作業〉である。なお、現在の多磨全生園の機関誌である月刊『多磨』の「編集人」は自治会多磨編集委員会だが、「発行所」は「財団法人全生互恵会」である。

互恵会は「皇太后陛下御仁慈ノ思召ヲ体シ第一区府県立全生病院収容患者相互扶助ノ実ヲ挙グルヲ以テ目的トス」（「財団法人全生互恵会寄附行為」第二条）と規定されている院（園）内社会事業団体で、全六項の「事業」にとりくんだ。

互恵会の発足の経緯、組織・性格および「事業要項」の「第一項　相互扶助作業ノ奨励及援助」、「第二項　重症者ノ慰安及救済」、「第六項　其ノ他理事会ノ決議ニ依リ必要ト認メタル事項」に関しては、本章第三節の患者附添看護・介補、監視介補の箇所で述べている。そこで、その他の〈互恵会作業〉と呼ばれた「事業要項」[9]について記す。

すなわち、「第三項　農業其ノ他産業ノ経営及奨励」については次のように説明している。

「耕作及牧畜ハ患者ニ対シ唯一ノ持久的慰安作業ニシテ此レニ依リテ新鮮ナル野菜及肉類、鶏卵、牛乳ヲ院内全般ニ供給シ、又其ノ他ノ手工製品ハ目下院内自給ヲ主眼トスルモ将来若シ生産多量ニシテ消毒可能ナル場合ニ至レハ院外ニモ供給スルニ至ラシメントスルモノナリ」。

そして、「第四項　売店ノ経営」では「売店」の由来と「消費組合」的性格・役割を次のように解説している。

「本院ノ売店ハ所謂《いわゆる》消費組合ニ類似スル組織ナリ。／即チ過去十数年間公費ノ及ハサル患者日用雑貨ハ小売商店ノ手ヲ経テ購入セシモ中間商人ヲ利スルノミニシテ患者ハ高価ニシテ疎悪ナル物品ヲ入手シ具ツ《ママ》商人ハ永続セス種々ノ不便尠《すくな》カラス故ニ昭和三年五月患者共有金若干ヲ資本トシ売店ヲ開キ商品ヲ大量ニ購入セシメ院長監督ノ下ニ患者ヲシテ販売ノ任ニ当ラシメシナリ。然ルニ近来一ヶ月千八百円以上ノ売上ゲアリテ純益約一割ヲ上グルコトハ容易ナリ。此ニ本会ハ此ノ売店ノ権利義務ヲ継承シ以テ全患者ヲ利セントスルモノナリ」。

また、「第五項　印刷出版及学芸ノ奨励」ではこれまでの事業の実績に基づき今後の抱負を披瀝している。

「本会ハ山櫻、芽生、等数種ノ月間雑誌及『パンフレット』ヲ発行シ以テ院内患者ノ文芸ニ依ル慰安並ニ精神的向上ヲ計リ外部ニ対シテハ院内ノ平和ナル生活ヲ記述シ社会ノ同情ト理解ヲ得ルニ努メ以テ癩ノ予防宣伝ニ資スル所有ラントス」。

ところで、四一（昭和一六）年四月に全生常会が入園者全員が会員となって結成されるまでは、「舎長会」が入院（園）者の中心機関であった。舎長会の発足の正確な期日は不明だが、全生病院の『年報』は「各舎ハ一人舎長ヲ四ヶ月毎ニ選挙シ各舎ノ整理衛生衣食作業等ノ斉話ヲナサシメテ居リ」とあるので、舎長が置かれたときから、上意下達と、入院者の要望等をまとめるのに舎長会が開かれていたと考えられる（『倶会一処』所収の「舎長会」八七〜八九頁参照）という。また、舎長会には「総代」と「副総代」がおかれ、舎長会をはじめ入院（園）

者たちによる全ての行事も、この総代の押印がないと院（園）当局に願書として認められなかった。他方、舎長は舎員の選挙で選出されたが、選挙用紙は院（園）当局が渡し、開票にも立ち合った。さらに、選出された舎長は礼拝堂に集められ、院（園）長より任命を受けた。しかし、「大正10年代に杉舎で選んだ石井某は、入院患者の通信を無法に取りあつかった院を批判し抗議したため、院は舎長として認めず、舎のほうも二度三度と石井を選んで意地を張ったが、泣く子となんとかには勝てず結局他の者を選んだ。舎長の選挙に限らず、入院者がどんなに正しい立場であっても、院の方針に反抗することは許さなかったのである」と『倶会一処』（八八頁）は記している。

舎長会には「農耕地世話人、野菜地世話人、みどり会（病室の臨時附添い看護人を医局に斡旋したり、その待遇改善などにとりくむ〝看とり〟の組織。詳しくは前掲「看護部臨時附添運営内規」参照――筆者注）幹事」が互選で選ばれ置かれた。

このように、舎長会は各舎に入舎している入院（園）者の舎内での生活全般にわたることから、「慰労金」の出所などからは大きく三つに区分しうる多種多様な患者作業にも関与していたのである。

しかし、舎長会は長年の間に一般の入院者たちとの間で意識のずれも生じ、とくに「みどり会規約起草」にからんだ問題（四〇〔昭和一五〕年）の顕在化は、旧来の舎長会の組織・体質ではもはや国家総動員・総力戦体制下の〝絶対隔離〟の場である〝癩院〟の患者の中心機関としての役割を果たせなくなっていたのである。ここに、舎長会が全生常会に再組織された大きな要因がある。

当時、「みどり会規約起草」に関与し、全生常会でも常務委員になるなど重要な役割を担った渡辺城山（渡辺弥市）は後年、舎長会について次のように回想している。

「（医局から重症者の臨時附添人についての要請を受けても舎長会では応じることが困難となり――筆者注）舎長会

もほっておけず、みとり《ママ》会というのがただ臨時附添を斡旋するだけでなく、これは根本的なものから考えなおさなかればうまくいかない、みとり《ママ》会員から選挙してみとり《ママ》会規約起草委員会を作ってね、規約を作成しようということになったのです。みとり《ママ》会から七名、舎長から三名の計十名でね。

ところが今度は舎長はみとり《ママ》会から除外せよというのですよ。なぜなら舎長は絶対に舎をあけることができない。舎の長でもあり、舎を指導してゆかなければならない人が、十五日も一ヵ月も舎を離れることはできない。園の補助機関として重要な仕事をしているのだからみとり《ママ》会員になって付添にはゆけない。我々を除外してくれ、そういう前提で規約を作れと舎長総代がいうのです。

その裏には経済的な利害が絡んでいるのです。舎長会というのはね、悪い意味でいうとボスが多かったのです。作業場の主任だとか、舎長になれば手当があるし、それから畑を耕せば畑の収入があり、作業についていえば一般管理作業をいくつも兼業している人もいたのです。

園の作業は半日作業、一時間作業というのがたくさんあったわけです。（略）／舎長さんは舎長手当が一カ月一円五十銭くらいで、それに他の作業もやれたでしょう。だから付添なんかなかなか行かない。舎長のなかには多少は弱い人もいました。しかし個人の所得ではたいてい舎長が最高をとっていたのです。付添は一日行って十銭だから一カ月行っても三円しかとれない。十五日では一円五十銭にしかならないでしょう。そんなに安い賃金で骨が折れ、だから舎長は除外せよというのです。

舎長もみとり《ママ》会の会員になり、同じように苦労するというのなら規約を作ってもいいが、舎長を除外して規約を作るというのなら我々青年は反対だったわけです。規約の起草に入る前に根本的に対立してしまったのですよ」◆10。

一九四〇年代になると、全生病院の入院者たちのなかでも、とりわけ若い世代には、旧来の患者作業のあり方を含め舎長会にたいする不満・批判が生まれ始めたのであろう。四一（昭和一六）年四月の全生常会の結成の背景には「1．国家総動員体制と常会」でやや詳しく述べたような国・地方公共団体の政策の動向があるが、他方、全生病院・多磨全生園の院（園）当局と入院（園）者の側にも新たな患者組織を必要とする要因が内在していたといえよう。

後者の要因を明らかにしていく上で、『倶会一処』による一九三〇年代以降の院内における入院者と職員の新たな活動についての記述や舎長会が関与した出来事ごとに関する重点的な指摘は、先の渡辺城山の回想談の内容を理解するためにも有意義なので、やや長くなるが引用しておこう。

「法人組織の全生互恵会がいくつかの生産事業を始め、文芸やスポーツが盛んになり、開拓精神をもつ熱心な職員の指導もあった。こうした時期であったから、入院者の中心機関である舎長会が活動の場として見られるようになっていくのは必然的ななりゆきである。少しずつ自主的な意識をもってきた入院患者たちの活動が、いくつかの事件という形になり、多少にかかわらず舎長会がこれに関係をもった。渓鶯《けいおう》会事件（昭和8年）は入院患者間の指導権争いであり、リンゴ事件（昭和10年）といわれる事務長排せき騒動は、入院者の生活改善の要求であった。そして病棟不自由舎付添い看護の強制から発したみどり会規約起草にからんだ問題（昭和15年）は、舎長会という古い習俗のなかの器に、公平という新しい酒を入れることができなくなり、舎長会が全生常会（昭和16年4月）へと移行するのである」（『倶会一処』、八九頁）。

3　入院（園）者の人数・性別・年齢・職業と患者作業

入院（園）者たちがたとえ僅かな「慰労金」ではあっても、それを得るために患者作業に従事する必要があったり、自らが就くことを希望する作業があったとしても、実際にどのような種類の作業にどの程度まで携わることが出来るかは、病状・体力などの健康状態、年齢、性別、入院（園）前の職業によって身につけた技術・能力などによっても異なってきたであろう。

そこで、まず全生病院・多磨全生園における入院（園）者の人数の男女別推移をおおまかに見ることにしよう。

表3－4は入園者・退園者・死亡者・在園者の人数の男女別推移について、開院第一年次の一九〇九～一〇（明治四二～四三）年から三〇（昭和五）年まで、および四五（昭和二〇）年から六〇（昭和三五）年までは五年ごとに、そして「満州事変」の三一（昭和六）年から敗戦の四五（昭和二〇）年までのいわゆる〈十五年戦争〉期は一年ごとに記載したものである。

表3－4から次の諸点がわかるであろう。

すなわち、①全生病院は患者の定数は三〇〇人で発足したが、国の癩対策に対応して三一（昭和六）年にはその三倍強の定数一〇〇〇人とし、しかも実際にはそれを超過する人数を収容している。②日中全面戦争に突入した三七（昭和一二）年には定数一二〇〇人となり、さらに四一（昭和一六）年の太平洋戦争勃発へと戦争が長期化・拡大していくなかでその定員を一〇〇人余から三〇〇人余も上回る患者を収容している。③死亡者の人数と死亡率が太平洋戦争期に増加している（四一〔昭和一六〕年に八九人、六・八パーセント。四三〔昭和一八〕年に一一四人、七・五パーセント。四四〔昭和一九〕年に一三六人、九・七パーセント。四五〔昭和二〇〕年に一四二人、一一・六パーセント）。④退園者も戦争末期から敗戦の年に激増している（四四〔昭和一九〕年、一五三人、一〇・九パーセント、四五〔昭和二〇〕年三一七人、二六・〇パーセント。「退所者」には「逃走者」も含まれており、逃走者も四四年、四五年に各七九人〔男七五、女四〕、五八人〔男五一、女七〕と多数になっている。国立癩療養所多磨全生園『年報昭和十八年・十九年合併号』孔版印刷、発行年月日の記載なし、同『統計年報昭和二十年』昭和二一年発行参照）。

表 3−4　多磨全生園における入園・退園・死亡・在園者数の推移　1910（明治43）年〜1960（昭和35）年

年　次	入園者（男、女）	退園者（男、女）	死亡者（男、女）	在園者（男、女）	定　数
'10（明治42〜43）	393（305、88）	40（33、7）	65（53、12）	288（219、69）	300
'15（大正4）	156（124、31）	62（51、ll）	21（15、6）	421（314、107）	400
'20（〃 9）	173（138、35）	118（102、16）	40（24、16）	471（338、133）	'18（大正7） 500
'25（〃 14）	209（167、42）	69（62、7）	44（30、14）	736（545、191）	'22（大正11） 600
'30（昭和5）	181（132、49）	52（47、5）	69（50、9）	1053（762、291）	'28（昭和3） 900
'31（〃 6）	250（198、52）	132（103、29）	79（65、14）	1092（792、300）	1,000
'32（〃 7）	135（102、33）	43（38、5）	81（57、24）	1103（799、304）	〃
'33（〃 8）	149（117、32）	79（63、16）	64（55、9）	1109（798、311）	〃
'34（〃 9）	61（43、18）	39（30、9）	81（68、13）	1050（743、307）	〃
'35（〃 10）	138（100、38）	37（26、11）	61（51、10）	1090（766、324）	1,100
'36（〃 11）	165（107、58）	39（33、6）	84（63、21）	1132（777、355）	〃
'37（〃 12）	182（123、49）	29（20、9）	85（68、17）	1200（822、378）	1,200

'38（〃 13）	181（128、53）	104（83、21）	108（84、24）	1169（783、386）	〃
'39（〃 14）	170（124、46）	68（55、13）	80（54、26）	1191（798、393）	〃
'40（〃 15）	196（135、61）	65（48、17）	114（80、34）	1208（805、403）	〃
'41（〃 16）	262（209、53）	72（57、15）	89（71、18）	1309（886、423）	〃
'42（〃 17）	319（248、71）	61（50、11）	149（118、31）	1418（966、452）	〃
'43（〃 18）	242（194、48）	28（25、3）	114（78、36）	1518（1057、461）	〃
'44（〃 19）	178（141、37）	153（134、19）	136（105、31）	1407（959、448）	〃
'45（〃 20）	73（56、17）	317（294、23）	142（109、33）	1221（812、409）	〃
'50（〃 25）	71（61、27）	17（10,7）	48（23、25）	1144（760、421）	'51（昭和26）1,260
'55（〃 30）	54（40、14）	32（28、4）	17（11、6）	1204（780、424）	1,500
'60（〃 35）	59（47、12）	41（27、14）	20（13、7）	1178（771、407）	'58（昭和33）1,470

出典　国立療養所多磨全生園『創立50周年記念誌』1959（昭和34）年9月、所収の「開園以来の入退所調（昭和34年1月1日現在）」、同『昭和35年年報』1961（昭和36）年7月より作成

注　開院蒔の1910（明治42～43）年から1930（昭和5）年まで、および1945（昭和20）年から1960（昭和35）年までは、それぞれ5年ごとに記載し、「満州事変（1931・昭和6年）」から「敗戦（1945・昭和20年）」までの〈十五年戦争〉の期間は1年ごとに記載した。在園者は各年末の人数である

表3−5　多磨全生園の入園者の年齢別分布　1926（大正15・昭和1）年と1941（昭和16）年

年齢＼人数＼年次	1926(大正15・昭和1)年			1941(昭和16)年		
	小計(%)	男性(%)	女性(%)	小計(%)	男性(%)	女性(%)
0〜5	0(−)	0(−)	0(−)	0(−)	0(−)	0(−)
6〜10	4(0.5)	2(0.3)	2(0.3)	2(0.2)	1(0.1)	1(0.2)
11〜15	27(3.5)	17(3.0)	10(4.9)	30(2.3)	18(2.0)	12(2.8)
16〜20	81(10.4)	63(10.9)	18(8.7)	86(6.6)	69(7.8)	17(4.0)
21〜25	109(13.9)	88(15.3)	21(10.2)	160(12.2)	116(13.1)	44(10.4)
26〜30	132(16.9)	104(18.1)	28(13.5)	184(14.1)	132(14.9)	52(12.3)
31〜35	134(17.1)	101(17.5)	33(16.0)	202(15.4)	140(15.8)	62(14.7)
36〜40	91(11.6)	66(11.5)	25(12.1)	143(10.9)	101(11.4)	42(10.0)
41〜45	76(9.7)	54(9.4)	22(10.7)	137(10.5)	98(11.1)	39(9.0)
46〜50	57(7.3)	35(6.1)	22(10.7)	109(8.3)	73(8.2)	36(8.5)
51〜55	26(3.3)	15(2.6)	11(5.3)	101(7.7)	67(7.6)	34(8.1)
56〜60	22(2.8)	15(2.6)	7(3.4)	48(3.7)	26(2.9)	22(5.2)
61〜65	8(1.0)	7(1.2)	1(0.5)	56(4.3)	26(2.9)	30(7.1)
66〜70	6(0.8)	4(0.7)	2(1.0)	32(2.5)	14(1.6)	18(4.3)
71〜76	9(1.2)	5(0.9)	4(1.9)	18(1.4)	5(0.6)	13(3.1)
合計	782(100%)	576(100%)	206(100%)	1,308(100%)	886(100%)	422(100%)

出典　第一区府県立全生病院『大正十五年・昭和元年統計年報』1927（昭和2）年3月、27頁所収の「現在患者病型年齢別表」、国立癩療養所多磨全生園『昭和十六年年報』1942（昭和17）年12月、82〜85頁所収の「現在患者病型年齢別表」より作成

注　出典の「別表」では人数（性別）は1歳ごとに記載されているが、本表では5歳ごとに人数（性別）をまとめて示した。人数は両年とも各年12月末現在である

⑤入所者の男・女の割合は全体としてほぼ三対一ないし二対一である、ことなどである。

　では、全生病院・多磨全生園の入院（園）者の年齢はどのように構成されているか。

　表3−5は、一九二六（昭和一）年と四一（昭和一六）年の入園者の年齢分布を五歳ごとに示したものである。

　二六（大正一五）年は一六〜二〇歳、二一〜二五歳、二六〜三〇歳、三一〜三五歳、三六〜四〇歳が男女を平均すると一割から二割近くを占めて

図３−５　多磨全生園の入園者の年齢別分布曲線　1926（昭和１）年と1941（昭和16）年

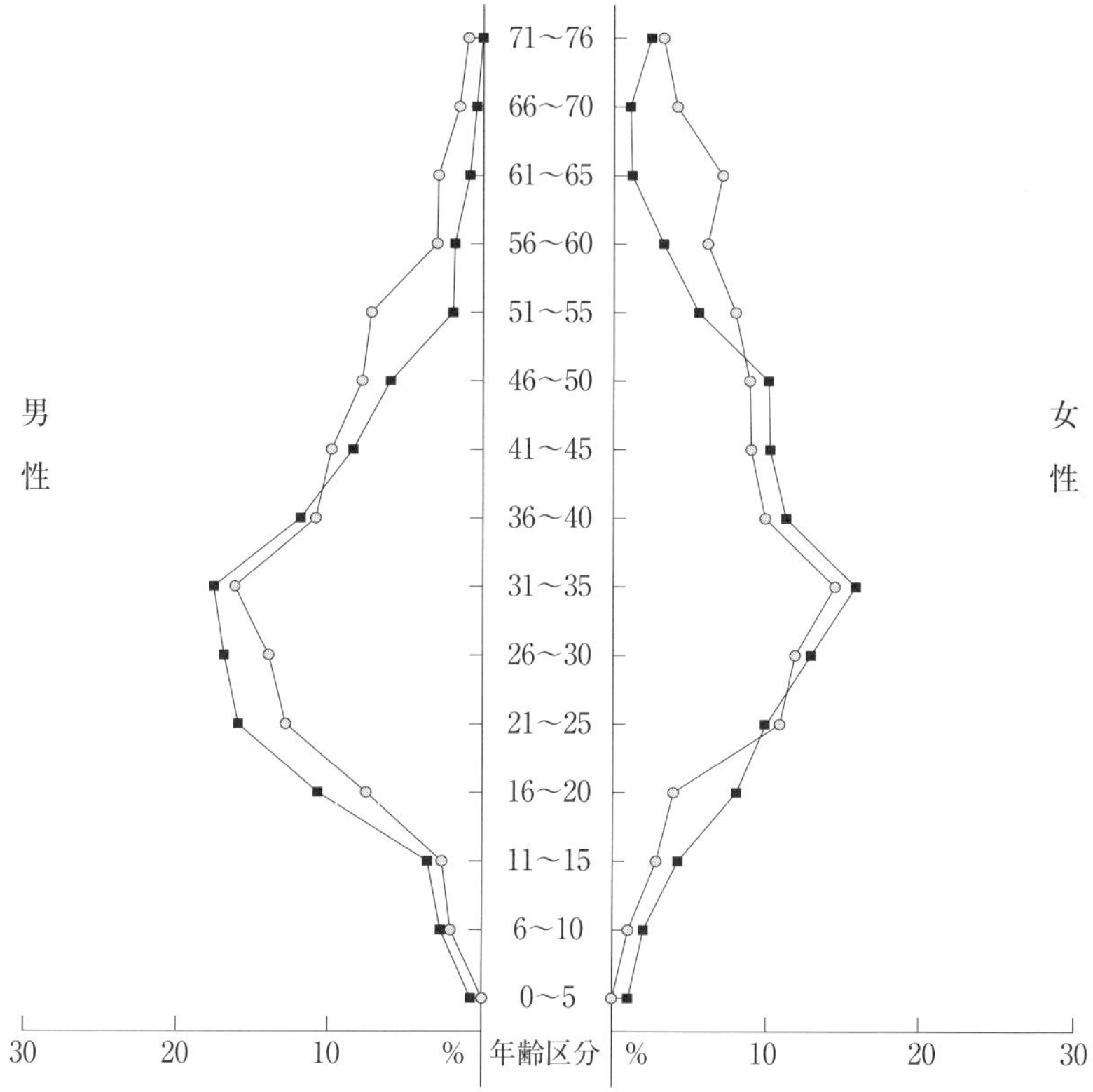

出典　表５と同じ出典より作成
注　　①左側の曲線は男性、右側の曲線は女性
　　　②■——■は1926（昭和１）年12月末現在、○——○は1941（昭和16）年12月末現在の入院（園）者の５歳ごとの人数の百分比

いるのに対して、四一（昭和一六）年は二一〜二五歳、二六〜三〇歳、三一〜三五歳、三六〜四〇歳、四一〜四五歳が男女を平均すると一割強を占めている。入園者の人数が二六年よりも四一年のほうが倍近くに増えているので、青壮年者の人数も四一年のほうがより多くなっている。

図３−５は、表３−５の数値に基づいて、二六年と四一年の各年齢層が入園者全体に占める割合（百分比）を男女別にわかりやすく示そうとして作成した年齢別分布曲線である。本図により、二六年においては男女ともに一六〜二〇歳から三一〜三五歳までの

若い年齢層の占める割合が多く、他方、四一年においては男女ともに二六〜三〇歳から三一〜三五歳までの青壮年層の占める割合が多く、しかも四一歳以上の各年齢層の占める割合が男女ともに二六年よりも、全体として高くなっていることが見てとれる。

次に、全生常会創設時の在園者たちの入園前の就業の有無、職業の種類について見てみよう。

表3−6　多磨全生園における在園者の入園前の職業　昭和一六年末

順位	職業	人数（男、女）	順位	職業	人数（男、女）
1	農業	四八三（三〇五、一七八）	6	女中	一六（〇、一六）
2	人夫	二五（二四、一）	7	漁業	一五（一五、〇）
3	陸軍軍人	二三（二三、〇）	8	大工	一二（一二、〇）
4	土工	二二（二二、〇）	9	雑貨商	一二（一〇、二）
5	商店員	一八（一八、〇）	10	学生	一一（八、三）

出典　国立癩療養所多磨全生園『昭和十六年年報』所収の「現在患者発病当時ノ職業別表（昭和十六年末）」九二〜九四頁より作成

『国立癩療養所多磨全生園昭和十六年年報』（四二・昭和一七年一二月発行）の「現在患者発病当時職業別表（昭和十六年末現在）」によれば、在園者一三〇九人（男八八六、女四二三）のうち、「無職業」は三六四人（男一九七、女一六七）、残りの九四五人（男六八九、女二五六）、すなわち全体の七二・二パーセントは何らかの職業（ただし「学生」を含む）に就いており、その種類は一五〇種類に及ぶ。

表3−6に、人数の多い職種を一〇位まで選びそれぞれの男女別の内訳を示す。

先に本節の1で述べた一九一二（明治四五・大正元）年の「入院者発病時の職業」と比較すると、入院（園）者総数が三四七人（男二五二、女九五）から一三〇九人（男八八六、女四二三）へと四倍近く増加していることもあって、職種も五倍に広がっている。しかし農業が職種全体のなかで占める割合が最も多い点は一九一二年の場合と変らず、一九四一年においても四八三人（男三〇五、女一七八）で有職者全体の五割強を占める（男性有職者の四四・三パーセント、女性有職者の六九・五パーセント）。

舎長会が全生常会へと移行し、入園者たちが多種多様な患者作業に組織的・持続的に従事し得たのも以上で述べたような条件・要素が存在したからである。そして全生常会による患者作業へのとりくみがなされなかったならば、太平洋戦争下における職員不足・食料不足などによる入園者の死亡はさらに多くなったに違いない。このことは極めて重要なことでありあらためて検証することにする。

４「全生常会記録」に見る患者作業の年度別推移

全生常会による患者作業の内、患者附添看護・介補作業については第3章第4節の3までで報告した。また農産・園芸・牧畜など食料生産に関する作業はあらためて検討する。そこで次に両者以外の患者作業について、全生常会の執行機関である「常務委員会」の「作業部」を中心としたとりくみを、「全生常会記録」から年度別に見ていくことにする。

一九四一（昭和一六）年度について

この年度に患者の作業と人権にかかわる重大なことが二つ起きている。一つは〈山井道太事件〉であり、もう一つは「入園者作業心得」の制定である。

いずれも、「癩撲滅」（実質的・窮極的には〈癩者撲滅〉。以下、傍点は筆者による）を意図するところの、そして他の伝染病対策のような一時的・相対的隔離ではなく、退所規程自体がない「癩予防法」下の絶対隔離の強制収容所の一つである国立癩療養所多磨全生園の本質的性格、および「懲戒検束権」を付与されている所長（園長）を患者に対する管理・統制の頂点とする園当局側の入園者への態度と、入園者側の当局に対する上意下達的な補助組織としての「全生常会」の意義・役割と限界・問題点を象徴的・集約的に示すことがらなので、それぞれについて、やや立ち入って、詳しく論及することにする。

三月二六日の常務委員選挙の結果を受けて、作業部の部長は渡辺清二郎、副部長は早田又一が就任した。

四月五日、「第一回評議員会」

常務委員会の全五部（看護部、農事部、作業部、生活部、教化部）の各部長から「各部門方針」が提示された。渡辺作業部長からは次の三点について述べたと記録されている。①「互恵会事業ト連絡ノ上コレラ円滑ス」、②「作業調整上作業ノ登録ヲナス」、③「既得権ハ尊重スル意志」。

五月四日、「第三回評議員会」（出席二一人）

「協議事項」の一つとして評議員より「糞尿汲取ノ専任化ノ件」が出され、「今月ヨリ専任制トナスコトニ可決、コノ専任者ハ七月作業調整マデノ漸定的ナルモ適当ナル場合ハソノ後モ続行シ得ルコト／希望者ハ舎長ヲ通シ明五月《ママ》中ニ申込ノ事」と決定。

なお各寮舎や病室・不自由舎の糞尿《ふんにょう》は、「慰安畑」を貸与されている入園者や農事部にとって必要な肥料であったが、その汲取り作業は重労働であり、一定の制度化が迫られていたのであろう。『倶会一処』は「慰安畑」と糞尿作業の変遷について次のように説明している。

「耕地の配分とか、作物の納入等は舎長会で相談して、院に許可してもらい実施した。大正初年ごろから耕地配分は行っており、軽症で元気な者に一人一〇坪が貸与されていた。大正10年代になり敷地拡張が始まると、山林の開こんがさかんに行われ、一人が三〇坪まで開こんすることが許されて、三年間はその者の耕地として使うことができた。（略）／また、畑を作るには、その条件として他の労役が課せられていた。系統だった作業制度がないころは、舎の生活のなかで欠くことのできない仕事は、そこの舎員たちで必ずしなければならない。糞尿汲み取り、水運び、木炭運搬、医局への患者運び等は舎員に義務づけられていた。だから汲み取りや水運びができない者は耕作の資格はなかった。大正10年代から昭和5年ごろにかけては、病室や不自由舎の数が増えていき、その汲み取りは重労働で、三〇〇メートル以上も担いで運び、農耕地のバックに入れる肥《こえ》担ぎを何回もくり返す。そういう畑作の代償であった汲み取りが解消されたのは昭和5年ごろである」（『倶会一処』、八六頁）。

六月六日、第五回評議員会（出席二三人）

「報告事項」として、常会長が「退院処分者ノ件」について次のように報告。

「今朝ノ退院事件ニツキテハ午前十時半頃常会長、常務委員ヲヨビテ正式ニ常会ニ通知アリ、『山田道太郎、山城秀徳、関口力之助、竹内重平／右四名ヲ院則ニヨリ草津療養所ニ送レリ、（北牧ツギノハ処分ニアラズ、山田道太郎ノ配偶者トシテ自発的ニ同行セシモノナリ）

右ノ処分ニ就テノ詳細ナ理由ハ発表スルヲ得ズ、又、院長ノ警察権ノ発動ナル故、事前ニ如何ナル院内機関ヘモ通知スベキモノデハナイ、唯、事件後、常会及当該舎長ニハ通知スベキモノデアル』

永井氏（三三〔昭和八〕年八月三一日に「書記」に就任、当時は庶務係長であった永井晃道――筆者注）トノ間ニ右ノ如キ談話アリ、各位ノ御承知ヲ願フ」。

「自由質疑」においては、山根評議員から「新洗漕使用ノ件」について質問が出されたのに対し、作業部長が「男子風呂新洗漕ハ近日中ニヒラク様交渉シタシ」と答えている。しかし、平松秀男常会長による次頁に記す〈山井道太事件〉に関する報告に関しては全く質疑応答がなく、後日開催された「実行委員会」では報告もされていない。

ただ、この日の評議員会の記録の末尾には次のようなことが記録されている。

「以上全議案ヲ終リ、記録朗読ノ後十時半散会、散会後、未ダ全議員退出セザル席上、議長ヨリ、舎長、森田、神戸、小寺三氏の辞意ヲ伝達且議長自分ノ辞表ヲ提出アリ／三氏ノ翻意ヲススメ、議長ノ辞任願ヲ一応アズカルコトトス」。

この三人の「舎長」とは「草津療養所」に送られた山城、関口、竹内が入舎していた各舎の舎長であり、責任をとって辞表を議長に提出したのであろう。この時期の評議員会議長（評議員会で選挙して決める）は鈴木楽光であり、鈴木が「辞表ヲ提出」したことと関わって、『倶会一処』は次のように記している。

「さて同日、これを議題にすることで奔走しながら『問答無用』の処理の仕方をされ、同郷の山井（「全生常会記録」では山田道太郎と記されているが同書では山井道太と記し、他の三人に対しては同『記録』と同姓同名を記している——筆者注）を救えなかったことを不満とし、鈴木（楽光）議長が評議員会終了後、辞意を表明したのが、記録で見る限り、わずかひとつだけの抵抗であったといえる」（『倶会一処』、一三八頁）。

この「山井道太郎事件」あるいは「洗濯場事件」については文献によって記述が少しずつ異なるが、以下、重点的に抄記する。なお氏名はそれぞれの文献のままにする。なお、当時、山田道太郎は「利根舎」の「舎長」であり、選挙により「評議員」になっており、また第一回評議員会（四月五日）では常務委員により「作業部分科会」の一員に四人の評議員の内の一人として選ばれている。北牧ツギノは「藤舎」の「舎長」であり、「評議員」にも選ばれていた。

まず、山田道太郎と同じ利根舎の「同居者」で、検束されていく現場を目撃した者による戦後七年を経たあとの無署名の手記を抄記する。

「昭和十六年六月十四日（六日の誤り――筆者注）早朝、夜来の雨が降つてゐた。／山井がいきなり検束された噂が、園内の隅々まで拡がり、不安をかもして流布された。／山井はこの朝も平常の如く午前四時頃、明るくなると一緒に起床し、同僚の十人ほどと製茶作業に当つていた。（略）知らせを受けて私達同居者が馳《は》せつけると、製茶場には居ず、二三の作業員だけが呆然と顔色なく機械の操作に当つていた。それで早速事務本館裏に行つて見ると、昂奮《こうふん》に蒼白の山井をとり囲んで、園長が指揮する検束班の職員二十名近くがこれまた緊張に青ざめ、いずれも白い消毒衣をまとい、中にはその上から巾広のバンドに身を固めている者もあり、殊に目立つたのは二名ばかりの黒い装束の職員が交つて居り、これは昨夜来山井の挙動を監視して彼の居室の周囲に張り込んでいたのではないかと思われた。

　急をきいて山井の知人も多く集つて居り、妻のきたのも泣いてその不当を訴え、自分も一緒にゆくと関係の者達を困らせ、山井も頻《しき》りに理由の説明を求めたが、車にのつてから話すと拒否され、とにかく『草津へ行つてくれ』と迫られた。並み居る者達も強力に積極的にこれを阻止し、納得ゆく説明を要求する者もいない。主張がよし正当であつても二口目には『草津へやる』といふ言辞が素振りに見え、患者達にとつては恐怖に満ちたものであり、誰もの体にトゲの様に刺さつてゐる不安が、強力に阻止するなら自分も一緒に持つて行かれて終うのではないかといふ卑屈感が彼らを黙らした。（略）

　もともと山井は製茶期間だけを臨時的にこれに就き常時は洗濯作業部の主任で、部員も十人程居り、千余人の衣類や繃帯ガーゼの洗濯に当つてゐた。草津送りになつた理由は、長靴の支給を要求し二、三日作業を休んだ為である。確に汚染した少量のガーゼはいたんだが、一日七、八時間も水仕事をするのに水の洩る長靴では仕事になる譯がなく、まして特有の傷蹠がその為に発熱したり神経痛がおきたりしては作業能率もあがらず、その支給方を要求するのは当然であった。それだけに患者一般からも山井は強い同情を受けた」◆11。

そのほか、松本馨（筆名・松本信。一九一八（大正七）年生まれ。一七歳で発病し、全生園入園。二〇代の若さで少年舎の寮父となり子どもたちを感化。戦後は自治会の再建・活動でも活躍。無教会派のキリスト者、故人）は個人伝道誌『小さき声』（月刊、活版印刷、全八頁。筆者は松本馨より、本誌を第二一五号、八〇年七月三日から定期的に寄贈され、その読後感などを記して松本と文通しあった）の中の自己の半生をノンフィクション小説の形式で綴った連載「収容所」（作者を含め人名は全て仮名）において〈洗濯場事件〉についても書いている（第二二六号・一九八二年四月一日～第二三八号・八二年六月一日）。それによれば小松（作者の松本）が入舎した桔《き》梗《きょう》舎には朝鮮人で洗濯場で働いていた米山王峯が居たが「ここでの作業は長靴を必要とする重労働であったため、長靴による靴ずれが絶えず、そこが化膿しては何時も悩まされていた。（略）更に彼を悩ませたのは、長靴に穴があきそこから汚水がはいることであった。その穴を絆創膏でとめ、足が濡れないように油紙で包んだが無駄であった。帰ってくると包帯はぐっしょり濡れて黒くなっていた」。結局、米山は四〇度をこえる高熱を発し、病室に入ったが敗血症で「病菌は既に全身に回り手遅れ」で「高熱で倒れて一九日目に死んでしまった」。桔梗舎で営まれた米山の「初七日（葬式）」に洗濯場の従業員全員と共に招かれた「親方（主任）」の田山（山田道太郎）は米山の履いていた穴のあいた長靴を一同に見せ、「『敗血症になるまで気付かないなんて……。（略）王峯君を殺したのは私です……。』と言って声をつまらせ流れる涙をこぶしで払った」。その後、田山は洗濯場主任として全生常会事務所に出向き、「洗濯場は水仕事なので長靴を支給して欲しい」と要望した。しかし、松平（平松秀男）会長を中心に常任委員は協議した結果、「全作業が長靴を使用しており、洗濯場だけ支給することは困難であり」予算もないと拒否することを決め、当局側に報告したところ、「所長からは支給まかりならぬという厳しい指示があり、このことが田山に伝えられた」という。

次に、国立癩療養所栗生楽泉園の入所者たち（「総和会」という自治的患者団体の会員が中心）が四七（昭和二二）年八月に立ち上がり、地域の日本共産党の組織の援助を受け、同園の職員組合とも連携して展開した人権闘争の過程で作成・公表された文書「栗生楽泉園特別病室真相報告――一九四七（昭和二二）年九月五日」[12]より抄記する。この中に山田道太郎の事件に関連する叙述があるのである。

「従来社会から隔絶されていたため園内の模様は全く判らなかったが今回始めてその真相の一部を発表する。以下は特別病室＝超重監獄についての報告である」として、「『特別病室』の構造略図」（平面図）に説明（「〔八つの各房は――筆者注〕全部外部ト同ジコンクリートデ囲マレテイルノデ昼ナホ暗イ」など）を付し、〝超重監獄〟といわねばならない冷酷非情で悲惨極まりない監禁の実態を全一四項目にわたって具体的に告発している。例えば、三九（昭和一四）年九月三〇日から四七（昭和二二）年七月九日までに九二人（「但し現在名簿に記載中のもの」）が収監され二二人が死亡（「獄内にて縊《い》死《し》乃至《ないし》死亡」一四人、「病気出所死亡」八人）、しかも「書類が全然皆無にて処断されている」者が六四人、「拘留日数が二〇〇日以上」にも及んでいる者が一四人もいる（「国立癩療養所患者懲戒検束規定　昭和六年一月三〇日許可」は「第一条四　監禁　三〇日以内監禁室ニ拘置ス」「同条六　監禁ハ〔略〕必要ト認ムルトキハ其ノ期間ヲ二箇月迄延長スルコトヲ得」と規定）。

文書に添えられている「自昭和一四年　特別病室収容簿抜き書」表から「山井道太事件」の際に収監された五人の箇所を書き写し、表3－7として掲げる。

楽泉園の入園者たちは所内民主化と患者生活擁護をめざして患者大会を重ねながら園当局にたいする批判・追及と交渉を進め、草津町中心地に当たる湯畑で町民に向けて「真相報告会」を開催し、さらに九月九日には多磨全生園での「生活擁護患者大会」に二人の代表を派遣して「特別病室」による人権蹂躙などの事実を訴え、全生園の入園者たちも「山井道太事件」のその後の経過を知った。

『倶会一処』はその患者大会の様子について、「大会はメッセージを受け五項目（その一つは「特別病室ノ廃止

表3−7　「自昭和十四年　特別病室収容簿抜き書」表の一部

入室 退室　年月日	氏名	拘留期間	備考	決裁書類	死因	その他
一六、六、五 一六、七、一八	山○道○郎	四二	全生園内騒擾	ナシ	肺	一六、九、一　死亡
一六、六、六 一六、七、一八	北○キ○ノ	四二	〃	〃		山○道○郎内妻ニ付同罪ニ処セラル
一六、六、六 一六、八、一六	竹○　重○	七一	モルヒネ中毒	〃		出所后逃走
一六、六、六 一七、一〇、二一	蔣　○得	一一五	逃走癖	〃		〃
一六、六、六 一七、一〇、二一	宣　尚○	一七一	〃	〃		〃

出典　「栗生楽泉園特別病室真相報告——一九四七（昭和二二）年九月五日」、『風雪の紋——栗生楽泉園患者50年史』五〇一頁〜五〇七頁より一部転載
注　「山○道○郎」の「入室」の「一六、六、五」は「一六、六、六」の誤記。傍点は筆者による

——筆者注）の要求を決議」したこと、そして「ほとんどの出席者が大会ははじめての経験であり、『草津送り』の恐怖と屈辱の日々を思って胸を熱くし、拍手と怒号に会場は沸いた」（一七一頁）と記している。

その後、楽泉園からの代表たちは「要求書」二通（一通は「特別病室」問題並びに別途会計等にみる不正事件の究明、もう一通は楽泉園入園者の生活的窮状を訴えた上で、①生活保護法に依る扶助金支給、②作業賃増額、③半強制労働廃止、④患者参加の園運営協議会設置、⑤衣食住の最低限度支給、⑥不良職員追放、⑦保育所児童の待遇並びに設備改善から成る。いずれの要求書も、「昭和二十二年九月五日／栗生楽泉園生活擁護患者大会　代表者　藤田武一」から「厚生大臣　一松定吉」宛）を携えて厚生省陳情を実施、政務次官伊能《いよく》義夫に面会し要求書を手渡した。

以上のことは「山井道太事件」の史的位置づけの意味をこめて記した。なお、「特別病室」跡には、現在基礎

コンクリートのみが残されている。二〇〇三年から〈重監房〉復元を求める署名運動がおこされ、翌年には署名数が一〇万八〇〇〇筆に及び、厚労省は二〇〇九年度と二〇一〇年度に「重監房復元調査費」を付け、部分的な復元がなされた。

「特別病室」に関しては、瀬木悦夫著『特別病室』作家社、一九五〇年、沢田五郎著『とがなくてしす――私が見た特別病室』ぶどうぱん通信、一九九八年、宮坂道夫著『ハンセン病重監房の記録』、集英社、二〇〇六年を参照のこと。なお瀬木は当時、群馬県中之条町に在住し、楽泉園の入園者たちの先の人権闘争を取材し報道した毎日新聞社中之条支局の新聞記者であり、その著書については「小説であって、実録や実話ではなく、従ってテーマも登場人物も作者の創作である」と「あとがき」で断っているが、〈超重監房〉の内部や人権闘争の経過が生生《なまなま》しく描写されている。

なお筆者は鈴木幸次（一九二三年、秋田県生まれ。四〇年一月、栗生楽泉園入園、故人）から、一〇歳代の時の「特別病室」への食事運びの体験を聞き取り、その録音記録の内容を文字化し、鈴木による修正・加筆を受けた上で拙著『人間のいのちと権利――民主主義・人権・平和と障害者問題』（全国障害者問題研究会出版部、一九八九年）の「第4章　人間の尊厳と人権の思想　第1節〝冬の時代〟を生きぬいた人びと――戦前・戦中のハンセン病患者のたたかい」に「S・K」氏の証言として収録した。

先に、「山井道太事件」においては、山井を含め計五人の入園者を検束し栗生楽泉園の「特別病室」に送致するに当たって、林芳信園長が自ら「指揮」したこと、永井晃道庶務課長は全生常会長らにそれは「院長の警察権の発動」であると説明したことを記した。そして、その検束の現場の目撃者の証言として、山井が「頻りに理由を求めた」が拒否し、妻のツギノがその「不当を訴え」るのを無視し「自分も一緒にゆく」と言ったからと一緒に連行したことを紹介した。だが表3－7に示した栗生楽泉園当局が作成した「特別病室収容簿」によれば「山田道太郎」と「北牧ツギノ」は「全生園内騒擾《そうじょう》」により四二日間「拘留」され、「ツギノ」は山井の「内妻ニ付同罪ニ処セラレ」、山井は拘留中止後わずか一か月余で死亡している。収監による病状の急激な悪化が原因と考えられ、〝投獄による死〟といわねばならない。

このように、入舎者たちから選挙で舎長に選出され、また洗濯場の作業主任となることを園長に認められた山田道太郎の前述したような長靴をめぐる要求と行為を「園内騒擾」とみなし、「警察権」を発動して自ら「指揮」し「特別病室」という名の収監が致死のおそれもある〝超重監房〟へ送り込んだ林芳信園長の国立癩療養所長としての態度は、全生病院長からの最初の国立癩療養所である長島愛生園の園長となった光田健輔の〝癩療養所観・癩者対策観〟と根底において通じ合うものがある。

そのことは例えば、「長島事件」、すなわち一九三六（昭和一一）年八月、定員の大幅な超過収容、患者関係経費の実質三割低下などによる入園者の生活の窮乏・劣悪化、大家族主義を標榜《ひょうぼう》し「同病相愛」「相互扶助」の名のもとに耐乏を強いる光田園長の運営方針などを背景に引き起こされた入園者たちの作業拒否・ハンスト、待遇改善・患者自治制などへの要求と行動、職員との対立・抗争、入園者大会決議にもとづく入園者一一六〇人の血判を交えた署名を添えての「嘆願書」の内務省への郵送、内務省・県警察による調査・仲介の取り組みなどの二週間余に及ぶ事件から一か月余の同年一〇月一～二日、内務省で開催された「官公立癩療養所会議」における光田園長、林院長の発言からも窺《うかが》うことができる。なお、長島事件の内容について、詳しくは「長島愛生園患者騒擾事件顛末書　長島愛生園（一九三六年）」、「長島愛生園患者騒擾事件顛末書付属参考書（一九三六年）」、「書簡（患者指導の一人が綴った長島事件の経過　一九三六年）」が「資料篇」として収録されている森田竹次遺稿刊行委員会発行『全患協斗争史』（一九八七年）、及び長島愛生園入園者自治会編『曙の潮風――長島愛生園入園者自治会史』（日本文教出版、一九九八年、一八～二二頁）を参照されたい。

すなわち、「一日（略）議題（内務省提出）㈡特殊国立癩療養所設置ニ関スル件」のなかでは次のような論議がされている。

「イ、光田園長　事件（「長島事件」を指す――筆者注）ノ原因　説明　㈠左傾思想患者ノ策動　㈡定員超過、止ムヲ得ザル収容（略）

ワ、古見（栗生）園長　刑務所ト共ニ特殊ノ療養所ノ必要アリ（略）

ソ、四谷事務官（略）①刑務所ヲ急速ニ建設サレタシ。②特殊ナ監禁所ヲ一日モ早ク作ラレタシ。

ツ、衛生局長　特殊ナ監禁所デハ拘束監禁シテ自由ヲ束縛スルノデスカ。

ネ、四谷事務官　然リ。ソノ費用ハ予防協会デ出シテ貰ヒ、ソノ人件ニ付テハ療養所ト連絡シテナサレタシ。（略）

ラ、宮崎（九州）所長　一日モ早ク堅牢ニ作ラレタシ。

ム、衛生局長　適当ナル方法ニヨリ進ミタシ。（略）」

「二日（略）、議題　㈣癩予防協会ノ事業ニ関スル件」では次のような議論がされている。

「ヲ、林院長　刑務所ハ早急ニハ出来ヌカラ、特殊監禁場ヲ作ッテイタダキタイ。

タ、光田園長　刑務所問題ハ療養所開始以来ノ問題デアル。／特殊ノモノヲ入レルノハ五〇人位。陸ツヅキガイイ。島ハ不可。緩厳イヅレニモ出来ルヤウニシテホシイ。／刑務所ト併地ガヨシ。土地ハ療養所ト若干離レタ平地ガヨイ。（略）

尚コノ問題ニ付テハ、三日衛生局ニ集リ協議スルコトトナリタリ」（以上は「官公立癩療養所長会議々事録」一九三六年、前掲『全患協斗争史』一九八七年、二一五～二一六頁より抄記しつつ、重引）。

この「所長会議における長島愛生園の提出議題」には、「一、癩療養ノ拡充ニ関スル件」「二、国立癩療養所患者費ニ対スル補充費使途指定ニ関スル件」のほかに「三、癩患者ニ対スル懲戒施設ニ関スル件」として「イ、特殊監禁所ヲ設置セラレタキコト。ロ、行刑政策ノ徹底ヲ期セラレタキコト」などがあったとのことである。（前掲『曙の潮風』二一一頁参照）。なおこの所長会議には、全生病院からは林院長のほかに「主事」の石橋伊八、「医員」の藤田敬八も出席し、同院の提出議題の一つである「不良癩患者特別療養所設置ニ関スル件」において、「不良患者ノ漸ク増加スルノ実情等ニ鑑ミ此際自衛的ノ対策トシテ之等不良患者ヲ一所ニ取纏《とりまと》ムヘキ特別ナル国立療養所ヲ設置セラレタシ」と述べている（原文資料は国立ハンセン病資料館図書室所蔵）。

また、「全国官公立癩療養所長代表／長島愛生園長　光田健輔」が同年一〇月一日付で、「全国官公立癩療養所長ノ決議」に基づき「司法大臣　林頼三」に提出した「陳情書」では、「多数患者ノ中ニハ聖代ノ恩澤モ猶其ノ自暴自棄的精神ヲ匡救《きようきゆう》スルニ至ラス往々ニシテ悪行非業《ママ》ヲ敢テ為シ療養及一般社会ノ安寧秩序ヲ害スルモノアリ（略）於茲《ここにおいて》彼等不逞《ふてい》ノ患者ハ峻厳ナルヘキ国家ノ法律モ終ニ彼等ニ対シテ一顧ノ価値タニ無キモノノ如ク軽侮曲解シ彼等ノ非ヲシテ愈々《いよいよ》増長シ（略）之カ事実ハ枚挙ニ遑《いとま》ナキ状態ニ有之候／今回長島愛生園ニ於テ勃発セル患者ノ騒擾事件ノ如キ実ニ其ノ一適例ニ有之卽チ一部少数ノ不良分子ハ暴力ヲ用ヰテ多数善ノ患者ヲ威嚇シテ強テ加盟セシメ騒擾ヲ惹起シタルモノニシテ其ノ思想ノ根元ニハ実ニ前記国法無視ニ出ツルモノアルヲ否ム能ハス（略）」と述べ、「向後癩患者ニ対スル適正ナル行刑政策ノ徹底ヲ期シ以テ癩患者ノ非為防止ノ途ヲ講」ずることを要望している（タイプ印刷によると推定される「陳情書」の原文の写しの文書全文は国立ハンセン病資料館図書室所蔵）。

このように、「山井道太事件」の史的背景には、とくに「長島事件」以降、国と官公立癩療養所長たちとが一致してその必要性を強調し始めた「特殊監禁所」の問題があり、その「特殊監禁所」すなわち〝重監房〟が栗生楽泉園に一般の監禁所とは別に、「特別病室」という欺瞞《ぎまん》的な名称でつくられたという経緯があり、その設置には光田愛生園長も林全生病院長も深く関与しているのである。

実際、「特別病室」は四谷事務官が発言したように、建設費用は癩予防協会を通じて三井報恩会よりの寄附で賄った。

したがって、山田道太郎が洗濯作業の部員の要望を汲んで提起した要求とそれが当局側に受け容れられないことに反発して作業主任の役割を数日間果さず、その間、製茶作業に転業していたことを知った林園長がそれを園内騒擾とみなしたとすれば、自ら職員を指揮して検束し「特別病室」に送致することは林園長にとっては当然のことであり、それを入園者たちの前で不当であると抗議し、装置を阻止しようとした北牧ツギノが同罪として入室させられたことも林園長にとってはそうであって然るべきことであったのであろう。

いずれにせよ、「山井道太事件」において林園長をはじめとする園当局がとった態度・行動は全生常会の執行部と会員たちにとって大きな衝撃と脅威を与えたに違いない。そして「全生常会」が基本的・本質的には〝上意下達〟の補助的患者組織にほかならないことを当局側が公然と示したという意味でも重大な「事件」であった。

なお、「山井道太事件」が起きたときに、当局側が作成しつつあった「多磨全生園入園者作業心得」には、後述するように第八条で作業主任・副主任と園長との関係について、「園長は作業の運営を紊るの所為ある者ある場合に於ては（略）命免することあるべし」と規定している。これは、洗濯場の「作業主任」であった山田道太郎のことも園長をはじめとする園当局の幹部職員の念頭にあって策定されたのではあるまいかと推測する。

いずれにせよ、「全生常会」発足直後に起きた「山井道太事件」は、「全生常会記録」からは次のように林園長による山田道太郎、北牧ツギノの「退院」にともなう両舎の「舎長補欠任命式」の記録をもって終わりを告げる。

六月一〇日「舎長補欠任命式」

「先般、（以下一行半ほどの記録が墨で消されており、判読できない——筆者注）事情ノ為退院セシ利根舎々長山田道太郎氏及ビ藤舎々長北牧ツギノ氏ノ後任トシテ左ノ如ク任命式行ハル（略）」

七月五日「第七回評議員会」

「報告事項」として作業部長より「作業調整ノ進行報告」があったと記されている。これは園当局のほうで、目下、患者作業全般についての規定を考察・作成中であることを伝えたものである。

八月一〇日「第六回実行委員会」

作業部長より「互恵会五月分決算報告」がなされている。互恵会患者作業も全生常会常務委員会の作業部の所管に位置づけられていることがわかる。

九月五日「第八回評議員会」

「作業調整ノ進行状況ニ就テ」と題して作業部長が報告。まず、「十六年五月現在ノ作業状態」として、患者作業の人数、「作業費」について次のように報告している。すなわち、在園総数一二六七人、作業者数九六七人（七六・三パーセント）、内「健康者」七二八人（作業者の七五・二パーセント）である。「一ヶ月作業費」総額は二一五円七八銭で、「在園全員一人当」たりにすると一円六七銭、「作業全員一人当」たりだと二円一九銭となる。

次いで、「作業調整ノ眼目」として、次の三点を挙げている。

「一、出来ルダケ均衡ヲトリ、全員ノ潤ヒヲ目ザス。二、小作業ノ統合。三、健康度ニ応ジタ三段階ノ作業段階ヲ作ル」。

そして、「事務局案ノ『作業心得』ノ大要」として、次の一一項目を掲げている。

「一、作業ノ主旨　治療ノ傍ラ体力性能ニ応ジテナス。二、作業時間。三、休日。四、作業登録。五、主任。六、賃金。七、一人一作業。八、増給、病気手当。九、早出残業。十、作業書出シ。十一、作業分類」。

この「作業調整」は九月中に準備を完了し、「十月ヨリ実現ノ筈」であり、「ソノ前ニ当局トシテ有力者懇談会、評議員懇談会等ヲ召集シテ意見ヲ聴取スルコトトナラウ」と述べている。

では、園当局が最終的に作成し、「附則」で「昭和十六年十月一日より之を施行す」と規定した「多磨全生園入園者作業心得」はどのような構成・内容か。全一六条からなり、きわめて長文となるが、戦時下の全生常会の基本的な役割と活動を方向づけたものであり、全生園当局の患者作業に対する根本的・全体的方針を指し示したものとして重要なので全条を引用し、その上で論評することとする。

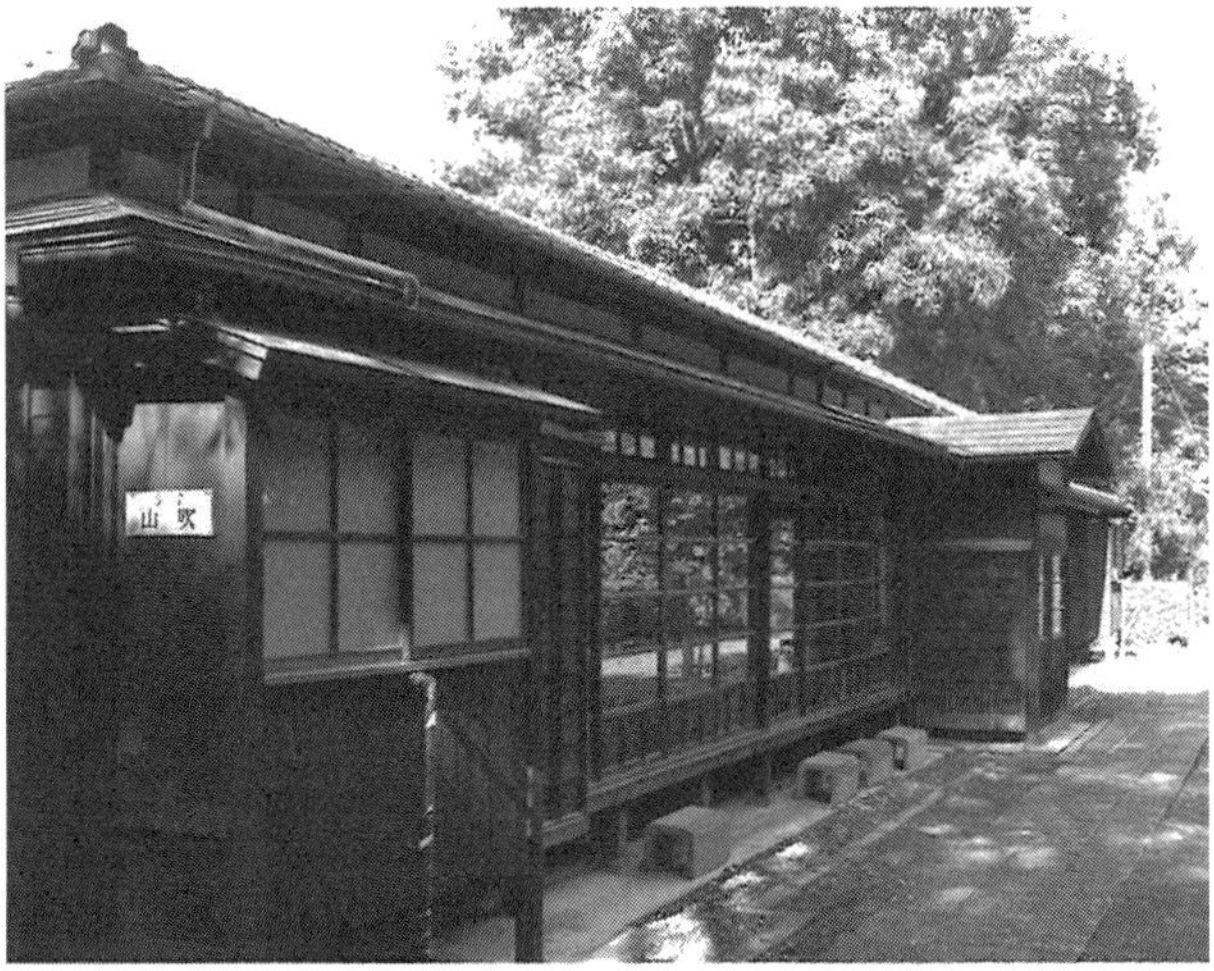

1928年、患者作業で建てられた一般舎。男性軽症者用で「山吹舎」と名付けられていた（国立ハンセン病資料館『想いでできた土地』2013年10月から）

「多磨全生園入園者作業心得」

第一条　入園者は病症の程度及技能に応じ適宜園内の作業に従事することを得。

第二条　園内作業の種別並に定員を左の通りとす。

甲種　看護部男一一一人。女四八人以内。

第一乙種　男子調髪部一一人。男子繃帯交換部七人。洗濯部一二人。第一清掃部七人。事務部五人。土木部、随時之を定む。修理部（木工、塗工、金工）臨時定む。園芸部九人。果樹部九人。穀菽《こくしゅく》部九人。工芸部二人。

第二乙種　被服整理部三人。食品配給部三人。男子風呂部三人。乾燥部八人。糧食部四人。図書部四人。造園部八人。女子繃帯交換部三〇人。第一衛生部二人。茶園部三人。

第一丙種　裁縫部　三人。女子調髪部三人。女子風呂部三人。動物飼育部三人。第一資材再製部一〇〇人。第二清掃部一五人。害虫駆除部三人。
第二丙種　雑役部二七人。第二資材再製部三五人。第二衛生部六人。
丁種　第三資材再製部一五〇人。
特別作業　随時之を定む（火葬、畳など）。
第三条　作業時間は特殊の作業を除き左の通りとす。
四月一日より七月二十日まで　午前八時—十一時　午後一時—四時。
七月二十一日より八月三十一日まで　午前八時—十一時。
九月一日より十月三十一日まで　午前八時—十一時　午後一時—四時
十一月一日より三月三十一日まで　午前九時—十一時　午後一時—四時。
但時宜に依り之を変更繰替又は伸縮することを得。
第四条　作業従事者は大祭祝日及療養所の祝祭日並に葬儀日の外、作業の繁閑を計り一ヵ月三日以内の休暇を与うることを得。
第五条　新に作業に従事せんとするとき若《も》しくは他の作業に転ぜんとするときは、其の旨全生常会を経て園長に願出て登録を受くることを要す。前項の登録を受けずして就業若しくは転業したる者に対しては慰労金を支給せず。
第六条　死亡、退園、入室その他の事由に依り退部せる者あるときは、作業部主任は全生常会に其の旨届出すべし。前項の届出を受けたるときは全生常会は登録を抹消し其の旨遅滞なく園長に報告すべし。
第七条　各作業に主任、副主任各一名を置く。作業主任は職員の指揮を受け、其の部員を統督し作業の企画進行を計り所属物品の保管の責に任ず。作業副主任は作業主任を補佐し主任事故あるときは其の職務を代理す。

第八条　作業主任及副主任は全生常会の推薦したる者に就き園長之を命免す。園長は作業の運営を紊るの所為ある者ある場合に於ては前項の規約に拘らず之を命免することあるべし。

第九条　作業に従事する者に対しては一日に付左の区別に依り慰労金を給与す。但し技術未熟の者に対しては適宜減額支給することあるべし。

甲種　男　金拾壱銭乃至拾四銭。

　　　女　金九銭乃至拾壱銭。

第一乙種　金拾銭乃至拾壱銭。

第二乙種　金八銭乃至拾銭。

第一丙種　金七銭乃至八銭。

第二丙種　金五銭。

丁種　金四銭。

第十条　作業従事者就業日数満六ヶ月を経過するにあらざれば増給をなすことを得ず。就業日数満一年若しくは一年半に達し就業成績特に優良と認めたる者にたいしては、詮衡《ママ》に依り第九条に定むる慰労金給与標準の最高額に昇額せしむることを得。

第十一条　作業従事者病気其の他の私事の故障に依り欠勤したるときは其の間に於ける慰労金は之を給与せず。

前項の場合に於て病気に依り欠勤せるときに限り一日金二銭の割を以て引続き三〇日迄手当を給与することを得。

第十二条　作業の必要に依り特に早出、残業を為さんとするときは作業主任は予め全生常会を経て園長の承認を受けることを要す。前項の場合に於ては作業従事者に一日金五銭以内の特別手当を給与することを得。

第十三条　定員に欠員を生じたるとき若しくは作業の必要に依り特に臨時部員を置かんとするときは、作業主任は予め全生常会を経て園長の承認を受けることを要す。
第十四条　甲種の作業に従事する者は他の作業を兼ねることを得ず。前項の作業以外の作業に従事する者、他の作業を兼ねんとするときは予め園長の承認を受くることを要す。
第十五条　作業主任は毎月部員の慰労金調書を作成し翌月五日迄に全生常会を経て園長に提出すべし。
第十六条　特別作業に対する慰労金給与標準に就ては別に之を定む」（出典は『倶会一処』、一四六～一四九頁）。

全体として、長年の間に多種・多様化し、その範囲も拡張と同時に細分化されてきた患者作業の種類を大別し、それに対応して「慰労金」と呼ぶ「手当」の給与額を定めたことなどは、一九一二（明治四五）年制定の「作業規定」よりは内容が多岐にわたり、かつ整理されている。

しかし「作業従事者」と記入されている入園者で作業に従事する患者、さらには入園者全員が加入している全生常会の立場から見てみると、重大な問題点が少なくない。

第一に、「入園者作業心得」の「心得」とは、開院後間もなくつくられ、大正の初め頃には各室に張られ、新入院者に対しては職員が「よく申し伝え」、それを守らなかった場合には監禁所に入れられた者もいるという「入院者心得」（「博愛仁慈ノ精神ニ基キ各人相親和シ相互扶助ヲ念トスル事」、「職員ノ命ヲ守リ事ニ当リ勤勉ナル事」、「濫《みだ》リニ院外ニ出デ又ハ所定ノ地域内ニ立入ラザル事」など全一七項目からなる。『倶会一処』、四六～四七頁参照）と同様に、園当局による入園者で作業に従事する患者への指示であり、作業従事者にとっては守らなければならない規定であることを意味している。

実際、本「心得」の内容は、全生病院が初めて定めた「作業規定」（一九一二（明治四五）年二月一日施行）全一〇条とその表現は多少変更しているものの根底にある患者作業に対する考え方・方針は改められていない（例えば本「規定」第五条「就業中は勿論就終時共必ず作業監督たる看護手の指揮に従うべし」と本「心得」第七条「作業主任は職員の指揮を受け、其の部員を統督し作業の企画進行を計り〔略〕」に共通点がみられるなど)。また「慰労金」の額も、本「規定」と本「心得」とでは三〇年近くも経っているのに、さほど増えていない。

少なくとも、先に引用した九月八日の「第八回評議員会」で作業部長が報告した「作業調整」のための計画・構想などという性格のものではない。

第二は、第一条で「病症の程度及技能に応じ」て「適宜」就業し得るとしているが、その際、入園者自身の作業の種類に対する希望をどこまで尊重するかは不明確であり、また転業についても第五条で規定しているような手続き・承認が必要であり、容易には出来ないしくみになっていることである。

第三は、第二条で作業の「種別」と「定員」を定めているのは、園の運営にとって必要とする作業には必要な人数の作業従事者を配置することを意図してのことであろうが、第九条の「慰労金」の額は相変わらず全体として極めて低く抑えていることである。「甲種　看護部」が相対的には最も高額(ただし、男性と女性とで差をつけている)であるが、第一四条で「甲種」の作業従事者は兼業を禁じている。そのため、すでに本章第一節で明らかにしたように、患者作業としては重労働で自らも病状を悪化させてしまうほど過酷であり、支給される慰労金も兼業している作業従事者より低くなることもある附添作業に就く者が不足する事態が生じている。

第四は、第一に指摘した問題の具体的な表れといえるが、園長と全生常会との関係が従属的であることである。すなわち、全一六条のうち、第五条、第六条、第八条、第一二条、第一三条、第一四条、第一五条の計七か条において、「園長」による「命免」、「承認」、あるいは「園長」への「提出」が必要であることを定めており、「全生常会」の役割・位置づけについては「全生常会を経て」とされているに過ぎない。つまり、全生常会は入園者全員が加入し、入園者を代表している唯一の患者組織であるにもかかわらず、患者作業に関しては園の管理者であり「懲戒検束権」を付与されている園長と作業従事者である患者とをつなぐための手続きを任されているだけである。一般の社会の「常会」にならって、〝上意下達＝下意（情）上達（通）〟をたてまえとして発足した全生常会であるが、患者作業の管理・運営に関しては〝上意下達〟の方針と、あくまでも園の補助組織であるという位置づけが本「心得」には強くはたらいている。そうであるからこそ、「山井道太事件」において、舎長・評議員であり洗濯場の作業主任であった山井道太（山田道太郎）が洗濯作業に必要かつ切実な要求を「全生常会」の常務委員会に出したにもかかわらず、それが認められなかったために数日間の洗濯作業の拒絶と製茶作業への自主転業をしたことに対して、園長自らが指揮して検束し、栗生楽泉園の〈超重監房〉送致も強行したのであろう。

第五は、先に「山井道太事件」に関する箇所で言及したが、第八条で作業主任および副主任にたいして、「作業の運営を紊るの行為」がある場合は園長が「命免することあるべし」として、たとえ作業主任・副主任に任命しても園長の評価・判断で取り消すという威嚇《いかく》するような警告をあらかじめしていることである。

第六は、各「種別」の作業部で中心となる「作業主任（副主任）」の性格・役割が園当局の意向に沿い、その権限に服するように位置づけられていることである。すなわち、主任（副主任）は前述のように「職員の指揮」（第七条）に従い、その「命免」は全生常会の推薦者について「園長」が行い（「作業の運営を紊るの所為ある者」についても同じ。第八条）「早出、残業」をしたり、欠員が生じ「臨時部員」が必要な場合には全生常会を経て「園長の承認」を受けねばならず（第一二条）、部員が慰労金を受け取ることが出来るようにするにも、「毎月部員の慰労金調書を作成」し、全生常会を通して「翌月五日迄」に「園長に提出」しなければならない（第一五条）。こうした「作業主任（副主任）」制を設けることによって、その規模も大きくなり、内容も複雑になった患者作業全体に対して園側による管理・統制を強化し、患者作業の能率・効果を高めようとしているのである。

第七は、作業従事者である患者の作業に対する技術・成績・勤務状況によって、全体として少額である慰労金について規定の金額の枠内で差をつけて奨励したり（第一〇条）、あるいは減額・支給中止（第九条、第一一条）したりしていることである。

第八は、第九条で「慰労金」の額を作業種別で定めているが、「甲種」では性別で差別をしており、「甲種」から「第一丙種」までは「乃至」という言葉を付して、第一〇条で規定しているように、実際に支給される金額には「就業成績」により上限から下限まで選別していることである。

第九は、作業開始時刻が冬季以外は「午前八時」と早めであり、祝祭日など以外の「休暇」は「一ヵ月三日以内」と定められている（第三条、第四条）ことである。

実際、午前八時の作業開始に関する元・警察官などで〈監督〉と呼ばれた「見張所」（その後「第一分館」「事務分館」）の職員たちによる監視・督励の厳しさなどについては、序章において「見張所勤務日誌」などから詳述した。

当院（園）の入院（園）者が自らの体験にも照らして編集、執筆した『倶会一処』は、監視・督励について次のように記している。

「作業督励は連日、午前八時になれば各作業場ごとに監督が督励、注意に回るのだが、養豚、養牛、養鶏および煮沸、洗濯、裁縫場にたいする注意は厳重を極めたし、敷地拡張中の構外耕作地への農園作業や、自らを閉じ込めるための築堤工事には囚人同様『監視』が同行、板を渡して堀を越えるつど、人員が点検されるのであった」（『倶会一処』、六八頁）。

本「心得」第三条の「作業時間」の規定についても、条文の規定時刻（間）によってだけ判断するのではなく、本院（園）における当局側の長年にわたる患者作業に対する実際の指導・対応にもとづいてその実態をとらえねばならない。

では、当局側が主導して作成した「入園者作業心得」に対して、全生常会はどのように対応していったのか。「全生常会記録」は次のようにその経過を記録している。

「(昭和一六年)十月一日　作業調整案ニ対スル会合覚書

九月廿五日　常会長、常務医員一同、鳥井氏(保護係長――筆者注)ト会見、廿四日職員会ニ於テ決定ノ作業調整案内容ヲ示サル、ソノ中主要点ニ於テ我等ノ意見ト一致セザルモノアリ、ソノ点再考ヲ求ムル旨伝フ。

十月二日　鳥井氏ト会見、我ラノ希望ガ、職員会ニ於テ否決サレシ旨伝ヘラレル。

十月三日　常会長、常務委員連署シテ辞任願ヲ呈出ス。

辞任願

私等儀

今般ノ園内作業調整ニアタリ園補助機関トシテノ職責ニ堪ヘズ　何分ノ御配慮ヲ以テ解任被下度《くだされたく》此段及御願候也

昭和十六年拾月三日　右

常会長　平松秀男

常務委員　光岡良二

同　渡辺清次郎

同　早田又一

同　菊山三次

同　原田嘉一」

一〇月五日「第九回評議員会」

「常務委員会ニ就テノ発表　常会長
常務委員会ノ総辞職並ニソノ理由ヲ発表シテ了解ヲ求ム」
一〇月六日
「礼拝堂ニ入園者全員参集、作業調整案ノ発表行ハル
司会　永井庶務係長
一．療養所ニ於ケル作業ノ主旨、新調整案（作業心得）ノ眼目、及其作成経過ニ就テ
林園長
一．『多磨全生園入園者作業心得』朗読
鳥井保護係長
一．同心得ノ説明
石橋庶務課長
右ノ後、園長ヨリ、常務委員会ノ解任願呈出中ナル旨、通知発表アリ」。
一〇月六日
「評議員連署ニテ『園内ノ重大事局ニ際シソノ職責ニ堪エズ』トノ理由ニヨル解任願呈出サル」。
一〇月七日
「常務委員会連名ノ辞任願却下サル／同夜、常会長及常務委員ハ個々ニ解任願ヲ呈出ス」。
一〇月八日
「午前十時、常会長及各常務委員ノ辞任願ハ聴許サル、／同十二時、園内ラジオヲ通ジテ、ソノ解任発表並ニ明九日午後一時半開票ヲ以テ、常会長及ビ常務委員ノ補欠選挙ヲ施行ノ旨発表アリ」
その結果、九、一〇の両日に選挙が実施され、常会長には平松秀男、常務委員には鈴木寅雄、光岡良二、渡辺清二郎、松井保郎、菊山三次が選出され、一四日に「常会役員任命式」が行われた。そして、作業部長は渡辺清

二郎、同副部長は松井保郎が担当することとなった。

このように、全生常会は「多磨全生園入園者作業心得」に対して、自分たちの見解とは違う面があり、自分たちの希望を受け入れてほしいという意見を当局側に伝えはしたものの認められず、それでは役員たちは職責を果たせないからと解任願いを出すという形にとどまり、園当局はその願いを認め、役員選挙を実施することによって、方針を押し通したのである。他方、全生常会の側も、選挙によって常務委員に若干の交替はあったけれども常会長以下、ほとんど同じ顔ぶれで、新役員体制になったのだからと園当局の方針を容認したのである。

そして、選挙後の最初の「実行委員会」で、作業部長は「各作業部ノ新体制、個々ニ切渉《ママ》シテ順次軌道ニ乗セル」と述べている。

こうして全生常会は、太平洋戦争下の「非常時局」の中で、全生園当局が主としてまとめた「多磨全生園入園者作業の心得」に基本的に基づいて、園の運営と入園者の生活にかかわる患者作業にとりくんでいくこととなる。この状況について、『倶会一処』は次のように指摘している。

「とぼしい予算のやりくりと、きびしい職員の監督のもとに患者作業は、付添い看護をはじめあらゆる面で次第に施設運営に不可欠のものとなっていった。入園者は誰もがわずかな作業賃にとびつき、残存機能を生かし戦時中の国策遂行政策に従って最大のはたらきをするのであった」（『倶会一処』、一四九頁）。

一一月一日「作業部主任指名式及懇談会」が、会館で開催されている。「甲種　看護部」には主任が「総代」として二人、副主任が四人指名されている。全「七種」・「二九部」の主任は四〇人（男三六、女四）、副主任は四二人（男三六、女六）である。

一一月一一日　「第八回実行委員会」

常会長が「総務部事項」の一つとして「毎月廿八日ヲ内規的ニ公休日トスル件」が報告され、「創立記念ハナクナッタガ、清掃デー、愛国貯金、うどん等従来通リアル関係上、コノ日ヲ三日ノ公休日中ノ一日トシタイ」と報告した。

一九四二（昭和一七）年度について

五月四日　「第拾六回評議員会」

久保田評議員から、「（作業調整」の結果、第二丙種の慰労金では——筆者注）生活困難ナレバ作業兼務スルハ如何」との意見が出されたが、作業部長は「第二丙種ノミノ作業兼務及ビ賃金値上ハ困難ナリ」と答えている。同じく、同評議員から、「作業調制《ママ》ニ依リ慰労金低下ト尚物価高ニヨリ生活状態マスマス困難ナレバ日用必需品ハミガキ、ブラシ、手拭、石鹸、食器、バケツ等支給ヲ乞フ」との要求が出され、生活部長が「鋭意努力ス」と答えている。

五月一〇日「第拾五回実行委員会」

「作業部事項」として作業部長から、次のように「四月分作業慰労金報告」がされている。

「四月分作業人員」（特別作業ヲモ含ム四十四作業）八百十八人／延日数一万八千五百三十三日／金額千六百七十四円二十九銭／四月作業一人割当（丁種ヲ除ク）二円二十六銭」

六月一〇日

「多磨全生園入園者作業心得中左ノ通リ改正　六月一日之ヲ施行ス

記

第二條中　第一丙種ニ／薬品運搬部　六人以内ヲ加フ

第九條中　甲種　男　金拾壹銭乃至拾四銭

女　金九銭乃至拾壹銭ヲ
甲種　男　金拾貳銭乃至拾四銭
女　金拾銭乃至拾壹銭」

七月一〇日「**第拾七回実行委員会**」

「作業部事項　作業部長

一、五、六月分慰労金報告

五月分作業人員（特別作業ヲモ含ム）八百三十九人／延日数一万八千五百拾四日／金額千六百二拾七円四拾七銭／五月分作業賃一人割当（丁種ヲ除ク）二円二拾七銭強

二、無作業者ノ登録要求

各舎未ダ作業ヲセザル者ニテ作業ヲ欲スル者アリタル場合ハ作業部ニソノ由届ケイデラレタシ

三、新主任ノ発表

（「作業心得」に新たに加えられた「薬品配給部」の主任・副主任の氏名を発表——筆者注）」

八月一一日「**第拾八回実行委員会**」

「作業部事項　作業部長

一、七月分慰労金報告

七月分作業人員（特別作業ヲモ含ム）八百十八人／延日数一万九千四百日／金額千六百五十一円三十三銭／七月分作業賃一人割当（丁種ヲ含ム）二円二十六銭

一、新主任紹介（略）」

八月三〇日「**作業心得一部変替**《ママ》**サル**

今搬《ママ》都合ニヨリ入園者作業心得中左ノ通リ改正ス
　記
第二條　第二乙種中　食品配給部『三人』ヲ『四人』トス
第二丙種中　第二衛生部『六人』ヲ削除シ／右作業ヲ特別作業トス／右昭和十七年九月一日ヨリ実施ス」

九月七日「第二拾回評議員会」

「建議」の一つである「各舎修理ノ要求」に対して、作業部長が「木工部　土工部手不足ト材料入手不円滑ニヨル遅延ヲ了トサレタシ」と説明。同じく「建議」として出された「互恵会作業連絡強調《ママ》」に関し、常会長が「各作業ノ連絡調正《ママ》ハ勿論同感、常会ニ於テハ充分縦ニ横ニ其ノ連絡ヲ努メテイル遺憾ナルコトハ一部作業ガ其ノ連絡ノ欠ケ気味ナルハ今後努力シ其ノ調正《ママ》ヲ見タイ」と答えている。

一〇月三〇日「多磨全生園入園者作業心得制定一周年記念祝賀懇親会」

全生会館にて、園長、常会長、常務委員会の各部長、評議委員会議長、作業部主任代表ほかが出席し、永井書記が「多磨全生園入園者作業心得」を朗読し、園長の「訓話」、常会長の「奨励ノ辞」などがあり、「茶菓懇談」をしている。

一九四三（昭和一八）年度について

四月九日「作業心得一部改正告示サル」

多磨全生園入居者作業心得／第二條第二乙種造庭部八人ヲ十七人トス／多磨全生園長／右ノ如ク第一分館掲示板ニ告示サル」

四月一〇日「第二十七回評議員会」

常会長が「昭和十八年度評議員会ニ当リテ」と題して、常務委員会の各部の方針を述べ、「作業部」については次のように記録されている。

「作業部各主任ノ理解ニヨリ各作業ハ順調ニ運営シツツアル／作業心得ハ園当局ノモノデアッテ其ノ心得ニ抵触シナイ程度ニ融通運営ヲシテイキタイ」

また「緊急報告事項」の一つとして、作業部長が「造園部員ノ件」について、「現在マデノ八名ヲモッテハ柊垣、恩賜公園二千六百年記念樹除草等ニハ手不足ナルタメ今回九名ノ増員ヲミタ次第デアル」と報告。

一〇月一四日　「第三十三回実行委員会」

「作業部事項」として作業部長が「購買部、農産部、山桜出版部、養鶏部」の主任・副主任の氏名を報告。

一〇月三〇日　「入園者作業心得制定二周年主任懇談会」

昭和一九年二月八日

「作業部ノ主任副主任ノ更迭任命アリ」として、食品配給部、精米部、果樹部、害虫駆除部の主任あるいは副主任の新たな氏名を記録。

同年三月一〇日　「第四十回評議員会」

「緊急報告事項」の一つとして、作業部長が「火葬場建築工事ニツイテ」と題して、次のように報告したと記録。

「当工事ヲ行フニツイテ其ノナリユキヲ説明シ作業規約中特別作業トシテ着手ス費用見積ノ発表右《ママ》ノ如クアリタリ。

建築ノ部　塗工費一二〇円・〇〇／坪単価一〇円・〇〇／日給三〇銭／人員四〇〇人

木工費一四四円・〇〇／坪単価一二円・〇〇／日給三〇銭／人員四八〇人。

竈築ノ部　塗工費二六〇円・〇〇／日給三〇銭／人員八六六人。
鉄工費四〇円　〇〇／日給三〇銭／人員一三三人。
計金額五六〇円　〇〇／人員一、八七九名／工事代表五名ヲ紹介工事終了任ヲ解ク」

一九四四（昭和一九）年度について

四月九日「**第四十一回評議員会**」

常会長が「昭和十九年度ノ使命ニ就テ」と題して常務委員会の五部門の方針を提示し、「作業部」については次のように述べた。

「物価ノ騰キ等ニヨリ慰労金ノ値上等考慮セラルモ予算ノ関係アルコトニテ他ノ方法ニテ生活上ノウルオヒヲツケ又作業用品ノ給与等ニ努力シ尚作業運営ニ当ッテハ一本ノ樹木トシテノ幹ノ立場ニ立脚シテ円滑化ヲ計ル」。

次いで「常会各部門担当」について、作業部長は渡辺弥一、副部長は松井保郎と発表。

五月一〇日「**第四十二回評議員会**」

「糞尿汲取ニツイテ　作業部長」。

「部員九名ヲ三班ニ分チ運営」してきたが、第一班だけを残し「農芸団体ニ委託」した。しかし、第一班も欠員が出たので、「臨時ニ土木部ニ依頼」したので協力を願う。

六月一〇日「**第四十三回評議員会**」

「作業部備品地下足袋支給ニ就テ」。

作業部長が、「地下足袋無償配給サレ」たので「第一回七十三足」は「農産部」ほか一〇作業部に分配、「他ハ順次配給ノ予定」と報告。

七月一三日　「**第四十四回実行委員会**」

「夏季作業ノ精励ニツイテ　作業部長」。

作業規定ニヨリイヨイヨ暑中ノ作業ニ入リ午前半日トナルモ苛烈ナル戦局下休ミナク晝夜戦力増強ノ爲ニ挺身シテオル方々ヲ想ヒ作業能率ヲアゲテイタダキタイ」。

その他、作業部長が「昭和十八年度全生互恵会収支決算報告」（略）「六月分慰労金」について報告（「一人平均月収高二円六八銭」など——筆者注）。

八月四日

「軍需作業トシテ飛行機用眞空管分解作業ヲ園内ニテ行フコトニツキ事務官ヨリ話アリ、ソノ分解作業ノ実演行ハレ作業方法ニツイテハ協議シ具申スルコトトス」。

八月六日　「**軍需作業準備会**」

「各作業主任、副主任（丁種ヲ除ク、互恵会ヲ含ム）ノ参集ノモトニ今度需軍《ママ》作業報国会ヲ結成シ航空機用眞空管分解作業ヲ作業部ヲ中心ニ行ヒ度キ旨ヲ話シ職員ノ分解実演アリ（略）」。

八月一〇日　「**第四十五回評議員会**」

「軍需作業報国会設置ニ就テ　常会長

戦局ノ推意《ママ》ニトモナヒ直接国家ヘノ御奉公ヲ念願致シテ居ル時今度航空機用ノ眞空管ノ分解作業ヲ行フコトトナリソノ爲ノ軍需作業報国会ヲ結成シ雄々シクモ発足スルコトトナリソノ運営ノ爲左ノ如ク役員ノ内定ヲ得（会長は全生常会長、副会長は作業部長、幹事は各常務委員、職長は各作業部主任、名誉会長は園長——筆者注）」。

八月一四日　「**軍需作業報国会役員任命式**」

八月一五日　「**第四十五回実行委員会**」

「軍需作業報国会設置ニツイテ　常会長（報告趣旨は四十五回評議員会と同じ）

作業部事項

七月分慰労金報告　作業部長

全生常会　八六二人、二一四〇三日、一九六一円六八。

互恵会　慰労金　一一〇人、四〇六円六七。

救護金　二一六人、一九五円〇〇。

合計　一一八八人、二五七四円四一。

丁種、病気手当、救護金ヲ除ク、八二七人、二二五一円一九。

一人平均　月収二円七十二銭強」。

九月一四日　「**第四十七回臨時評議員会**」

「評議員三分ノ二以上ノ要請ニヨリ緊急ニ常会長召集ス」（二七名、全員出席）。

代表質問者・神戸朝雄から「常務委員会総辞退職ノ眞相ニツイテ」の質問があり、常会長が「一．軍需作業停滞ニ対スル当局ノ無方針ノ件／一．大東亜戦争ニ藉口《しやこう》シテノ幹部職員ノ事務怠慢ノ件等ニヨリ常務委員会ニ於テハ人心ノ一新ノ爲《ママ》メヨリ強力ナル機関ヲ以テ園内ノ明朗ヲ期スル旨」の答弁をしている。

一一月二八日　「**多磨全生園入園者作業心得制定三周年主任懇談会**」（例年と同じ内容――筆者注）

昭和二〇年二月一〇日　「**第五十五回評議員会**」

山根評議員から「現在ノ慰労金ニテハ生活上困難多キ爲、慰労金ヲ増額サレタイ旨ノ建議」があり、作業部長が「此ノ事ニ関シテハ常務委員会トシテモ、作業部トシテモ充分考慮シ、当局ニ交渉中ナリ」と説明している。

一九四五（昭和二〇）年度について

四月一〇日「**第五十八回評議員会**」

「指示事項」の一つとして、常会長が「昭和十九年二月十日ノ心得ヲ充分徹底サレタキ旨」説明指示。

四月二〇日「**作業慰労金支給**」

「本月分ヨリ作業部毎ニ常会ニ於テ一括支給ス」。

五月二〇日「**作業慰労金支給**」

「慰労金五割増額最初ノ支給ナリ」。

八月一五日「**第五十七回実行委員会**」

「園外出張作業ニ就テ　作業部長

輸送困難ノタメ園内軽症患者ヲ園外ニ派遣シコノ方面ニ協力サセ□□（二字不明、ツツか――筆者注）アルコトノ諒解ヲ求メ今後ノ各位ノ協力ヲ求メル」

一一月九日「**第六十八回評議員会**」

「緊急報告事項」の一つとして、作業部長が「作業心得戦時特別措置ニ関スル覚書」は廃止するが「作業慰労金」は当分の間、「覚書」通り実施する、また「作業心得」について、「第二条　第二丙種　雑役部二〇人、第九条　甲種　男　金十五銭乃至十六銭／女　十四銭乃至十五銭」と改正すると報告。

一一月一五日「**作業主任懇談会**」

例年通り、「多磨全生園入園者作業心得」制定の意義を確認するための園長以下の職員と各部作業主任との集い。

一一月一六日　**「第六十回実行委員会」**

常会長が「総務事項」の一つとして、「作業心得戦時特別措置ニ関スル覚書廃止ニ就テ」報告（ただし、「作業慰労金」は変更せず）。

作業部長が「作業部事項」として報告。

「一．園外出張作業ニ就テ。（日本医療団伐木人夫ニ出張ス）

一．十月分慰労金報告

常会関係慰労金　二五二七円四八銭。

互恵会関係慰労金　四七七円五〇銭。

総合計　一〇九八人／三二〇五円一八銭／一人平均三円六五銭」

昭和二一年二月一五日　「第六十四回実行委員会」

「建議」の一つとして、「理髪部人員不足ニヨルモ理髪ノ迅廻《じんかい》ヲ乞フ」が出された。

入園者による患者作業の回想

主として、太平洋戦争下の全生常会が活動していた時期のいくつかの患者作業について、入園者の体験を紹介する。

(1)「精米所」の作業について

「私が入園して最初に入ったのは三井内舎で、たまたま隣りの一号室に精米所の親方（作業主任——筆者注）がいて、是非手伝ってくれと言うわけで、入園してまだ一月も経たないうちに勤めることになってね。そのころの精米所は、朝食を嚙み嚙み八時ごろに出勤して、昼は炊事から握り飯をもらい夕飯時の四時まで働きました。配給の玄米や園内で収穫した陸稲のもち米、それに麦を精白して、もち米は正月用の餅に、麦は押し麦にして三度のご飯の中へ入れるわけです。何しろ機械が古いため能率が上がらず、炊事から絶えず催促される始末でした。ぬかは一番上等なのは飼料として養鶏部へ、それから養豚部、次が農産部へ肥料にね。（略）／他に個人の慰安畑で作ったもち米を一キロ幾らでやったんです。親方が堅物でしたから、決められたつき賃以外は、絶対もらいませんでした。作業者は五人でした」（菊池儀一。昭和一六年一〇月三一日入園、昭和二六年に失明。多磨盲人会記念誌編纂委員会編『望郷の丘　多磨盲人会創立20周年記念誌』多磨盲人会発行、一九七九年、二二九頁）。

(2)「洗濯」作業について

「患者の経済状態は、問題にならないくらい貧しかったんですよ。中でも私が一番痛切に感じたのは、目の見えない人たちのことでした。寒いのに素足でしかも駒下駄で、下駄が脱げないようにかかとへゴムひもを掛け、南京袋で作った前掛を腰に巻き、たすきを掛けて包帯やガーゼを初め、衣類、布団の大小包布、寝台布に至るまで洗っていたことなんです。衣類など洗うまでの段取りとしては、洗濯物はクレゾールと粉石鹼のはいった四斗樽《しとだる》につけ、大きい洗い板の上へ乗せて、盲人の人たちが一枚一枚ごしごしとやるんだ。しかも手でね。（略）

回収した包帯、ガーゼはより分け、包帯はたぐって束ねる。ここまでの行程は健康舎の義足の人たちがやっていたんです。（略）

それからすすぎの段階になるわけですが、包帯は束にしてあるからいいんですが、ガーゼはひと固まりになってしまうからね。洗い役の盲人は、一つの樽に二、三人で一人十五分くらいで交替してやったんです。（略）水は井戸から汲んだんですが、ポンプの水汲みは不自由舎の人たちが二人ずつ交替でやったんです。一回二銭で、水おけの担い手は健康者で日給は四銭だったですね。

洗い上がったガーゼは、不自由舎の人たちが、当時芝居をやった娯楽室の舞台から、観客席まで古い畳表を敷きつめ、幅一尺五寸くらいの台に向き合ってそろえたんですが、伸ばし役の目の見えない人たちは、ひと固まりになっているガーゼを一枚一枚口でくわえてね。それが余りにも惨めだったので、昭和二十二年に全生会作業部を担当した私が、不自由者のガーゼ再生作業を廃止したんです。ちょうど都から慰安金が支給された時を機会にね」（鈴木寅雄。大正一三年一〇月入院　二一歳　昭和四九年弱視。同前書、七六〜七八頁より。全生常会は四六〔昭和二一〕年四月に全生会と改称、鈴木寅雄は昭和二一、二二年度の常務委員に選出されている）

なお、「全生病院」における樽を使っての「盲人たちの洗濯作業」の写真が大竹章著『無菌地帯――らい予防法の真実とは』（草土文化、一九九六年、八七頁）に掲載されている。

(3)「伐採」の作業について

「（敗戦前後の頃――筆者注）付添いはやめたけれど小遣銭がないから、何かやらなくては仕様がないと思っていたところ、土木部で伐採の作業員を募集していたので使ってもらったわけです。このころは燃料の石炭も相当に不足して、汽缶場などでも松の薪を使用していました。正門前のいま養老院の建っているあたり一帯に、医療団の松林や雑木林があってね。その山の伐採をしたんです。ぼくは全くの素人だったけれど、仲間には本職の木挽《こび》きもいて、二十年くらい松や雑木を、場所を決めて片っ端から倒して、三尺くらいの長さに切って薪の形にしたんだが、ぼくなんか、なたで枝を払ったり束ねたりするのが受持でした。朝九時ごろから出て行って、夕方四時ごろまでずうっと働いたね。山へ行く途中で、別の山に行く清瀬病院の職員に会ったこともあったよ。（略）仕事は大変骨が折れたけれど主食の特別配給があったんです。あのころは芋飯だったから、ちょっとやそっとでは腹がへってね。作業場では金碗に山盛りで食えたからね。作業賃は大体一ヵ月五〇銭くらい

表3－8　多磨全生園における公費患者作業の種類と賃金の推移　一九二五（大正十四）年～一九五六（昭和三十一）年

（昭和15）	1935（昭和10）	1930（昭和5）	1925（大正14）	年度／作業
1円50銭	月額　1円50銭	月額　1円50銭	月額　1円30銭	舎長
円30銭～2円	〃　1円30銭	〃　1円30銭	〃　〃	学事世話（教養係）
2円	〃　2円	〃　〃	〃　〃	保母（寮父母）
	日額　3～4銭	日額　3～4銭	日額　3～4銭	医療薬剤係雑役
10銭	〃　10〃	〃　3～4銭5厘	〃　3銭	理髪
3～4〃	〃　3〃	〃　3～4銭	〃　3～4〃	構内掃除
8～12〃	〃　8～12〃	〃　4～8〃	〃　3～6〃	病室附雑役（病室付添）
	〃　3～4〃	〃　3～4〃	〃　3～4〃	患者輸送
8～12〃	〃　8～12〃	〃　3～5〃	〃　3～5〃	包帯交換所雑役（包帯交換）
付き20〃	1貫に付き12～20〃	〃　1～4〃	〃　1～4〃	再製繃帯巻軸及ガーゼ整理
3～4〃	〃　3～4〃	〃　3～4〃	〃　3～4〃	試験動物飼育
	〃　5〃	〃　3〃	〃　3〃	物品交換所雑役
に付き14〃	便所1か所に付き12〃	〃　5〃	〃　5〃	糞尿汲取
4〃	日額　5〃	〃　3〃	〃　3〃	汚物焼却
	〃　3〃	〃　1～2〃	〃　1～2〃	構内紙屑拾
7～8〃	〃　3～4〃	〃　3～4〃	〃　3～4〃	浴場附雑役（風呂番）
7〃	〃　3～17〃	〃　3～5〃	〃　3～5〃	裁縫
10〃	〃　10〃	〃　3〃	〃　3〃	洗濯
5～10〃	〃　5～10〃	3～6〃	3〃	土工
8～20〃	〃　8～20〃	〃　4～20〃	〃　4〃	大工
8～20〃	〃　8～20〃	〃　4～20〃	〃　4〃	左官
7～20〃	〃　7～20〃	〃　3～4〃	〃　3～4〃	鉄葉細工
	〃　4〃	〃　4〃	〃　4〃	足袋裁縫
	1足　1～3〃	1足　1～3〃	1足　1～3〃	藁細工
付き5〃	1俵に付き5〃			精米
12銭5厘	〃　12銭5厘			精麦押麦
8銭	日額　8銭			漬物製造
8〃	〃　3～10〃			被服整理
10〃	〃　8～10〃			園芸
6〃	〃　6〃			下水土管掃除
3〃	〃　3〃			火種配給
6〃				図書整理

1956（昭和31）	1953（昭和28）	1948（昭和23）	1941（昭和1
甲作業第1種 ○不自由患者附添 ○日額：42円 甲作業第2種、第3種 ○事務補助、教師補助、養育、理髪、結髪、電髪、洗濯、木工、金工、土工、桶工、畳工、綿工、糞尿処理、埋葬、放送、病室連絡員 ○日額：第2種35円、第3種33円 乙作業第4種、第5種、第6種 ○事務補助、浴場、ミシン裁縫、薬配、薪炭配達、焼却 ○日額：第4種32円、第5種30円、第6種28円 丙作業第7種、第8種、第9種 ○事務補助、清掃、塵灰処理、ガーゼ再製、図書、園芸、造園、動物飼育、雑役 ○日額：第7種27円、第8種25円、第9種22円 午後も従事する者は増額 財団法人慰安会、同互恵会関係作業 ○養豚、ミシン裁縫、家具製造、印刷、売店、製果、茶園、等 ○賃金：不詳	甲　種 ○木工、土工、塗工、金工、鉄工、畳修理、等 ○午前中3時間20円、午後も従事する者には半額増 乙　種 ○園芸、桶修理、諸運搬、男女子調髪、洗濯、食配、薬配、裁縫、清掃、包帯巻、ガーゼ選別、器具修理、包帯交換、等 ○午前中3時間15円、午後も従事する者は半額増 丙　種 ○図書係、被服整理、乾燥、動物飼育、綻縫、ガーゼ再整、雑役 ○午前3時間10円、午後も従事する者は半額増 特別作業 ○重症患者、不自由患者の附添、全生会役職員、少年少女寮母、全生学園教養係、風呂場係 ○賃金：不詳 臨時作業 ○火葬、製材、新聞配達、治療棟清掃、包帯ガーゼ回収、糞尿処理、等 ○賃金：不詳	甲　種 ○看護従事 ○定員：140人 ○日額：3円20銭～3円40銭 第1乙種 ○男子調髪、包帯交換、洗濯、事務、第一清掃、土木、園芸、穀菽の各部 ○定員：100人 ○日額：1円80銭～2円 第2乙種 ○食品、被服、男子風呂、乾燥、糧食、図書、造庭、女子包帯、第一衛生、茶 ○定員：175人 ○日額：1円50銭～1円70銭 第1丙種 ○裁縫、女子調髪、女子風呂、動物飼育、第一資材、第二清掃、薬品、害虫駆除、等 ○定員：44人 ○日額：1円20銭～1円40銭 第2丙種 （現在なし） 丁　種 ○第三資材 ○定員：115人 ○日額：1円	甲　種 ○看護従事 ○日額：男12～ 女10～ 第1乙種 ○男子調髪、男 交換、洗濯、 掃、事務、土 部、園芸、果 菽、工芸 ○日額：10～1 第2乙種 ○被服整理、食 男子風呂、乾 食、図書、造 子包帯交換、 生、茶園 ○日額：8～1 第1丙種 ○裁縫、女子調 子風呂、動物 第一資材再製 清掃、害虫駆 品運搬 ○日額：7～ 第2丙種 ○雑役、第二 第二衛生 ○日額：5銭 丁　種 ○第三衛生再 他 ○日額：4銭

出典　第一区府県立全生病院『大正十四年統計年報』一九二六（大正十五）年十一月、同『昭和五年統計年報』一九三一（昭和六）年七月、同『昭和十年統計年報』一九三六（昭和十一）年七月、同『昭和十五年統計年報』一九四一（昭和十六）年十二月、国立癩療養所多磨全生園『昭和十六年年報』一九四二（昭和十七）年十二月、国立療養所多磨全生園『昭和二十三年統計年報』一九四九（昭和二十四）年九月、同『昭和28年年報』一九五四（昭和二十九）年十一月、同『昭和31年年報』一九五六（昭和三十一）年十二月、所収の「患者の生活状態」の中の「作業」より作成

注　表の右端の「作業」欄の（　）内は改称後の名称である。表中の傍線は筆者による

になったかな。帰りには親方が薪の材料の丸太を一本ずつつくれたこともあったね」（室岡虎雄。昭和八年一一月一一日入院。一四歳。昭和二四年に失明。同前書、二八二～二八三頁より）。

「小結」に代えて――戦前・戦後の〈公費患者作業〉表

最後に、本節のまとめに代えて、全生病院・多磨全生園の『年報』に基づき、院（園）が「慰労金」（「作業賞与金」）を支給した〈公費患者作業〉の種類と作業賃について、一九二五（大正一四）年度から五六（昭和三一）年度までの推移を表3－8に示す。

本表についてはとくに、「慰労金」が戦前・戦後にわたり一貫して低額に抑えられていること、および「療養所」において患者が患者を看護・介補するという、他の療養所・病院などではあり得ない患者作業が行われていたこと、例えば五三（昭和二八）年度には「特別作業」として「重症患者、不自由患者の附添」が位置づけられ、五六（昭和三一）年度においても「不自由患者附添」が続いていることに注意してほしい。

そのほか、先に抄記した「全生常会記録」のなかの「評議員会」および「実行委員会」の患者作業をめぐる記録と本表から、次の諸点を指摘したい。

すなわち、①患者作業の種類が年月の経過とともに多種多様に分化していること、②それらの患者作業の内容は入園者全体の〈衣・食・住〉全般に及んでおり、隔離された強制収容所という空間のなかで、入園者たちは患者作業をとおして、自らが生きるために必要な生活上の手だてや条件・環境を力をあわせて懸命につくりだしていること、③作業の種類によって差異はあるものの、少しずつではあるが「慰労金」と呼ばれる作業賃の金額を増額させ、「作業定員」の人数を増員させていること、④このように、園当局側が、自らが主導的に作成して入園者側に提示した「多磨全生園入園者作業心得」の「改正」に僅かではあるが応じているのは、入園者たちの要求と全生常会役員による交渉があってのことであり（例えば、昭和二〇年一月一〇日の「第五五回評議員会」での評議員と作業部長との質疑応答、参照）、なによりも患者作業なしには「療養所」としての運営がなりたたないからであること、⑤全生常会の基本的な性格は園の「補助機関」であり、〝上意下達〟と〝下意上達〟の二面性を有するが、少なくとも患者作業においては、〝下意上達〟の面が比較的みられ、患者組織としての独自性についての一定の自負も窺われること（例えば、昭和一八年四月一〇日の「第二七回評議員会」での常会長の「心得」についての方針参照）である。

◆1　国立療養所多磨全生園『創立50周年記念誌』一九五九年所収の「開園以来の入退所調（昭和34・1・1現在）」（一五七頁）より。

◆2　森永卓郎監修『明治・大正・昭和・平成　物価の文化史事典』展望社、二〇〇八年、二四八〜二四九頁参照。

◆3　『国立癩療養所多磨全生園　昭和十七年年報』一九四三年、後ろから五頁。

◆4　『第一区府県立全生病院　昭和十一年統計年報』一九三七年、五三〜五四頁より。

◆5　呉秀三、樫田五郎「精神病者私宅監置ノ実況及ビ其統計的観察」（『東京医学会雑誌』第三二巻第一〇号〜第一三号、一九一八年。その復刻版として精神医学神経学古典刊行会、一九七三年、全一四六頁参照）。

◆6　『倶会一処』三六頁参照。出典の初出は第一区府県立全生病院『統計年報　自明治四十五年一月至大正元年十二月』一九一四（大正三）年、四〇〜四六頁。

◆7　以上の引用文は、第一区府県立全生病院『昭和十二年統計年報』一九三八（昭和一三）年の巻末の「院内社会事業団体」より。

◆8　国立癩療養所多磨全生園『年報昭和十八年・昭和十九年合併号』巻末の「園内社会事業団体」参照。

◆9　「財団法人全生互恵会事業要項」（第一区府県立全生病院『昭和八年統計年報』昭和九年八月、所収）。

◆10　「〔きき書き〕　全生園むかし昔（四）　懐かしい仲間たち(2)　渡辺城山談・編集部編」（『多磨』第五三巻第三号、一九七二年）より。

◆11　多磨全生園「山井道太のこと（当時四十歳）」（癩予防法改正促進委員会編集『癩予防法による被害事例──強制収容・懲戒検束等の実態』私家版、一九五二年一一月、二一〜二二頁より）。

◆12　栗生楽泉園患者自治会編纂・発行『風雪の紋──栗生楽泉園患者50年史』一九八二年、四九七〜五〇七頁、所収。

第4章　「全生常会」による食料の増産と供給をめざす患者作業

第一節　在園者の食費と食物の分量の推移

ハンセン病患者の「病院」・「療養所」であると銘打った第一区府県立全生病院・国立癩《らい》療養所多磨全生園、さらには国立療養所多磨全生園において、入園者たちの食生活はどうであったか。その実態をとらえる基本的な資料として、まず食費と食物の分量の推移をたどってみよう。それは入院（園）者が患者であるにもかかわらず、なぜ集団的・組織的に長年にわたって果実・農作物の増産や養豚・養牛・養鶏などの作業に取り組まねばならなかったかを示すことにもなろう。

表4－1は、院（園）当局が編集・発行した『年報』にもとづき、一九一五（大正四）年度から五八（昭和三三）年度までの食費の年度別推移を表したものである。

『年報』に「患者一人当経費」の統計表が掲載され始めるのは『大正十四年統計年報』（大正一五年一一月発行）以降であり、本年報には大正四年度から同一三年度までの各年度について、「経常費決算」・「食費決算」・「治療費決算」・「被服費決算」の各総額と一人一日あたりの額が記されている。そこで、大正一四年度の『年報』以降の各年度の『年報』から「経常費決算」と「食費決算」の各総額と一人一日あたりの額をとりだし、百分比を算出して作成したのが表4－1である。

本表をみると、経常費決算も食費決算も各総額は患者収容定数の増加とそれを上まわる収容人数につれて多くなっているが、一人一日あたりの額はいずれも戦前は一貫してきわめて少額である。

『大正十四年統計年報』（一九二六〔大正一五〕年一一日発行）は「患者ノ状態」のなかの「食費」に関する項目で、「食費予算」を実際の収容患者の人数に合わせるやりくりについて次のように記している。

「大正十四年度ノ食費予算ハ一人一日当金貳拾貳銭テ六百七十人分（大正一三年度に収容患者定数を七五〇人と定めた。大正一三年末日の入所者総数は六四〇人であった――多磨全生園『創立50周年記念誌』より、筆者注）ニナツテ居ルカ本年ノ延人員ハ（一月カラ十二月マテ）二四八、四九九人テ一日平均六八〇・八二人ニナルノテ一人当貳拾貳銭ノ割ニ消費シテ仕舞ヘハ忽《たちま》チ不足ヲ告ケルカラ成《な》ル可《べ》ク予算ノ範囲内テ始末ヲ附ケル様ニ努力シテ来タ為メニ本年度ハ追加ヲ要求セスニ済ミソウテアル。」（一四頁より）

また、『昭和十五年統計年報』（一九四一〔昭和一六〕年一二月発行）は「食費」の項目で次のように記している。

「昭和十五年度ノ食費予算ハ定員一、二〇〇人一人一日当リ二二銭五厘《りん》（十月以降二六銭ニ増額）ナリ、而《しか》シテ物価ノ騰貴甚ダシク、又物品ノ購入困難ヲ極メ十月ヨリ一人一日当リ、三銭五厘ノ追加増額ヲ見タルモ、尚余裕無ク患者給食ニ付テハ頗《すこぶ》ル腐心努力セリ」（五三頁より）。

そして、「昭和十五年中食費経理ノ実情」を表示している。それを表4―2として転載する。

先に表4―1に示した「食費の推移」の表の各年度の「食費決算」の一人一日あたりの額は、基本的に、「成ル可ク予算ノ範囲内テ始末ヲ附ケル」方針のもとに最終的に決まった金額である。

すなわち、食費は実際の在園者の人数に合わせるのではなく、予算に合わせているのである。したがって、収容定員を超えて患者を入所させれば、否応なく患者の「一人一日当り」の「食費」の額は低く抑えられざるを得なくなっていく。

第3章第二節で図3―4（一〇一頁）として「多磨全生園における総支出に対する食料費・医療費一〇〇分比の推移――一九一五（大正四）年～一九五八（昭和三三）年」を掲げた。そこでは、医療費の占める割合が一貫

表4−1　多磨全生園における食費の推移　1915（大正4）年度〜1958（昭和33）年度

年度（和暦）	経常費決算		食費決算			
	総額（円）	1人1日当り（円）	総額（円）	（%）	1人1日当り（円）	（%）
'15（大正4）	56098.338	.403	16785.539	(30.0)	.120	(29.8)
'16（〃5）	62716.895	.423	18177.855	(29.0)	.125	(29.6)
'17（〃6）	69365.58	.470	21796.230	(31.4)	.147	(31.3)
'18（〃7）	86059.46	.532	28441.79	(33.1)	.176	(33.1)
'19（〃8）	122543.19	.749	40750.32	(33.3)	.249	(33.2)
'20（〃9）	137677.87	.827	40148.38	(29.2)	.241	(29.1)
'21（〃10）	149244.86	.810	42814.37	(28.7)	.232	(28.6)
'22（〃11）	157317.97	.807	37677.10	(24.0)	.193	(23.9)
'23（〃12）	168917.25	.787	47911.84	(28.4)	.223	(28.3)
'24（〃13）	209553.51	.924	54810.54	(26.2)	.241	(26.1)
'25（〃14）	192257.17	.747	53790.87	(28.0)	.209	(28.0)

年度（和暦）	経常費決算		食費決算			
	総額（円）	1人1日当り（円）	総額（円）	（%）	1人1日当り（円）	（%）
'37（〃12）	309483.94	.686	92873.23	(30.0)	.200	(29.2)
'38（〃13）	315042.09	.702	95362.68	(30.3)	.212	(30.2)
'39（〃14）	318879.85	.721	98362.29	(31.4)	.222	(30.8)
'40（〃15）	354196.82	.798	124404.04	(35.1)	.280	(35.1)
'41（〃16）	470966	.963	120089	(25.5)	.245	(25.4)
'42（〃17）	438077	.876	131552	(30.0)	.263	(30.0)
'43（〃18）	490191	.822	138025	(28.2)	.231	(28.1)
'44（〃19）	490198	.956	154776	(31.6)	.299	(31.3)
'45（〃20）	536308	1.289	239954	(44.7)	.577	(44.8)
'46（〃21）	2305454	5.630	1143752	(49.6)	2.793	(49.6)
'47（〃22）	7551769	18.600	5375934	(71.2)	13.237	(71.2)

'26 (〃15 昭和1)	197361.67	.698	55164.72	(28.0)	.195	(28.0)
'27 (昭和2)	208484.16	.702	57537.75	(27.6)	.193	(27.5)
'28 (〃3)	224584.37	.700	66674.41	(29.7)	.207	(29.6)
'29 (〃4)	247598.41	.712	69291.11	(28.0)	.199	(28.0)
'30 (〃5)	233422.41	.617	61136.97	(26.2)	.161	(26.1)
'31 (〃6)	219537.18	.574	57613.97	(26.3)	.162	(28.2)
'32 (〃7)	230350.35	.577	61061.14	(26.5)	.150	(26.0)
'33 (〃8)	232965.38	.575	64846.24	(27.8)	.158	(27.5)
'34 (〃9)	244770.83	.611	70468.81	(28.8)	.170	(27.8)
'35 (〃10)	268702.04	.659	83430.92	(31.1)	.197	(31.1)
'36 (〃11)	282207.28	.654	86334.92	(30.6)	.194	(29.7)

'48 (〃23)	58217264	144.330	19953703	(34.3)	49.470	(34.3)
'49 (〃24)	62344858	152.200	23539716	(37.8)	57.470	(37.8)
'50 (〃25)	90514976	216.700	29964838	(33.1)	71.740	(33.1)
'51 (〃26)	113914594	264.990	37766504	(33.2)	87.830	(33.2)
'52 (〃27)	161897814	372.500	41031611	(25.3)	94.410	(25.4)
'53 (〃28)	183838664	420.570	49992050	(27.2)	114.370	(27.2)
'54 (〃29)	175299817	369.090	46154497	(26.3)	97.390	(26.4)
'55 (〃30)	175625334	397.580	45085334	(25.7)	102.060	(25.3)
'56 (〃31)	180723870	411.160	45752692	(25.3)	104.090	(25.3)
'57 (〃32)	190021163	433.545	45111096	(23.7)	102.921	(23.7)
'58 (〃33)	193254328	422.503	49058657	(25.4)	112.331	(26.6)

出典　第一区府県立全生病院『自大正十三年一月　至大正十三年十二月　統計年報』大正14年12月発行～同『昭和十五年統計年報』昭和16年12月発行、国立癩療所多磨全生園『昭和十六年年報』昭和17年12月発行～同『年報昭和十八年／昭和十九年合併号』昭和20年発行、同『統計年報昭和二十年』昭和21年～国立療養所多磨全生園『昭和34年年報』昭和35年発行、所収の「患者一人当経費」の表より作成

注　①年報によっては、「経費決算」は「決算」、食費決算は「賄費決算」と記載されている。

②「食費決算」の左側の（%）は「経常費決算」の「総額」に対する「食費決算」の「総額」の百分比であり、同じく右側の（%）は「経常費決算」の「1人1日当り」の額に対する「食費決算」の「1人1日当り」の額の百分比である

して小さく、とくに太平洋戦争末期の四四（昭和一九）年、四五（昭和二〇）年に最も落ちこんでいることをみた。食費の占める割合も四一（昭和一六）年から四四（昭和一九）年までの期間が最も小さい。ただ、敗戦の年から四七（昭和二二）年まではその曲線は急激に高くなる。表4－1をみても、その期間の経常費決算の総額に占める食費

表4－2　多磨全生園における「昭和十五年中食費経理ノ実情」

	昭和十五年		一人一日あたり平均	
	数量（キログラム）	金額（円）	数量（グラム）	金額（円）
主食物	二〇万五七九三	五万七九二二・二八〇	四六四	一三・一一三
副食物		四万七七九二・〇〇〇		一〇・七三五
滋養品		二八二八・五七〇		〇・六四〇
燃料		六六五九・三七〇		一・五七〇
合計		一一万五二〇二・二二〇		二六・〇五八

注　給食延人員は四四万一七七一人（癩予防協会患者ヲ含ム）
出典　第一区府県立全生病院『昭和十五年統計年報』一九四一（昭和一六）年一二月発行、五三～五四頁。一部表記を変更

決算の総額の百分比は四四・七パーセントから七一・二パーセントへと大きくなっている。しかし、総支出のなかで食費が四割から七割も占めるということは、相対的に他の費用が少なくなり、生活の質が貧しくなっていることを示すものである。それ以外の時期については経常費総額に占める食費決算の総額の百分率も、食費決算の総額に占める一人一日あたりの額も、全体としてはほぼ三〇パーセント前後である。

しかし、先に指摘したように、一九一五（大正四）年から四七（昭和二二）年前後までの経常費決算と食費決算の一人一日あたりの額が極めて低額に抑えられていることに何よりもまず注意しなければならない。

そのことは、その当時の一般社会において、日常の食生活で食べていた食品の価格と対比してみればいっそう明らかとなる。

例えば、表4－1の食費決算の一人一日あたりの額の推移をみると、一九一五（大正四）年は僅か一二銭、二五（大正一四）年は二〇銭九厘、三五（昭和一〇）年は一九銭七厘、四〇（昭和一五）年は二八銭、四五（昭和二〇）年は五七銭七厘である。

他方、例えば、茹うどん一玉（量目不明）の値段（平均値）は、一九二一（大正一〇）年から三五（昭和一〇）年までは二銭、四〇（昭和一五）年は三銭五厘である（森永卓郎監修『明治・大正・昭和・平成　物価の文化史事典』展望社、二〇〇八年、四四頁）。豆腐約一〇〇匁《もんめ》（三七五グラム）の値段は、一九一八（大正七）年は二銭、三五（昭和一〇）年は五銭、四五（昭和二〇）年は二〇銭である。[1] 白米（東京における標準価格米一〇キログラムあたりの小売価格）は、一九一六（大正五）年は一円二〇銭、二六（大正一五）年は三円二〇銭、三五（昭和一〇）年は二円五〇銭である（同前書、一一五頁）。醬油の値段（上質。一・八リットルあたりの東京における年平均小売価格）は、一九一八（大正七）年は四四銭、二三（大正一二）年は八六銭、三六（昭和一一）年は五〇銭、四五（昭和二〇）年は一円七銭である。[2] また鶏卵（東京における一〇〇匁あたりの平均小売価格）は一三（大正二）年は二〇銭、二五（大正一四）年は四三銭、三三（昭和八）年は二一銭、四〇（昭和一五）年は四四銭、四五（昭和二〇）年は一円五〇銭である。[3]

これらの当時の生活必需食品の価格に照らしても、食費決算の一人一日あたりの額がいかに低いかがわかる。

次に、食物の分量の推移についてみてみよう。

表4－3は、「食費」と同じく各『年報』所収の「患者ノ生活状態」のなかの「食物」の項より、「主食物」の分量に関して、一九二五（大正一四）年から五〇（昭和二五）年までの年次別推移を示したものである。

この期間の各『年報』は「副食物」についても説明しているが、その内容は数量として表に示すことはできない。

表 4−3　多磨全生園における食物（主食）の分量の推移　1925（大正14）年〜1950（昭和25）年

年（和暦）	主食物		備考
	普通食1人1日あたり平均分量	粥食1人1食分量	
'25（大正14）	「割麦ノ時約4合3〜4勺、押麦ノ時約4合7〜8勺」	7勺	「普通食」（以下ⓐと記す）の「米麦ノ割合」は「西貢米又ハ台湾米4分、押麦6分」。「粥食」（以下ⓑと記す）は「内地米」、「粥食患者毎日平均60人位」。
'26（〃15 昭和1）	同上	同上	ⓐ「米麦ノ割合」は「台湾米4分、押麦又ハ割麦6分」。ⓑ同上。
'27（昭和2）	約4合4勺	同上	ⓐ「米麦ノ割合」同上。ⓑ「内地米」、「粥食患者ハ毎日平均約70人内外」。
'28（〃3）	同上	同上	ⓐ「米麦ノ割合」は「内地米及台湾米等分5分、押麦又ハ割麦5分」。ⓑ同上。
'29（〃4）	約550グラム（約4合5勺）	100グラム（約7勺）	ⓐ同上。ⓑ「白米」、「粥食患者ハ毎日平均120人内外」。
'30（〃5）	同上	同上	ⓐ「米麦ノ割合」は「米5分、麦5分」。ⓑ同上。
'31（〃6）	約500グラム（約4合3勺）	同上	ⓐ同上。ⓑ「白米」、「粥食患者ハ毎日平均180人内外」。
'32（〃7）	約480グラム（約4合）	同上	ⓐ「米麦ノ割合」は「米6分、麦4分」。ⓑ「白米」、「粥食患者ハ毎日平均190人内外」。
'33（〃8）	約568グラム（約4合）	同上	ⓐ「米麦ノ割合」は「半搗米7分、押麦3分」、ⓑ「白米」。
'34（〃9）	約468グラム（約4合3勺）	同上	ⓐ同上。ⓑ「白米」。
'35（〃10）	同上	同上	ⓐ同上。ⓑ同上。
'36（〃11）	同上	同上	ⓐ同上。ⓑ同上。
'37（〃12）	約470グラム（約4合）	同上	ⓐ同上。ⓑ同上。

'38（〃13）	約460グラム（約３合）	同上	ⓐ同上。ⓑ同上。
'39（〃14）	約464グラム（約３合８勺）	同上	ⓐ同上。ⓑ同上。
'40（〃15）	約465グラム（約３合６勺）	同上	ⓐ同上。ⓑ同上。
'41（〃16）	約448グラム（約３合２勺）	同上	ⓐ「1人1日混入米（内地米、外地米）」。ⓑ「1人1日1食混入米（内地米、外地米）」。ⓐとⓑに関して、「戦時下国策ニ即応セル饂飩食ヲ月ニ数回給す」、「米穀配給統制法実施以降麦ノ入手不能トナリタル為白米ヲ給ス」。
'42（〃17）	同上	同上	ⓐ「混入米2.24合、押麦0.96合」。ⓑ「混入米」。ⓐとⓑに関して、「戦時下国策ニ即応シ饂飩食又ハ野菜混飯ヲ月ニ数回支給ス」。
'43（〃18）	同上	同上	ⓐ同上。ⓑ同上。ⓐとⓑに関して、同上。
'44（〃19）	同上	同上	ⓐ同上。ⓑ同上。ⓐとⓑに関して、同上。
'45（〃20）	430グラム（３合１勺）	同上	ⓐ「混入米2.1合、押麦1.0合」。ⓑ同上。ⓐとⓑに関して、同上。
'46（〃21）	460グラム（３合７勺）	同上	ⓐ「混入米2.5合、押麦1.2合」。ⓑ同上。ⓐとⓑに関して、「実際はパン食又は野菜混飯等ヲ月数回給す事により標準普通食に拠り難し」。
'47（〃22）	同上	同上	ⓐ「混入米2.5合、加配押麦、米等1.2合」。ⓑ同上。ⓐとⓑに関して、司上。
'48（〃23）	520グラム	同上	ⓐ「普通配給380グラム、加配140グラム」、「普通食の不足は飯、パン、うどん等にて給与す」。ⓑ「患者の希望により、粥半分、普通食半分を摂取する者もあり、一律ならず」。
'49（〃24）	同上	同上	ⓐ同上、「主食は1日のうち飯2回、1回はパン、うどん等を給与する」。ⓑ同上。
'50（〃25）	530グラム	300グラム	ⓐ「普通配給390グラム、加配140グラム」、「主食は1日のうち飯2回、1回はパン、うどん等を給与する」。ⓑ同上。

出典　第一区府県立全生病院『大正十四年統計年報』1926（大正15）年11月発行～国立癩療養所多磨全生園『昭和廿一年　年報』1947（昭和22）年発行、多磨全生園『昭和二十二年年報』昭和23年発行～国立療養所多磨全生園『昭和25年年報』1951（昭和26）年11月発行、所収の「患者ノ生活状態」のなかの「食物」の項より作成

注　全生病院の『年報』の「大正十三年」以前には、「患者ノ状態」に「食物」の項は設けられていない

例えば、『大正十四年統計年報』では「副食物」について次のように記している。

「一．概況　野菜類カ主テ魚類豆腐類カ之ニ次キ其ノ他カ雑品テ朝ハ毎日味噌汁ニシテ居ル。

二．病室ニ居ル患者ノ副食物　大体普通食ト同一タカ普通食カ塩魚ノ時ハ鮮魚若《もし》クハ鶏ヲ給シ沢庵菜漬ノ様ナモノノ時ハ金山寺味噌梅干ナトヲ給スル様ニシテ居ル猶ホ重病者ニハ滋養品トシテ牛乳鶏卵葛粉ナトヲ給スルノハ勿論《もちろん》テアル」（「三．御馳走」、「四．院内生産品」は省略、同年報、一五頁）。

表4－3から、「主食物」の推移をみていくと、「普通食一人一日あたり平均分量」は「米麦」の産地の割合については一九二五（大正一四）年から三二（昭和七）年頃まではその年によって変更がみられるが、三三（昭和八）年から四〇（昭和一五）年までは「米麦ノ割合」は「半搗米《はんつきまい》七分、押麦三分」と一定し、「粥《かゆ》食一人一食分量」は二五（大正一四）年から四〇（昭和一五）年まで、基本的に「内地米」・「白米」で七勺《しゃく》と変わらない。

しかし、「普通食」の分量は二五（大正一四）年から三七（昭和一二）年までは四合余であったが、日中戦争開始の翌年の三八（昭和一三）年以降は四合以下となり、太平洋戦争期は三合二勺から三合一勺にまで減量し、「備考」欄に記したように、「普通食」も「粥食」も「内地米・外地米」の「混入米」となり、いずれも「戦時下国策ニ即応」して月数回は「饂飩《うどん》食」または「野菜混食」となっている。その上、敗戦の年で患者最多死亡率となった四五（昭和二〇）年の「普通食一人一日あたり平均分量」は三合一勺と最も少なくなっている。戦後も四九（昭和二四）年頃までは「普通食」も「粥食」も「実際はパン食又は野菜混食等を月数回給す事により標準普通食に拠り難し」という状態に陥った。

なお、「主食物」の「普通食一人一日当り平均分量」の太平洋戦争期の減量や「備考」欄の「戦時下国策ニ即応」とは、当時の食料品の配給・統制制度とも関係している。政府の配給制度の概要と実態については後述し、またこれらの制度の多磨全生園の入園者たちの食生活への影響については、「全生常会記録」などを検討するなかで論述する。

第二節　農事部を中心とする農作物の生産と地域の農家などとの「農産物品評会」の共催

全生常会の活動についての基本資料としては、「全生常会記録」（昭和一六年度から同二〇年度まで全五簿冊）、「自昭和十六年度至昭和二十年度　評議員会議事録」（全一簿冊）がある。その他、各部ごとに記録があったことが「全生常会記録」の「実行委員会」に関する報告などに「『作業部日誌』参照」などとして記されていることから窺《うかが》えるが、それらはまだ見いだせない。「全生常会記録」は役員の選挙、来賓、各種行事などから実行委員会、評議員会の報告まで全生常会にかかわる園内の動向全般が常務委員会の書記によって記されているが、内容は年度によっても精粗がある。

他方、「評議員会議事録」は、執行機関である常務委員会の諮問を受けて評議し、建議する審議機関である評議員会（評議員は全舎長）の議事録であり、「議事ハ之ヲ記録シ保管スルコトヲ要ス」と「全生常会役員選挙規程」の第一一条に規定されており、評議員会の議長は評議員の選挙によって選出されている。また会議のあとは毎回、常務委員会、園当局に提出し、そのつど常会長・各常務委員、園長・各課長・係長が閲覧後に押印（計一六個にも及ぶ）している。内容は基本的に「報告事項」、「評議事項」、「質疑事項」に分け、かなり整理して記している。各事項に関する記述の分量は全体として、あまり多くない。評議の過程はほとんど記しておらず、結論だけ、ないし議題だけを記載している場合も少なくない。

そこで、本節では同じ議題・案件でも、両者の記録を照合し、適宜、引用・紹介することにする。また、耕作地の配分や拡張、農作物の生産などは農事部の役割だが、食料などの配給は生活部の担当なので、農事部を中心にしながら生活部についてもとりあげ、戦時下の全生園における入園者の食生活の状況についても見ていくこととする。

なお、引用や抄記などをする際には、「評議員会議事録」についてのみ末尾に出典を付すことにする。その他の記述は「全生常会記録」にもとづくものである。

農事部を中心とする農作物の増産と供給をめざす患者作業については、大きく、①農作物の増産と供出に関する計画と実施、②農作物の増産のための行事、③農作物の盗害と防止対策、④当時の配給制度の不備と農事部を中心とした農作物の病室・不自由舎などへの特別な配分などに分けて述べていくことにする。その他、園芸・果樹類の栽培、養豚・養牛・養鶏・養兎などについての患者作業とそれらの食料としての提供についても触れる。

1　農作物の増産・供給の計画と取り組み

入院（園）患者による院（園）内での農耕作業や養鶏などは開院当初から院当局が「奨励誘導」して行われていた。

そのことは第一区府県立全生病院の最初の『年報』の「作業ノ概況」に次のように記されている。

「患者ノ従来農業ニ従事セシモノ概ネ十中ノ五、六ヲ占メルヲ以テ明治四十三年三月始テ構内ノ荒蕪《こうぶ》五畝歩《せぶ》ヲ開墾セシメ蔬菜《そさい》栽培試作ヲ奨励セシニ其《その》結果良好ニシテ将来有望ト認メタルニ依リ更ニ五反歩ヲ開墾セシメ之ヲ各舎ニ等分シ以テ耕作ニ従事セシム（略）又娯楽ヲ兼ネタル一ノ副業トシテ各舎ニ対シ養鶏ヲ奨励セシニ各自悦テ之ニ従事シ競フテ繁殖ニ力《つと》メツツアリ是等作物、産卵ハ慰労金ヲ給与シテ炊事場ニ収メ（略）諸般ノ雑役、木工、藁細工、埋葬等ニ至ルマテ凡ソ患者ノ為シ能フモノハ務メテ作業ニ組入ル、ヲ以テ経費ヲ節約シ得タルモノ亦《また》少カラス」（『自明治四十二年九月／至明治四十三年十二月　統計年報』明治四四年七月発行、二四〜二五頁）。

このような意図と内容をもって始められた強制収容・絶対隔離の場である公立（国立）癩療養所での患者作業が、その後、「懲戒検束権」という処罰の権限を付与された院（園）長のもとで強制・義務化されていくなかで、入院（園）患者たちにとってどのように大きな負担となり、健康・人権などにもかかわる重大な問題となっていったかは、第3章第一節の「患者附添看護・介補活動」以降、具体的に検討してきたところである。

ところで、太平洋戦争が始まり、次第に戦局が悪化していくにつれて、政府の癩療養所にたいする対策も、「防空対策」などと併せて、〈自給自足〉を促す立場からの「物資ノ需給」、「生産増強」などの指示に力点が置かれていく。

例えば、一九四四（昭和一九）年六月二五日に厚生省衛生局が国立癩療養所長宛に出した「指示事項」の一つである「患者作業能力ノ活用ニ関スル件」では次のように記されている。

「患者中作業能力ヲ有スル者ニ対シテハ之ガ活用ヲ図リ其ノ分ニ応ジテ食糧ノ増産ハ勿論生産増強ニ寄与セシメ以テ奉公ノ誠ヲ致ス様一段ノ工夫ヲ図ラレタシ」◆4。

そして、四四（昭和一九）年六月二五・二六日に開催された「国立癩療養所長会議」の「議題（国立癩療養所提出）」のなかには、例えば「一・超非常時ノ患者食糧対策ニ関スル件　大島青松園」・「物資配給ニ関スル件　星塚敬愛園／東北新生園／多磨全生園／邑久光明園／大島青松園／菊池恵楓園／奄美和光園」が挙げられている。

多磨全生園（出席者は園長・林芳信、医務課長・阿部秀生、書記・藤森稲蔵）からの「所長会議提出議題」のなかから、二件を引用する。全生常会による各種作業や入園者の生活に緊要な物資配給などについての全生園当局の理解の仕方や方針を窺《うかが》えるので、やや長くなるが抄記する。

「一．生産増強ニ関スル件

国民斉《ひと》シク全力ヲ挙ゲテ各種生産増強ニ邁進《まいしん》スルノ秋《とき》癩療養所ニ於テモ夫々《それぞれ》ノ実情ニ即シ全能力ヲ挙ゲテ自給自足ニ精進シ（略）本園ニ於テハ本年度新ニ野球場、患者住宅周囲、其《そ》ノ他ノ空地ヲ利用シ前年度作付面積九町四段歩ニ比シ二町一反七畝ヲ増加シ十一町五反七畝ニ拡張前年度ニ比シ米麦ニ於テ二十数俵、蔬菜ニ於テ約一万貫ノ増収ヲ見込、漬物ノ外《ほか》更ニ澱粉《でんぷん》、又ハ切干大根等ノ干燥野菜ヲ製造シ、蔬菜ノ自足ヲ計ルト共ニ非常時食糧ヲ確保セントス、其他園内使用ノ日用器具類ハ成ルベク園内作業ヲ以テ生産スベク努メツ、アリ（略）尚更ニ約百五十人ノ労力ヲ動員シ得ル可能性アルヲ以テ之ヲ現有施設タル木工品、鉄工品、竹工品ノ製作、ミシン裁縫等ニ振向ケ生産ノ増加ヲ図リ（略）猶出来得レバ簡単ナル兵器部分品ノ加工等ニモ協力致度ク以テ右ニ要スル工具設備素材、並製品ノ供出等ニ何分ノ御斡旋《あっせん》ヲ願度《ねがいたし》。

二．物資配給ニ関スル件

物資ノ円滑配給ヲ期スルハ時局柄至難ナル事ト被存《ぞんぜられる》モ之カ配給ヲ受クルニ当リ往々割当数量ト著シク相違セルコトアリ（略）尚癩予防協会ニ於テ全国各療養所ニ対シ重要物資ノ購入配給等取計《とりはから》ルルニ於テハ極メテ好都合ト被存ニ付併セテ御考究願度◆5」。

なお、「一」では、「更ニ進ンデハ一般社会ニ向ツテ適当ナル生産品ノ供給等凡《あら》ユル工夫」を行うと述べている。しかし四五（昭和二〇）年七月に東村山町から全生園に馬鈴薯の供出を要請された際には断っている（昭和二〇年七月一一日　第六二回評議員会についての「全生常会記録」参照）。また、「一」の「兵器部分品ノ加工等」については、第3章第五節の4（一八〇頁参照）において述べたように、「航空機用ノ真空管ノ分解作業」を行うことになり、その運営のために「軍需作業報国会」（会長は全生常会長、名誉会長は園長）を設けたにもかかわらず、「軍需作業停滞ニ対スル当局ノ無方針」を全生常会は非難するに至っている。

このように、国立癩療養所会議で林芳信所長が多磨全生園での農耕などの成果を報告できたのは、とくに、次に述べる「農事組合規定」にもとづく全生常会の農事部を中心としたとりくみに負うところが大きい。

「農事組合規定」の制定

本規定は四一（昭和一六）年一二月五日の「第一一回評議員会」において提案・決定され、同月一〇日より実施されている。

まず、制定に至る経緯と背景、その二か月前に制定された「多磨全生園入園者作業心得」との共通性と相違点について触れておこう。

制定の最も大きな理由は、旧来の農産物づくりの決まりや慣行が守られなくなり、入園者の間で利害・得失が生じていたことと、戦時体制が強化され食料の増産さらには自給自足が求められる状況になってきたことにあろう。

例えば、同年六月五日の「第四回評議員会」では、「奨励畑ノ件」として農事部長が「奨励畑ニ規定外ノ作物ヲ作レルモノ少ナカラズアリ、之ヲ如何《いか》ニ処置スルヤニツキ協議」を計ったところ、種々討議の結果、「此ノ際原則ニ従ヒ、違反者ニ元ノ奨励畑ニ返サシムベク、規定外作物ヲ植カヘ又ハ抜取ラシムル事ニ決定（賛否ヲトヒ賛成十四名（当時の評議員総数は議長を除いて二六人——筆者注））。そして六月一〇日の「第三回実行委員会」では農事部長が「農事部事項」の一つとして、その評議員会決定を報告している。また、七月五日の「第六回評議員会」では、報告事項の一つである「来年度ノ耕地計画ニ就テ」の件で農事部長は次のように発言している。

「古イ舎長会記録ニヨレバ慰安畑ノ坪数ハ一人三十坪ニ限定サレテキタガ、イツシカ実行サレナクナッテ居ル、来年度ハ耕地坪数ヲ制限シタイ、具体的ニハ来月評議員会迄ニ成案ヲ作製シタイ」。

では、制定された「農事組合規定」は、「多磨全生園入園者作業心得」と比較してどのような性格をもっているか。

後者はすでに詳論したように、園当局が中心になり一方的に立案・決定し、その趣旨・内容の一部に全生常会常務委員会が異を唱えても一切修正に応じず、全生常会長・全常務委員が辞職してもそのまま押し通した。他方、前者は全生常会側が立案の必要性を認め、その内容も作成し、当局側は「辞句《ママ》」を一部修正（その内容は不明）して了承している。当局側にとって、後者は、〝上意下達〟的立場から園の運営と入園者の管理・統制に園の方針をゆきわたらせるために不可欠であったが、前者は入園者たちが中心になり、積極的にとりくむほうが効果が期待出来、園の運営にとっても好都合であると判断したからであろう。

なお一一月五日の「第一〇回評議員会」では、「農事ノ調整ニ就テ」の件について、農事部長が「農事心得ノ必要、耕作畑ノ登録、年貢ノ値上、供出義務法等々ノ問題ヲ提唱」し、論議した結果、常務委員会が「原案」を作成し、それを常務委員会と評議員会とで「合議決定」した「案件」に対し、「園長ノ裁可ヲ仰グ事」を決めている（「評議員会議事録」昭和一六年一一月五日）。

このように、「農事組合規定」は太平洋戦争への突入の前後の時期に立案・制定され、やがて戦局が悪化し、入園者たちの食生活もいっそう劣悪になっていくなかで、食料の配給制度の不備を補い、食物の自給態勢を築いていくために一定の役割を果たすようになる。しかし、同時に、「規定」に定められている各種の義務は生活・健康などの面においても過重な負担を「組合員」たちなどに強いることにもなり、他方、「組合員」以外の入園者にとってはその利益の外に置かれる面も有していた。

次に、本「規定」の全条を次に掲げる。

「農事組合規定

第一条　本組合ハ多磨全生園農事組合ト称シ園内男子軽症者及ビ夫婦舎ニ在籍スル男子ニシテ耕作ヲナスモノヲ以テ組織ス

第二条　本組合ハ園内ノ農芸諸作業部ト協力シテ農作物ノ増産ニヨル園内の自給ヲ目的トシ併セテ組合員ノ生活慰安ニ資ス

第三条　本組合ハ独自ノ機関及ビ役員ヲ有セズ常務委員会農事部之ヲ統割《ママ》シソノ運営ニ当ルモノトス

第四条　本組合員ハ毎年十一月三十日現在ノ当該各舎在籍者ヲ以テ翌年度ノ耕作有資格者トス

第五条　本組合員タラントスルモノハ毎年十二月末日迄ニ其ノ氏名竝《ならび》ニ耕作坪数ヲ常会農事部ニ届出デソノ登録ヲ受クル事ヲ要ス

第六条　本組合員ニシテ年度ノ中途ニ於テ病気死亡其ノ他ノ事故ニヨリ登録変更ヲナサントスル時ハ常会農事部ニ届出デソノ承認ヲ受クル事ヲ要ス

第七条　本組合耕地ノ坪数ハ各舎三百六十坪トス但シ小住宅ニアリテハ之ニ準ズ尚時宜ニヨリ他ニ若干ノ奨励畑ヲ設クル事アルベシ

第八条　本組合員一人ノ耕地坪数ハ三十坪ヲ超ユル事ヲ得ズ

第九条　本組合員ハ毎年常務委員会ニ於テ決定セラレタル農事計画ニ従ヒ作附竝ニ供出ヲナス義務ヲ有ス

第十条　本組合員ハソノ耕地ニツキ所定ノ年貢代ヲ納付スルモノトス／年貢代ハ一坪六銭トス年貢代ハ七月及ビ十二月ノ二期ニ分納ス

第十一条　本組合員ニシテ本規定ニ違背スル行為アリタルモノニ対シテハソノ耕地ヲ没収スル事アルベシ

第十二条　本規定ノ改廃ハ全生常会規約附則第二十八条ニヨル
第十三条　本規定ハ昭和十六年十二月十日ヨリ之ヲ実施ス

附則

第一条　重症病棟及ビ男子不自由舎附添竝ニ少年舎ニ対シテ若干ノ慰安畑ヲ設ク
第二条　慰安畑ノ作物ハ納入スル事ヲ得ズ
第三条　慰安畑ノ年貢代ハ附添ハ一坪三銭トス少年舎ハ無年貢トス」（『評議員会議事録』昭和十六年十二月五日より）」

この規定が制定されてからは、全生常会の常務委員会が毎年一一月か一二月に翌年度の「作附指定計画」を評議員会の評議をへて発表し、農事組合員はそれにもとづいて農作物の増産にとりくんだ。気象の変動により農作物の出来具合が悪い場合は農事部が査定した上で供出の減量を認めたり、作付に必要な種子や肥料などをあらかじめ組合員に配当出来ない場合には指定作物の種類を変更させたり、指定農作物の生産を中止したりしている。こうした農作物の作附の計画と実施の過程、耕地登録者の人数、各種農作物の収穫と供出の状況などについては、常務委員会の農事部長が中心となって評議員会および実行委員会において、その評議をしたり報告をしている。

そこで、次に、昭和一七年度以降の農作物の作附の計画とその実施の経過について、「全生常会記録」と「評議員会議事録」から、その概略を重点的に述べる。

農作物の「作附指定計画」と農作物の増産

まず、昭和二一年度までの毎年度の農作物の作附指定計画の出発点であり、基礎となった「昭和一七年度作附指定計画」についてその前半を掲げる。

「一．各舎ノ耕地三百六十坪ノ内ノ四十坪ヲ指定畑トシ更ニ従来ノ奨励畑四〇坪ヲ干加ヘ左ノ如キ指定作附ヲナサシム

四十坪　茄子　指定畑ニ植ウル事

二十坪　里芋
二十坪　牛蒡《ごぼう》　奨励畑ニ作附クル事

各舎四十坪ノ指定畑ハ各舎デ自由ニ取ラシム但シナルベクマトメテ畑ヲ取ル事

二．茄子里芋ノ間作トシテハ馬鈴薯《ばれいしょ》ヲ植ウル事

茄子畑ノ後ニハ菠薐草《ほうれんそう》ニ限リ蒔ク事ヲ得、以上ノ指定畑八十坪ニハ指定作物以外ノ物ヲ作ル事ヲ得ズ

三．指定作物ノ供出義務量左ノ如シ

里芋　一舎七十キロ以上
牛蒡　一舎五十キロ以上
茄子　一舎二百キロ以上

茄子ニ対シテ三十円、奨励金ヲ出ス

四．ソノ他ノ一般春作量左ノ如シ

春菜　一舎二百八十キロ以内
夏大根　一舎百二十キロ以内
玉菜　一舎百四十キロ以内

申込舎廻リヲ含メテ以上ノ数量トス

五．馬鈴薯ハ各舎ニ種子ヲ配当シ責任作附ヲナサシム且《かつ》ソノ作附量ニ応ジ一定率ノ義務供出量ヲ定ム供出歩

合ハ前年度ニ準ズ

六．作物ノ品種ニツイテノ指定

茄子　眞黒

胡瓜　半白（青胡瓜ハ禁ズ）

隠元　蔓アリ

春菜　山東菜ニ限リ作ル事ヲ得

小松菜、蕪ハ自家用以外ニ禁ズ

七．秋作ニ就テノ指定

大根ト白菜ハ半量ヅツ作ル事、玉菜ハ奨励（但シ奨励金ナシ）ス」

（「評議員会議事録」昭和一六年一二月五日より）

この「作附指定計画」を農事組合規定と照合しながら見てみると、耕作を担う資格を有する組合員は、夫婦舎在籍の男子を含め軽症の男子であり、耕作坪数を届出し登録された者ではあるが、実際に担う負担はけっして軽いものではない。とくに、各舎に割当てられたさまざまな野菜類や馬鈴薯の供出量の義務を果たすことは、容易ではなかったであろう。

農作物の収穫は天候などの自然条件に左右されるばかりではなく、耕作者の経験や技倆などによっても変わってくるし、ましてや耕しやすい土地ばかりではない。農作業という労働自体が限りなく時間と労力を必要とするものなのである。入園以前は健康で農作業に従事していた者であったとしても、発病者であり、とくに軽症であっても体力の乏しい者は、所属する舎の義務供出量に達する収穫を完遂するために無理を重ね、病状を悪化させる場合もあったのではないか。

「全生常会記録」・「評議員会議事録」には、農事組合規定にもとづく組合員の協力を常務委員会が求めたり、作付指定計画の変更を認めたりする記録がみられる。

例えば、四二（昭和一七）年三月一三日の「第一三回実行委員会」の記録には、「農事組合規定ハ制定ヲ見タルノミデ、ソノ良キ運営ハ今後ニ係ッテヰル、ソノタメニハ一農事部ノミノ為シ得ル処ニ非ズ、各舎ノ組合員ノ自覚アル協力ガ絶体《ママ》ニ必要デアル」と記されている。

また、同年六月五日の「評議員会」では「議事」として、「牛蒡不作畑対策ノ件」について農事部長が、「農事部長原案ノ牛蒡不作畑ニ対シテハ申出ニ依リ農事部ニテ一応見聞ノ上里芋ヲ作ラシムル事トス／供出量ハ適宜之ヲ定ム」と提案し、「以上原案通り可決」と記録されている。（「評議員会議事録」同年五月四日、より）。そのほか「指定畑」における「牛蒡第二次不作（耕地約二〇〇坪）対策」として、「菠薐草蒔付及ビ葱根付」を行い、「軽イ供出ニオオズルモノトス」という記録（同前「議事録」同年七月六日）、「里芋及ビ牛蒡供出減少ノ件」として、全二四舎の里芋・牛蒡の作柄に対する農事部による査定にもとづく各舎の供出減量の農事部長による原案（「総計、里芋弐百七十七キロ、牛蒡壱百六十六キロ」）の可決（同前「議事録」同年十月八日）などと記録されている。

平行して耕地の拡大も行われ、例えば四一（昭和一六）年四月に患者テニスコート、四四（昭和一九）年三月には野球場を畑につくりかえている。なお「公園空地ヲ畑トナス件」が評議員から「建議」として出されたが、農事部長は「公園トシテ現在ノ型ヲ保存シテオク」と答弁したことが「全生常会記録」の四二（昭和一七）年四月の記録にみられる。恩賜公園であることが理由であるとすれば、皇室への報恩の念がはたらいていたといえよう。実際、その後もこの公園を「時節柄空地利用」として「野菜等ヲ作ル意見」が出されたが、常会長は「恩賜公園ハ楓ノ園ヲ中心トシテ紀元二千六百年記念事業」として造園し、「朝香宮殿下ノ御言葉」もあるので、「空地利用云々ノ事ニ関シテハ今後申出ナキ様願ヒタイ」と述べている（「昭和十八年二月十五日　第二十四回実行委員会」の記録より)。

昭和一八年になると、全生常会は食料の増産と供給にいっそう力を傾注する。

同年四月一〇日の「第二十七回評議員会」において、常会長は「昭和十八年度評議員会ニ当リテ」と題して、「農事部」に関しては次のように述べている。


「今日マデ慰安畑ト称シイタル畑モ現下ニ於テハ其ノ呼称ヲ是正シナクテハナラナイ程緊迫シタ現下デアル農事部ニ於テハ全力ヲ尽シテ肥料種子購入ニ努力ヲナシテイル代表各位ハ吾々食糧増産ニ一層ノ研究ト奮闘ヲツヅケラレタイ」


その評議員会において、「緊急報告事項」の一つである「秋作種子ニ就テ」の件で農事部長から「秋作種子購入困難ニツキ予約注文ヲナストノ発言アリ、協力ヲ求メラル」と記されてあり、また「質問事項」では評議員側の「重要ナル」提議案件の一つとして、「馬鈴薯供出ノ件」が出され、「義務納入量ハ是ヲ厳守完納シ　食糧自給自足ノ一助トナスベシノ要望アリタリ」と記録されている(「評議員会議事録」昭和一七年四月一〇日より)。

「昭和十八年度農事組合作附計画」は、前年の一二月一〇日の「第二十三回評議員会」で農事部長より提案された原案通りに可決されている。

先に掲載した昭和一七年度の「作附計画」と、「舎単位」の「供出量」を比較すると、「一般春作量」は同一だが「指定作物ノ供出義務量」は「里芋」が「四〇キロ以上」、「牛蒡」が「二〇キロ以上」、「茄子」が「一四〇キロ以上」とそれぞれ減量されている。前年度の作柄を考慮してのことであろう。しかし、「馬鈴薯」に関しては「指定作物」に組み入れ、「種子配給量」を「二〇貫」と明示し、「供出量」は「前年度ニ準ズ」としているものの、「備考」では「馬鈴薯、里芋、牛蒡、多量供出者ニ対シテハ奨励金三十円ヲ支出ス」と定めており、馬鈴薯を食料増産の主要な農作業に位置づけようとしていることが窺える。

表4―3の「主食物」の分量の推移が示しているように、太平洋戦争期に主食物の「普通食一人一日あたり平均分量」が「三合三勺」から「三合一勺」にまで減量され、しかもその内容が「混入米」となり「饂飩食」・「野菜混食」に替ることもあるようになるにつれて、主食物を少しでも馬鈴薯で補おうとする方針が園当局と全生常会常務委員の間で採られ始めたからではあるまいか。

馬鈴薯の供出義務についての強調は、例えば四三（昭和一八）年一〇月の「第三十回評議員会」の「評議事項」の一つとして、「十八年度馬鈴薯供出ノ義務ニ就テ」と題して、農事部長が次のように発言していることにも示されている。

「各代表者ハ各小作組合ニコノ供出義務ヲ徹底シテイタダキ馬鈴薯ノ供出ニ協力サレタイ　作害ノ場合ハタダチニ常会マデ申出現状ニ於テ査定ス　申出ノナイ場合ハ作害タリトモ買ツテ供出シテイタダク　供出義務ニ違叛《ママ》ナス場合、組合規定第十一条ヲ適要《ママ》スル」。

しかし、同評議員会の「提義事項（代表提議）」のなかで、「馬鈴薯推定量減少ニツイテ」と題する件で、林評議員と農事部長、常会長との間で、次のよう論議が交わされた。

林評議員「本年度ハ馬鈴薯ノ凶作デアル　現在気候ガ回復シテモ相当ノ減少ヲ見ルモノト思フ　各舎農事組合員ノ総意トシテ提安《ママ》シタル次第デアル　減少率トシテノ具体案ハアルガ先ヅ減少スル可否ニツキ答弁ヲ願ヒタイ」

農事部長「気候及ビ肥料ノ関係デ相当不作トノ事デアルガ昨年ノ出来ヲ対照シテハナフヌト思フ　今年度ハ十五日程出来遅レデアツテ此ノ際問題ニナルノハ間作馬鈴薯ノ事デアツテ六月中旬ノ状体《ママ》ヲミタイ／推定量ノ減少ヲミル事ハ出来ヌガ早期供出量ニツイテ一部考慮シテミタイ」

常会長「七月以降ハナハダシキ凶作ノ場合ハ臨時評議員会ヲ開会スル用意ガアル　只今（ノ――筆者補注）

トコロハ六月中旬下旬ノ農事部減少案ニ賛意ヲ表サレタイ」

林評議員はなおも質問を重ね、「推定量十一貫（四〇キロ）を八貫（三〇キロ）ニ下ゲテイタダキタイ」と要望した。

結局、農事部長が「早期納入減少量」を「中旬」と「下旬」について示し（数量などが示されているが省略する）、「相当議論ヲミタル馬鈴薯供出量減少提議案モ以上ヲモッテ可決ス」と記されている。

「昭和十九年度農事組合作付計画」は四三（昭和一八）年一二月一〇日の「第三十七回評議員会」で決定しているが、計画の提案に先だち、農事部長は「近年諸種ノ事情ニヨリテ蔬菜類ノ園内自給自足率ガ低下シカテテ加ヘテ外部ヨリノ購入モ漸ク困難ヲトモナフ」ようになったので、「私ヲ滅シ公ヲ利スルタメノ明察」を願うとの発言をしている（「評議員会議事録」昭和一八年一二月一〇日より）。

実際、その後の経過を見ていくと、例えば四四（昭和一九）年四月九日の「第四十一回評議員会」では、「評議事項」の一つとして、「里芋ノ指定作廃止ノ件」が農事部長より提案され可決している。理由は、「里芋種子ノ入手困難並ニ其ノ価格高価」にある。

また、同年八月一五日の「第四五回実行委員会」では、「農事部事項」の一つとして、農事部長が「茄子供出量減量ニツイテ」の件で、「一舎一四〇キロヲ八〇キロニ減量ス」と報告している。

「昭和二十年農事組合員作附計画」は四四（昭和一九）年一二月一〇日の「第五三回評議員会」で決定したが、計画提案に際し農事部長は「近時ノ肥料不足ト種子欠亡《けつぼう》ニ依ル豊作ヘノ難路ヲ克服スルハ各組合員ノ努力ヲマツトコロ大デアリ又コノ非常ノ秋ニ対スル増産ハ必須」であることを強調している（「評議員会議事録」昭和一九年一二月一〇日より）。

なお、「全生常会記録」における「第五三回評議員会」に関する記録ではこの計画の提案のなかで、農事部長は次のように述べたと記されている点が注目される。

「評議事項

昭和二十年農事組合作付計画ノ件　　農事部長

評議ニ先（立――筆者補注）チ農芸団体ヲ含メテノ今年度ノ小麦、陸稲、甘藷《かんしょ》、牛蒡、人参、茄子等ノ生産高ノ説明ヲナシ来年度ノ作付希望ヲ述べ作付計画ノ説明ニ入ル　来年度作付ハ肥料、種子、消毒薬等ノ点ヨリ考慮セラレタル旨強調シ協賛ヲ求メ別紙刷物ノ如ク提案通リ万場一致ニテ可決ス　尚馬鈴薯間作ニツキ増産ノ意味ヨリ希望アル□（一字不明）馬鈴薯重点主義ヲ希望諒解ヲ受ク」。

このように、同じ会議での同一人物の発言に関しても、「評議員会議事録」と「全生常会議事録」とでは、記録の内容に力点の置き方や具体的な記述の内容で差異がみられる。どちらが正しいかというよりも、前者は先に指摘したように、常会長をはじめとして各常務委員が校閲し、次いで園長をはじめ各課長・係長に検閲されることを前提として記録に残していることによって生じている違いと見るべきであろう。したがって、少なくとも両方の資料を照合し補足しながら、全生常会の活動の歩みをたどっていく必要性がある。

この昭和二〇年度の作付計画における「作付供出一覧表」から「馬鈴薯」について見てみると、その「種子配給量」は「十七貫」で「供出量」は「七月一日以降供出／別紙供出表ニ準ズ」、「（指定畑――筆者補注）種子配給量」は「四貫」で「供出量」は「六月三十日以前供出／別紙供出表ニ準ズ」と記載されている（「別紙供出表」は未見）。

そして、四五（昭和二〇）年七月一一日の「第六拾二回評議員会」では「指示事項」の一つとして「馬鈴薯供出ニ就テ」の件で、農事部長は次のように述べている。

「馬鈴薯ハ戦時主食食料トシテ重要ナルモノデアリ愈々《いよいよ》之ガ収穫期ニ入リツツアルガ既ニ決メラレテ有ルトコ

ロノ供出量ハ責任ヲモッテ完納スルコト」（「評議員会議事録」昭和二〇年七月一一日より。傍点も筆者による。以下、同様）。

そこで、『全生常会記録』から「馬鈴薯供出」の記録を追っていくと、「昭和二〇年七月一八日馬鈴薯供出　第三回　三、七八四K　一般／五〇八K／農芸団体／（合計）四、二九二K」、同年「七月二三日　馬鈴薯供出　一、九九四K」、同年「七月二六日　馬鈴薯供出／総貫一、一四〇K」、同年「七月二七日　馬鈴薯供出　六三七K」とある。

なお、同年「七月三〇日　馬鈴薯配給　午後三時於美加寮前／三一日昼食ノ献立トシテ配給　総貫（分量無記載）一人（分量無記載）」と記録されている。

こうして見てくると、表4−3（一九八〜一九九頁）の「食物（主食）の分量の推移」の太平洋戦争末期の「主食」は分量が「四三〇瓦《グラム》（三合一勺）」と最少になっただけではなく、その内容は「備考」には記してはいないけれども、実際には「馬鈴薯」を、少なくとも「昼食」にあてたこともあることがわかる。

こうして、各舎農事組合員および各農芸団体による馬鈴薯の増産と供出はかつてない分量に達した。四五（昭和二〇）年八月一〇日の「第六三回評議員会」での「緊急報告事項」において、「馬鈴薯供出完了ニ就テ」と題して常会長は次のように報告している。

「各舎農事組合員ノ努力ニ依リ本年ノ馬鈴薯供出ハ優秀ナル成績ヲ以テ完了シタ　緊迫セル事局柄食料確保ノ上絶大ナル助成ヲナシタコト、各組合員ノ労苦ヲ深ク謝スルモノデアル」。

さらに、「馬鈴薯供出報告」を農事部長が次のように行っている。

「各農芸団体及学園・　七八四二キロ
各舎農事組合員供出量・　一二〇二九キロ

合計　一九八七一キロ」

「学園」とは「全生学園」のことである。「農事組合規定」の「附則」では「少年舎」などには「慰安畑」を設けるが、その「作物ハ納入スル事ヲ得ズ」と規定していたにもかかわらず、少年舎・少女舎に入舎して学園に通園していた少年少女たちにたいしても、「馬鈴薯供出」をさせるに至っていることがわかる。

そして、「評議事項」として、農事部長から「秋作蔬菜供出ニ就テ」提案がなされた。

「戦局ノ激化ト共ニ食料事情モ緊迫化シテ来リ日ヲ重ネルニ従ヒテ食料困難トナルコトハ予想スルニ難クナイ。コ、ニ当農事部ニ於テモ秋作ノ収穫ニ対スル供出ヲ一般社会ノ例ニ慣ヒ次ノ如キ秋作ノ供出ヲ成ス様トリ計ツタ、ヨロシク協議ヲ乞フ

供出量　一舎耕地三百六十坪ニ対シ千キロ供出　完了舎　一千百キロ以上ノ供出ヲナシタル舎ニハ褒賞ヲ授与ス　尚供出スル蔬菜ハ種類ヲ問ハズ」（以上、「評議員議事録」昭和二〇年八月一〇日より）。

この評議会での農事部長の「馬鈴薯供出報告」について、「全生常会記録」では全二七舎の馬鈴薯供出量を各舎、各団体ごとに記録している。それによると、舎では最少一九キロから最多六五五キロまであり、平均四四六キロである。各団体では最少二四キロ（「全生学園」）から最多四三九〇キロ（農事部）まであり、平均一三〇七キロである。また「供出優良舎」として第三位までの舎名が記録されている。

この記録の内容は、敗戦五日前の「第六拾参回評議員会」における「主食」の代用ともなっていく「馬鈴薯」の増産・供出の状況と「副食」となる各種蔬菜の生産・供出にたいする奨励と対応しているといえよう。

戦争は敗色を日増しに濃くし、日夜、米軍機による空襲の危険に晒《さら》されながらの、患者である入園者たちによる食料の増産と供出の成果である。このとりくみが、「各組合員」にとってだけではなく各舎・各団体にとっても、どんなに深刻な「労苦」であったか。その実態は、後述の「『小結』に代えて」において、『俱会一処』（一

九七九年）のなかの「飢えと戦争」にも基づき指摘することになろう。

全生常会による食料増産活動の中心となった組合員の人数と、食料増産の前提・必要条件である耕地面積の拡大について見てみよう。

「農事組合規定」にもとづき、「登録者」と認められた組合員の人数は、四二（昭和一七）年二月一〇日の「第拾貳回実行委員会」での農事部長の報告によると「総員三六〇人」（昭和一七年末の在園者総数は一四一八人なのでその二五・四パーセント）であり、「耕地坪数」は「三〇坪」が最も多く、九五人であり、「一〇坪以下」が六七人いる。

また四四（昭和一九）年度の「耕地登録総人員は四四一人（昭和一九年末の在園者数は一四〇七人なのでその三一・三パーセント）に増加し、耕地の総坪数は七一八〇坪に広がっている。

「昭和二十一年度農事組合作付計画」は昭和二〇年一二月一〇日の「第六拾九回評議員会」で「評議事項」として農事部長から提案され可決された。内容は前年度とほぼ同じであるが、「馬鈴薯」の「種子配給量」は「二〇貫」に増加しており、その供出の期日は「第一期（六月上旬）」、「第二期（七月上旬）、第三期（七月中旬以降）」となっている。戦争は終わったが、主食をはじめとする食料難はいっそう深刻になると予想したからであろうか。

同年一〇月一〇日の「第六拾六回評議員会」」において、常会長は「終戦後ノ全生常会運営ニ就テ」の挨拶で、「農事ニ於テハ食糧ノ一層ノ増産」を提起している（『評議員会議事録』昭和二〇年一〇月一〇日より）。

敗戦にともない「全生常会」を改組し、「全生常会規約」を廃止して新しい患者組織の規約を制定しようとする動きが、一九四六（昭和二一）年になると出はじめ、それは同年三月二八日に「多磨全生会」として新しい役員組織のもとに発足する。しかし、その「多磨全生会記録　昭和二十一年度」、同「昭和二十二年度を通覧すると、少なくとも農事活動においては全生常会の時期の方針を受け継いでいるようである。

入園者たちが長年にわたり、いかに食料の生産と供給に大きく寄与してきたか。一九一五（大正四）年から一九五〇（昭和二五）年までの生産した食料の品目、園への納入数量、園による買入れ金額の項目別に、その推移を表4－4として示す。

「農産物品評会」

「癩患者」にたいする〝強制収容・絶対隔離〟の場である国立癩療養所の一つである多磨全生園は、第一区府県立全生病院として開院するときから、その敷地の選定と土地収用をめぐって地元反対農民と関係者のあいだで激しい紛争が生じた。それは、「療養所敷地反対騒擾《そうじょう》事件」として裁判にまでなった。

開院後も当院（園）と地域住民（東京府北多摩郡東村山村の、多くは農家の人たち）との間に、日常的な交流はなかった。療養所は患者にとっては社会から隔離された空間であり、住民にとっては特殊で閉鎖的な空間であった。こうした分断的状況にありながら、戦前において、①全生園内での患者たちによる自主的な歌舞伎公演を地元住民も見物したこと、②患者と地元農民とで「農作物品評会」を共催したこと、③空襲にたいする園内の警防団の活動を地元の警防組織が指導し、他方、園の警防団が一時的にせよ園外での警防・消火に出動したことは注目してよいことであろう。①、③に関しては、あらためてとりあげることにして、ここでは食料の増産と供給の活動の一環として②について述べることにする。

とくに、「秋季農作物品評会」は、全生園の農事組合員など農作物・農具類を生産・製作している入園者たちと東村山村の農民たちなどが、お互いの農産物などを出品し合い、全生園を会場に公開展示し、審査会を開いて優良品の出品者には賞品または褒状を贈呈する行事である。「国立多磨全生園慰安会」と「各町村世話役一同」

表 4−4　多磨全生園における入園者による食料の生産・供給の推移　1915（大正4）年〜1950（昭和25）年

年（和暦）	品　目	納入数量	買入れ金額
		（貫）	（円）
'15（大正4）	菜	1927.500	111.410
	大根	1823.100	104.950
	馬鈴薯	899.000	89.920
	里芋	442.000	85.040
	莢隠元	272.800	38.170
	葱	7.500	1.500
	茄子	732.200	99.590
	計７品目	6104.100	530.580
'20（〃9）	菜	5039.200	575.500
	大根	5403.000	637.500
	馬鈴薯	1070.000	160.500
	里芋	62.000	18.600
	茄子	2371.500	429.630
	大根切干	9.200	9.200
	葱	88.000	30.800
	芋茎	20.000	5.000
	計８品目	14062.900	1866.730
'25（〃14）	野菜類	15362.600	1809.774
	鶏卵	208.356	81.850
	鶏	81.850	318.740
	豚	22頭	無償
'41（〃16）	豚肉	582.	320.100
	計５品目	145498.	14750.740
'42（〃17）	野菜類	79984.	8563.930
	牛乳	7175.	2512.480
	鶏肉	114.	122.000
	鶏卵	1648.	2021.600
	豚肉	537.	998.600
	計５品目	89458.	14218.610
'44（〃19）	野菜類	98218.	11704.000
	牛乳	3624.5	1463.000
	鶏肉	85.	171.000
	鶏卵	1525.	1719.000
	豚肉	371.	630.700
	計５品目	103823.5	15689.000
'45（〃20）	野菜類	75865.	25070.280
	牛乳	1865.	932.450
	鶏肉	1430.	397.500
	鶏卵	1077.	1346.250
	豚肉	311.	777.50
	計５品目		
	（単位・〆、kg、円）		
	辛子菜	1060.000	

	計４品目		3080.758
'30（昭和５）		（kg）	（円）
	野菜類	116881.000	2980.740
	牛乳	2767.200	755.800
	鶏	279.500	174.600
	鶏卵	1595.400	881.440
	豚	14頭	
	計５品目		4792.580
'35（〃10）	野菜類	118139.00	3253.90
	牛乳	11959.00	1790.85
	鶏	322.00	128.80
	鶏卵	9866.00	1808.60
	豚	1719.00	700.40
	茶	383.25	190.70
	計６品目	137388.25	7873.25
'40（〃15）	野菜類	136102.000	8801.720
	牛乳	7551.000	1389.030
	鶏	390.000	214.500
	鶏卵	1676.000	1425.690
	豚肉	2020.000	1086.700
	計５品目	147749.000	12917.640
'41（〃16）	野菜類	135693.	10997.520
	牛乳	7575.	1917.700
	鶏肉	25.	25.000
	鶏卵	1623.	1690.420
'46（〃21）	青菜	8268.300	（無記載）
	乾芋ガラ	13.000	
	乾小松菜	28.000	
	筍	700.000	
	大根	7996.600	
	小蕪	279.000	
	馬鈴薯	1382.900	
	玉菜	131.000	
	隠元	54.000	
	胡瓜	1304.100	
	茄子	626.900	
	玉葱	3.000	
	白瓜	36.000	
	南瓜	993.900	
	里芋	360.200	
	大根間引菜	2188.500	
	ズイキ	20.000	
	京菜	25.000	
	甘藷	50.000	
	葱	35.000	
	小松菜	25.000	
	葡萄	132.000	
	桃	19.600	
	兎肉	14.600	
	豚肉	93.600	

表4-4つづき

年（和暦）	品目	納入数量	買入れ金額
	鶏肉	2.500	
	茶	125.000	
	牛肉	3644.400	
	計29品目		
'47（〃22）	野菜類（単位・〆）	17592〆	127284.88
	牛乳（単位・K）	3091.000	37372.50
	鶏肉（〃）	3.000	894.00
	鶏卵（〃）	558.000	12414.50
	豚肉（〃）	111.000	23130.00
	茶（単位・〆）	262.000	30930.00
	其の他（〃）	1923.000	29432.00
	計７品目	20864.000	288457.88
'48（〃23）	生牛乳（単位・K）	2858.500	100853.000
	鶏卵（〃）	395.800	71326.000
	牛肉（単位・貫）	59.500	75620.000
	兎肉（〃）	6.000	2275.000
	鶏肉（〃）	5.960	8840.000
	豚肉（〃）	14.500	26100.000
	茶（〃）	150.000	135000.000
	桃（〃）	96.000	24000.000
	葡萄（〃）	253.500	50700.000
	梨（〃）	17.000	2550.000
	西瓜（〃）	240.000	12000.000

年（和暦）	品目	納入数量	買入れ金額
	隠元（〃）	26.000	2096.000
	計22品目		
'50（〃25）	牛乳（単位・K）	4227.000	232485.000
	豚肉（単位・貫）	117.000	111200.000
	鶏肉（〃）	10.000	8880.000
	牛肉（〃）	53.000	49800.000
	青菜（〃）	2959.000	46003.000
	キャベツ（〃）	2230.000	29041.000
	葱（〃）	72.000	3933.000
	胡瓜（〃）	2338.000	114143.000
	大根（〃）	439.000	9050.000
	茄子（〃）	2537.000	145525.000
	白菜（〃）	1017.000	33610.000
	ほうれんそう（〃）	1198.000	69584.000
	馬鈴薯（〃）	2478.000	82852.000
	赤蕪（〃）	5.000	110.000
	里芋（〃）	229.000	18348.000
	甘藷（〃）	739.000	26885.000
	牛蒡（〃）	17.000	1309.000
	桃（〃）	31.000	2965.000
	トマト（〃）	409.000	23420.000
	西瓜（〃）	766.000	36768.000
	葡萄（〃）	338.000	76970.000

	蕃茄（〃）	93.000	6044.000
	甘藷（〃）	609.000	16467.300
	馬鈴薯（〃）	5911.000	108709.200
	筍（〃）	628.000	20104.000
	計15品目		
'49 （〃24）	牛乳（単位・K）	2573.000	146750.000
	鶏卵（〃）	410.000	94894.000
	豚肉（単位・貫）	66.000	95074.000
	鶏肉（〃）	7.000	11680.000
	糯米（単位・K）	1142.000	49677.000
	茶（単位・貫）	386.000	304800.000
	桃（〃）	9.000	2325.000
	葡萄（〃）	64.000	16125.000
	梨（〃）	3.000	540.000
	西瓜（〃）	454.000	35206.000
	トマト（〃）	13.000	2210.000
	筍（〃）	391.000	19550.000
	大根（〃）	3554.000	49880.000
	牛蒡（〃）	23.000	2024.000
	葱（〃）	167.000	8700.000
	青菜（〃）	2289.000	75024.000
	キャベツ（〃）	538.000	27896.000
	玉葱（〃）	38.000	1900.000
	胡瓜（〃）	1393.000	93380.000
	茄子（〃）	690.000	52708.000
	菠薐草（〃）	65.000	4442.000
	茶（〃）	581.000	406700.000
	筍（〃）	239.000	13900.000
	糯（単位・K）	1589.000	83503.000
	計24品目		

出典　第一区府県立全生病院『自大正四年一月／至大正五年十二月　統計年報』大正7年6月、同『自大正九年一月／至大正十年十二月　統計年報』大正11年11月、同『大正十四年統計年報』大正15年11月、同『昭和五年統計年報』昭和6年7月、同『昭和十年統計年報』昭和11年7月、同『昭和十五年統計年報』昭和16年12月、国立癩療養所多磨全生園『昭和十六年年報』昭和17年12月、同『年報　昭和十八年／昭和十九年合併号』昭和20年、同『統計年報　昭和二十年』昭和21年、国立療養所多磨全生園『昭和廿一年年報』昭和22年、多磨全生園『昭和二十二年年報』昭和23年、国立療養所多磨全生園『昭和二十三年統計年報』昭和24年、同『昭和二十四年統計年報』昭和25年8月、同『昭和25年年報』昭和26年11月

注　1915（大正4）年から1940（昭和15）年までは5年ごとに、1941（昭和16）年から1950（昭和25）年までは1年ずつ記載した。但し、1943（昭和18）年については該当年報に無記載なので略した

が共催し、出品物は「患者慰安の為」に寄贈することになっており、実際、各舎、とくに「不自由舎」、「少年舎」、「少女舎」などに分配された。

全生常会が発足した四一（昭和一六）年にはその農産物品評会の第一四回が一一月一八日（火曜日）から二二日（土曜日）まで開催されているので、この全生園の患者と地域住民との農産物を通しての組織的交流はすでに十余年にわたって積み重ねられてきていたことになる。

なお、この「秋季農産物品評会」とは別に、毎年、「夏季農産物品評会」が全生常会の農事部を中心に開かれており、昭和一六年度は七月一五日に実施されている。

「全生常会記録　昭和十六年度」の農産物品評会の案内にはさみ込まれている共催者連名の開催要項のチラシ（活版印刷）を見ると、「本年も例年通り盛大に開催」したいので「奮つて御出品下さる様」にと呼びかけ、「注意事項」の一つとして出品対象について記しているがその品目・分量は次のように多種多様である。

「葉菜類は一種五株以上（結球白菜は三株以上）大根は土付のまゝ三本以上人参牛蒡等は土付のまゝ五本以上。甘藷は土付のまゝ七本以上。里芋、馬鈴薯は土付のまゝ五百匁以上。長芋は土付のまゝ三本以上。穀菽は一升以上。果物は五個又は五合以上。繭は乾繭一升以上。苗木は五本以上。盆栽は一鉢（鉢巻にても可）漬物一樽以上（最小限度一斗樽）醤油一升以上。竹細工一個以上。鶏卵五個以上。製茶三十匁以上。其の他は一個以上」。

なお、「注意事項」について、園外の人たちの出品物の届け方や運搬の方法を見てみると、園附近の人などは直接園へ持参し、「遠方にて列車輸送」される場合は「費用は出品者」の負担だが、「本園自動車にて運搬のものは費用を要しません」と記している。園側が自動車を出して搬入を無料で引き受けることもすると明記しているのは、「慰安会」が共催団体になっているからであろうが、注目すべきことである。

「慰安会」の沿革と当時の組織・目的などについては、第3章第五節の2「患者作業の三区分」（一三七〜一四四頁)で述べたように、会長は園長で理事・評議員も園の職員から構成され、その「事業」の一つに「各種産業ノ経営及奨励」を位置づけていたのであるから、搬入作業に園側が協力するのは当然のことというべきであろう。
それに、出品物には慰安会作業として位置づけられていた果樹、園芸、製茶、養蚕もはいっているのであるから。
ただし、実際に、地域の住民の農作物などを園側が自動車で搬入したかどうかは不明である。

品評会が終了した翌日の「全生常会記録」には、「患者慰安」のために分配された出品物の寄贈先、品目、分量が次のように記録されている。

「各舎分配品名
大根類一切　八七〇　一人当　六〇〇匁
菜類一切　一舎当　三個（男子軽症舎八一個）
馬鈴薯　二三〇　一人当　六〇匁
甘藷　二八〇　一人当　二〇〇匁
人参　一三　一舎当　四本
牛蒡　五六　一人当　四〇匁
里芋　四〇　一人当　三〇匁
製菓及柿　一五点　少年少女舎
　三点　外四十三人
穀菽　三点　養鶏部へ
竹箒　二本　養豚部へ
熊手　一丁　養牛部へ

柚子　五四個　各舎約一個
木炭　五点　常会本部
醤油　八升桶一本　同
竹工品　二個　同」

「第一五回農産物品評会」（一九四二年一一月一八日〜二三日）について

「（十八日――筆者注）午後二時ゴロヨリ園外出品物搬入ヲ開始シ近村六ヶ村ヨリ午後八時三十分ゴロマデニ第一日八百余点ヲ搬入ス／園内ニオイテハ十九日ノ搬入ヲ迎ヘテ農事部準備ニ大量ノ活動ヲセリ」。

「（二十三日――筆者注）五十余名ノ人数ヲ以テ品評会出品物ノ取片付及配給ヲ行フ　配給内訳（配給人員一三九五名）

一．甘藷　二百三十六貫　一人百五十匁強
一．牛蒡　六十二貫　一人四十匁強
一．馬鈴薯　百七十八貫　内、百十三貫ハ農産部ヘ正月ナマス大根ノ引替ヘトシテ渡ス、残リ六十五貫ヲ一般配給ス
一．外、農産出品物ハ適当全舎ニ配給ス
一．製菓及果樹（柿）等ハ少年少女舎ニ適当配給ス

配給終了午後一時、慰労饂飩ヲ食シ常会長発声ニテ常会万歳ヲ三唱シ散会ス」。

「全生常会記録」の「農産物品評会」に関するこのような記録を見ていくと、品評会に関する園側の共催団体は「慰安会」だが、開催にあたって実務を遂行したのは全生常会のとくに農事部を中心とする入園者たちであったことがわかる。

「夏季農産物品評会」（一九四三年七月一四～一五日）について

開催に先立って、六月一〇日の「第三〇回評議員会」において、「評議項目」の一つである「夏季農産物品評会開催ニ当リテ」の件で農事部長は次のように発議し、「異議ナク可決」されている。

「園内消費蔬菜類ノ自給自足ヲ目指ス農産物増産ノ見地ヨリ本年度モ夏季農産物品評会ヲ開催セントス　農事組合員挙ゲテ出品サルル様勧誘方取計ヒ」を願う（「評議員会議事録」一九四三年六月一〇日より）。

その結果、出品総点数は前年より二三点増加し一七五点となった。審査員には園に近い化成国民学校の鈴木、小峯の両訓導がなった。

「第一六回農産物品評会」（一九四四年七月一四日～一五日）について

前年と同様に、開催一か月ほど前の「第四三回評議員会」で「評議事項」として「夏季農産物品評会開催ニ就テ」の件で農事部長が次のように要望し、「満場賛同シ盛大ニ開催サレル様トノ希望発言」があった。

「本年ハ戦下ノ増産ニ資スル為又例年ノ如ク戦没将士ノ慰霊、本園物故者ノ慰霊ノ為ニ奮ツテ出品サレタシ」（「評議員会議事録」一九四四年六月一〇日より）。

「七月十五日ヲ中心トシテ開催スル予定ニシテ全生常会記録」には当日の「出品内訳」・「入賞率」（「一等七本、二等一四本、三等二一本、計四二本）」・「賞品」・「審査発表（ラジオニテ行フ）」・「賞品授与式」・「一般観覧」などが記録されているが、ここでは「農産物品評会出品物分配」（「七月十五日　午後五時半、於礼拝堂」）の記録のみを引用する。

「女子不自由舎　馬鈴薯、隠元、茄子、胡瓜等、例年ニ準ズ
男子不自由舎　同（今年ヨリ分配ス）
菊舎　同

百合舎　同　外ニ蕃茄若干
祥風寮　桃、蕃茄等」。

「百合舎」は少女舎、「祥風寮」は少年舎である。

しかし、昭和一九年度の「秋季農産物品評会」については中止し、それに代えて一一月一八日に「農産物感謝の日」を開催した。

品評会を中止する理由については、一〇月一二日の「第四八回評議員会」で常会長が次のように説明している。

「戦局ノ進展ニ伴ヒ各業務ノ繁忙ナラビニ決戦下ノ激烈ナル様相ニ対応シ本年ノ農産物品評会ハ取止メルコトニナッタ」（「評議員会議事録」一九四四年一〇月一二日より）。

他方、感謝の日を開催する理由については、一一月九日の「第五十一回評議員会」で農事部長が次のように提案し、「満場一致ニテ可決」された。

「時局柄スベテノモノ不足ノ折ニモ拘ラズ園内農作物ノ出来良好ナルヲ感謝シ農事組合員全員ガ定メラレタ規定ニヨリ農作物ヲ上納シ不自由ナル病友トソノ喜ビヲ別チ与ヘントスルモノナリ」（「評議員会議事録」一九四四年一一月九日より）。

開催の具体的方法としては、「舎長、組長ノ協力ヲ得テ舎毎ニ上納」し、「上納品ニ対シテハ奨励金ヲ付ス」（奨励金は四〇円）また「当局ヨリノ援助金五十円ヲ受ケル」。そして、「園長、各職員御覧ノ後一般ニ観覧」する。「分配ハ病室、男女不自由舎、女子軽症舎、少年少女舎」とする。

敗戦の年はどうであったか。

一九四五（昭和二〇）年一〇月九日の「第六拾八回評議員会」での「評議事項」の「秋季園内農作物品評会開催の件」において、常会長が次のように提案し賛同を得たと記録されている。

「毎年秋農産物品評会ガ開催サレテ来戦前ハ園外ヨリノ出品モ加ヘ盛大ニ行ハレシモ戦局重大ナリシ昨年ニ於テハ諸種困難ナル事由ヤムナク之ガ品評会ヲ廃止シ園内ノミニ於テ『農産物感謝の日』ヲ設ケ多大ナル好成績ヲアゲタルガ此処ニ終戦後ノ今秋ハ戦前ノ品評会ニ復シ且盛大タラシメタク各位ノ絶大ナル協賛ヲ得」たい。

次いで、農事部長が「品評会内容ニ就テ」説明している。すなわち開催日は一一月二三日木曜日（一日限り）、出品者は「農事組合員一人一点以上」で「舎長組長ノ協力ヲ得舎毎《ごと》ニ出品」、審査員は「化成学校職員」とし審査対象は「舎別、個人」の二通りとすること、および出品の品目・分量（省略）、「賞品」（「農芸団体ハ個人賞ノミ」）などについてである（「評議員会議事録」昭和二〇年一〇月九日より）。

以上の「農作物品評会」についての記録をふりかえると、園外の農家などと共催しての品評会は「秋季」の場合のみで、それは昭和一八年まで実施され、昭和一九年度は「夏季農産物品評会」と「農産物感謝の日」が入園者たちだけで開催されたようである。

その後、「全生常会」が「全生会」に変わった昭和二十一年度においても、七月一五日〜一六日に「夏季農産物品評会」が、そして一一月二〇日に「秋季園内農産物品評会」が、それぞれ全生常会のときとほぼ同じような内容で開催されている（「多磨全生会記録」昭和二十一年度」、参照）。

このように見てくると、「多磨全生園慰安会」と「各町村世話人役一同」との「秋季農産物品評会」の共催は農産物などを介しての地域住民と入園者との一定の交流と、入園者たちの農作物などの増産への意欲を高める上で意義があったが、戦争末期の「非常時局」になってからは、地域住民からの農作物の提供は途絶えた。しかし、全生常会の農事部が中心となって取り組みが続けられた「秋季園内農産物品評会」・「夏季農産物品評会」・「農産物感謝の日」は、ひきつづき農事組合員などの耕作意欲を強める効果をもち、また出品物の不自由舎や少年・少女舎などへの配分は患者組織としての全生常会による有益な配慮であったといえよう。

たとい実際に分配された農産物などの分量はそれほど多くはなかったとしても、同じ病を患って入園している〈寮友〉たちによるこうした配慮は、病状の重い入園者や失明・四肢不自由などの障害を負うている入園者、さらには年齢の低い少年・少女たちにとって、少なからず慰めや励ましとなったであろう。そのことは全生常会が果たした役割の一つとして評価してよいことである。

第三節　農作物などの盗害と防止対策

戦時体制下にあっても、多磨全生園の患者たちの多くは可能な限りにおいて農作物の生産、果樹の栽培、豚・牛の飼育、養鶏・養兎などに力を尽した。

しかし、つねに農作物や果実などの盗害が生じ、その防止対策を講じなければならなかった。園から支給された物資の横流しや園外に持ち出しての食物などとの交換、生産した農作物などの私物化、さらには園内の農作物などを盗むだけでなく、園外に脱出し近隣の農家の畑の作物を荒らすなどの事件は後を絶たなかった。それらの根本的な原因には劣悪な配給制度のもとでの絶対的な食料不足があり、また病状や障害の程度・種類の違いにより農耕にたずさわりたくてもそれが不可能であったり、たとい可能であったとしても農作物の生産高にともない生産物の取得や園による買入れ金額などに差異が生じたことなども関連していたことであろう。

全生常会の発足時から、「全生常会記録」・「評議員会議事録」には農作物・果実などの盗害や私物化などに関する問題とそれを防止するための常務委員会からの注意や警告、評議員会による対策についての評議などが繰り返し記録されている。

例えば、一九四一（昭和一六）年四月二〇日の「第一回実行委員会」では、「報告事項並《ならびに》注意事項」として、「逃走防止」、「筍畑其ノ他ノ盗害注意　対策ハ追テ協議発表」と記録されている。そして、五月四日の「第四回評議員会」で「盗害防止ノ方法ニ就テ」立案する小委員会の設置が決められ、その検討の結果が六月一〇日の「第五回評議員会」で「評議事項」として生活部長より提案され可決された。

それが次に掲げる〝心得〟である。

「農作物果樹類ニ関スル心得

一．他人ノ農作物及ビ院内ノ果樹類ヲ無断デ私セヌコト

一．前項ニ背キタル場合ハ常会生活部ニ於テ当該舎ノ舎長ト協力シ愼重調査ノ上左ノ方法ヲ講ズルモノトス

左記

一．違背者ハ常会ニ始末書ヲ提出シ被害者ニ謝罪スルコト且ツ必要ニヨリテハ弁償ヲモナスベシ

一．悪質ナル違背行為アリタル場合ハ更ニ評議員会ニ諮リ院当局ニ処分ヲ求ムルコトアルベシ

一．舎内ニ違背者アリタル場合、舎長ハ共ニソノ責任ヲ負フコトアルベシ（尚院則ヲ犯シタル場合ニモコレト同様舎長ハ共ニ責ヲ負フコトアルベシ）

附記

コノ外一般ニ他人ノ所有物件又ハ院内ノ公共物件ニ就テモ不法行為アリタル場合ハ以上ノ規定ニ準ジテ処置ヲ行フ

本心得ハ昭和拾六年六月十日ヨリ実施ス」（「評議員会議事録」昭和十六年六月六日より）。

なお、「全生常会記録」の「第五回評議員会」についての記録には、この「農作物果樹ニ関スル心得」を生活

部長が提案した際に、次のような「説明」と論議がなされ、最終的に評議員全員の賛同を得たと記されている。

「一・右心得ハ農作物果樹類ニ重点ヲ置クモ、附記ニアル如ク、広ク一般ノ不法行為ヲモ同規定ニ準ジテ処置ヲ行フ

一・舎長ノ共ニ責任負フハ、悪質ナル違背行為アリテ評議会《ママ》ニカケラレシ如キ場合ヲ指ス

一・ソノ他、常会ニヨラズ直接院規ニヨリ処分サレタル場合モ、コノ規定トハ別個ニ舎長ハ同様責ヲ負フベキモノト思フガ如何（コノ点ニ就キ全員ノ賛同ヲ得）

一・同心得中『当該舎ノ舎長』トアルハ盗害者ノ舎長ノミナラズ被害者ノ舎長ヲモ含ム

一・病室、不自由舎ニ違背行為アリタル場合、病室、不自由舎総代共ニ責ヲ負フベキハ当然ナルモ、之ガ実現ハ、各総代ガ舎長（評議員）ニ昇格サルル時迄保留シタイ

右ノ『心得』ヲ全員一致可決

且、総代ノ昇格ヲ一日モ早クシテ、総代ニモ責ヲ有セシムベシトノ希望アリ、今夏中ハソノ昇格ハ不可能ナルモ、現在ノママニテモ十分違背者起ラザル様責任ヲ以テ取締ラシムル積リナリ、ト解答《ママ》ス」（「全生常会記録」一九四一年六月五日より）。

農事組合員をはじめとして入園者たちが苦労して生産・栽培している農作物・果実などが盗害に遭うのを防ぐためとはいえ、この「心得」で、たとい「悪質ナル違背行為アリタル場合」であるとはいえ、「評議員会」にはかった上で「院当局ニ処分ヲ求ムルコトアルベシ」と規定しているのは、国立癩療養所の所長に付与されている「懲戒検束権」による処罰を患者組織が容認し利用しようとしていることを意味し、全生常会の性格・限界を示すものとして注意しなければならない。

この時期、同じように全生常会の執行機関は、当局側の重大な問題点を含む方針・意向をそのまま受け容れ、

会員である入園者たちに奨励している。それは前院長である光田健輔が発案・実行した園内での結婚を認める条件としての「断種」についてである。

すなわち、先の「心得」を決定した「第五回評議員会」の「報告事項」の一つとして、生活部長は「断種手術ニ就テ」と題して、「医局ヨリ結婚者ハ自発的ニ手術ヲ受ケラレタキ旨ヲ報告、結婚者ノ自覚ヲ要望ス」と報告したと記録されているのである（「評議員会議事録」一九四一年六月六日より）。

なお、評議員会における生活部長によるこの「断種」についての報告は、「全生常会記録」では舎長でもある評議員たちにより強く伝える記述になっていることが注意される。すなわち、「結婚者ハ自発的ニ断種手術ヲ受ケラレタキ旨医局ヨリノ希望アリ」まではほぼ同じだが、そのあとに「各舎人ニ訴ヘテ自覚ヲウナガサレタシ」と記録しているのである。そして、六月一〇日の「第三回実行委員会」において、「生活部事項」の一つとして「断種手術ニ就テ」と題して生活部長は「結婚者ハ自発的ニ手術ヲ受ケラレタキ旨医局ヨリ希望アリ、各自ノ自覚的行動ヲ望ム」と述べている。

院（園）当局の「補助機関」として発足した全生常会の性格には、当初から〝上意下達〟と〝下意上達〟の二面性があることは、これまでも指摘してきたことだが、前述した「農作物果樹ニ関スル心得」の「違背者」にたいする「処分」の規定や、「断種手術」についての励行、および後述する「農作物盗害防止規定」のなかの「処罰」の項目は〝上意下達〟の面が、より強くあらわれているといえよう。

「農作物果樹類ニ関スル心得」が「全生常会」の名で決定され、資料（謄写印刷）として会員たちに配布されてからも、「違背行為」とされているできごとはさまざまなかたちで頻発した。

次に「全生常会記録」・「評議員会議事録」から、関連する記録を日付を追って列挙する。

「昭和十七年三月十三日　第十三回実行委員会

総務部事項　常会長

三．無断園外外出ノ防止

四．個人輸入《ママ》ノ穀類等ノ悪質ナル融通防止不足ニツケコンデ高ク売リツケル様ナ悪質ナコトヲセヌヤウサレタシ」。

「**同年五月十日　第十五回実行委員会**

生活部事項　生活部長

三．梅ノ実ノ件／梅ノ実入リ近ヅイタニツキ無断私シ《ママ》セザルコト」。

「**同年十一月十二日　第二十三回評議員会**

報告及注意事項

一．仲買行為ニツイテノ注意

近来イチジルシク仲買行為ガ表面化シ暴利ヲムサブ《ママ》ル事アルハ誠ニ遺憾トス舎長組長ハコレラ仲買行為者ニ対シ充分ナル注意ヲ乞フ」。

「**同年十二月十五日**　第二十二回実行委員会

総務部事項　常会長

一．無断外出ノ注意（年末ヨリ正月ニカケテ無断外出ヲ注意ス）」

「**同年十二月二十三日**　本年一月一日ヨリ本月二十二日迄ノ在園者移動《ママ》左ノ如シ

入園者三〇八名／退園者四〇名／死亡者一四九名／逃亡者三八名」。

「**昭和十八年二月五日**　賭博行為ニヨリ本日午後二時八名監禁サル」。

「**同年二月十五日**　第一分館長ヨリラヂオヲ以テ仲買暴利者ニ対シテハ厳重ナル処罰ヲ行フ警告アリタリ」。

「**同年四月十五日**　第二十六回実行委員会
総務部事項　常会長
一．物資園外流出ニ就テ
　常務委員会ノ努力ト職員ノ東奔西走ニヨリ入手セシ物資ノ園外流出ハ我々ノ大ナル不幸デアル各代表ノ御注意ヲ願フ」。
「**同年六月十日**　第三十回評議員会
評議事項　農事部長
一．筍ノ注意
無断私シスル者アル場合ハ断乎常会申合セニ従ヒ処分ヲスル」。
「**同年七月九日**　第三十二回評議員会
緊急報告事項　農事部長
㈧．蔬菜類ノ『横流シ』防止ニ就テ
個人売ヲ廃止シ、炊事ヘ納入スル様ニトノ要望」。
「**同年七月九日**　第三十二回評議員会
評議事項
『農産物盗害防止策ニ就テ』（常会長より――筆者注）提案ノ理由ノ説明アリタル後、評議ノ結果次ノ通リ、
㈠各舎長ハ自己ノ舎員ニ不心得ナキヤウ注言《ママ》ヲナス。
㈡各農事組合員ハ、自ラ自己ノ畑ヲ警戒、自警ヲナス。
㈢犯人ガ発見サレタル場合ハ、断乎タル処置ヲ願フ。

右ノ如ク決議セリ」。（「評議員会議事録」一九四三年七月九日より）

ところで、「評議員会議事録」では、この「評議事項」の評議に先立って、「指示事項」として、「園内情勢ニ就テ善処ヲ要望」と題して常会長から「最近ノ園内情勢ニツキ縷述《るじゅつ》後、是レガ好転ヲ計ラントスト指示アリ」と記録されている。しかしながら、「全生常会記録」では、この常会長の発言と採決の結果を次のように一括し、より詳しく記録している。

「評議事項

農作物盗害防止ニツイテ　常会長

最近農作物盗害ノ頻々トアルニカンガミ其ノ防止方トシテ第一分館員及常務委員ヲモッテ警戒ヲナシツツアルモ尚盗害ヲミルハ誠ニ遺憾デアル次ノ盗害防止策ニ評議員各位ノ御賛同ヲ乞フ

一．舎長ヨリ舎員ニ強力ニ盗害ニ関スル注意自覚ヲウナガスコト

一．舎長、隣組長並舎員ハ協力シテ自舎ノ耕地ノ自警ヲナスコト

満場一致可決ス」。

このように、常会長が行った「農作物盗害防止策ニ就テ」の発言を「評議員会議事録」では「提案ノ理由ノ説明アリタル後」と短く、抽象的に記録するにとどまっているのは、本「議事録」が園長をはじめとする当局側に〝検閲〟されることをあらかじめ配慮してのことであったからではなかろうか。いずれにせよ、常会長の発言の内容から、農作物などの盗害を防ぐ活動を、常務委員は、以前は「見張所」と呼んでいた第一分館の職員と一緒になって実施していたことがわかる。つまり、少なくとも農作物の盗害防止に関する限り、全生常会の執行機関は当局側と同じく〝取り締まる〟立場に立ち、共同して行動していたのである。

「**同年九月十日**　第三十四回評議員会

指示事項
風紀上ニツイテ　常会長
主トシテ男女関係ノ風紀ニツキ注意ヲウナガシ園当局ノ寛大ナル方針ニ一層ノ自重ヲ希ム」。
なお、この「指示事項」と同じ発言を九月一三日の「第三二回実行委員会」においても「総務部事項」の一つとして常会長は行っている。

「**同年十月十四日**　第三十三回実行委員会
総務部事項　常会長
一．無断外出ノ注意
無断外出ヲナシ野菜物ヲ荒ス等ノ輩《やから》アル事ハ実ニ遺憾デアル、カクノ如キ行為ハ療養者ノ不幸ヲ招クモトデアル　絶対ニコノ様ナ事ノナイ様注意サレタイ
生活部事項　生活部長
一．盗害ニツイテ
コノ決戦下　盗害ノアル遺憾ヲノべ各代表ノ協力ヲ要望ス
建議
尚無断外出野荒シニハ最高ノ処罪《ママ》サレタキ建議アリ」。

「**十月二十日**　第三十四回実行委員会
総務事項　常会長
一．農作物盗害防止積極的協力ニツイテ
右ニ関シテハ此ノ会ヲ通ジテ再三再四注意ヲ喚起シテ参ツタノデアルガコ、ニ一層ノ積極的協力ヲ要望ス

ル次第デアル／現今園外ノ農作物ヲ荒ラス人ガ多々アルヲ聞ク、園外農作物監視ハ田無省《ママ》ノ警官ヲ以テナサレテオリ　モシ園内ニサウシタ不心得者ノ出デタル場合ハ園長ノ謝罪セラレル事トナリ　当局ニ於テハ厄《ママ》罪者ノ郷里ノ父母ヲ呼ビ厳重ナル処罰ヲスル／尚近村ノ同情ニヨル療養生活ノウルホヒヲ説キ必ズヤ舎ニアル不心得者ヲ各代表ノ注意ニヨリ反省サセル様代表ノ協力ヲ強調ス

建議

一．闇取引取締リノ件

一．当園ガ濡レ衣ヲカブル様ナ事ノナイコト右二件ノ建議（二――筆者注）ツキ常会長説明」。

「**同年十二月十五日**　第三十六回実行委員会

総務事項　常会長

一．物資ノ園外流出ニツイテ

支給品亦ハ園内購売品ヲ園外ニ流出セザル様サレタイ園外流出ハ吾々ノ幸福ヲ沮《ママ》害スルモノデアル」。

「**昭和十八年三月十八日**　第四十回臨時実行委員会

総務事項　常会長

本月十八日、十九日、二十日、以上三日間外出（逃走、無断外出、帰省）ヲ厳禁ス／以上ノ三日間逃走者及無断外出者ヲ出シタル場合ハ園長其ノ責ヲトワル、事ニナルニヨリ各代表者ニ於テハ満《ママ》全ノ協力ヲ願フ／厳禁ノ理由ハ二十一日何等カノ方法ヲ以テ発表セラル、由」

この「外出厳禁」の理由は後日、「三月二十二日、午後五時ノ報道」で次のように「公表」されたと記録されている。

「畏《おそれおお》クモ大元帥陛下ニオカセラレテハ二十日埼玉県豊岡町修武台ニ挙行サレル陸軍航空士官各卒業式ニ行

幸アラセラル」

天皇の「行幸」などに際しては、このように「国立癩療養所」の所長に出されたのと同じような〈指示〉が、他のどのような施設・病院や住民・家庭（例えば「精神病者監護法」により私宅に精神病者を監置している家など）にたいしてなされたのであろうか。今後、調査すべき重大な課題の一つである。

「**昭和十九年四月十五日**　第四十一回実行委員会

総務事項　常会長

一．園規ノ犯則行為防止ニツイテ

先般園長ヨリモ注意アリタル如ク逃走ヲハジメトバク等ノ犯則行為ハ絶対行ハザル様注意スベキコトトコノヤウナ行為ヲ患者道徳トイフガ如キアヤマツタ考ヘデカバウ様ナコトハ許サルベキコトデハナイ、各位ノ積極的教化指導ヲ要望ス。

一．地下足袋ノ園外流出防止ニツイテ

此処ニ配給ノ地下足袋ハ官需品ニテ民需品ト分カタレテオルガソノ品物ガ一部近村ニ流出シテ居リ地下足袋不足ニテ割当ガ請求セラレテ居ル折誠ニイカンニ思フ／今後コノ様ナ事ガ行ハレル場合ハ品ガ入ラナクナルカラ充分注意ヲネガフ

又コ、数回ゴム長靴ガ紛失シテ我等ノ生活ガ不安ニナリツツアルガコノ様ナ行為ハ園外ヨリノ者カドウカ極力探索中ナルモコノ様ナ事ガ頻発スル場合ハ我々ノ生活ガ昔ノキュウクツナ時代ニモドルノヤムナキニ至ルヤモシレズ互ニ十分注意ナサレタシ」。

「**同年六月十日**　第四十三回評議員会

指示事項　常会長

地下足袋、ゴム長靴外日用品ノ盗害ニハ今後一層当局ノ監視強化ヲネガフモ各自ノ注意ヲネガフ、又農作物ノ盗害ニ就テハ社会ニ於テモ『菜園荒シハ米英ノ手先、戦力増強ヲ阻害スル者ナリ』ト言ハレテ居ル如ク盗害者ハ重罰ニ処セラレルヲ以テ園内ニ於テモ各自各々ノ畑ヲ責任ヲ以テ監視シ防止アリタシ、尚犯人発見ノ時ハ早速常会ニ申出アリタシ、尚常会ニテモ公表ハ出来ナイガ何等カノ方法ヲ以テ取締ル考ヘデアルカラ各位ノ此方面ニ於ケル強力ナル協力ヲ要望ス」。

「**同年六月十五日**　第四十三回実行委員会

総務事項　常会長

一．盗害防止強化ニ就テ

コノヤウナ言葉ヲ上セルコトスラカンバシクナイシカシ決戦下ノ療養所内ニ地下足袋、ゴム長靴、等頻々ト盗難ニアフコトハ誠ニイカンニ思フ、依ツテ各自ニハ各々注意ネガヒタシ、又コレカラハ農作物ノ出来季ニテ各自自分ノ畑ハ自分デ充分監理シ菜園荒シヲ防止下サルヨウ切希《ママ》ス」。

「**同年九月六日**　第四十六回評議員会

指示事項

一．物資ノ園外流出厳禁ニツイテ　常会長

重大ナル決戦ノ様相ハ誠ニ国民ノ自粛厳正ヲ必要トスベキデアルガ当園ノ如キ平和ニ然シ安楽ニ療養出来ルコト及ソノ感謝ノ念ハヨリ一層時局ノ動向ニ厳粛ナル賛同ト協力ヲ成ス可キト思ハシムルニモカカハラズ在園者中ニ園支給品又園生産物ヲ物資不足ノ園外ニ譲渡シ暴利ヲムサボリ或《あるい》ハ物品ト交換、或ハ家族者ニ贈ルガ如キ輩ノアルコトハ、誠ニ寒心ニ堪ヘザルヲ以テ此度園当局ノ厳格ナル防止策トシテ園在園者ヘノ反省ヲ求メルモノデアル。依ツテ斯《かか》ル行為ノ発セザル様指導者各位ヘ充分ナル努力ヲ希ヒ之ガ全般ヘノ徹底ヲ為ス様協力サレタシ。而シテ斯ノ如キ行為ノ発生ハ時局ニ対スル不認識ハ言フヲ俟《ま》タズソノ個人ノミナラズ故郷系類ヘノ影響モ大ナルモノアリ。吾人ノ自粛ト自戒ヲ望ムコト切ナルモノデアル」（「評議員会議事録」一九四四年九月六日より）。

以上で、「農作物果樹類ニ関スル心得」がいう「違背行為」とそれに関連することがら、およびそれらを防止しようとするとりくみについて見てきた。この「心得」は全生常会が「評議員会」の評議をへて策定したにもかかわらず、「違背行為」とそれに類する行為をなくすことが出来ず、むしろ「悪質ナル違背行為」、例えば園外の農作物を荒したり、園内で支給された物資を園外に持ち出して利益を得たりするような〈癩療者としてあるまじき行為〉は増加しつつあったかのようにも見える。しかも、園当局の監視と処罰の強化をもってしてもである。どうすべきか、何が原因や背景としてあるのか。全生常会の執行機関としては根本的な原因の究明と全面的な対策を立てることが出来ぬままに、さし迫っている問題に手を打たねばならなかった。すなわち、園内での農作物の盗害を何としても防ぐことである。その農作物は入園者たちのなかで少しでも耕作にたずさわれる者たちが持てる全ての力を尽して生産し、その収穫物は今や入園者全体の生命を支えるために不可欠な食料となっているからである。

四五（昭和二〇）年六月一一日の「第六〇回評議員会」において、「評議事項」の一つとして、あらためて「農作物盗害防止ノ件」が掲げられ、農事部長から新たな「規定」を定めることの緊要件についての説明と「規定」案が上程される。

「評議事項

二、農作物盗害防止ノ件　農事部長（「評議事項」の「二、」は「国防献金ノ件　常会長」である——筆者注）

農作物特ニ馬鈴薯収穫ノ期ニ入リテ例年ノ如ク時局ヲ弁《わきま》ヘザル不心得者アルヤモ計リ知レズ即チ農作物ヲ盗

ミカスメ取ル等ノコトナリ依ツテ本年ハソノ被害ノ防止ニ徹底ヲ期ス為ニ次ノ規定ヲ設ケテ盗害ノ未然防止ヲナシタイ

農作物盗害防止規定

第一条　農作物盗害防止ノ目的ヲ以テ左ニ定メラレタル各案ヲ実施スルモノトス。

第二条　在園者ハ毎年六月一日ヨリ七月三十一日迄ノ期間中毎日午後七時ヨリ翌朝午前五時半迄耕地及耕地路へノ出入ヲ禁ズ。

但シ墓参通リ柊通リ住宅東側通リハ耕地路ト見做《みな》サズ　尚晝間ニ於テモ食事時間中ハ耕地及耕地路へノ出入ヲ遠慮スルモノトス。

第三条　右期間中農事組合員ハ次ノ如ク夜間特別警戒ヲ行フモノトス。

第一項　勤務時間ハ午後七時ヨリ翌朝午前五時半迄　尚防空警報発令中モ任務ニ当ルモノトス

第二項　勤務人員ハ一組四人トス

第三項　当番順序ハ各舎一晩ヲ以テ廻リ番トス

第四項　手当ハ一人金二拾五銭トス

附記

第二条ニ背キタル者ニ対シテハ当局ニ具伸《ママ》シテ処罰セラルルコトアルベシ。

本規定ハ昭和二十年六月十五日ヨリ之ヲ実施ス。

以上ノ発表ト提出理由ノ説明ニ対シ二三ノ質疑アリテ満場一致ヲ以テ可決ス」（「評議員会議事録」一九四五年六月一一日より）。

では、この「農作物盗害防止規定」は、ちょうど四年前に制定した「農作物果樹類ニ関スル心得」とはどう違うのか。いずれも農作物などの盗害をなくしていこうとしている点では同じである。しかし、「心得」が①「違背者」の「謝罪」、②「評議員会」を通しての「院当局」による「処分」、③「違背者」と「被害者」の両舎の「舎長」が「責任」を負うことなどによって盗害を少なくしていこうとしているのに対し、「規定」は盗害を未然に防ぐことを目的とし、そのために必要な条件と態勢を具体的に定めているところが大きく異なっている。また「心得」が盗害に遭わないようにする対象を「農作物果樹類」とし、さらに盗害に類似・関連する「違背行為」までも、年間を通じて、無くしていこうとしているのに対し、「規定」は「農作物特ニ馬鈴薯」の盗害を防ぐために、全入園者にその収穫期を中心として、夜間から明け方にかけての行動範囲を制限するとともに、「農事組合員」に「手当」を与え集団的・組織的に「夜間特別警戒」に従事することを義務づけている点も違っている。たとい「防空警報発令中」であっても、その「任務ニ当ル」としていることに、「心得」とは異質の、「盗害ノ未然防止」にこめた切迫した思いと重大な決意とが伝わってくる。ただし、「心得」も「規定」も、「懲戒検束権」を付与されている院（園）長を頂点とする「院（園）当局に処分（処罰）」を求めることがあるとしている点は共通している。

　このような「規定」が緊急に定められ、直ちに実施されたのは敗戦二か月前である。

「強制収容・絶対隔離」の空間に収容定数を上まわる患者（四四〈昭和一九〉年末現在、収容定数一二〇〇人、入所者数一四〇七人）が押し込められ、外部の社会からの食料の配給も滞りがちになっていくなかで、医療・療養的条件・機能もほとんど失われてしまった「療養所」では、病を抱えたまま生命がけで「逃走」するか、園にとどまり生存するには、〝入園者が入園者による「被害ノ防止ニ徹底ヲ期ス為ニ」〟、このような「規定」を園の「補助機関」である全生常会は制定し、実行しなければならない状況にまで陥っていたのである。

第四節　戦中・敗戦直後の食料難と配給制度の実状

太平洋戦争の末期から敗戦後の数年間は、深刻な食料不足により、国民の大多数が飢餓状態に陥った。配給制度による食料品だけでは生きていくことは出来ず、人々は〈買出し〉などによって、公定価格の何倍もの〈闇値〉で食べものを手に入れ、懸命に生命をつないだ。食料品をはじめ生活必需品は町内会・隣組などの常会をつうじて行われ、配給制度と常会組織とは一体となって政府による国民の支配と統制のために強力に機能した。しかし、社会からの絶対隔離の場である国立癩療養所に強制収容されたハンセン病患者たちは、基本的に配給制度にもとづく食料・燃料などの配給品に頼るしかなく、その生存は危機に直面した。

では、太平洋戦争が勃発する年の一九四一（昭和一六）年の七月一日に国立の経営管理に移され、第一区府県立全生病院から国立癩療養所多磨全生園と改称した当園の入園者たちは、実際にはどのようにしてこの食料難の時期を生きぬこうとしたのであろうか。食料に関する配給制度の実態と全生常会の食料にかかわる活動を中心にみていくことにする。

1　戦中・敗戦直後の状況と配給制度

第1章の「国家総動員体制と全生常会の発足」で述べたように、日本の天皇制国家は「満州事変」（一九三一・昭和六年）から日中全面戦争（一九三七〈昭和一二〉年以降）へと侵略戦争を拡大し、さらに一九四一（昭和一六）年一二月八日、政府が戦争の開始後に「大東亜戦争」と呼ぶアジア・太平洋戦争に突入し、第二次世界大戦（一九三九年〜四五年）に加わっていった。

日本軍は初期作戦には成功したものの、とりわけガダルカナル島の戦いにおける敗北（一九四三〈昭和一八〉年二月）以降、戦局は悪化の一途をたどり、「銃後」の国民の生活もますます窮迫していった。政府は戦争遂行のためにすべて軍事優先とし、国民は「欲しがりません　勝つまでは」の標語のもと、きびしい耐乏生活を強いられた。

戦時下と敗戦直後の国民の食料難は深刻であった。戦時下の食料不足の原因と背景については、少なくとも次の諸点が挙げられよう。

①軍需用食料の優先的な生産・供給、②軍需工業への転換の結果生じた肥料や農具など生産資材の不足、③食料生産の担い手の徴兵・徴用など軍事動員による農業生産力の低下と作付面積の縮小、④軍需工場・輸送道路などの設立・建設による耕地の潰廃、⑤英米諸国による日本の海外資産凍結と海外からの食料輸送の途絶、⑥米軍による本土空爆の激化による人的・物的被害の拡大などである。

これらの諸要因のなかでも、米軍を中心とする連合軍の船舶攻撃により海上輸送が困難となったことは、食料需給を植民地・占領地などに大きく依存していたため重大な影響を受けた。米に関して具体的に見ていくと、朝鮮・台湾からの朝鮮米・台湾米の移入は四二（昭和一七）年六九四万石、四三（昭和一八）年一八一万石、四四（昭和一九）年四八〇万石、四五（昭和二〇）年一五七万石であり、仏印・タイ・ビルマなどからの輸入米は四二年八四七万石、四三年五二八万石、四四年ゼロ、四五年ゼロであった。これに、国内の持越・生産・次年度純くいこみをいれて計算すると、米の供給量は、四二年七八八六万石、四三年七六三四万石、四四年七〇八六万石、四五年六一八六万石であり、四五年は四二年の約二二パーセント減であった（前田寿紀著『戦中・戦後甘藷増産史研究』学文社、二〇〇六年、七六頁参照）。こうして、需給食料の中心は四四年頃から国内産の米麦、甘藷類と「満州」産の雑穀に移っていったが、四五年になると「満州」からの食料送路も切断された。

敗戦後の食料難は戦争末期の状況に新たな要因が加わり、いっそう深刻となった。それらの新たな諸要因としては、例えば①食料補給地（旧植民地朝鮮・台湾、「満州」など）の完全な喪失、②復員や引き揚げ者などによる人口の急増（敗戦前の四五年五月から敗戦後の同年一二月までの半年間に男女約四〇〇万人帰国）、③戦争・戦災による家庭の崩壊と労働能力の疲弊、④四六年の凶作（原因は主に天候不順、肥料不足、稲作作付面積の減少など）、⑤農民からの食料供出の不振（原因としては末端供出割当の不公平への不満、戦中の政府および食料関係機関の施策への批判、米価安に対応しての〝横流し〟の増加、軍用米や軍需保有米の乱雑な処分などが考えられる）、⑥戦争・戦災による鉄道網の破壊や列車不足と食料輸送の支障（四六年は甘藷は豊作であったが生産地から消費地へ送れずに腐らせてしまう地域もあった）、⑦激しいインフレーションの発生と国民生活への直撃などである。

では、戦時下・敗戦直後の食料不足にたいして、政府さらにはアメリカ占領軍はどのような対策を講じたか。ここでは、配給制度に焦点を絞って、その概略を述べる。

配給制度は、物資の重点的な配分を目的とする原材料の配給と、生活必需品の割当てを目的とする消費材の配給に区分される。本章では後者について、それも生活必需品のなかの食料（糧。以下同じ）を中心にとりあげる。

日中全面戦争開始の翌年の一九三八（昭和一三）年に制定された国家総動員法は、長期化する戦争に対応すべく人的・物的資源の全てを戦争体制に動員することをめざすとともに、政府が絶大な権力をもって国民に物心両面から耐乏生活を強制するものであった。本法によって、政府は議会の承認を得ずに勅令として食料の国家による管理・統制に関するさまざまな法律・規則などを随時、制定・実施することが可能となった。

そのような背景のもとに、政府によって制定・実施された戦時下の一連の主要食料（とくに米穀）に関する統制法は、二つの段階に分けてその性格・特徴をとらえることができる。すなわち、前半は一九三六（昭和一一）年五月「米穀自治管理法」から三九（昭和一四）年四月「米穀配給統制法」までで、米穀の自由市場・自由取引を前提としての市場への国家の介入の過程であり、米穀の間接統制の段階である。後半は四〇（昭和一五）年八月「臨時米穀配給統制規則」、同年一〇月「米穀管理規則」以降四二（昭和一七）年二月「食糧管理法」に至る過程であり、それは米穀の流通経路や供出量、価格も政府が決定するという米穀の直接管理の段階である。後者は米穀分野における戦時統制経済の具体化にほかならず、その根幹をなすのが食料管理法である。[6]

同法は、当初、米麦・いも類・雑穀の主要食料を対象としたが、後にはこれらを含むすべての食料を対象とし、食料に関する最大かつ最強の戦時統制立法としての役割を演じた。同法は違反者には五年以下の懲役もしくは三〇〇〇万円以下の罰金という厳しい罰則規定を有しており、さらに翌年一〇月には同法改正によって米麦の〈ヤミ買い〉にも罰則が科され、警察はこれにより取り締まりを強化した。

ではこのような国全体の食料不足と食料に関する戦時統制法の制定を背景として、国民にたいしてどのような配給制度が実施されたのか。

以下、配給制度の沿革と実態について、主に『労働年鑑』[7]にもとづき重点的に記す。

まず主食品に関してみていこう。

四一（昭和一六）年四月一日、従来の米屋による自由営業は廃止され、主食である米の通帳割当配給制が実施された。これが主食にたいする最初の消費統制であり、以後、通帳なしには米一粒も購入できなくなった。その割当量は大人一人一日二合三勺《しゃく》（三三〇グラム）と定められ、この量は四五（昭和二〇）年五月まで形式的には変わらなかった。

配給米は当初七分づきであったが、四三（昭和一八年）には五分づきとなり、ついには二分づきの〈黒い精米〉となった。

雑穀配給についてみていくと、四二（昭和一七）年一〇月、農林省は配給飯米に仏領インドシナ産のひき割玉《とう》蜀黍《もろこし》を混入することにし、ひき割玉蜀黍一三二キロを米一石に換算して飯米割当量と差し引きした。四三（昭和一八）年六月、馬鈴薯が米一八〇グラムと差し引きで一キロ配給された。配給機構の不備と混乱により、馬鈴薯が収穫期には一時に多量に配給され、さらにまた腐ったものも配給されたりした。同年七月、小麦粉七〇〇グラムが米一人あたり六六〇グラムと差し引きで配給された。同じ月に乾パンが米と差し引きで配給された。同年八月、「満州」産の大豆が米に混ぜられて配給された。同年秋の甘藷の収穫期から甘藷が米と差し引きで配給されるようになり、同年冬以降は脱脂大豆（大豆粕）も代替食料に加わり、四四（昭和一九）年度からは澱粉《でんぷん》もこれに加わった。

主要食料の国内総消費量（一般消費者配給、農家消費、軍需用をすべて加えたもの）に占める代替食料の比率の推移をみると、四二年には麦類が三パーセントでその割合は低かったが、四四年の代替食料計は一四パーセント（麦類七パーセント、藷類・内地雑穀三・一パーセント、輸入雑穀三・九パーセント）、四五年の代替食料計は一七・七パーセント（麦類九・七パーセント、藷類・内地穀類四・二パーセント、輸入雑穀三・八パーセント）と増加している。[◆8]

このような代替食料の混入量の増大は、配給量のカロリー価値を実質的に大幅に低下させた。

そして、ついに四五年七月三日の閣議で主食の一割減配が決定され、「食料消費節減ニ関スル件」（農商省通牒・昭和二十年七月四日）によって、これまでの配給基準二合三勺は二合一勺（二九七グラム）に削減された。

表4－3「多磨全生園における食物（主食）の分量の推移――一九二五（大正一四）年～一九五〇（昭和二五

年）」（一九八〜一九九頁）において示した「普通食一人一日あたり平均分量」の太平洋戦争期における年次別推移は、政府によるこのような主要食料の配給政策の変容を如実に反映しているのである。

次に、副食品の配給と消費の推移について略述する。

野菜、果物については、四〇（昭和一五）年七月に配給統制規則が施行されるとともに、同年八月と四一（昭和一六）年七月の二回の統制価格の設定によって、物価統制はほとんど全品目に及んだ。

魚類についても、四〇年九月における統制価格の設定および四一年九月におけるその拡充によって魚介類のほとんど全てに価格統制が及ぶようになった。四二（昭和一七）年一月には水産物配給統制規則が公布され、缶詰を除く全水産食用加工品に配給統制が実施された。

都市における生鮮食料品の最低配給必要量は、野菜類が一人一日あたり二五〇グラム、魚類は同じく五〇グラムといわれていた。しかしこの生鮮食料品の生産、供給量は季節的変動や日々の変動が大きく、またその性質から保存に不向きであった。そのため毎日の配給量は供給量の変動によって増減し、一定量の規則的配給は困難であった。また配給機構の欠陥がそれを助長した。戦局の悪化とともに生鮮食料品も遅配・欠配が著しくなり、その結果、〈行列買い〉、〈情実売り〉、〈ヤミ売り〉が横行した。生鮮食料品の欠乏は、戦時中、最もはなはだしかった。またそれは肉、鶏卵、あるいは乾物、煮物などの副食品の配給についても同様であった。

なお、戦後の経済安定本部の調査にもとづき、野菜の平均一人あたり年間消費量を、一九三七（昭和一二）年を一〇〇とする指数でみていくと、三九年から四四年までは三七年の七〇パーセント台であるが、四五年には五〇パーセント台へと激減している[9]。

さらに、調味料の配給についてみていく。

味噌、醤油は四二年二月「味噌醤油等配給統制規則」によって割当配給制が全国的に実施され、四三年二月から通帳制となった。しかし、配給基準は地域によってかなりの差があり、関東地区での一人一か月あたりの配給基準量（男・女、年齢を問わず）は、四二年二月～四五年六月＝味噌一八〇匁《もんめ》、醤油三・七合、四五年七月以降＝味噌一八〇匁、醤油二・七合であった。四五年にはいると主要原料である「満州」大豆の輸入が途絶えたことなどにより、五月頃の東京においては味噌、醤油が一、二か月の遅配となり、分量も一人あたり味噌は一一〇匁、醤油は一合に減少した。しかも、醤油のカロリー含有量が低下し、味噌の品質も低下した。

砂糖は四〇年六月に六大都市（東京、大阪、名古屋、京都、神戸、横浜）において、家庭消費用砂糖の割当切符制を実施、配給基準量は一人一か月あたり〇・六斤《きん》。四二年九月以降郡部の配給量は一人一ヵ月〇・四斤に削減。四三年一〇月からは月別の定量配給も不規則となり、その後、輸送難や液体燃料の原料として軍需が増大したため、一般配給は極度に制約された。四五年の正月用として一人あたり〇・三斤の配給が行われたのを最後に、一般家庭配給は乳児用配給を除いて取りやめた。なお、三七年を一〇〇とする砂糖の国民一人あたり年間消費量指数は四〇年以降減少を続け、四三年は五八・六、四四年四五・四、四五年一七・八と激減している（経済安定本部調査[10]）。

これらの調味料や砂糖の配給基準量の削減が、絶対隔離の場である国立癩療養所の一つである多磨全生園の入園者たちの食生活にいかなる影響を及ぼしたかは後述する。

このような配給制度のもとでは、食料を流用・横領したりできる一部の特権階級の者は別として、一般の国民とりわけ都市の住民は生きていけず、農村への〈買出し〉・〈物々交換〉に必死でとりくんだ。四五年二月ごろには東京都における野菜配給量は一人一日あたり平均二〇匁、魚は五匁にすぎなかった。このころ野菜の買出しは千葉方面へ平日でも三〇〇〇人から一万人が出掛けており、児童（青菜物配給統制規則の改訂により、四三年七月から野菜の買出し制限が従来の一人一日当り八貫から二貫になったため子どもを含めた家族ぐるみの買出しが多くなった

——筆者注）や工場労働者の買出しが目立った。埼玉方面へは平日でも五〇〇〇人、休日には一万人、二～三倍のヤミ値で一日平均一万貫を持ち出しているといわれた。（朝日新聞四四年一月二四日付）[11]。

こうした〈買出し〉・〈物々交換〉などのために、園外へ無断外出することは「癩療養所」では禁じられており、監禁所に収監されるまさに命がけの行為であったが、それでも後を絶たなかったことなどについては本章第三節で述べた通りである。その実際の状況についてはさらに後述する。

また、国民の大多数は〈ヤミ市〉にも頼らざるを得なかった。しかし、それもまた困難なことであった。〈ヤミ値〉の値上がりが激しく、例えば米一升（公定価格五〇銭）は四三年に三円から四五年には三五円、同じく味噌一貫（同一円三〇銭）は三円五〇銭から四十円、醤油一升（同八〇銭）は三月から三八円、砂糖一貫（同二円二十銭）は五百三十円にもなっていたからである[12]。

では、戦局が破局に向かい、食料事情もまさに最悪の状況に陥っていたとき、政府首脳はこのような事態をどのように打開すればよいと考えていたのであるか。それを物語る一つの例としてよく引かれるのが〈二合一勺配給制〉決定後の内閣記者会見（四五年七月二八日）で鈴木貫太郎首相が「食糧問題に対する政府の方針如何」という質問にたいして述べた次のような言葉である。

「食糧問題は重大問題である。（略）尤《もつと》も今直ぐ一割の削減をしなければやってゆけない程食糧が逼迫している訳ではない。戦争が長期に亘《わた》るので、先を見透して国民に忍んで貰うのである。（略）野菜のような自給し得るものは身近で自給して貰いたい、また食糧の消費方法についても自分自身で十二分に工夫をこらす余地があると思う。（略）情勢がかく急迫している際食生活にも十分工夫されて身辺自作の徹底、消費方法の改善に自分で努力し政府の施策に協力されたい[13]」。

あたかも、国民は自給自足で長期戦に耐えよといわんばかりである。

実際、戦争末期、政府・関係団体は「ぜいたくは敵だ」をスローガンに国民に窮乏生活・耐乏生活を強い、芋・かぼちゃ・豆などの代用食品でも栄養は十分に摂れると宣伝し、さらには未利用資源活用の大キャンペーンを展開している。

例えば、厚生省内におかれた戦時生活問題協議会の山岸常務理事は、「米の配給が一割減ったからといって慌てる必要はない。未利用食糧資源を活用すれば相当程度栄養を補うことができると信ずる」とし、具体的には、どんぐり、甘藷の葉やつる、澱粉のしぼり滓《かす》の利用を呼びかけている。また、農商省も、これからの食糧は米・麦・芋類だけに依存できないとして、①芋づる、②澱粉滓、③桑葉、の三大目標を掲げ、それらで米換算一〇〇万石を確保する方針を発表する。そのほか、「陸軍糧秣廠大阪支廠発表の料理表」では、「材料」に「鋸屑《のこぎりくず》」、「藁《わら》・籾殻《もみがら》」、「蛹《さなぎ》」、「蝗《いなご》・バッタ」、「鼠《ねずみ》」などを取り入れ、その「調理法」を説明している。例えば「鋸屑」については「腐朽菌（ウスバタケ）により分解せしめたるのち粉末とし、小麦粉、米粉などに二〇パーセント混入し蒲焼《かばやき》またはパンとする」と記している。[14]

なお、当時、郡部が各県の食料協会に協力して、こうした未利用食料資源などを家庭の献立に活用するための「決戦食講習会」も開催している。[15] このような、平時にはほとんど利用しなかった野草や昆虫などの食用化などは、政府が非常時局下で推進した国民の食生活啓発運動の一環である。そのような動向と結びついて神奈川県食糧営団は四三年に食生活工夫展を開催し、その内容を翌年に『決戦食生活工夫集』として刊行している。

現在、一般に、成人男子が一日に必要なカロリー（熱量）は二三〇〇～二五〇〇キロカロリーといわれている。では太平洋戦争中、政府・関係機関は国民にどのくらいのカロリーが必要であると考え、実際には一般の国民はどれくらいのカロリーを摂取し得たのであろうか。

厚生省の厚生科学研究所が一九四一（昭和一六）年九月に発表した「日本人栄養要求量標準」によれば、「日本人平均一人一日栄養要求標準」は熱量二〇〇〇キロカロリー、蛋白質《たんぱくしつ》七〇グラム、脂質二〇グラム、糖質三七〇グラムとなっていた。年齢別・労作別栄養要求量が算出され、「中等労作」の従事者（三一〜五〇歳の男子）の熱量二四〇〇キロカロリー、蛋白質八〇グラムが全体の〝標準〟とされた。そしてこれを標準要求量としたが、それは「ギリギリ決着のもので」、この標準量から「仮りに四分の一、（すなわち——筆者注）二五パーセント切下げると、生きてはゐるが、これは働かない場合でも出産も出来るかどうか分からず、病気も起るかも知れない、と言ふ状態」になるという最低必要量であった、という。[16]

ところが、大阪市立生活科学研究所が四二年から四五年まで年次ごとに調査してまとめた「大阪市民栄養摂取量の推移」表によると、「配給による熱量（カロリー）」と蛋白質（グラム）の場合は、それぞれ四二年四月＝一五八〇キロカロリー、四九・四グラム、四四年三月＝一四〇三キロカロリー、三八・三グラム、四五年七月＝一二七七キロカロリー、五〇・五グラムである。また「実際の摂取量」は、それぞれ四二年四月＝一九二一キロカロリー、七〇・九グラム、四四年三月＝一八四二キロカロリー、五九・〇グラム、四五年七月＝一八二四キロカロリー、七九・〇グラムであった。[17]

以上のデータは大阪市の市民に関してではあるが、太平洋戦争の開始の年に政府の厚生科学研究所が公表した国民の生存に必要な栄養量（熱量と栄養素の分量）に照らしても、戦時中の配給による栄養摂取量は全く及ばず、実際の栄養摂取量も一貫して下回っていたことがわかる。

戦争中は少年層から高年齢層にいたるあらゆる労働力が軍需生産のために動員された。しかし、栄養供給の著しい低下と劣悪な労働条件のもとでの労働強化は、労働者の体力の消耗、健康の破壊を増大させた。その集中的表現ともいうべき結核は、とくに増加の一途をたどった。例えば、健康保険被保険者における肺結核罹病《りびょう》率（被保険者一〇〇〇人あたり、政府と組合管掌の合計）は、一九三六年度は総数一四・四（男子一二・七、女子一七・

八)、三九年度は総数二〇・一(男子一八・七、女子二二・八)である。◆18

一九四五(昭和二〇)年八月一五日の終戦以降も国民の飢えとのたたかいは続き、それは戦時下よりも深刻であった。敗戦後の食料不足の原因については先に述べた。

四五年から五〇(昭和二五)年までの期間は「飢餓段階」とも呼ばれ、とりわけ四六年を最底辺に、四五年から四七年の三年間が最大の食料難の時期であった。四六年の国民一人一日あたりの栄養供給量のうち総熱量は一四四八キロカロリー、総蛋白質は三五・八グラムであり、三一〜三五年の五か年平均の総熱量は二〇五八キロカロリー、総蛋白質は五三・一グラムと比較して、それぞれ六一〇キロカロリー、一七・三グラムも少ない。◆19 政府は食料危機を打開するために四六年二月「食料緊急措置令」を公布し、農家などにたいして警察権による強制供出を実施した。GHQや米国政府にも援助を求めた。米国からは四六年から五年間に一七億ドル分の食料などが貸与された。この時期は、国民全体が栄養失調に陥る危機に晒されていたといえよう。

米穀配給の基準割当量は四六年一一月一日に成人一人あたり二合五勺(三七五グラム)に引き上げられた。しかし、それだけでは基礎代謝(生命を維持するのに必要な最小のエネルギー代謝、日本人の成人男性で一日一四〇〇キロカロリー、成人女子では一二〇〇キロカロリーぐらい)にも足りなかった。

戦後の公定価格と闇価格の差の拡大も激しく、東洋経済新報社「戦前・戦後の物価総覧附録」(『東洋経済新報』臨時増刊・昭和二九年版、一九五四年三月)によると、例えば米一升の価格は四六年=公定二円七三銭、闇値八二円、四七年=公定一三円九六銭、闇値一九一円八〇銭、四八年=公定三七円二四銭、闇値二八〇円。砂糖(赤ざらめ)一貫の価格は四六年=公定八円九四銭、闇値九一六円、四八年=公定一二八円七五銭、闇値六五〇円である。闇値で食料を入手し命をつなぐことも困難をきわめた。

配給も、四六年四月末になると主食の遅配が一般化し始め、五月下旬からは欠配も起こりだした。東京では四六年六月、都内での遅配は平均一八・九日に達した（中川博著『食の戦後史』明石書店、一九九五年、七〇頁、参照）。四六年一一月、大蔵省は国民の生活費について、生計費のうち七〇パーセントを飲食費が占めていることなどを発表した。四七年七月、主食の遅配が全国で平均二〇日（東京二五・八日、北海道九〇日）となる。[20]

このような国民の食生活状況のなかで、四七年一一月四日付の朝日新聞は衝撃的な記事を掲載した。東京地方裁判所で食料の闇売買に関する食糧管理法違反事件を担当していた山口良忠判事（三四歳）が、その立場から、食料の闇購入をしなければ生活できないことを知りつつも、これを行わないことを決意し、配給のないときは塩汁を飲むなどして過ごし、栄養失調で死亡したのである。それは、「食料の配給不足に対する抗議の死であったといえよう」とも評されている。[21]

たまりかねた人々は、四六年五月一九日〈食糧メーデー〉を実施し、宮城《きゅうじょう》前広場に約二五万人が参加した。

食料事情が好転し始めるのは四八年一〇月頃からである。四八年一一月からは主食の配給基準量が二合七勺（四〇五グラム）となり、五〇年になると米の闇値が公定価格を下回り、卵一個が一二〜一三円から一〇円になるなど、米、食料品は値下がりするまでになった。

このような食料事情の緩和の最も大きな要因は、米、麦、芋類など食料を中心とした農業生産の急速な回復および発展があり、それを可能にしたのはＧＨＱの主導による「農地改革」（戦前の不在地主制の解体と農地開放など）にあった。

2　全生園における配給制度の実態

生活必需品の割当を目的とする消費財の配給に関する制度は、太平洋戦争が勃発する前年の四〇（昭和一五）

年の六月に砂糖・マッチの切符制の導入から始められ、その後、前述したように米穀配給を皮切りに全生活必需品へと拡大し、戦後も食料難のなかで継続され、経済復興が軌道に乗った四九年から順次廃止されていった。

では、戦時期から戦後五〇年代まで国民全体の生活に絶大な影響を及ぼしてきた生活必需品の配給制度は、絶対隔離の強制収容所である国立のハンセン病療養所の一つである多磨全生園の入園者たちの生活にどのように作用し、また入園者たちはどのように対応したのであろうか。

「全生常会記録」からは必ずしも明確にその跡をよみとることはできない。また「配給」という言葉が記されていても、それが配給制度にもとづいての配給品なのか、園内において数多くの部に所属する入園者たちによって生産・製作された物資の配給品なのか、明示されていない場合も少なくない。

そのことを断わった上で、以下、「全生常会記録」と「評議員会議事録」の両簿冊を照合しつつ、配給制度にもとづく生活必需品配給の、とくに食料品を中心に記録を年次別に見ていくことにする。その際、先に述べた戦時下の食料不足のなかでの食料の配給制度と一般の国民の食生活の状況などとも出来るだけ関連づけながら検討していきたい。

なお記録の引用・抄記などの出典については、同一の会議の記録であっても記述の仕方・内容に違いがある場合は適宜にいずれかを選択し、「全生常会記録」からのばあいは会議などの開催の年・月・日・名称・回数を冒頭に記載するだけで原則としては出典は記さず、「評議員会議事録」からの場合は、さらに記録について紹介した文の末尾にそのたびに出典の名称を（　）内に記載することにする。

一九四一（昭和一六）年度について

四月一二日「第二回評議員会」

「議題事項

食料問題ニ就テ説明　生活部長

配給米ノ割当量ハ四月一日ヨリ三三〇グラム（一人ニツキ）／四月三日ヨリ三七〇グラムニ増加、尚四月一二日ヨリ田無警察署管下ノ異動ニソナヘル予備米ノ特別配給ニ依リ四二〇グラム（三合）トナル／其ノ他ウドン粉ノ配給量及ビ其ノ方法、混食トニ依ル節米等」

この生活部長の説明により、すでに述べたように一般の国民にたいする米の通帳割当配給制が全生園の入園者にも同じ日に、同じ分量（三三〇グラム＝二合三勺）で実施されたことがわかる。しかし、四月三日以降の米の加配、特配の理由・事情については、記述されていること以上にはわからない。ウドン粉の配給および混食による「節米」は一般の国民にたいしても実施され始めていることである。

四月二〇日「実行委員会第一回」

「報告事項並注意事項」のなかで、「隣組長分類説明（配給日誌ニ依ル）」について、「配給人員ノ正確ヲ期セラレ度《た》シ」と記録されている。これは各舎から舎長とは別に隣組長が選出されており、一般社会の地域常会の一つである「隣組」の責任者と同様に、所属する組員に配給品を分配する役割を担っていたことを示すものであろう。

五月四日「第三回評議員会」

「報告事項

購買部うどん購入ノ件　生活部長

先般配給サレタルうどん千八百束の購入ヲ説明、尚残量六百束ハ今後何等カノ方法ニヨリ一般ニ配給ス」

（「評議員会議事録」一九四一年五月四日より）。

このように米の代替食品として「うどん」が配給されることは一般の国民にたいするのと同様に、この期ますます多くなり、代替食品の種類・分量に応じて米の配給分量は減らされた。

六月六日「**第五回評議員会**」

「自由質疑

一．炊事ヨリ砂糖ノ配給アリヤ（鈴木新）／鋭意努力シタシ　生活部長」。

七月一〇日「**第五回実行委員会**」

「生活部事項　生活部長

二．砂糖配給ノ件

先般ノ砂糖配給ハ献立用トシテ配給サレタ品ノ一部ヲ炊事係員ノ尽力ニヨリ一般配給ノ運ビトナッタモノデアリ、ソノ旨了承サレタシ（略）

四．煙草配給ノ件

煙草ハ個人ノ嗜好物トノ考ヘカラソノ配給世話ハ隣組長ノ職務ノ外ニ置キタイ、但シ地下足袋、軍手等ノ配給ハ組長ノ尽力ヲ願ヒタシ」。

九月二三日「**秋季皇霊祭**」

「砂糖及ゴマヲ全員ニ配給ス」。

このように、すでに園当局に配給されていた食料品であっても、必ずしも直ちに全生常会を通じて入園者に配給するのではなく、例えばこのような国家的儀式の日などにその品目と分量を検討して配分することが慣例にもなっていたようである。

昭和一七年一月一〇日「**第拾壱回実行委員会**」

「挨拶　常会長

昨年度ノ回顧
生活（部について――筆者加筆）事局柄支給品等モ仲々入手困難デアル、極力努力シツツキルガソノ点了トサレタシ」。

二月一〇日「**第拾貳回実行委員会**」

「生活部事項

一．木炭配給ニ就テ

園内に於ケル炭焼ヤ又在園者ノ節約ニヨリ大分貯蔵炭ガ出来タ、尚今後外カラノ配給モ円滑ニ入手シ得べキ見込アルタメ、貯蔵木炭ヲ、三月分トシテ各舎ニ配給シ、一ヶ月木炭ノミヲ使用スルコトトシタ／一舎十六貫、十二日午前九時半ヨリ健康舎及家族舎ハ取リニ来ラレタシ（不自由舎、病室、婦人舎ハ木炭係ガ運搬配給ス）／（略）

三．雑報数件

砂糖ノ特配ハ事務所ヘモ未ダ何ラノ通達ナシ、今後ニ待ツコトトス

芋飯ハ各位ノ協力ニヨリ好成績ヲオサメタ、十二日朝食ヲ最後トシ、以前ノ常食ニ帰ル

下駄ハ配給済ナレド、半天《ママ》等ハ遅レテキル／衣料切符制ニ伴フ今後ノ方策ガ立チ次弟努力シテユキタイ」。

燃料は煮炊き、暖房などのため生活に不可欠な物資であり、全生常会では「木炭係」をおき、園内の雑木林の木材で木炭を製造して燃料の配給を補っていたことがわかる。「芋飯」はその後のさまざまな混合食の始まりである。衣料については一般の家庭と同じく切符配給制が実施されていることを示す。

なお、四一（昭和一六）年五月一日に「家庭用木炭配給通帳制」が実施されている（西原秋男著『日本食生活史年表』楽游書房、一九三八年、一四七頁参照）。

「自由建議」のなかで、「煙草（刻ミ）の増配ヲ願フ」との要望が出され、生活部長が「努力シテ見ル」と答えている。

三月一三日「第拾参回実行委員会」

「総務部門事項　常会長

五．食料問題に就テ

少シデモヨクスル様鋭意努力シテヰル／今月一杯ノ中ニ二回ホドおじやが献立ニ入ル故了トサレタシ」。

同月同日「戦時下物資ニ関スル懇談会」

園事務局側からの「提唱」で、分館の職員（鳥井保護係長、永井庶務係長、大島用度係長のほか六人の事務職員）と常務委員会委員とで開催、司会は鳥井係長。

「一．日用品ニ就テ

1．衣料点数ニツイテ（質問　常会長／説明　大島）

点数制ハ二月一日ヨリ実施サレタガ、官庁支給衣類ニツイテハ本省デ未ダハッキリトシタ機構ニナッテヰズ、現在ハ漸定的ニ過去ノ実状ニ応ジテ、従来ノ取引先カラ配給ヲウケルヤウニナッテヰル

2．軽快退院者ト切符制（説明　永井）

軽快退院者ニハ病院デ便宜ヲハカリ食料切符ハ全生隣組ノ居住証明ヲ与ヘ、衣料切符ハ役場カラ貰ヘル、ソノ際身分ヲカクス上デノ不安ハ決シテナイ

3．雑布《ママ》、鉄□（一字不明——筆者注）ニ就テ（鉄製品ノ類ハ全然不可能）

4．煉炭器ヲ備品トシテ支給サレタシ

5．下駄

二月ニ支給サレタ駒下駄ノ価格一足一円五十八銭
二．食品ニ就テ
1．砂糖特配ノ件
（目下不明／武藤氏ノ出勤ヲ待ッテ調査）
2．塩ニ就テ
二一六〇キロ／業務用配給ハ必要量ダケ来ル筈ナレド未ダ機構ニ乗ラナイ
3．醤油
三．治療材料ニ就テ
十六年度入手量（一ヶ月）・精製ガーゼ四百反　繃帯《ほうたい》三二五反（十米一反　四列《ママ》ニスル）／之ハ過去ノ配給量ノ四分之一デアル
此年度モ恐ラク同量位ノ配給シカ望メナイカラ努メテ再生ノキク品ヲ入手セムト思フ／価格　精製ガーゼ七九銭、繃帯　一三二銭／（四本、一組）／再生　一回五メ目（咽喉ガーゼニシテ五、六回）／一ヶ月ノ外科日　十三回
四．農事用品ニ就テ
肥料購入ヲ売店ヲ通サズ農事部へ直接ニ渡ルヤウニシテ頂キタシ（鈴木農事部長案）」。

事務当局が、園の「補助機関」であり「園内諸事業ヲ連絡調整」する役割をもつ全生常会の執行部である常務委員会に呼びかけてこのような「戦時下物資」についての会を持ったのは、園の運営と入園者の生活に必要な全ての物資が政府の配給制度の対象となることを入園者全体に周知させ、生活必需品などにたいする要求もその制度の枠内にとどめようと意図してのことであろう。「官庁支給依頼」に関する鳥井係長の説明から、国立癩療養

所である多磨全生園にたいする配給機構は一般の家庭とは異なり、関係省庁に所属することがわかるが、同時に所管する省庁の承認を受けた予算にもとづき必要な物品を地域の配給所の指定を受けている業者などからも購入して入園者に供給することも行っていることがわかる。しかし、この時期にはいまだ上部の配給機構と園事務局との間で、配給物資についての円滑な連携は出来ていないことが窺《うかが》える。なお、生活必需品ではあっても金属の物品は金属回収令により強制供出が命じられており、配給されなかったのであろう。

一九四二（昭和一七）年度について

六月五日「第一七回評議員会」

「報告事項
一．報告三件　生活部長
イ．日常必需品支給ノ件
摩《ママ》法コンロハ必要トミトメラレシモ予算トニラミ合シ支給シタシ／定規《ママ》七月支給ノ腰巻猿又手拭ハ準備完了セリ／バケツハ定規《ママ》支給ヲ促進シ尚入手困難ノ場合ハ代用品ヲ考慮ス
ロ．衣料問題ノ件
定規《ママ》支給単衣　オ盆マデニ支給準備中／衣料切符ニツイテハ現在ノトコロ其ノ外髣《ママ》ヲ知ルノミニテ確答困難ナリ／現在ノトコロ衣料配給ハ公費中ヨリ入手スル方法ヨリナシ、購買部ヲ通シテノ衣料入手法ハノゾミナシ／購買部及ミシン部在庫品ニツイテハ衣料切符法決定次第考慮ス
ハ．砂糖配給機構ニツイテ
砂糖配給ハ炊事用購買部用一マトメトシ配給ヲ受ケ、府ノ査定ニヨリテ配給ニ増減アリ、其ノ場合炊事用

ヲ確手《ママ》シ残部ヲ購買部ニ廻スモノトス」。

「建議・議長提出

購買部ノ件　近来購買品乏シキ折柄、出来得ルカギリ購買部ノ努力ヲ願ヒ果物、副食物、菓子等ノ購入ヲセラレタシ」。

衣料に関しては四二年二月一日に点数切符制が実施（一人一年に都市一〇〇点・郡部八〇点、背広五〇・袷四八・ワイシャツ一二・手拭三点など）されており、所定の配給機構を通じて公費により配給を受ける以外になかった。なお、砂糖は配給品のなかでも貴重であったが、その分量は東京府の「査定」で増額されること、配給食料品には副食物が乏しかったが、それを全生常会が所管する購買部を通じて業者から購入し販売しようとしていることは注目される。

七月六日「第一八回評議員会」

「評議事項」のなかで、評議員からの「砂糖及ビ食用油ノ要求」にたいして、常務委員会の生活部長は、砂糖は「過去ノ配給量ヨリハ減少」しているが「業務用（炊事用、製菓用）」の「炊事用使用量」は配給されていること、「油ハ少量ナガラ配給アリ」と説明し、「社会ニ配給アル場合ハ必ズ配給ヲ乞フ様努力ス」と述べている。また「醤油、塩ノ不足ニツイテ」は、「塩ハ再申請シ入荷シハジメシモ炊事用漬物用ト多量ノ入用ニテ家庭ヘハ今ノトコロ配給困難」であり、「醤油」は炊事担当職員がある個人から「購入」して賄っており、「常ノ配給以上ノモノナルコトヲヨク理解サレタイ」と答えている点が注意される。なお、味噌・醤油の配給基準に地域によって差違があったことなどは先に述べた。

なお、食料品の配給、とくに貴重な食品で入園者たちも切望していた砂糖などをめぐっては、全生常会の常務委員会と園の配給食料を担当する事務職との間で、かなり厳しい交渉もなされたようである。例えば、同年の七月九日～一〇日の「全生常会記録」には、「大島係員ト砂糖お盆配給」について「交接《ママ》」したが「大島係員ノ態度再三再四不誠実」のため「決裂」し、「今後大島係員ト食料ニ関スル交接《ママ》ハ一切行ハヌ意志ヲ国分係員ヲ通ジ事務官ニ訴」えたところ、「永井第一分館長ヨリ常会長常務委員召集《ママ》ヲウケ大島係員ノ態度及ビ交接《ママ》結果ノ質問」を受けたので、「逐次本日マデノ結果ヲ開陳」したと記録されている。当局側の意向は記されていないのでわからないが、七月一二日に「砂糖配給ス／大島係員ヨリハ一〇〇グラムトノ通達ナリシガ配給ニ際シテハ一人三〇匁ヲ配給ス」、一二月二〇日に「砂糖配給／（略）一人三〇匁（白ザラ）、配給現在人員一、三七四人」と記録されているので、常務委員会の砂糖配給をめぐっての批判は無駄ではなかったようである。ただその配給の時期がお盆と歳末であることに留意する必要があろう。

一〇月八日「第二十一回評議員会」

「建議

一・オ櫃、単衣、煉炭コンロ支給ノ件（堀口評議員）

今年中ニ単衣支給ハ困難、オ櫃ハ一室ニハ原則トシテ一個以上ノ支給ハ出来ヌ由、現在二個アル室ハソノママトス。煉炭コンロ支給ハ全舎困難ノ場合ハ不自由舎ノミニテモ支給サレル様努力ス（生活部長）／前生活部長ノ単衣今年中ニ支給サルルノ言ヲメグリ論議紛糾ス

一・味噌汁ノ件（増員《ママ》ニツイテ量ヲマサレタシ）」。

一〇月一五日「第二〇回実行委員会」。

「生活部事項　生活部長

一・日常品支給ノ件

足袋、確定ナラザレド今年ハ一人二足支給サルルト思フ（略）／紙、配給機構変替《ママ》ニヨリ支給ノ遅延セシナリ、

次後配給紙量ハ規格百号一ヶ月一人四〇枚／コンロ、オ櫃、ハブラシ、ハミガキ、石鹸等ノ支給ニ尽力ヲ続ケテイル／雑布《ママ》、月一枚デモ支給サルル様ツトメテイル

一．衣類ノ件

単衣、厚生省ニ申請ソノハコビニイタリツツアリ／布団、夏季引上ゲ布団ハ逐次渡シ中ナリ、千三百ヤールノ白地布ハ布団二百枚ト敷布団ニ製作（略）

一．燃料及食料品ノ件

燃料ハ逐次入手中ナレド炭質悪ク火力乏シ／味噌汁ノ味噌ハ現在四十五キロヲ使用中ナリシモ尚五キロ増ス」。

一二月一七日「第二十一回実行委員会」

「生活部事項　生活部長

一．一一月分燃料ノ件

一一月分後半（一五日以降）煉炭入手セヌタメ木炭ヲ配給ス／昭和十三年度ノ割リヲ以テ一室一ヶ月十二貫宛」。

一二月一〇日「第二十三回評議員会」

「日曜祭日ノ風呂ニツイテ　生活部長

半期（前）八二〇〇トン程ノ石炭増配アリ第一第三日曜祭日ヲノゾク入浴ナリシモ半期（後）ノ石炭配給規構《ママ》変動ニヨリ配給減少ヲミルニイタリ当分ノ間日曜祭日全般ノ入浴ヲ中止ス」。

一二月一五日「第二十二回実行委員会」

「生活部事項　生活部長

一．支給品ノ件（高歯下駄支給ハ今回ヲ以テ以後困難、年末支給品準備中）」。

昭和一八年二月二日「常務委員会　第一分館長　面談」

「午後二時ヨリ三時間ニワタリ常会本部ニ於テ一日常務委員会ニ於ケル決定事項ニ関シ第一分館長ト面談ス

（以下、全七つの事項について記されており、その第七事項を引用する——筆者注）

一、補助看護夜食ノ件

（役場ニ行キ二時間ニワタリ補助看護夜食米ノ特配ヲ交渉セシモ現在マスマス米ノ減配ヲ見ル状体《ママ》ニテ米ノ特配ヲ受クルハ当底《ママ》カナワズ、ウドンモ勿論ノ状体《ママ》ニテ補助看護夜食ノ件ハ園内一般ノ配給菓子或ハ飯ノ握リヲ以テオギナワレタキ返答アリ）

右ニ関シ常務委員会ニオイテハ握リ飯ヲ夜食トナス様決定シ炊事下《ママ》交渉ヲナスコトトス」。

第3章において、かなり詳しく述べたように、患者附添看護・介補作業は厳しい患者作業であり、とくに病状の重い者などにたいして夜間に空腹のまま看護にあたることは耐え難く辛《つら》いことであった。分量の少ない主食の配給だけでの食事では到底務まらない。常務委員会の要望を受けて、当局側の患者作業の直接の責任者である第一分館長が米の特配の交渉に出向いたのは当然であろう。「役場」（東村山町役場か）と国立癩療養所である多磨全生園とは配給機構としてどのような関係にあったのか、今後調べる必要がある。

二月一〇日「第二十五回評議員会」

「生活部事項　生活部長

一、石炭燃料不足ニツイテ

晝間娯楽アル場合ハ労働風呂ヲ中止ス

一、献立うどんニツイテ

食量《ママ》ノ園内自給ニヨリうどん食ノ場合ハ現在ノ如ク米ノ配給ナシ」。

三月九日「第二十六回評議員会」

「報告事項　生活部長
一．炊事献立調味料ノ件　臨時報告
味噌汁、煮付等ノ味薄ナルハ三月ヨリ業務用ニ割減ヲミルニイタリ現在ノ状体《ママ》ノヤムナキ次第ナリ　チクジ其ノ増配或ハ塩ヲ以テオギナウ様努力中」。

戦局の悪化にともない味噌・醤油の減量に輸入も途絶え、一般の家庭への配給が量質とも減少・低下したことは先に指摘したが、それが全生園では早くも現実になっている。

なお、この評議員会において常会長が「物資不足ノ折柄相互ノ生活拡充ノ為」に「隣組衣類交換会開催」を提案して賛同を受け、同年三月一四日～一六日を第一回として、四三年一二月一日には第四回を開催している。

燃料（石炭、木炭、煉炭など）の配給も遅配とともに分量も減少していった。そのため、例えば治療・衛生に欠かせない入浴の回数も少なくなっていった。「全生常会記録」には、「昭和十八年十月五日　治療風呂変更サル／石炭不足ニヨリ治療風呂ハ月曜木曜トナリ外科治療ハ月、木、土ト行ハル」、「昭和十九年三月六日　今週ヨリ治療及働《ママ》労風呂一週一回トナル／尚病人（病室）風呂モ一週一回トナル」、「昭和二十年十二月十六日　男子風呂（治療）日（燃料不足ニテ久シカリシ風呂、当局ノ骨折リニヨリ一月余振リニシテ男子ノミ女子風呂ヲ借リテ入浴ス）」・「十二月十九日　女子風呂（治療）日、前日ノ男子風呂ニ準ズ」と記録されている。また、燃料不足のため止むを得ず園内の樹木の枝を切って薪《まき》にし、少量ずつ「男女不自由舎各室」・「病室」をはじめ「男女軽症舎」・「家族舎病室」に分配している（一九四六年一月二六日、二七日の「全生常会記録」参照）。

今後、全生常会の一九四三（昭和一八）年度から一九四五（昭和二〇）年度までの記録については、生活必需品のうち、とくに食料品の配給に関することに限定して紹介・検討していくことにする。

一九四三（昭和一八）年度について

四月一五日「第二十六回実行委員会」

「生活部事項　生活部長

一．食料（米麦、うどん、味噌、醤油、塩、砂糖、油）ニ就テ

1．米麦ハ食料営団ヨリ配給され現在一人一日量ハ三合八勺／帰省者炊込量ヲ加フルト一人一日三合九勺ノ配給量トナル

2．うどんハ米ノ差引ヲ以テ配給サル　入荷ノ余剰アル場合ハ購買へ廻シテ頂クコトトシタイ

3．味噌、醤油ハ業務用トシテ配給ヲ受ケテイル

4．塩　時々一般配給ヲシテイタダク

5．砂糖　従来一、四〇〇斤ノ配給アリシモ現在減配され七〇〇斤デアリ其ノ中半量ハ製菓部へ廻サル

6．油ハ月々配給ト言フノデハナク三、四ヶ月目ニ小量《ママ》ナガラ配給サル」。

この記録によると、米麦については、第四節（二四四頁）で述べた「米穀配給通帳制」（四一年四月実施）による配給基準一人一日あたり二合三勺を上回っている。なお、第一節に掲げた表4－3「多磨全生園における食物（主食）の分量の推移」（一九八～一九九頁）をみると、四三年の「普通食一人一日あたり平均分量」は「約三合三勺」となっているが、内容は「混入米二・二四合、押麦〇・九六合」からなっている。「食料営団」とは同じく第四節で触れた「食糧管理法」にもとづき、「日本米穀」など五団体を綜合して設立された「中央食糧営団」の下部機関を指しているのであろう。

七月一二日「砂糖ヲ配給ス」

「砂糖総貫数量　一人三十匁　配給総人員（記載なし――筆者注）」。

一一月六日「**み恵の日贈物　砂糖配給**」

「一人三〇匁」。

全生園が加入している配給機構からあらかじめ配給されていた砂糖を、例えば「み恵の日」という皇室への報恩行事の日程に合わせて配給していることに注意する必要がある。このように、園当局がどのような配給食料品をどのような行事に際して入園者たちに供給しているかは、通常とは異なる特別な食事の献立が提供される場合と共通した傾向がみられるのであらためて検討したい。

一二月二六日「**月例ウドン　年末ニツキ本日配給ス**」

一二月三一日「**砂糖配給**」

「待望ノ砂糖入荷ニヨリ、タダチニ配給ス。総貫数量　二十六貫八百八十匁（帰省者八十八名ヲ除ク）／一人二十匁、宛　配給人員一三四四名」。

昭和一九年二月四日「**節分**」

「大豆配給　総量八升（内五升ハ献立用ヨリ融通ヲ受ク）一室三勺強　午後一時半常会ニテ配給ス」。

一九四四（昭和一九）年度について

七月一二日「**オ盆特別賜物砂糖配給**」

「配給量　一人当リ二十五匁（外ニ互恵会中元賜物砂糖五匁ト合セ配給ス）／配給人員一、三〇八人／中元ニハ蒸カステラノ賜物ヲ出スベキトコロ砂糖不足ノ為右ノ如ク計フ」。

八月二二日「**ウドン配給**」

「配給量一、二九七束（一人一束）／先般ノ防空壕構築及オ茶摘ミ奉仕等ニヨル取計ヒナリ／尚品物ノ都合ニヨリ例月ノ月末ウドンハ取止メ平日通ノ献立トナル」。
一〇月一四日「**秋季慰霊祭一般贈物配給**」
「うどん粉二十八匁／砂糖十八匁」。
一二月二六日「**油配給**」
「正月用油トシテ献立用ヲ配給ス／総量三斗　一人二勺／少量ノ残部ハ女子結髪用トシテ配給」。
同月同日「**大豆配給**」
「献立用大豆ノ一部ヲ正月用品トシテ配給／総量　一石二斗五升二合　一人一合」。
一二月二七日「**正月用トシテみかん配給**」／**総量一六八貫**（二十四箱）一**人百十匁**」。
昭和二〇年二月三日「**米配給**」
「当局ノ絶大ナル御配慮ニヨリ節分ノ祝ニ米ヲ配給ス／総量一石二斗二升八合　一人一合　総人員一、二二三人／第二部隣組出動」。

一九四五（昭和二〇）年度について

四月一二日「**夏みかん配給**」
「総貫五百貫ノ中（クサレ）二百七十貫／差引二百三十貫　一人百七十匁　配給人員一、一九一人／明朗敢闘ノ日ノ贈物トシテ配給ス／尚警防団へ三貫五百匁、全員ニ一個宛追加配給ス」。
四月二六日「**米、現品配給**」
「但シ二六日晝、夕食ノ二回分ナリ／総数三百四十八K　一人二合五勺　配給人員九百七十九人　右ハ病室ヲ除ク」

六月二五日「**正《ママ》油配給**」
「総量四斗一升　四人ニ付一合」
七月一一日「**第六拾二回評議員会**」
「評議事項
三、煙草配給ニ就テ　生活部長
評議ノ理由トシテハ従来園内ニ於ケル煙草配給方法ハ男女共ニ喫煙者ノミニ限ラレテ来シモ最近喫煙登録者ガ非常ニ増加シ女子ニ対スル割当量ノ困難カラ現在マデ行ヒ来シ配給制度ニテハモハヤ全ク行ヒ難キ状態ニ立至リテ止ムヲ得ズ今回政府ニ於ケル家庭配給制ニナラヒ男子軽症舎及不自由舎ニ在籍セル全部ノ者ニ配給シ女子喫煙者ニハ男子量中ヨリ四分ノ一程度ヲ割キテ与ヘムトスルニアリ　依ツテ各位ノ充分ナル協議ヲ乞ヒ賛同ヲ□（一字不明）ムルトノ言ニ対シ二、三質疑応答アリタル末満場一致ヲ以テ之ニ賛同シ可決ス」

（「評議員会議事録」一九四五年七月十一日より）。

七月三〇日「**馬鈴薯配給**」

「卅一日昼食ノ献立トシテ配給」。

八月一一日
「割当煙草一人一日五本ガ減ジラレテ今日ハ取敢ズ一人当リ一日四本十日分金鵄ヲ四十本配給サレレル、女子ニモ□□（二字不明）アリテ金鵄拾本ヒカリ拾本ノ配給アリ」。

九月七日「**主食パン配給**」

「八日朝食ノ主食ノパントシテ配給／総数一千百三十ヶ　一人一ヶ（一斤）当リ／配給人員一千百二十五人／備考米ノ代リトシテ一人三食分ノパン（一斤）配給サレタルモ当局ノ特別ノ計ヒニテ一食トシテイタダキ量

ハ一斤ナリ」。

一〇月一〇日

「明十一日昼食用甘藷　一人百八〇メ男女軽症舎及家族舎ニ配給ス、計五百三十六人ナリ／尚当日不自由舎ニゆでて配給ス。計五百五二人／総合計一千八八人」。

同月同日「第六十五回評議員会」

「質議《ママ》及提議事項

一．煙草ノ登録ノ件

（杉本）不喫煙者ニハ月三回ノ配給中一回ノ配給ヲナシ後二回ノ煙草ハ喫煙者ニ配給シテ頂キタイ

（常会長）既ニ一般ニ配給サレテイル、現在デハ杉本君ノ提議ニハ困難ガアルト思フ、煙草ハ必需品ノ状体《ママ》デアリ一般配給ガ妥当ト思フ

（尚右ノ件ニ関シ相当ノ論議アリ）／議長保留ヲ宣言ス」。

一〇月一五日「第五十九回実行委員会」

「建議

一．主食「サツマ芋」配給ニ腐敗品アリ今後コウシタ事ノ無イ様ニシテ頂キタイ。

（生活部長）腐敗品ノアツタ事ハ遺感《ママ》デアル今後注意シテ行ク」。

一〇月二四日

「明廿五日昼食用生甘藷配給　午後二時半　於炊事場

男女軽症舎／希望不自由舎　五八五人（一人百八十匁）」。

一〇月二五日

「昼主食ふかし甘藷配給　男女不自由舎／病室　午前十時　於配給所前／四八六人（一人百五十五匁）前日合計一、〇七一人」

同月同日

「鮭罐詰配給」（一人二個）二円五八銭　午後一時　隣組配給所」。

一一月九日

「明十日贈物用甘藷（一人百匁）配給　午前十時　於隣組配給所」。

一一月二九日

「昼食用ふかし甘藷　病室、不自由舎配給　午前十時　炊事場／前日共計一、〇四八人」

一二月一〇日「**第六十八回評議員会**」

「自由建議

『生活部長附言』

一・終戦直後罐詰入荷ハ二ポンド半、一ポンドハ配給ズミ　尚一ポンド半ハ在庫／生活部トシテハ在庫品ヲ献立トシテ使用依頼中。

一・（高林）下駄ノ歯、塩、各年末紀品《ママ》ニツイテ

生活部長　下駄ノ歯交渉シタイ、調味料トシテ醤油ノ配給モ交渉中デアルガ現在一人一ヶ月ノ醤油配給ハ一合五勺デアル、塩モ交渉中」。

一二月一五日「**第六十一回実行委員会**」

「建議

一・食料減ノ感アリ

一、罐詰（二日後）ノ帰園者ニ配給ガ無カッタガ如何
一、歳末政府ヨリ罐詰配給アルトノ事ガ有リタル場合ハ入荷ニ努力願ヒタイ」。

一二月一七日

「明十八日朝食用味噌汁現品配給（味噌一人六匁／菜少量）午後三時半　第三資材再製場」。

一二月一八日

「〝歳末贈物〟味《ミ》カン配給（一人百七匁）午後四時　於隣組配給所」。

同月同日

「明十九日朝食用味噌汁現品配給（前日ニ準ズ）」。

一二月二四日

「〝正月用〟大豆（一人一合）、塩（一人二十五匁）無償配給　午後三時　於隣組配給所」。

昭和二一年二月四日

「五日、六日味噌汁現品配給　味噌三回分　一人十八匁　大根三十匁　午後一時半　於第三資材再製場」。

二月一〇日「第七十回評議員会」

「緊急報告事項
一、主食ノ数量及紀元節強飯《こわめし》ニツイテ　生活部長
『主食』（十二月分）米、麦、大豆、一日量三石四斗一升／人員千六十人分　一人三合二勺弱／米百十六K　七斗九升／麦二百三十四K　一石九斗二升／大豆九十八K　七斗
『味噌汁』味噌　六メ目（一回分）
『醤油汁』醤油　一斗（一回分）

紀元節強飯　一人三合／人員一千十四名　糯米数量四百二十五K八八／石量　三石四升二合　あづき二斗

質疑建議

一・古田　副食物栄養ニ考慮依頼（医師モ認メタル可）

（生活部長）古田氏オ説通リ生活部トシテハ強力ニ交渉シ尽力中ナルヲ認メラレタイ

一・杉本　バター次《ママ》後購入ヲシテ頂キタイ

（生活部長）バタートハイカナクモ栄養品ニツイテハ目下係努力中」。

二月一五日「第六十回実行委員会」

「生活部事項　生活部長

一・主食ノ数量ニツイテ（十二月分ハ前評議員会通リ）／二月分　米百五十五・四K　一石一斗一升　粥二十一K／麦二百三十三・一K　二石一斗二升／人員一千二十名　一人量三合二勺弱

副食、調味料ハ十二月分通リ／将来ノ見通シトシテハ副食物ノカロリーニ考慮ヲ計リタイ解答アリ

建議

一・煙草闇取引取締ニツイテ

一・副食（汁）現数量ヲ以テ量ヨリ質ニ考慮ヲ計ラレタイ」。

二月二二日「職員／常会役員懇談会　午後一時三十分　於全生会館」

「一・お話　園長

懇談

栄養失調ニツイテ／園食カロリー量　一、八五二カロ《ママ》リー／本病（脂肪悪シ）／塩分不足ニツイテ　一ヶ月一二〇グラム　必要量　一〇グラムカラ一五グラム（略）

購買部副食分炊事購入ニツイテ／現在ノ主副食費分三十五銭（一日分）／慰安会費六万円調理費ニ借出ス／一日分六十九銭八厘使用（略）」。

二月二七日

「二八日朝献立　味噌汁現品配給　味噌一人六匁　午後一時半　於炭小屋前」。

以上の四三（昭和一八）年度から四五（昭和二〇）年度の主食の配給で目立つのは、米・麦の代用食品として「うどん」、「馬鈴薯」、「パン」、「甘藷」（サツマ芋）などが増えていることである。それも、翌日の「昼食」用として「生甘藷」を前日の午後に所定の配給場所まで取りに来させて配給したり、しかもその「サツマ芋」には腐っているものが混じったりしている。このような事態は第四節の前半において触れたように、戦争の末期から敗戦直後における一般の家庭にたいする主食の配給においても生じていたことである。ただし、全生園の場合は、一般の家庭における以上に燃料の不足に苦しんでいたので、前日に「生甘藷」を配給されても当日蒸して食べることが出来ない舎もある。当局側もそれがわかっているので、せめて「病室」・「不自由舎」には当日の「午前十時　炊事場」まで附添人が受けとりに来るならば、「昼食用ふかし甘藷」を所定の人数分だけ渡すことにする、としているのである。

さらに、調理抜きの〈現品前日供給〉は朝食用味噌汁にまで及んでいる。真冬の午後に翌日ないし二日分の味噌汁用の味噌と菜ないし大根を僅かばかり受けとっても、朝食にあたたかな味噌汁をつくれるとは限らない。実際、四五年一二月一五日の「第六十七回実行委員会」では「建議」のなかで「一．病室不自由舎燃料依頼」と並んで「一．現品主食支給ノ場合燃料乞願」と記録されている。

このように、当局側が「現品主食支給」を実施し始めた背景には、調理のために消費する燃料を節減するために四四年一〇月以降、従来の食事の時刻を大幅に変更したことも大きくかかわっている。当局側から常務委員会に伝えられた「飯配給時間」変更の事情を評議員会に於いて生活部長は次のように評議員たちに説明している。

昭和一九年一〇月一二日「第四十八回評議員会」

「緊急報告事項

二、飯配給時間ノ件　生活部長

燃料ノ関係ニヨリ飯配給ノ時間ヲ従来ト異ツテ配給スルノ止ムナキニ至ツタ。朝食ハ従来通リナルモ中食ハ十時半　夕食二時半トス。然シテ配給所開放ノ時刻ハ中食十一時、夕食三時半トシ其ノ間錠ヲサシテ置クコトトナッタ」。

ここで「配給所」とは炊事場を指し、所定の時刻以外は閉鎖し、調理の業務も行わないというわけである。そうすれば調理に消費する燃料もそれだけ少なくて済むからであろう。その結果、炊いたり蒸したりして供給する食事を減らし、米穀と差し引きで配給された主食としての甘藷なども前もって生のまま渡す必要が生じてくる。それにしても、夕食が午後の二時半に配給されたあと翌朝の食事までの長い時間の空腹をどのように凌《しの》げばよいというのであろうか。そして、実際に、病状の重い入園者や少年・少女たちは空腹にどのようにして対処したのか、果たして空腹に耐え得たのか。在園者たちは常に食料不足による栄養失調の危機、さらにはそれに伴うさまざまな疾病に晒されていたのではないか。

当局側による燃料の節減は先に記したように入園者たちの一定の期間における入浴の回数の減少にも示されている。

他方、全生常会の役員の側も少しでも燃料節減に協力しようとしている。例えば、常務委員会は四五年七月一日に「燃料切迫ノ折柄七月七日ヨリ当分ノ間朝ノ火種ハ半量トス」と決めたことが「全生常会記録」には記録されている（全生園では各舎とも夜間は火を消し、翌朝、火種係が炊事場から炭火の火種を受け取り各舎に配っていた）。

戦争の末期、米軍機による本土爆撃はますます激しさを増し、全生園にも警戒警報・空襲警報が鳴り響くようになった。園では四四年七月中旬から在園者たちによって防空壕が造成された。四五年に入ると「全生常会記録」は警防団活動の記録で埋まっていく（在園者たちによって組織された警防団と地域の警防団との連携などについてはあらためてとりあげることにする）。そのような緊迫した状況のなかで、空爆を受けたときなどの「非常事態」に備えて、全生常会の常務委員会は食料の蓄蔵と配給の方法を考案し当局へ進言することを評議員会で協議するに至る。

昭和二〇年六月一七日「第六拾壹回臨時評議員会」

「提議

一．決戦下ニ於ケル戦闘、防空ニ対スル園内ノ諸準備ノ希望及要望／右ノ件ニ付全評議員総意トシテ次ノ事項ヲ提議ス

八．非常事態ニ対処シテノ食糧ノ蓄蔵及ビ配給方法ノ件

コノ件ニ就イテ必要欠クベカラザルコトハ主要食糧ノ安全地帯ヘノ疎開（即チ地下）ト非常事態ニ対処シテ防空活動ニ支障ナキ様食糧ノ配給方法ノ一考、右ニ対シテ常会長ハ同感ノ意ヲ表シテ当局ヘ具伸《ママ》スル様考慮シテ居ルト答フ」（「評議員会議事録」一九四五年六月一七日より）。

また、非常時局下での「隣組配給所」のあり方についても常会として次のように改善する。

同年七月一一日「第六拾二回評議員会」

「評議事項

二．隣組配給所ニ就テ　常会長

評議ノ理由トシテハ従来園内ニ於テ生産セラレタル果実類及ビ農産物其ノ他園当局ヨリ支給サレル之等物品ハ

其都度各生産部或ハ常会ニテ各隣組長ヲ動員シ配給シ来シモ今回隣組配給所ヲ購買部内ニ設ケ　主食品ヲ除ク一切ハ各生産部ヨリ常会ノ指示ニ随ヒ隣組配給所ニ入荷シモツテ配給ノ一元化ヲ謀ラムトスルモノニシテ各位ノ協議賛同ヲ覓ムルトノ言ニ対シ満場異議ナク賛意シ可決ス」（「評議員会議事録」一九四五年七月一一日より）

戦争末期から敗戦後の少なくとも三年間は、先に述べたように一般の国民の食生活はきわめて厳しい状況にあった。しかし、園外への〈買出し〉も無断外出として厳しく禁じられている全生園の入園者たちは、誰もがまさしく生存の危機に直面していた。したがって、後述するように、どんなに処罰されようと何度でも秘かに〈買出し〉や〈物々交換（衣類などと食べものとの）〉のために無断外出をせざるを得なかった。もしも、入園者たち自身による園内での食料の増産と供給をめざすとりくみがなされなかったならば、栄養失調などによるより多くの死亡者や、さらには餓死者も出たに違いない。

敗戦から四か月後の評議員会では当局と全生常会との関係について、評議員から「配給品」のことともかかわって、次のような批判的意見が出され、常会長も賛意を表したことが「全生常会記録」には記録されている。

昭和二〇年一二月一〇日「第六十九回評議員会」

「自由建議

一．（高林）当局ノ方針ノ明確（配給品及命令天下リ方針廃止）ニツイテ

常会長　同感デアル、配給品入荷ノ明確化ニ尚努メタイ、命令指示等ニハ御説ニアル様ニシタイ」（しかし、この件について、「評議員会議事録」では「十二．自由質疑」のなかで、「ホ．配給品ニ就テ」と議題だけが記録されているに過ぎない――筆者注）。

さらに、翌四六（昭和二一）年二月一〇日の「第七十回評議員会」では、評議員から「副食物栄養ニ考慮」をという「建議」が提案され、生活部長はそれに同意する立場から「強力ニ交渉シ尽力中」であると応じ、また他

の評議員のバターの購入希望にたいして生活部長は、「バタートハイカナクモ栄養品ニツイテハ目下係努力中」であると答えている。

二月一五日の「第六十四回実行委員会」（「午後一時、於全生会館」）になると、生活部長は「将来ノ見通シトシテハ副食物ノカロリーニ考慮ヲ計リタイ」と説明している。

全生常会の評議員や実行委員会でのこのような協議を受けてであろうか、四六（昭和二一）年の二月二二日には園長を含む職員と常会役員とで「懇談会」が開かれている。会場が「全生会館」であることから当局側の議員も常会側のさまざまな役員たちも多く参加したと考えられる。議題は先に引用した食料・食事の問題のほか医療問題（「一ヶ月六百反以上ノ必要量不足」とは繃帯の不足のことか――筆者注。「病棟修理ニツイテ」、「急病人手当早急依頼　当直医師ニ確言スルコト」、「臨終診療先生出張ニツイテ」）、燃料問題、（「炭六千四百四十俵中六百八俵入荷済」、「薪三千六百束（火葬用）中二千余束入済」、「石炭一日半トン入荷程度」、「豆炭一メ目《ママ》四十円」）、「給水」問題（「一時間三十石（現在量）三十石モーター破損」）、「電気コンロ設置」問題（「変圧器要求中」）など多岐にわたり、四時半に「散会」。

この懇談会の食料・食事問題をめぐる論議で注意されるのは「園食カロリー量」（一八五二カロ《ママ》リー）が第四節で触れた戦時中に厚生省の厚生科学研究所が提示した「日本人平均一人一日栄養要求標準」の「熱量《カロリー》二〇〇〇キロカロリー」をかなり下回っていることや、「塩分不足」が明らかになっていることとである。少なくとも、当局側と入園者側との間で、「園食」の問題がカロリーなどの面からも批判的に検討すべき課題としてとりあげられ始めていることは注目すべきことであろう。

なお、この「懇談会」について『倶会一処』（一九七九年）の「年表」では次のように記されている。

「一九四六年（昭和二一年）2・20　職員と常会役員の懇談会で、患者の栄養失調症による死亡の多発、および医療材料、燃料等の不足が問題になり、対策を話し合う」（『倶会一処』「年表」五五頁）。

第五節　祝日などでの特別な献立

戦時下の多磨全生園における日常の食事は分量も少なく、内容も粗末であった。戦争の末期になるほど、入園者の食事は量・質ともに劣悪になっていった。その一端は、例えば表4－3「多磨全生園における食物（主食）の分量の推移――一九二五（大正四）年～一九五〇（昭和二五）年」（一九八～一九九頁）にも示した通りである。本表によれば、敗戦の年の一九四五（昭和二〇）年の「主食物」の「普通食一人一日あたり平均分量」は「混入米二・一合、押麦一・〇合」、「粥《かゆ》食一人一食分量」は「一〇〇瓦《グラム》（約七勺）」であり、いずれについても「戦時下国策ニ即応シ饂飩《うどん》食又ハ野菜混食ヲ月ニ数回支給ス」という状態であった。しかも、饂飩が配給された場合はその分量だけ米の配給は差し止められた。

しかし、「全生常会記録」を通覧していくと、各年度において、通常とは異なるやや特別な食事、例えば魚、豚肉、牛肉、鶏卵、餅などを用いた献立が用意されたり、「カステラぱん」などが提供されたりしたことがわかる。

では、このような特別な献立はどのような日にみられるか。大きく四つほどに分類できよう。第一は正月・盂《う》蘭《ら》盆《ぼん》など季節の移り変わり目や社会的・宗教的習俗などとかかわる行事の日、第二は明治節・紀元節など国が祝日と定めている日、第三は皇太后陛下など皇室による慈恵に感謝を表する日、第四は園内での祭典・体育大会などの日である。

第一、第二の日の行事・祝賀は多くの人たちにとって入園以前から経験していることであり親しみやすく、また懐かしいものでもあっただろう。他方、第三、第四の儀式・催しはこの病を病み、隔離された場に収容されたが故に初めて経験することであり、その日をどのような気持ちで受けとめたかは、当人の病状や境遇などによっても異なっていたであろう。

いずれにしてもつねにひもじい状態におかれ、園外に出て食料の〝闇取引き〟をすることも禁じられ、貧しい食事に耐えさせられている入園者たちにとっては、たといこれらの行事などの日だけでもふだんとは違う献立の食事となることは好ましいことであったろう。他方、園当局の側にとっては、生活必需品の配給の遅配・欠配、とりわけ食料の不足にたいする入園者たちの不満・非難を一時的にせよ緩和し、あわせて皇室への報恩の念を喚起し、国家の儀式への参加を促すためにも必要なことであったろう。さらにいえば、そのための手段として当局側は、例えば配給されてきた食料品なども直ちに使うことはせず貯蔵しておいて利用したのではなかろうか。と同時に、当局側が特定の行事などの日だけであってもそれなりの特別の献立の食事などを提供できたのは、在園患者たちによる農産・養豚・養牛・養鶏部などの作業や製菓部のとりくみがあったからであることを強調しておかなければならない。

ところで、特別な献立などの提供は、例年、基本的に同じ行事の日にくりかえして行われているので、ここでは太平洋戦争の開始期と敗戦の時期の記録を抄記する。

一九四二（昭和一七）年一月から一九四三（昭和一八）年一月まで

昭和十七年一月十五日「小正月餅搗」

「午前八時　常会全員、隣組、婦人会長／午前八時二十分　人夫集合　一舎四人（松舎応援）／餅米、浮粉受取／弁当　三斗、大櫃二杯　握リ飯／九時半及最後　配当。

餅　総貫　二百五十六貫（一人百九十匁）／夕食ノ雑煮用ダシ、鶏、玉子、菜」。

同年五月二十三日「**永代神社祭典**（**第三日**）」

「本日ノ馳走　朝食　汁　昼食　煮魚　夕食　鶏肉　卵一人一ヶ、付合　菜漬・澤庵／間食　饅頭一人二個一ヶ三十二匁」。

同年十一月二十三日「**新嘗祭**」

「白飯一飯《ママ》　豚肉六匁、コンニャク及葱アリ」。

同年十二月二十九日「**餅配給**」

「朝食後昨日ノ役員全員出動餅ノ分配ス

餅総貫数量　六百三十五貫六百匁／一人配給数量　四百四十匁／配給総数　千三百九―二名（内帰省者四十一人）」。

昭和十八年一月一日「**四方拝**　**午前九時於礼拝堂**」

「同日、献立　朝　雑煮附合数ノ子、昼　佃煮附合大根漬、夕　焼魚附合菜漬

二日、献立　朝　味噌汁附合菜漬、昼　田作リ附合数ノ子、夕　ムキミ汁附合菜漬

三日、献立　朝　味噌汁附合コブ巻、昼　鶏卵一個　チクワ半分附合菜漬、夕　豚肉　コンニャク／ネギ」。

同年一月十五日「**餅搗及汁粉作リ**」

午前五時　常務委員全員、婦人舎長全員組長全員出動

午前五時半　人夫（男子一舎四人）（女子一舎二人）出動

午前六時　汁粉作リ　鈴木、松井、組長四名／甘藷一五〇K、小豆二七Kヲ三釜ニ煮ル／砂糖一〇〇K、塩少量／製作量　味噌汁桶ニ九本（一人茶碗二杯余）甘味ヨシ
午前八時　人夫朝食（握リ飯一人三個）、握リ飯総量四斗
午前九時半　餅搗終了　人夫ニ握リ飯三個（特ニ）宛ヲ渡シ散会
午前十一時　汁粉作リ終了
午前十一時十五分　汁粉配給（配給所ニ入レル）
午前十一時半　餅配給ス／餅総貫二百四貫　一人百十匁／総人員一、三七〇人　各室半枚ヅツ追加　少年少女舎ニ特別追加ス
午後一時　餅配給、汁粉配給終了　全員散会ス」。

一九四五（昭和二〇）年一月から一九四六（昭和二一）年三月まで

昭和二十年一月十四日「餅搗き及ビしるこノ支度」
「十五日餅搗支度　年末餅搗支度同様」
同年二月三日「節分」
「本日、献立　昼　焼魚、夕　大根煮付（白飯）。／節分豆配給　総量二斗五升　一人二勺」。
同年三月三日「節句」
「本日ノ献立　昼　うどん汁、夕　うどん。／節句カステラぱん配給　総量一、二五六人分　一人二ヶ、配給人員一、一九六人」。
同年三月六日「地久節」

「本日ノ献立　晝　魚、夕　カレー煮込」。

同年五月五日「**節句**」

「本日ノ献立　晝　焼魚、夕　牛肉」。

同年七月十六日「**盂蘭盆**」

「本日ノ献立　晝　魚、夕　玉子」。

同年十一月一日「**体育大会**」

「本日ノ献立　晝　うどん汁、夕　甘藷煮付、間食トシテ里芋田楽アリ／尚選手ニ麦湯アリ」。

同年十一月三日「**明治節祝賀式**」。

「本日ノ献立　晝　貝汁、夕　豚肉（一人七匁）」。

同年十二月二十五日「**大正天皇祭**」。

「夕献立　豚肉配給　豚肉（一人六匁）付合セ醤油大根」。

昭和二十一年一月一日「**新年祝賀式**」

「本日ノ献立　朝　雑煮、晝　魚、夕うどん汁」。

「一月二日献立　朝　みそ汁、晝　漬物、夕　うどん汁」。

「一月三日献立　朝　みそ汁、晝　うどん汁、夕　豚肉／豚肉配給〝一人十匁〟第一部隣組長動員　午前九時
　於配給所広場」。

同年二月十日「**赤飯支度**」

「常会長、常務委員、隣組長、夫婦舎長全員午後一時出動　紀元節夕献立赤飯ノ支度ヲナス」。

同年三月三日「**雛祭**」

「本日ノ献立　晝　菜漬、夕　魚（白めし）」。

同年三月二十日「強飯支度　十二時半」

「常会長、常務委員、婦人舎長、隣組長、彼岸中日ノ献立強飯支度ヲナス」。

以上の記録で注目されるのは、例えば当時の配給制度においてはほとんど配給されることがなくなっていた豚肉、さらには鶏肉、牛肉が、回数は少なく分量もわずかではあるが特別な献立のなかで使われていることである。これが可能となったのは養豚部、養牛部、養鶏部の患者作業が続けられていたからであろう。実際、表4－4「多磨全生園における入園者による食料の生産・供給の推移――一九一五（大正四）年～一九五〇（昭和二五）年」（二二〇～二二三頁）をみると、昭和二〇年、二一年においても納入品目のなかに鶏肉、豚肉が入っている。

また、年末・年始の餅つきや紀元節・彼岸中日に向けての赤飯・強飯支度に際しての全生常会の各役員や婦人会員などによる協力・共同のとりくみと、そのようにして出来上がった食べ物を入園者全員が分かちあって味わうことについての記録は貴重である。なぜなら、入園者たちの意思と努力によってつくりだしてきたこれらの園内生活における食をめぐる習わしは、おそらく入園者たちの多くがかつてふるさとで体験していたことであったであろうし、そのような家庭的な営みを療友たちとともに、〝隔離の村《ムラ》〟にあっても行うことは、そこに少しでも人間としての生活を築くことを意味していたと考えるからである。それに餅や赤飯の元となる米は、入園者たち自身の手によって野球場などを耕し陸稲を実らせて収穫したものなのであるから、そのような感慨はいっそう深かったのではあるまいか。

第六節　病室、不自由舎、少年舎・少女舎などへの食料品の特別な配分

戦時下の食料難のなかにあって、全生常会は病室、不自由舎、少年舎・少女舎などにたいして、しばしば園内で収穫した果物や生産した農作物、さらには配給制度にもとづく配給食料品などを特別に支給したり追加配給を実施している。このことは、全生常会が単に「院（園）ノ補助機関トシテ院（園）内諸事情ヲ調整」するためだけの患者組織ではなく、「全生常会規約」の第二条「目的及事業」が規定しているように、「相互扶助ノ精神ニ基キ」、病状・障害・年齢にそくして一定の配慮と援助を行う患者組織としての性格を有していたことを示す事実として注目したい。

以下、「全生常会記録」および「評議員会議事録」からそのことを示す事例を抄記していく。

病室、不自由舎、少年舎・少女舎などへの食料品の特別な配分には、園内で果樹・園芸部、農事部などが収穫した食物の場合と配給制度にもとづく園外からの配給食料品の場合とがある。しかし、『全生常会記録』の記述では「配給」とあるだけで、いずれなのかが明記されていないことがある。その際は、筆者なりに推定して区分したことを断っておきたい。

なお、該当記録の出典に関しては、これまで同様に、「全生常会記録」からであるときは年月日や記述されている内容を紹介するにとどめ出典は記載せず、「評議員会議事録」からであるときは出典を引用の文末に記載することにする。

1　園内の果物・農産物などの特別な配分

一九四一（昭和一六）年度について

一一月一八日から五日間にわたって開催された第一四回農産物品評会の出品農作物のうち、「製菓及柿　一五点」が「少年少女舎」へ「分配」された。

一九四二（昭和一七）年度について

七月一四日から一五日にかけて開催された「夏季農産物品評会」への「出品物全部を少女不自由舎（菖蒲、萩、薄、椿、桃、桜）尚百合舎（少女舎——筆者注）菊舎ノ八舎ニ配給」した。

八月二九日「西瓜配給」

「農産部西瓜第三回　三十貫ヲ配給ス／一人二百匁（重病棟入室者ノミ）百五十名」。

九月一一日「第十九回実行委員会」

「生活部事項　生活部長

一、栗ノ件

例年ノ事乍《なが》ら大栗ノ私《ママ》シセサルコトヲ喚起ス次ニ今年度ハスデニ遅レタレド山ノ柴栗モ私《ママ》シセザルコトトシ少年少女ノ栗取ノ日ヲ設ケ　取リタル栗ハ少量ヅツ乍モ不自由舎　病室ニ配リ少年少女ノ親切心ヲ涵養シタイ」。

一一月一八日から二三日まで開催された「第十五回農産物品評会」の「出品物」のうち、「製菓及果樹（柿）ハ少年少女舎ニ適当配給」した。

一二月五日「二番茶配給ス」
「二番茶総貫数二百三十三貫五百匁／病室二貫目、大舎一貫目、普通舎九百匁、小舎七百匁　追加各舎各病棟へ朝顔バケツニ二杯程度／二番茶ニ限リ各作業場ニ少量ノ粉茶ヲ配給ス」。

昭和一八年三月三日「雛節句」
「間食　甘藷《いも》金団《きんとん》　甘藷三百キロ　一人五十匁強追加少年少女舎及病室ニアリ」。

一九四三（昭和一八）年度について

四月九日「釋尊降誕会」
「例年ノ如ク（書ノ部）灌佛式ヲ行フ（略）式後常務委員ノミニテ甘茶代用麦湯ヲ病室、不自由舎ニ配給ス」。

五月五日「端午ノ節句　草餅搗」
「草餅　一人五個／全病室及少年少女舎ニ餅少量ノ追加アリ」。

七月九日「二番茶配給」
「総貫数二百八十八貫（走り茶二十五貫病室分配ヲ含ム）／病室二メ五百匁（先ニ分配七百匁ヲ含ム）十四室／普通部屋一メ百匁　百六十室／小部屋　八百五十匁　二十室／但シ菊舎ハ四室分　樺舎ハ六室分配給ス」。

七月二三日「農産部生産第二回西瓜配給」
「総貫数二百五十貫／配給量一人一百三十匁　配給人数千三百七十三人／配給残リ二十四貫余ヲ青少年団ニ支給ス」。

九月一〇日「第三十四回評議員会」
「七．評議事項

栗ノ採取ニ就テ　生活部長
園内ニ於ケル栗ノ管理採取ハ　住宅地区ニアリテハ従前ヨリ管理者ガ有リ　我々ノ食膳ヲ豊カニ富マセ居タルモ　山地ノ『山栗』及『住宅地区ノ山栗』ハ　先年迄ハ各自自由採取ニ任セラレタリ　然レドモ本年度以降ニ於テハ　恵マレザル在園少年少女ヲ僅カナガラモ喜バセ　収量多キ場合ハ各病室不自由舎ニ頒《わか》チ　共ニ秋ノ恵ミヲ頂戴サスヤウニ致シタク　山栗ノ管理採取ヲ全生少年団ニ一任セラレタキ旨ノ提案理由ノ説明後審議ノ結果／全員一致／原案可決セリ」。（「第三四回評議員会」一九四三年九月一〇日、より）

なお、「全生常会記録」には右の事項はごく簡略に記されているが、「青少年団ガ管理シ多収穫アリタル場合ハ不自由舎病室ニ頒ツコトトス」と記録している点が注目される。

一二月九日「**二番茶配給**」

「総貫数二百十貫／病室　十四室　各二貫／普通室　百六十室　各八百匁／小住宅　二十一室　各六百匁／残部ヲ各作業部ニ少量ナガラ配給ス」。

一二月二三日「**大根**（**正月用**）**配給**」

「品評会保管大根ヲ配給ス　今年度ヨリ常会デ配給ス／総貫量二百六十貫／男女軽症舎各四貫、男女不自由舎各六貫、病室各一貫五百匁／樺舎、百合舎（少女舎――筆者注）各八貫、菊舎四貫、以上舎渡ニテ配給ス」。

一二月二四日「**大豆**（**正月用**）**配給**」

「献立用大豆ノ一部ヲ正月用品トシテ常会ニテ配給ス／総量一石三斗五升二合　一人一合宛　配給総人員一、三五二名／追加六名ニツキ一合宛　尚少年少女舎ニ多少ノ追加アリ（略）」。

三月一七日「**落花生配給**」

「総貫量百五十貫（五メ袋三十袋、幾分ノ目切レアリタリ）／配給量一人百匁　配給総人員一、三一〇名／追加、

病室　男女不自由舎　菊舎　各一舎三百匁強　少年少女舎各一舎五匁強」。

一九四四（昭和一九）年度について

五月二日「干菓子配給」

「受取数量　干菓子　一七函　二十五メ五百匁／ゼリー　九函　二十二メ五百匁／合計四十八貫匁
配給数量　干菓子　二十三メ七百匁／ゼリー二十一メ目／一人配給量　干菓子　十七匁（六ヶ）ゼリー　十五匁（六ヶ）価格約二十銭
追加　少年少女舎へ少々
備考　コノ品物ハ購買部ニテ配給サレルモノヲ事務官ニ無償配給ヲ交渉シ実現スルモノナリ」。

五月一一日「学童特別賜物蒸シパン（二個）」

「天長節ノ賜物（菓子）ヲ兼ネ時期ハ少シク遅レタルモ少年少女舎ノ子供ニ当局ノ特別ノ計ヒニテ蒸シパン（紅白）ノ贈物アリ／外ノ子供達ハ焼パン一ヶノ賜物ナリ（ウドン粉二メ目、砂糖一メ目ニテ百人分）」。

六月一五日

「農産部生産ノ初生リ胡瓜、二等病人ニ約三メ目（一人一本）無償配給ス」。

六月二七日

「早期供出ノ馬鈴薯ノ一部（各舎及穀菽部生産）購買部ヨリ一人二百匁（各病室、不自由舎二百六十匁）十七銭ニテ配給サル」。

七月一五日「農産物品評会出品物分配」

「女子不自由舎　馬鈴薯、隠元、茄子、胡瓜等（例年ニ準ズ）／男子不自由舎　同（今年ヨリ分配ス）／菊舎

同／百合舎（少女舎——筆者注）同　外ニ蕃茄若干／祥風寮（少年舎——筆者注）桃、蕃茄等」。

八月九日「**西瓜配給**（**農産部生産**）」

「配給総貫数　四百三十七貫目（約三百四十個）／一人配給量　約三百匁／配給人員一千二百九十五人／追加　百合舎、松舎（未成年男子舎——筆者注）、祥風寮、女子軽症舎及家族舎　若干」。

八月一六日「**二番茶一部配給**」

「病室、男女不自由舎ノミ（一舎五百匁）総貫拾参貫五百匁」。

八月一八日「**西瓜配給**（**農産部二番ナリ西瓜**）」

「総貫数　三百拾貫目　二百六拾九個／一人当リ配給　二百匁／配給人員一千二百八十五人／追加　少年少女舎及女子軽症舎」。

八月二一日「**西瓜配給**（**農産部生産第三回**）」

「総貫数三十七メ五百目（三十五ヶ）／一人当リ百四十匁／病室ノミ、配給人員二百三十六人（附添人ヲ含ム）（農産部ノ特別ノ計ニテ行ハル）」。

八月三一日「**西瓜配給**」

「農産部生産第四回配給／配給貫数　百参拾貳貫目／一人当リ約百匁／配給人員千三百六人／追加、少年少女舎ニナス」。

一〇月二七日「**体育練成大会慰労会　うどん**」

「出席者九十名（少年少女舎慰労甘藷十貫）」。

一一月一六日「**戦捷祝賀『みかん』一般配給**」

「総貫量三百余貫、一人二百二十匁／病室、男女不自由舎及少年少女舎へ少量ノ追加アリ」。

一二月二五日「大正天皇祭　豚肉配給　第一部隣組長出動」
「総貫数　三十八キロ、一人六匁／少量ノ残部ハ病室へ追加配給／小松菜　二〇〇キロ　一人三十五匁／砂糖二十斤／正油《ママ》　三斗五升／肉及小松菜少量ノ残部ハ病室へ追加ス」。
昭和二〇年二月三日「節分配給」
「節分豆配給／総量　二斗五升　一人二勺／残部ハ病室、不自由舎、少年舎へ追加ス」。
三月二四日「□（一字不明――筆者）**茶配給」**
「総貫六十貫／軽症舎　一室ニ付二百五十匁／小住宅　一室　百五十匁／病室　四百匁／残部粉茶ハ各作業部へ支給ス」。

昭和二〇年度について

四月一日「うどん粉配給」
「総量　三袋（二二K入）一人十二匁／彼岸中日ノ贈物ニ代ルモノトシテ配給ス／尚少量ノ残部ハ男女不自由舎、少年少女舎へ配給ス」。
四月二四日「うどん配給」
「総数　八百三十七束　一人七十匁／病室ハユデうどん　四十貫」。
四月二九日「天長節　豚肉配給」
「総貫　五貫八百匁　一人四匁強／少量ノ残部ハ男女不自由舎、病室へ追加配給」。
五月五日「節句」
「牛肉配給（二回分　五日夕　六日夕）／総貫二十六貫　一人二十匁／病室男女不自由舎ニ追加配給／牛蒡配給

総貫（六束）五十二貫　一人四十匁／病室及少年少女舎へ追加配給」。

五月一七日「うどん配給」

「十八日春季慰霊祭夕食ノ献立トシテ支給ス／総量　八百二十一束　一人七十匁／配給人員一、一六五人／病室ハユデうどん／尚男女不自由舎、女子軽症舎へ薪炭配給ス　一舎一束」。

五月二〇日「うどん配給」

「総量八百十九束　一人七十匁／配給人員一、一六三人／二十二日夕食ノ献立トシテ現品配給ス／薪炭七束　男女不自由舎へ少量ヲ配給ス」。

六月二四日「皇太后陛下御誕辰記念贈物」

「大豆配給　総量□□（二字不明）三升　三人ニ付一合／少年少女舎ハ一人ニ付一合宛配給ス」。

六月二五日「皇太后御誕辰奉祝式」

「同日　牛肉配給（二十五日夕食　二十六日夕食）／総貫三十一貫　一人二十五匁強／尚少量ノ残部ハ男女不自由舎、病室及少年舎へ追加配給ス」。

七月一日「胡瓜初生リ配給」

「各病室、一室二本／少年舎、一室一本／農産部員ノ汗ノ結晶トシテ感謝サル」。

七月五日「胡瓜配給」

「農産部ノ厚意ニテ病室ニ無償配給ス／総貫二〆三百匁　二人一本」。

七月二四日「トマト配給（隣組配給所）」

「農産部産トマト初ナリヲ茶配給後病室へ配給ス／総数　一二〇ヶ　病人一人一ヶ」。

七月二九日「トマト配給（隣組配給所）」

「総貫一十二貫／男女不自由舎、少年少女舎」。

八月一一日「**走リブドウ配給**（**果樹部生産**）」

「七〆目／病人及少年少女舎ニ分配　一人当リ四十匁」。

八月二七日「**ブドウ配給**（**果樹部生産**）」

「総〆数　六十六〆／一人当リ　五十匁分配ス／追加　病室ニ一人当リ二百匁アリ／備考　今後一日置程度ニ配給サレル由」。

八月二八日「**西瓜配給**（**農産部生産**）」

「総数　二百九十〆目　三百五十五個／一人当リ二百二十匁／追加　少年少女舎」。

九月八日「**南瓜配給**」

「南瓜増産競技会出品物／総貫数　九十八貫目（百拾六ヶ）／配給　病室、男女不自由舎、少年少女舎ニ適当ニ分配ス」。

一〇月二四日「**明廿五日昼食用生甘藷配給**」

「男女軽症舎、希望不自由舎五八五人（一人百八十匁）」。

一〇月二五日「**昼主食甘藷配給**」

「男女不自由舎、病室　四八六人（一人百五十五匁）前日合計一、〇七一人」。

一一月二九日「**昼主食用ふかし甘藷**」

「病室、不自由舎配給　前日共計一、〇四八人」

昭和二一年一月二五日「**薪**（**公園雑林**／**末枝**）**配給**」

「男女不自由舎各室一束／各病室一束」

一月二六日「薪（前日ニ同ジ）配給」

「男女軽症舎、家族舎、病室　各一束」。

一月二八日「薪（公園雑林／末枝）配給」

「男女不自由舎　一舎二束」

三月二日「雛祭贈物うどん配給」

「一人五十匁／少年少女舎ニ大豆ノ贈物有リ」。

三月二〇日「農産部生産ほうれん草無償配給」

「病室入室者　一人百メ（匁――筆者注）」。

以上で年度ごとにみてきたように、園内の果実やさまざまな農産物がほぼ年間を通じ、季節に応じて、病室、不自由舎、少年舎・少女舎などに全生常会の各部から特別に配給されることが少なからずあった。配られる分量は必ずしも多くはなかったとしても、「農産物品評会」への出品物が自分たちの室や舎に優先的に配られたり、「初生り胡瓜」などその季節の最初の生産物を送り届けてくれたり、入園者全員に人数に応じて分配した上で追加して配ってくれることなどは、うれしかったにちがいない。

とくに、少年少女たちにたいしては、病室、不自由舎の患者たちと同様に特別な配給をするだけにとどめずに、「山栗」についてはその「管理採取」を任せ、さらに多く収穫できた際には不自由舎や病室にも分配するようにしていることは、子どもたちにたいする理解と教育的配慮を示す一つの例として注目すべきことであろう。ただし、子どもたちには年齢差や性別による差異もあり、はたして「青少年団」がどれだけ「山栗」の「管理採取」、さらには不自由舎や病室へも贈るとりくみが適切に出来たかは不明である。

いずれにせよ、このように病室、不自由舎、少年舎・少女舎などへの果物・農産物などの特別な配分が可能であったのは、全生常会には農事部を中心に、果樹部、園芸部、穀菽部、茶園部などが協力して収穫・生産活動に従事し、さらに養鶏部、養豚部、養牛部など動物飼育に立ち働く入園者たちや、製菓部に所属して専門的技術を発揮しうる入園者なども存在したからである。

2　配給制度における食料品などの特別な配分

戦時下、ほとんどあらゆる生活必需品が配給制度の対象となっていたなかで、当療養所への配給品のうち、全生常会が園当局から支給業務を指示ないし委《まか》された品物で、特定の人たちに追加配給された例は少ない。「全生常会記録」にはごく稀《まれ》に、それも食料品のなかの調味料の一つである醬油が、少年舎・少女舎（あるいは少年舎のみ）に少量だけ追加して配給されたことが記録されているにすぎない。そのほか配給品では、僅かに薪炭がごく少量ずつであるが男女不自由舎ほかも含め少年舎・少女舎に配給された記録がみられるぐらいである。

先に紹介した園内での農産物などよりも、公的な配給制度に基づく配給は分量においても入園者全体の必要性からみてもあまりにも少なく、つねに不足していたからであろう。

次に該当する記録を抄記する。

昭和一八年一二月一七日「**油配給**」

「正月用油トシテ献立用油ヲ配給ス／総量　五斗　一人三勺四　配給人員（無記載――筆者注）／少量ノ残部ヲ少年少女ニ分ツ」。

昭和一九年三月二二日「**少年少女臨時給食ウドン配給**」

「先般第一回目ハ少年少女舎各室ニ三合宛ノ醤油ヲ配給／今日第二回目ハ一人一束宛生ウドンヲ配給ス／配給総人員　寮父母モ加フ七十九名」。

昭和一九年七月一四日「盂蘭盆」

「正油《ママ》　一斗五升　七人ニ付五合／馬鈴薯、正油《ママ》ノ残部ハ病室、不自由舎、少年舎へ追加ス」。

同年一〇月二九日

「少年、少女ニ正油《ママ》渡ス」。

昭和二〇年一月三一日「薪炭配給」

「木炭入荷困難ニツキ一月中配給ナシ、便宜上木炭ニ変《ママ》リ薪炭《ママ》ヲ配給ス／男女不自由舎、男女軽症舎、少年・少女舎へ一舎ニ付キ廿貫ノ薪炭ヲ配給ス」。

同年二月一九日

「少年、少女舎へ正油《ママ》支給ス」

昭和二〇年四月二六日「薪炭配給」

「男女不自由舎、女子軽症舎　一室ニ付約半束配給ス」。

同年四月二九日「天長節」

「正油《ママ》配給／総量　一斗五升　八人ニ付一合／（少年、少女舎へ追加配給ス）」。

ところで、一九四五年四月二六日に「男女不自由舎」ほかに「薪炭配給」がなされた際に、「米現品配給、但シ二十六日晝、夕食ノ二回分ナリ」として、「総数三百四十八K　一人二合五勺　配給人員九百七十九人」に配給されたが、「右ハ病室ヲ除ク」と記録されているのは、どのような理由ないし事情があってのことだろうか。説明が付されていないので不明である。

いずれにせよ、配給制度にもとづく食料（糧）、燃料の配給品が病室、不自由舎、少年舎・少女舎などへ追加配給されることはほとんどなく、わずかに調味料の一種である醤油が追加支給される場合も、「盂蘭盆」、「天長節」などといった特別な行事や国家的儀式の日などであることに注意したい。

「小結」に代えて――「飢えと戦争」（『倶会一処』一九七九年）から

以上で、「食料の増産と供給をめざす患者作業」についての論述をひとまず終えることにする。しかし、太平洋戦争期と敗戦後数年間の国立癩療養所多磨全生園における患者作業の一つである食料（糧）の増産と供給をめざす作業の実態と全体像、その作業にたずさわった人たちの実際の体験と思いなどは、園当局が編集・発行した『年報』や患者組織である全生常会による記録などからだけでは到底その真実を表すことは出来ない。当時の在園者自身による手記や在園者からの聴き取りなどにもとづいて検証し、より具体的に明らかにしていく必要がある。それは今後の課題とし、ここではこの第4章の小さな結びに代えて、当時の入園者たちが自らの体験にももとづいてまとめた多磨全生園患者自治会編『倶会一処――患者が綴る全生園の七十年』（一九七九年）のなかの「第三章　飢えと戦争」の「12　飢えと戦争」（一六〇〜一六五頁）から、とくに在園者たちによる食料の生産と供給、食事・食料事情にかかわる記述を重点的に抄記することにしよう。

「（昭和16年）10月中頃の献立を見てみよう。賄費は一人一日二四銭五厘、15日朝、青菜みそ汁、昼、福神漬、夕　煮付（オビラメ）、16日朝、大根みそ汁、昼、秋刀魚（一人一尾）、夕、五目飯（豚肉、牛蒡、人参）と、すでに一品だけ、しかも漬物だけ、佃煮だけ、すまし汁だけ、という献立の日が多くなっている。

癒《い》えて家庭へ帰るあてのない者たちから、食べることを除いて他にどんな楽しみがあっただろうか。『欲しがりません勝つまでは』といっても、それは生き残れる立場の人間たちが考えだした言葉であり、国家にとって国民の生命は第二義、第三義的問題でしかなく、まして患者の生命など、ものの数ではなかった。

もともと安上りのため、自給自足が理想とされてきたが、農産部をはじめ穀菽部、養鶏、養牛、養豚の各部がいっそう頼りにされることになった。重症者への鶏卵、牛乳はそこで生産されるものしかなかったが、やがて園内は労働のための収容所と化していった。収容所といったらまだ聞こえがよく、寮舎の生活は『タコ部屋』にそっくりであった」。

「園芸部も果樹園《ママ》も、本来の花や果物より、かぼちゃや唐《ママ》もろこしや甘藷や馬鈴薯作りに力を入れ、『米英撃滅敵愾心昂揚対抗試合』などと理由づけて野球に熱狂したグラウンドも19年春には掘りおこし、農産部と穀菽部が二反半ずつ農園として小麦や陸稲の畑に使用、さらに収容門の外の雑木林も開墾されることになった。

重労働がいくら病気の身体に悪くても、飢えて死ぬのをじっと待っているよりはまし、と考えるしかなかった」。

「昭和19年10月、賄費は一人一日二九銭五厘であった。19日朝、青菜みそ汁、昼、うどん汁、夕、大豆煮豆、20日朝も例によって青菜みそ汁、昼、小松菜漬、夕、かぼちゃ煮付けとなっている。みそ汁といっても、極めて少量のみそに塩をだしのかわりにまぜた程度の、実をすくうとあとはほとんど透明に近いものだった」。

「11月になると連日、警戒警報ないし空襲警報が発令されるようになった。食べ物が悪くなっただけでなく、医療事情もゼロに近い状態になり、一日に三人も死ぬことがあった」。

「いくら寒くても、室内で焚く木炭はもちろん、茶を沸かす薪さえ配給には頼れなくなっていたが、空襲警報が発令されると、病棟入室者はさらにみじめであった。

空襲のときは附添いがつぎつぎに病人を背負って防空壕へ運んだ。自分で立つことも、歩くこともできない病人たちは、暑くても寒くても、雨が降るときも夜中でも、すのこに座らされ、じっと終わるのを待つのであったが、空襲のつど、病状を悪化させ、退避させることもむりな状態におちいっていく者も多かったし、みんなが壕から帰ってみると、いつのまにか息がなくなっていた、ということもあった」。

「春、はこべやたんぽぽ、なずなやあかざやあざみも食べた。がまが土から出てくるとがまをつかまえて食べ、ねこや犬を食べたり、食べるためにうさぎを飼う人たちもいた」。

「誰も彼も眼がくぼみ、頬骨だけが突きでていた。檻のなかで、ただもがくだけの自由しか与えられていなかった、といってもよい。

飢餓と欠乏とはずかしめのなかにおとしいれられ、おびただしい人びとが呪うべき者の正体も知らず、肉親はおろか療友たちに十分みとられることもなく死んでいった。ぺこぺこのおなかのなかで、どんなに故郷が恋しかったことか」。

「死因は慢性腎臓炎、肺結核などだが、実際は栄養失調によるものが大半をしめていた。そして、一人死んだだけでも園内は葬式の雰囲気に包まれるのだから、人が続けて死ぬとき、そこはもう巨大な生きている人たちの墓場といってよかった。

つぶれた眼のなかや傷口にうじ虫がわき、さ細な傷から指を切り、足を断つことになっていったが、医局の裏手へ落葉をかきにいくと、ごみ穴から足がでてくることがあった」。

「収穫期に農作物が盗られるのは毎年のことであったが、全生常会は昭和20年6月15日（略）『農作物盗害防止規定』を実施したが、ねこが鰹節の番をするようなものであった。

その翌日、監房内で自殺した者がいる。彼は、園芸部の馬鈴薯畑を探り掘りした、ということで処分されたのであった。丹精のみごとさで園内一と評判の自分の畑を誰かに荒らされ、その分の取りもどしを図ったものとみられたが、善良であっては生きられない時代であった。

垣根の外で百姓につかまり、袋だたきにされたあげく、園長の前につき出された男もいた」。

「園内通用券では何も買えず、ばくちに使うしかなかった。田舎へ食物を貰いに行こうとして分館へ帰省許可を申し込んでも鏡と相談しろといわれる者が多かった。

したがって、戦争中であっても、賭博はもちろん焚木《ママ》の盗伐、逃走、脱柵はあとを絶たず、監房はいつも満員の盛況であった。

監房では握りめし一個であった。しかもリゾール液でぬらした手で握ってくるため、くさくてとても食べられなかった」。

「夏は馬鈴薯、秋は甘藷が昼食の主食になる日が多かった。

戦争が終わったころから、主食の遅配、欠配は『日常茶飯事』となり、米でないものが主食に昇格、豆かすや高粱《こうりやん》や甘藷のほうが多いまぜごはんや唐《ママ》もろこし粉や乾燥いもの粉のパンが普通であった。

燃料の配給は皆無に等しく、醤油は一人一か月一合五勺、魚といえば冷凍のほっけかさめときまっていたが、アンモニアの匂いがしみこんでいるため、鼻をつままなければこの『つんざめ』は食べられなかった。

戦争が終わっても、飢えとのたたかい、病気とのたたかいは続いていたし、生きるためには、何よりもまず、規則とたたかわなければならなかった。

夜になるとみんな木を切りにいった。各舎が捜索されるようになると、盗伐した木を朝までに切りきざみ、束にして押しいれや縁の下にかくした。

園支給の衣類であれ、保管転換物資の軍服や配給の煙草であれ、牛蒡《ごぼう》や里芋やうどん粉や落花生や葱や塩など、食物と交換するため、新座や飯能、熊谷、羽生、高崎、宇都宮、千葉や沼津のほうまで行った人たちもいた。
品物を出すのは主として病室、不自由舎の人たちであり、買いだしに行くのはほとんど軽症舎の者たちであったが、『買い出し列車』といわれた八高線の転ぷく事故にまきこまれ、死亡した入園者（女）もいる。
つかまってもつかまっても、木を切りに行き、買い出しに行き、きのこをとりに行ったり、ばくちをやったり、それは教えこまれた道徳がいかに理不尽でもろいものであったかを象徴していた（略）」。

なお、「園芸部の馬鈴薯畑を採り掘りした」として「処分」され、「監房内で自殺した者」については、「事務分館勤務日誌」の「記事」欄には次のように二日間にわたって記されており、いずれの「日誌」にも林園長、永井課長が押印している。

「昭和弐拾年六月拾六日　土曜日
午後七時馬鈴薯窃盗犯人H・Hヲ二平書記立会ノ上監禁室ニ監禁ス㊞／翌午前六時半右H・H変死セルコトヲ発見ス㊞」。
「同年同月拾七日　日曜日　気象　雲　気温　二十度
午前拾壱時武蔵野警察署ヨリ田町巡査部長外一名来園縊死患者H・H死体ヲ検見《ママ》アリタリ㊞」。

この「縊死者」は第2章第二節の表2－4「多磨全生園における死亡者の病名年齢別表──一九四五（昭和二〇）年」（七一頁）の「病名」の「縊死」（三一〜三五歳）一名（男性）であろう。

その後も「日誌」の「記事」欄には、次のような記録がみられる。

「同年同月拾八日　月曜日　気象　曇　気温　二十参度
午前十一時五十分患者静友寮一号K・S取調ベタルニ物々交換ヲナシタル旨申立タルヲ以テ依命監禁室ニ川津雇員立会収監ス（略）午後七時ヨリ警防団員K・I外二名徹夜警戒　同時三井丙舎H・K外三名徹夜農場警

戒ス㊞」

「同年同月弐拾弐日　金曜日　気象　晴　気温　弐拾参度

午前九時四拾分川津雇員患者O・Iヲ取調ノ上監禁室ニ収監ス㊞／同時監禁患者K・S（六月一八日に収監されたK・S――筆者注）ニ対シ川津雇員ヨリ解禁ヲ言渡シアリタリ㊞／午後○時十分警戒警報発令同○時四十五分警戒警報解除㊞／翌午前六時三十三分警戒警報発令午前七時五十二分警戒警報解除㊞／翌午前七時二分警戒警報発令／午後七時ヨリ警防団員三名農事組合員四名ニテ各々徹夜警戒ス／翌午前六時三十分点検ノ際菊舎一号O・N、H・M（いずれも女性――筆者注）逃走セルヲ舎長ノ申出ニテ発見手続ス㊞㊞」。

先に第三節で述べたように、全生常会がつくった「農作物盗害防止規定」にもとづいて、警防団員や農事組合員が警戒警報発令中であっても農作物の盗害を防止するために徹夜で農園を監視していたことが「第一分館」（旧・「見張所」）職員の「事務分館勤務日誌」にもきわめて具体的に記録されている。したがって、在園者と当局側の職員とが一体となって、入園者による農作物などの盗害防止にあたっていたとみなすことができよう。

太平洋戦争期に、「事務分館」（前身は「見張所」・「第一事務分館」）に所属し〈監督〉と呼ばれた職員たちが全入園者の生活と行動を昼夜にわたりいかに厳しく監視し、とりわけ農耕作業の督励に力を入れるとともに、無断外出・「逃走」・樹木伐採・農作物盗害などを取り締まっていたかについては、すでに序章のとくに「第二節　太平洋戦争期の『事務分館日誌』などについて」において述べた通りである。そのことが、以上の食料（糧）の増産と供給をめざす患者作業をめぐる実態からも明らかになったといえよう。

◆1　『週刊朝日』編『値段の明治・大正・昭和風俗史』朝日新聞社、一九八一年、二五頁参照。

◆2　同編『続・値段の明治・大正・昭和風俗史』朝日新聞社、一九八一年、二二九頁参照。

◆3　同前書、一二九頁参照。

◆4　藤野豊編・解説／編集復刻版『近現代日本ハンセン病問題資料集成〈戦前篇〉』第七巻、不二出版、二〇〇二年、三三七頁。

◆5　同前、三三九頁。

◆6　川東竫弘「米穀配給統制法の制定過程　上」『松山商大論集』第三八巻第一号、一九八七年参照。

◆7　法政大学大原社会問題研究所編著『労働年鑑　別巻　太平洋戦争下の労働者状態・労働運動』労働旬報社、一九七一年。

◆8　同前、一六二頁参照。

◆9　同前、一六八～一六九頁参照。

◆10　同前、一七〇頁より重引。

◆11　同前、一六八頁より重引。

◆12　高森直史『マッカーサーの目玉焼き　進駐軍がやってきた！』光人社、二〇〇四年、四〇頁参照。

◆13　『東京大空襲　戦災誌』編集委員会編集『東京大空襲　戦災誌』第五巻、財団法人・東京大空襲を記録する会、一九七四年、一七五～一七六頁参照。

◆14　講談社編集・発行『昭和二万日の全記録　第七巻　廃墟からの出発　昭和20年→21年』一九八九年、一〇七頁参照。

◆15　羽鳥知之編著・麻布プロデュース編集・構成『資料が語る戦時下の暮らし――太平洋戦争下の日本〝昭和16年～20年〟』麻布プロデュース、二〇〇四年、四三頁参照。

◆16　『標準生計費の研究』戦時生活相談所、一九四二年七月、一〇頁。◆7の一七〇頁より重引。

◆17　『朝日年鑑　昭和二一年版』一五七頁。◆7の一七〇頁より重引。

◆18　◆7、一八五頁、参照。

◆19　山口貴久男『戦後にみる食文化史』三嶺書房、第二版、一九八六年、六〜八頁参照。
◆20　西東秋男『日本食生活史年表』楽遊書房、一九八三年より。
◆21　下村道子「戦中・戦後の食の実態」（芳賀登・石川寛子監修『全集　日本の食文化　第一一巻　非常の食』雄山閣、一九九九年、二〇〇頁）参照。

第5章　国家的儀式への参加と国策への協力

一般の社会における各種の常会と同様に、全生《ぜんしょう》常会も、法律などで定められたさまざまな国家的儀式に際しては園長の命にしたがって組織全体で参加し、また戦争遂行に必要な戦力増強と戦意高揚のための国策にも積極的に協力した。

それらのことがらについて、「全生常会記録」、「評議員会議事録」から、重点的にみていく。

第一節　国家的儀式などへの参加

全生常会が存続した一九四一（昭和一六）年度から四五（昭和二〇）年度までの期間で、とくに太平洋戦争下において園当局と一体となって参加した国家的儀式としては、旧来から挙行されていたいわゆる四大節（四方拝《しほうはい》、紀元節、天長節、明治節）などのほかに、とりわけ太平洋戦争の宣戦の詔書（勅《ちょく》とならんで天皇の命令を伝える文書様式を指す）の発布を記念して設けられた「大詔奉戴日《たいしょうほうたいび》」が挙げられる。

1　四大節について

「四方拝」

四方拝に関して、「全生常会記録・昭和十七年度」は次のように記録している。なお、以下、引用および抄記に際しては、原文に筆者が適宜、句読点を補っている場合があることを断っておく。

「昭和十八年
一月一日　初詣
除夜及び元朝六時二回ニワタリ、カガリ火ヲ焚ク。常務委員ハ六時園長御神饌ト同時ニ初詣ヲス。
同日　四方拝　午前九時、於礼拝堂。
新年祝賀式次第　　司会　国分氏
一、開会ノ辞
一、宮城遙拝
一、国歌斉唱
一、黙禱
一、勅語奉読
一、勅語奉答ノ歌斉唱
一、祝辞　　園長
一　祝辞　　常会長
一、愛国行進曲斉唱
一、萬歳奉唱
一、閉会ノ辞」。

「四方拝」とは元日早朝に天皇がその年の属星および四方・山陵を拝して、年災を払い、宝祚《ほうそ》を祈る儀式。すでに『日本書紀』に朝儀として記されているように、その起源は古い。「皇室祭祀令」（一九〇八・明治四一年公布）で、元日歳旦祭に先立って四方拝を行うと定められた（『国史大辞典』、第七巻、吉川弘文館、一九八六年より）。
また、「全生常会記録・昭和十八年度」には次のような記録がみられる。

「（昭和一九年）一月一日　初詣
大東亜戦争必勝合セテ防空　必勝祈念　午前六時／永代《ながよ》神社
園長始メ職員　並《ならびに》全村人参集、嚴カニ祈念ス
同日、新年祝賀式　午前九時／於礼拝堂
園長、常会長ノ祝辞アリ」。

なお、「村人《ムラビト》」とは当時、療養所の在園者たちが自分たちを指して用いた言葉であり、一九二四（大正一三）年六月に制定された。「全生《ぜんせい》病院院歌」にも、「三．その名を聞けや全生の／住ふ村人とこしへに／こころの望抱きつゝ／共にたのしく集ひなん」とある。作詞は医員の桜井方策、院長の光田健輔が一部補訂。「全生常会記録」の他の箇所にも見受けられる。
例えば、同「全生常会記録・昭和十七年度」には、次のような記述がなされている。

「五月十四日　三井報恩会理事長米山先生慰問来園
午後二時学園グランドニ於テ警防団、少年団、少女団、村人全員オ迎ヘス。園長殿ノ紹介、米山先生ノ御挨拶、常会長ノ謝辞アル」。

そして、園外から例えば演芸の公演などのために来園する人たちにたいしては、「社会ヨリノ～」と表現することもあった。
一例として、「全生常会記録・昭和十七年度」の「六月五日　第十七回評議員会」に関する記録のなかの次の

ような記述が該当する。

「一、皇太后陛下御誕辰記念週間日程　教化部長

（二〇日～二五日の日程―略）

二六日、奉祝演芸大会（社会ヨリノ演芸）映画或ハ寄席」。

「紀元節」

紀元節は一八七三（明治六）年三月に定められた国家の祝日。「全生常会記録」は、毎年二月一一日の午前八時五〇分または九時より、礼拝堂において「紀元節奉祝式」を挙行したことを記録している。しかし、「式次第」については記されていない。

ただし、「全生常会記録・昭和十九年度」には次のような記述がみられる。

「（昭和二〇年）二月十一日（日／晴）紀元節奉祝式午前九時／於礼拝堂

例年ノ如ク紀元節奉祝式並ニ療養者表彰アリ／功労者（十五名）」（功労者の内訳は男性一二名、女性三名。氏名は略す。男性のなかに全生常会長も入っている――筆者注）。

明治政府は国家成立の起源を『日本書紀』に記された神武天皇即位の「辛酉年正月朔《かのととりのとしはるむつきのついたち》」に求め、これを西暦紀元前六六〇年二月一一日と定めた。制定当初は国民生活になじみが薄かったが、一八八九（明治二二）年のこの日に大日本国帝国憲法が発布されて以降、学校教育を通じて紀元節奉祝が徹底され浸透していった。◆1

四八（昭和二三）年に廃止されたが、六七（昭和四二）年、「建国の日」として復活。

「天長節」

「全生常会記録・昭和十七年度」には、「天長節」の儀式について次のように記録されている。

「四月二十九日　天長節奉祝式

式次第　　司会　永井書記

一、総礼

一、開会ノ辞

一、宮城遙拝（午前八時／国民奉祝ノ時間）

一、国家奉唱

一、黙禱（皇軍将士武運長久／戦傷病勇士平癒祈念／戦没英霊感謝ノ為）

一、勅語奉読

一、勅語奉答ノ歌

一、祝辞　　園長

一、祝辞　　常会長

一、愛国行進曲

一、萬歳奉唱

一、閉会ノ辞

一、総礼　　以上」。

天長節は天皇の誕生日の旧称。『老子』の〈天長地久〉に由来。起源は唐代と奈良時代に遡《さかのぼ》る。維新後の一八六八（明治元）年八月に制定。天皇代替りとともに変更され、初め九月二二日、改暦後の七三（明治六）年から一一月三日、大正期は八月三一日（夏休中なので一〇月三一日を代日）、昭和期は四月二九日が祝日と定められて盛大な祭典を行うようになり、陸軍観兵式、拝賀の儀、参賀の儀、宴会の儀などが催された。[◆2] 戦後は、四八（昭和二三）年七月制定の「国民の祝日に関する法律」により、「天皇誕生日」となって存続（その後「昭和の日」に）。

「明治節」

「全生常会記録・昭和十六年度」は次のように記録している。

「十一月三日　明治節　拝賀式
午前八時四十分ヨリ礼拝堂ニ於テ行フ」。

その後、昭和二〇年度まで一一月三日に「明治節祝賀式　午前九時／於礼拝堂　例年ノ如ク行ハル」と記録されているが、いずれも式次第は略されている。なお、当日は特別の献立として、「晝《ひる》、焼魚。夕、てんぷら」（昭和一八年度）、「晝、焼魚。夕、豚肉」（昭和一九年度）、「晝、貝汁。夕、豚肉（一人七匁《もんめ》）」（昭和二〇年度）と付記されている。このような特別な献立は他の国家的儀式・行事においても同様である。

「明治節」は、二七（昭和二）年三月三日「明治節制定ノ詔書」が発布され、「明治天皇ノ遺徳ヲ仰キ明治ノ御代ヲ追憶スル」日として祝日と定められた。戦後、前述した「国民の祝日に関する法律」によって、「文化の日」となった。

2　「大詔奉戴日」について

一九四一（昭和一六）年一二月八日、日本軍によるマレー上陸、真珠湾奇襲によって、第二次世界大戦のうちアジア・太平洋地域での日本と米・英・中など連合国との戦争である太平洋戦争が開始された。

この戦争の呼称について、同月一二日の閣議において「支那事変をも含め大東亜戦争と呼称」すること、命名の理由として「大東亜新秩序建設を目的とする戦争」であり、戦場を「大東亜」に限定する意味ではないことが決定され、内閣情報局が発表した。

そして、国民の士気高揚のため四二（昭和一七）年一月に、従来の「興亜奉公日」（三九・昭和一四年八月八日、平沼内閣が国民精神総動員運動の一環として閣議決定。国民が「戦場ノ労苦」をしのんで生活の簡素化を図るため毎月一日に設定）に代え、太平洋戦争の宣戦の詔書が発布された毎月八日を「挙国戦争完遂ノ源泉」として「大詔奉戴日」とした。開戦の詔書奉読、神社・寺院での必勝祈願、各戸の国旗掲揚などの行事が行われた。

「全生常会記録・昭和十七年度」の四月八日を第一回として、「全生常会記録・昭和二十年度」の八月八日の第四四回まで、毎月、「大詔奉戴日詔書奉読式」が挙行されたことが記録に残されている。

まず、その第一回の式次第を掲げよう。

「（昭和一七年）四月八日　大詔奉戴日奉読式　午前八時

式次第　　司会　永井書記

一、開式宣言

一、宮城遙拝

一、国歌斉唱

一、大詔奉読

一、黙禱

戦歿将士慰霊、傷病将士平癒、出征将士武運長久

一、訓示　園長
一、愛国行進曲
一、聖寿萬才
　永代神社戦捷《せんしょう》祈願　参拝」。

式場は記されていないが、四大節と同じく礼拝堂であったろう。実際、その後の「大詔奉戴日」について式場が記録されている場合は礼拝堂が最も多く、四五（昭和二〇）年になると「学園運動場」（全生学園の校庭）が使用されている。園長の訓辞の内容についての記述はない。

なお、「評議員会議事録」は、四二年の七月六日に開催された「第拾八回評議員会　午後一時／於会館」における「五．指示事項」として次のように記録している。

「七月八日ノ大詔奉戴日ニ就テ　教化部長
決戦体制下ノ我々ノ自覚ヲ一層強メル意味ニ於テ各舎総力一人モ多ク参列シ戦捷祈願祭ヲ行ヒ意義アル大詔奉戴日ヲ行フ」（「第拾八回評議員会」昭和十七年七月六日、より）。

「全生常会記録」の四二年の九月八日には「第九回大詔奉戴式挙行」として次のような記述がみられる。

「第九回大詔奉戴式ヨリ昨日決定セシ療養生活五訓ヲ園長訓辞後、常会長ノ先唱ニヨリ一同唱和、決戦体制下療養ノ決意ヲ表現ス」。以下、療養生活五訓を列挙している。五訓の制定の経過と背景、具体的な内容については、すでに述べた。

また、四二年には「十二月八日　大詔奉戴　大東亜戦争一週年記念式　午前九時／於礼拝堂」と記録されている。

「十六年十二月八日ノ感激新タニ園長事務官初メ職員全員村人全員参集シ厳粛ニ一週年記念式ヲ挙行ス。当式ニ於テ常会長ノ挨拶アリ。

尚常会ヨリハワイ海戦写真八枚ヲ配給所ニ掲示ス。

霜厳シク天候十六年十二月八日ノ如シ」。

さらに、翌四三（昭和一八）年の「十二月八日大詔奉戴日（第十四回）午前九時／於礼拝堂」では、「今回ヨリ『愛国行進曲』ニカワリ『海ゆかば』ヲ奉唱ス」と記されている。この奉唱歌の変更は戦局の悪化を反映していると思われ、改めて言及することにする。


ところで、国立癩《らい》療養所多磨全生園『昭和十七年報』（昭和一八年一一月発行）には、「本年中ニ於ケル重要事項」のなかに園内での戦勝祝賀式に「地元町民」が参列したという記述がみられる。「地元町民」と園の職員・入園患者との関係には、部分的・一時的にせよこのような側面もあったことを示す記録として注目すべきことである。戦勝祝賀の催しは地元の行政機関・住民の間でも行われていたであろうし、それとの連続的関連性が窺《うかが》える。なお、「全生常会記録」にも、同じような記録がみられる。


「二月十八日　第一回戦勝祝賀式ヲ挙行、職員、患者並ニ地元町民参列ス」。

「三月十二日　第二次戦勝祝賀式ヲ挙行、職員、患者並ニ地元住民参列ス」。

「全生常会記録・昭和十八年度」をみると、年度当初の「大詔奉戴日」については次のように記録されている。

「四月八日　大詔奉戴日（第十六回）
午前八時／於礼拝堂
詔書奉読式挙行。
大詔奉戴式後、高橋英雄上等兵帰還歓迎会ヲ行フ。
一、歓迎挨拶　　園長
一、同　　常会長

一、帰還挨拶（三月三十一日帰還）　高橋上等兵」。

こうして、「大詔奉戴日詔書奉読式」はその後も毎月八日に欠かさず挙行された。

他方、すでに当時、戦局は悪化の一途をたどり、米軍は四五（昭和二〇）年二月には硫黄島、三月には沖縄へ進攻するとともに日本本土に激しい空襲をくわえていた。あらためて全生常会と消防・防空団活動については詳述するが、「全生常会記録・昭和十九年度」から「同記録・昭和二十年度」にかけては、連日のように警戒警報・空襲警報の発令が記録されている。そのような危険な状況下にありながら、一貫して「大詔奉戴日詔書奉読式」とそれにひきつづく永代神社への必勝祈願の参拝は実施された。

しかしながら、国家総力戦体制下の非常時局における一大国家儀式である「大詔奉戴日詔書奉読式」ではあったが、四四（昭和十九）年度になると、その毎月の儀式への参列をはじめ、増え続ける同病者の死去にともなう月例合同葬儀、さらには「名士の来園式」などへの出席の状況も思わしくなくなっていったようで、常会長は全生常会実行委員会において、とくに「大詔奉戴日」への「個人的理由」による不参加者にたいしては、次のように、「非国民」という言葉まで用いて厳しく非難していることに注意を向けねばならない。

「四月十五日（土）、晴）第四十一回実行委員会　午後一時／於全生会館

総務事項　　常会長

一、式・行事ノ集合ニ就テ

大詔奉戴日ハ防空強化日デモアルコトニテ当日ノ式ニハ個人的理由ニテ列席セザルコトハ非国民ト見ナサレテモヤムヲ得ナイ。コノ日ハ日本国民トシテ義務及ビ感謝ノ心ニテ何ハサテ置イテモ集ラナケレバナラナイ。又月々の葬儀モ園ノ行事ノ大キナモノニテ我等ハ万障繰合セテ出席シ故人ノ冥福ヲネガッテイタダキタイ。尚其他名士ノ来園式等々我等ノ日常生活ノ一部トシテ是非トモ集合セラレタイトノ話アリ」。

「癩予防法」にもとづく国の強制収容・絶対隔離政策と無癩県運動を背景として、癩療養所への入所を拒む癩患者は〈祖国浄化〉を妨げる者として当時の一般社会からは「非国民」扱いをされかねなかった。さらに、入園した患者たちは、戦争遂行に必要な国家儀式や防空行事に参加しないと、同病者集団から「非国民」と見なされざるを得なかったのである。

その意味では、すべてが戦争遂行力の有無・程度によって価値づけられる国家総力戦体制下にあっては、一般の「社会」とそこから隔絶された特殊な「村」としての癩療養所との間にも、人間にたいする同一の価値基準がつらぬかれたといえよう。

「全生常会記録・昭和二十年度」には、「大詔奉戴日詔書奉読式」について次のように記録されている。

「四月八日　大詔奉戴日詔書奉読式（四十回）　午前九時／学園運動場
終了後直チニ永代神社ニ参拝、必勝祈願ヲ行フ」。

「五月八日　大詔奉戴日詔書奉読式（四十一回）　午前八時三十分／於学園運動場
終了後直チニ永代神社ニ参拝シ必勝祈願ヲ行フ」。

（六月八日については記述見当らず――筆者注）

「七月八日（日）、晴）大詔奉戴日詔書奉読式（四十三回）　午前八時三十分／於学園運動場
永代神社参拝必勝祈願／防空強化日（二十八回）」。

「八月八日（水）、晴）第四十四回大詔奉戴日詔書奉読式　午前八時半／於学園運動場並大東亜戦争必勝完遂祈願祭／第二十九回防空強化日」。

このように、米国および英国に対する宣戦の詔書である「大詔」（以下〈宣戦の大詔〉と記す）は、太平洋戦争の全期間にわたる最重要文書であるが、長文（約八三〇字余）であり、語句も難解である。この宣戦の大詔を毎

月八日、奉読式で謹聴するのは患者たちにとって、かなりの苦行であったのではあるまいか。

次に、〈宣戦の大詔〉の冒頭と後半の部分を抄記する。

「天佑ヲ保有シ万世一系ノ皇祚《こうそ》ヲ践《ふ》メル大日本帝国天皇ハ昭ニ忠誠勇武ナル汝等《なんじら》有衆ニ示ス朕茲《ちんここ》ニ米国及英国ニ対シテ戦ヲ宣ス朕カ陸海将兵ハ全力ヲ奮テ交戦ニ従事シ朕カ百僚有司ハ励精職務ヲ奉行シ朕カ衆庶ハ各々其《そ》ノ本分ヲ尽シ億兆一心国家ノ総力ヲ挙ケテ征戦ノ目的ヲ達成スルニ遺算ナカラムコトヲ期セヨ（以下、約三九〇字略）

朕ハ政府ヲシテ事態ヲ平和ノ裡《うち》ニ回復セシメムトシ隠忍久シキニ弥《わた》リタルモ彼ハ毫《ごう》モ交譲ノ精神ナク徒ニ時局ノ解決ヲ遷延セシメテ此ノ間却《かえ》ツテ益々経済上軍事上ノ脅威ヲ増大シ以テ我ヲ屈従セシメムトス斯《かく》ノ如クニシテ推移セムカ東亜安定ニ関スル帝国積年ノ努力ハ悉《ことごと》く水泡ニ帰シ帝国ノ存立亦《また》正ニ危殆《きたい》ニ瀕セリ事既ニ此《ここ》ニ至ル帝国ハ今ヤ自存自衛ノ為蹶然《けつぜん》起《た》ツテ一切ノ障礙《しょうがい》ヲ破砕スルノ外《ほか》ナキナリ皇祖皇宗ノ神霊上ニ在リ朕ハ汝有衆ノ忠誠勇武ニ信倚《しんい》シ祖宗ノ遺業ヲ恢弘《かいこう》シ速ニ禍根ヲ芟除《さんじょ》シテ東亜永遠ノ平和ヲ確立シ以テ帝国ノ光栄ヲ保全セムコトヲ期ス

御名《ぎょめい》　御璽《ぎょじ》

昭和十六年十二月八日

各国務大臣副署[3]」。

なお、同日、〈宣戦の大詔〉にもとづいて、「帝国政府声明」（「我等臣民一億鉄石ノ団結ヲ以テ蹶起勇躍シ、国家ノ総力ヲ挙ゲテ政戦ノ事ニ従ヒ、以テ東亜ノ禍根ヲ永久ニ芟除シ聖旨ニ応へ奉ルべキノ秋ナリ。〔略〕又帝国ト志向ヲ同ジウスル独伊両国ト盟約シテ、世界平和ノ基調ヲ劃《かく》シ、新秩序ノ建設ニ邁進スルノ決意ハ、益々牢固タルモノアリ」などと記している）や陸海軍人に対する「勅語」が出されている。

先に、「大詔奉戴式」では国歌「君が代」のほかに、戦意高揚のために、初めは「愛国行進曲」が斉唱されていたが、その後、「海ゆかば」に替わったことを述べた。

「愛国行進曲」は三七（昭和一二）年七月七日に「盧溝橋《ろこうきょう》事件」（「満州国」に隣接する北京郊外の永定河盧溝橋付近で日本軍と中国軍が衝突し、日中全面戦争への発端となった事件）から二～三か月後に内閣情報部が歌詞・曲を公募して選定し、政府が宣伝して広く国民に普及した勇壮な軍国調の国民唱歌である。歌詞の審査員には東京音楽学校の乗杉嘉寿《よしひさ》校長、島崎藤村、北原白秋、佐々木信綱、河井酔茗らが名をつらね、曲の審査員には陸軍戸山学校軍楽隊長岡田国一、東京音楽学校助教授橋本国彦、山田耕筰、信時潔、堀内敬三らがなった。

応募歌詞は五万七五七八編、応募曲は九五五五曲にのぼったという。詞は鳥取県の二三歳の印刷業、森川幸雄の作品が一位。曲は最終的に退役の海軍軍楽隊長で、「軍艦行進曲」の作曲者である瀬戸口藤吉の作曲が一等として発表された。なお原作の歌詞は六番まであって、「皇国つねに栄あれ」で終わっていた。しかし、作曲に際して二番ずつまとめられ、三番までとなった。

次に、その一部を掲げる。

「見よ東海の空明けて
　旭日《きよくじつ》高く輝けば
　天地の正気潑剌《はつらつ》と
　希望は躍る大八洲《おおやしま》
お丶　晴朗《せいろう》の
　朝雲《あさぐも》に
　聳《そび》ゆる　富士《ふじ》の姿《すがた》こそ

金甌無欠《きんおうむけつ》　揺《ゆる》ぎなき
我が日本の　誇《ほこり》なれ」。

しかし、日本軍は太平洋戦争の緒戦では勝利を収めたものの（戦争開始後、約半年間でフィリピン、マレー半島、インドネシアを占領、東南アジア・太平洋地域の各所を支配）、四二（昭和一七）年六月ミッドウェー海戦で海軍が打撃をうけ、四三（昭和一八）年二月ガダルカナル島からの撤退で戦略的守勢の段階に入り、四四（昭和一九）年七～八月にはマリアナ諸島が陥落して、日本の敗戦は避けがたいものになった。

この時期の南方戦線における日本軍の状況がいかに悲惨なものであったか。例えば国民には「転進」と発表されたガダルカナル島からの撤退について、軍事史研究者・藤原彰は次のように述べている。

「防衛庁の公刊戦史が、各種資料から推計した数によると、陸軍のガダルカナル島に上陸した人員は三万一四〇〇〇名、そのうち、途中病気などで離島した者七四〇名、撤収作業で九八〇〇名が収容されたので、二万八六〇〇名が失われたことになる。このうち、純戦死が、五〇〇〇名から六〇〇〇名で、残り一万五〇〇〇名前後が栄養失調症、マラリア、下痢、脚気《かっけ》などによるものとされている。つまり純然たる戦死者の三倍、あるいはそれ以上が広義の餓死者だったのである◆4」。

もはや、「愛国行進曲」は全国で官民あげて毎月八日に挙行してきた「大詔奉戴日詔書奉読式」での「奉唱歌」として似つかわしくなくなっていたのである。そこで、それに代わる「奉唱歌」として採り入れられたのが『万葉集』の大伴家持《おおとものやかもち》の長歌の一節である「海ゆかば水漬《みづ》く屍《かばね》／山行かば草むす屍……」であった。「自分の身を顧みず、天皇のお側で死のう」というのが大意である。この国民唱歌「海ゆかば」は、前述した「盧溝橋事件」を発端とする日中全面戦争（日本政府は宣戦布告をしなかったので「支那事変」と呼称）が開始された三七（昭和一二）年に日本放送協会の委嘱により、要人の講演を放送する際のテーマ曲として信時潔が曲をつけた。国民唱歌放送の第一回に用いられ、太平洋戦争中は、日本軍の「玉砕」を報ずる時のテーマ曲にも使われた。荘重かつ悲愴感の漂う楽曲で、敗色が濃くなりつつあった時代状況に見合った国家的儀式の際の奉唱歌であった。

次に、「評議員会議事録」および「全生常会記録」から四大節と大詔奉戴日に関する記録以外で、アジア・太平洋戦争にかかわる記述について、重点的に転記する。

「第六回評議委員会（昭和拾六年七月五日午後一時）

四、報告事項

一、事変四周年聖戦完遂祈願祭ニ就テ　教化部長

当日午前七時半ヨリ学園グランドニ於テ挙行ス／正午汽笛合図ニ各自其ノ場ニ於テ黙禱ヲ行フコト」（「評議員会議事録」昭和十六年七月五日より）。

この「事変」とは「支那事変」のことで、日中戦争にたいする日本側の当時の呼称である。すなわち、三七（昭和一二）年七月七日、「盧溝橋事件」が起こると、七月一一日に第一次近衛文麿内閣は出兵を声明するとともに、これを「北支事変」と呼ぶことに決定。次いで上海で日中両軍が衝突、戦争が拡大するに従い、九月二日に「北支事変」を「支那事変」と改称。やはりと前述の理由で、日本側のこの日中全面戦争を最後まで〈事変〉で通した。

「全生常会記録・昭和十六年度」は四二（昭和一七）年二月一一日、一五日に次のように戦況を記録している。

「二月十一日

夜ニュースアリ。今朝午前八時帝国陸軍部隊ハ遂ニシンガポール市内ニ突入セリ」。

「二月十五日

新嘉坡《シンガポール》要塞陥落／午後七時五十分英国軍ハ無条件降伏ヲナシ、午后十時全戦線ニ停戦ヲ命ジ、茲ニ新嘉坡島

ハ陥落セリ」。

そして、同年二月一八日には次のように戦勝の祝賀式を開催したことを記している。

「二月十八日　戦捷第一次祝賀式　午前九時半／於礼拝堂
一、開式宣言
一、宮城遙拝
一、国歌奉唱
一、宣戦ノ大詔奉読　園長
一、黙禱（皇軍将士、武運長久／戦歿将士へ感謝）
一、内閣総理大臣感話朗読　事務官
一、祝辞　園長
一、同　常会長
一、愛国行進曲　斉唱
一、萬歳三唱
一、閉式
式後旗行列」。

「全生常会記録」には、次のように戦没〈皇軍将兵〉の慰霊祭や、現役軍人による全生園の各種団体にたいする査閲や講演などについての記録もみられる。

「（昭和一六年）九月廿三日　秋季皇霊祭」。

「（同年）九月廿六日　陸軍少将桜井忠温閣下講演」。

「（昭和一七年）三月四日　海軍造船少将工学博士岩野直英氏来院午後一時ヨリ各団査閲／午後一時半ヨリ礼拝堂ニ於テ講演アリ／演題『太平洋作戦ト大東亜共栄圏』」。

なお、『倶会《くえ》一処《いっしょ》』（一九七九年）の巻末の「年表」には、このシンガポール陥落を祝った式典の終了後は、「職員、患者、地元町民も参加して旗行列」と記されている（同書、「年表」の四七頁参照）。

このように、いわば〝国を挙げての戦勝祝賀行事〟に際しては、通常は地域社会とは断絶・遮断されていた隔離の場である癩療養所にも「地元町民」が加わって、「旗行列」を行っていることが注意される。

以下、「全生常会記録」より戦局にかかわる国家的儀式・催しにかかわることがらについて重点的に転記する。

「（昭和一八年）五月二十一日（（金）、晴）午後三時連合艦隊司令長官山本五十六海軍大将戦死公表サル」。

「（同年）六月五日（（土）、晴）　山本元帥国葬ノ日

不滅ノ遺勲ヲ全国民ノ心魂ニ徹セシメ弔意ト共ニ決戦決意ヲ昂揚スベキ山本元帥国葬ノ日／午前十時三十分学園運動場ニ全員参集、十時五十分国民遙拝ノ刻ヲ期シ国葬遙拝式ヲ挙行ス／園長ノ訓示、常会長ノ宣誓アリ。

式後、永代神社ニ必勝祈念参拝ス

　誓文

吾等曩《さき》ニ山本元帥ノ盡忠《じんちゅう》無比ナル戦死ヲ聞キ今マタアッツ島ニ於ケル皇軍将兵ノ忠勇義烈ナル玉砕ヲ知ル。

イマヤ戦局ハマサニ緊迫ス。吾等ハ胸奥ニ沸《わきおこ》ル殉国ノ熱誠ト燃エ上ル敵愾心《てきがいしん》トヲ戦力増強ノ一点ニ結集シ眞摯《しんし》敢闘イヨイヨ大政協翼ノ実践ニ挺身以テ聖戦ノ大業ヲ完遂センコトヲ期ス

　　昭和十八年六月五日

　　　多磨全生園総代　平松秀男」。

「（昭和一九年）三月一〇日　第三十九回陸軍記念日

各舎ニ国旗ヲ掲揚シ第一分館ノ合図ニテ正午一分間ノ黙禱ヲ捧グ」。
毎年三月一〇日は日露戦争の勝利を記念して陸軍が定めた「陸軍記念日」。一九〇五（明治三八）年の「奉天会戦」での奉天入城の日をとって翌年に制定。昭和戦前期には例年東京で天皇の行幸を仰いでの偕行社（陸軍将校の親睦・研究団体で社団法人。機関誌『偕行社記事』発行）主催の記念式典、戸山学校軍楽隊の行進が行われたほか、各地で各種の団体・学校が記念式典を開催した。

「（昭和一九年）五月十二日　古賀元帥ノ海軍葬儀
故元帥古賀峯一大将ノ海軍葬儀ガ築地西本願寺ニテ執リ行ハレ国民ハ午後一時四十五分ヲ期シ哀悼ノ誠ヲ捧グ」

「（同年）九月一日　東京都長官告諭伝達式　午前九時／於礼拝堂
園長ヨリ先般地方長官会議ノ折天皇陛下ヨリ各地方長官ニ畏《かしこ》クモ御言葉ヲ賜リソレニ対シ奉リ左ノ如ク都長官ヨリ都民ニ告諭発令サレソノ伝達行ハレタリ」

昭和一九年八月二五日付で東京都長官西尾寿造が発令した「東京都告諭第一号」の要旨は、「戦局今ヤ危急国家存亡ノ関頭」にあり、「一死報国ノ決意」をもって、「艱苦《かんく》犠牲ニ耐ヘ皇都ヲ防衛スルト共ニ物心ノ総力ヲ挙ゲテ戦力ノ飛躍的増強」をし、「悠久三千年ノ国体ヲ護持」して「叡慮《えいりよ》ヲ安ンジ奉ランコトヲ期スベシ」ということである。
この「東京都告諭」は天皇制国家体制の戦時下における東京都長官と国立癩療養所多磨全生園所長との制度・行政上の関係、その所長の管理・統制のもとにある入所者の患者組織「全生常会」の位置・役割をも窺《うかが》わせるものとして注意を払う必要があろう。

「（昭和二〇年）四月三日　全生常会役員会　午後一時／於会館

決議文
今ヤ驕慢ナル敵米ハ硫黄島ヲ侵シ沖縄本島ニ迫リ皇国ハ重大ナル関頭ニ立ツノ秋我等常会役員一同ハ憤然蹶起以テ多磨全生園ヲ死守シ神州護持ノ一翼タラン事ヲ期ス

右決議ス

昭和二十年四月三日」。

「（同年）八月九日（木）、曇後晴）
ソ連軍ガ満州国境及朝鮮方面ニ不法越境シ攻撃シ来リ我ガ軍、満州国軍ト協力之ト交戦中トノ報道アリ」。
「（同年）八月十五日（水）、晴）
十二時ヨリ重大放送アルニヨリ職員患者全員礼拝堂ニ参集シ聴取ス（以下、終戦の「大詔」の内容が詳述されている。その記述については省略するが天皇の「御聖断」が「皇国護持ト日本民族名誉ノ為」になされたものであり、「臣下ノ力足ラザルヲオ詫ビ」し、「天皇陛下ノ御為ニ生キヌカンコトヲ誓フノミ」と述べていることに注意する必要がある――筆者注）。
「（同年）十月十日　第六十五回評議員会　午後一時／於全生会館
一、宮城遙拝　司会　常務委員
（略）
一、終戦後ノ全生常会運営ニツイテ（挨拶）常会長
去ル八月十五日ニ終戦大詔ヲ拝シマコトニ恐レ多イ次第デアリマス。勝利ヲ把握センガ為ニスベテヲ捧ゲテ戦ツテ来タ気魄《きはく》ハ終戦ト同時ニ国民ヨリ失ハレテ仕舞ッタノデアリマスガ併《しか》シ何時迄モ拱手《きようしゆ》傍観シテイタノデハ在園者ノ不幸ハ火ヲ見ルヨリ明ラカデアリマス。舎長兼評議員各位ニハ其ノ意味ニ於テ大キクハ国家再建、

強《ママ》テハ全生園再建ニ一層ノ奮起ヲ乞フ次第デアリマス（略）
評議事項
一、早天遙拝式ノ件　常会長
国体護持ノ感点《ママ》カラ早天皇居遙拝式ヲ毎月二十八日ノ朝食前ニ行ヒ吾々ノ精神ノ寄ドコロトナス。各位ノ賛成ヲ乞フ
萬場《ママ》一致可決」。
「（同年）十月二十八日（日）、晴）
早天皇居遙拝式　午前六時半／学園グランド
一、君が代
一、国旗掲揚
一、皇居遙拝
一、園長訓辞
一、萬歳三唱」。
「（同年）十一月二十八日（水）、晴）
早天皇居遙拝式　午前七時／於学園グランド
（式次第は前月と同様――筆者注）」。
「昭和二十一年一月二十八日（月）、晴）
早天皇居遙拝式ハ今回ヨリ廃止サル」。

以上でみてきたように、一般の〝社会〟から隔離された強制収容所的な性格をもち、監禁所から火葬場・納骨堂などまである特殊な〝村〟である国立癩療養所の一つである多磨全生園においても、国家総力戦遂行に必要な一連の国家的な儀式・行事は、基本的に、同じように執行された。その際、園当局の命令・指示に従い、あるいはその意向を積極的にうけとめて、入園者全体に組織的にはたらきかけたのが全生常会長を責任者とする全生常会常務委員会である。各入園者たちもまた全員加入制である全生常会の会員として、かつ天皇制国家の〝皇民〟として、その具体的な意識と行動の上では病状などによって差異はあれ、それらの国家的な儀式・行事に翼賛し参加したといえよう。

また、地域社会から通常は隔絶した〝村〟であっても、政府・国民が一体となって催した戦勝祝賀の行事には、「地元町民」の参加があったことも注意される。このように、園当局が園内での戦勝祝賀の行事・催しに「地元住民」の参列・参加を認めたのは、癩療養所への患者の絶対隔離の方針・施策と矛盾するものではない。国家総力戦体制下において、隔離された患者たちにも戦意高揚をはかり、非常時局が要請する国策に協力させていくためには、「地元町民」と共に戦勝を祝うことが「皇民」の一員であることを自覚させ、戦争遂行のために役立たせる上で有益であったであろうからである。

第二節　国策への協力

前述したように、国家総力戦体制下の「非常時局」において、一般社会からは隔離された国立癩療養所の患者組織ではあるが、各種の国家的儀式・行事などに参加してきた全生常会は、戦争の遂行と勝利をめざすさまざまな国策にたいしても積極的に協力をした。

その国策への協力の形態・内容は、①献金、②貯蓄、③債券購入、④金属献納などに区分される。

それらの項目ごとに、「評議員会議事録」、「全生常会記録」から、年月日順に記録を重点的にとりあげ、抄記する。

1　各種献金

出征職員への慰問

全生園の医師や事務職員の応召・復員に際しては園当局が歓送迎行事を開催し、全生常会の役員・会員も出席している。それと共に、全生常会は軍人援護事業の一環として、出征職員兵士にたいし慰問袋を送るための献金活動を実施している。

そのことに関する記録を「評議員会議事録」および「全生常会記録」から転記する（出典についてはこれまでと同様に、前者の「評議員会議事録」の場合のみ文末に記すことにする）。

「第十回評議員会

昭和十六年十一月五日午後一時　於会館

一、出席二十四名　欠席二名

（略）

議事及報告事項

一、出征職員への慰問ニ就テ　常会長

昭和十四年ノ事変記念日ヨリ同十五年ノ事変記念日マデ国防献金トシテ一般患者ヨリ募リタル金一百四拾参円貳拾六銭也ヲ貯金シアリシ処《ところ》、其中ヨリ陸海軍両省ニ金五拾円宛ヲ献金シ而《しか》シテ其ノ残額四拾参円二十六銭ノ幾分カヲ出征職員ヘノ慰問ニ当テ度キ旨ノ意見ガ常会長ヨリ開陳アリタルニ対シ評議員側ハ一応協議ノ結果適切ナル方法ヲ以テ其ノ金額ヲ出征職員ノ慰問ニ当テルヤウ常務委員側ニ一任シタリ」（「評議員会議事録」昭和一六年一一月五日より）。

「第八回実行委員会　昭和十六年十一月十一日

総務部事項　常会長

二、出征職員ヘノ慰問ノ件

現在出征職員五名（八木氏（蘇満国境虎林）、高橋氏（朝鮮）、中村氏（山東省）、笠井氏（南京）、久保氏（南京））。

之等ノ方々ニ在園者一同ヨリ慰問シタシ。ソノ財源ハ昭和十四―十五年国防献金ヨリ支出ス」。

「第二十一回評議員会

昭和十七年十月八日　午后一時　於会館

五、評議事項

1、出征職員慰問ニ就テ　常会長

軍人援護強化週間ニ因ミ当園職員出征兵士六名ニ対シ慰問ノ為其ノ方法トシテ一銭献金ヲスル事

以上原案可決」（「評議員会議事録」昭和一七年一〇月八日より）

「（昭和一七年）十月九日　軍人援護強化運動　全生《ママ》職員出征軍人慰問金献金

昨日配布セシ献金帳ヲ本日午前九時マデ常会本部ニテ受付ス／献金総額、十四円五十六銭（一人一銭献金）」。

「（同年）十月十五日　第二十回実行委員会
午後一時／於全生会館
総務部事項　常会長
一、出征職員慰問ノ件
壱銭献金　拾四円五十六銭
一、金二拾円貯金利子使用
計参拾四円五十六銭
参拾円ヲ六名ノ慰問袋トシ、四円五十六銭ヲ送料トス」。

「第三十五回評議員会
昭和十八年十月七日　午後一時　於全生会館
七、評議事項
軍人援護強化運動ニツイテ出征職員慰問ノ件　常会長
慰問献金トシテ、一人三銭乃至《ないし》五銭ズツヲ醵出《きょしゅつ》シ、十名ノ出征職員ニ慰問袋ヲ贈呈スル件ハ常会長ノ提案理由ノ説明後、全員一致可決セリ。即チ常務委員会ニ一任ス」（「評議員会議事録」昭和一八年一〇月七日より）。

「第四十六回評議員会
昭和十九年九月六日　午後六時／全生会館
七、評議事項
一、軍人援護強化運動ニツイテ出征職員慰問ノ件　常会長
軍人援護強化運動ノ事業トシテ本園職員ニテ出征シ居ル方々ニ慰問袋ヲ送ル様ニ為ス為ソノ費用トシテ全在園者一人三銭乃至五銭ノ献金額ヲ募ル旨ノ提案アリ。誠ニ時機ニ適シ吾人ノ誠意ノ小ナレドモ分ニ応ズル御奉公ナルヲ以《もっ》テ満場一致ヲ以テ可決ス」（「評議員会議事録」昭和一九年九月六日より）。

国防献金

「第十二回臨時評議員会

昭和十六年十二月八日　午後一時　於会館

一、出席二十二名、欠席四名

議事及ビ報告事項

一、国防献金ニ就テ　常会長

今八日愈々《いよいよ》米、英、国《ママ》ニ対シ宣戦ノ大詔渙発セラレ一億一心未曽有ノ国難突破ニ邁進《まいしん》スルニ当リ吾等療養者ニ於テモ国防献金ヲナシ以テ御奉公ノ一端ニ資セン事ヲ常会長ヨリ提議セリ。之ニ依リ全評議員ソノ趣旨ニ賛成満場可決ス。依テ明九日午後一時ヨリ二時マデニ常会事務所ニ於テ全入園者ノ献金ヲ取纏《とりまと》メタル上ソノ手続方ヲ常務委員ニ委任ナス事トス」（「評議員会議事録」昭和一六年一二月八日より）。

「全生常会記録・昭和十六年度」によると、この臨時評議員会にひき続いて開催された「第九回実行委員会」において、「明九日午後一時―二時ノ間ニ舎毎ニ舎長或ハ代表ヲ通シ」て「国防献金」を「届出ヅルコト」が決定された。その結果、「国防献金」は「総額伍百拾七円伍拾六銭」に達した。同「記録」にはその献金に応じた計六三の舎と計一三の「園内諸団体」（宗教団体五、県人会六、互助会など二）のそれぞれの名称と金額とが記載されている。そして、同月一五日に開催された「第十回実行委員会」において、常会長が「献金ハ陸海軍ニ切半《ママ》シ一二日事務官ガ出頭夫々《それぞれ》恤兵《じゆっぺい》部へ献金セリ」と報告している。

「第六十回評議員会

昭和二十年六月十一日　午後一時　於全生会館

六、評議事項

一、国防献金ノ件　常会長

皇太后陛下御誕辰記念ノ事業トシテ例年行ハレルコノ献金（例年ハ日給ノ金額）ヲ本年ハ金額ノ制限ヲ設ケズ各自ノ志ヲソレゾレ出費シテソノ全額ヲ陸海軍ニ献金スルコトニシタ。ソレニ対シテ満場一致ヲ以テ賛意ヲ表ス」（「評議員会議事録」昭和二〇年六月一一日より）。

「建艦献金」・「飛行機献納献金」

「評議員会議事録」によると、「臨時評議員会（第二十九回）／昭和十八年六月一日」における「緊急評議事項」として「山本元帥国葬日ヲ期シテ『建艦献金ノ件』」が常会長より提案され「満場一致可決ス」と記録されている。

しかし、提案の趣旨などは記されていない。他方、「全生常会記録・昭和十八年度」にはこの臨時評議員会における常会長による「建艦献金」提案の理由や、その後の献金へのとりくみの結果などが具体的に記録されている。そこで、次に「全生常会記録」から該当箇所を抄記する。

「（昭和十八年）六月一日（火）晴）

第二十九回臨時評議員会

一、国民儀礼

一、点名　常会長、常務委員全員、評議員　出席廿六名、欠席一名　議長

一、開会宣言　議長

緊急評議事項

一、山本元帥国葬ノ日ヲ期シ『建艦献金』ニツイテ　常会長
五月二十一日十五時南某方面ニテ連合艦隊司令長官山本五十六海軍大将ノ戦死公表ヲ見、旬日ナラズ同月三十日十七時北方アッツ島ニ於テ山崎大佐以下二千余将士ノ玉砕ヲミタルハ誠ニ悲憤ニタエズ。我々ハコ、ニ鬼畜米英撃チテシ止マムノ決意ヲ固メ、各々出来得ル範囲ニ於テ献金ヲナシ祖国存亡ノ此ノ秋建艦ノ一助トナシタイ。評議員各位ノ御賛同ヲ乞フ。

満場一致可決」。

そして、その二日後には次のように「建艦献金」のことが記されている。

「六月三日（木）、晴）　建艦献金受付　午前八時三十分ヨリ／午前九時三十分マデ　常会事務所

一、総額　一．金九百貳円九銭也

内訳　一般寄附金　七百壹円九銭也

各団体寄附金　壹百壹円也

特別寄附金　樋口とく　壹百円也」。

そして、「一般寄付内訳」として、各舎の名称と金額が記載されている。

次に、「飛行機献納献金」について「評議員会議事録」から転記する。

「第四十四回評議員会

昭和十九年七月十日午後六時　於　全生会館

五、緊急報告事項

四、飛行機献納献金ニツイテ　常会長

飛行機献納献金ノ件ニツイテハ過日ノ療養所々長会議ノ議題トシテ議セラレ、当園ニ於テモソレニ参加スルコ

トニ決定シタル旨通達アリシモ、ソノ献金方策ニ就キ（金額ノ過多、期間ノ短期ニツイテノ献金不能）常務委員会ニ於テハ八方協議中ナリシモ、全生互恵会長（園長――筆者注）ハソレラノコトヲ考慮シ患者ノ負擔《ふたん》大ナルヲ鑑《かんが》ミ其ノ全金円ヲ互恵会ヨリ支出センコトヲ発議シ、互恵会理事会ノ協議決定ヲ経テ右ノ旨常務委員会ニ報告アリタリ。

尚ソノ金額ハ入園者千五百名定員トシ一人当リ一金五円ニシテ七千五百円ナリ。尚又上掲ノ金額ニサキノ皇太后陛下御誕辰記念週間ノ記念国防献金ノ四百余円ヲ加ヘテ約八千円ヲ本園入園者献納献金トシテ醵出《きょしゅつ》スルコトト決定ヲ見シナリ。

尚本園ハ都ニ近ク献納献金ノ手続キ等ソノ事務ニ容易ナレバ、飛行機献納献金事務扱ヒ所ヲ各療養所ヨリ依頼サレシトノコトナリ」。

なお、この〈飛行機献納献金〉は、国策への協力の一環としての他の献金とはその経緯において異なる性格があり、また実施に際しても参加できない療養所もあったことなどさまざまな事情があったようである。そのことは「全生常会記録」と照合することによってわかる。

そこで、「全生常会記録・昭和十九年度」における「緊急乙理事会」（「乙理事」とは園長を会長とする「財団法人互恵会」の患者側の理事を指す。互恵会の沿革と性格、園内団体としての問題点などについては第3章第三節参照）および「第四十四回評議員会」に関する記録を見てみよう。

まず、「七月八日（土）、晴）緊急乙理事会　午後六時半／於常会事務所」については次のように記録している。

「飛行機製作費ノ一部トシテ今回療養所患者ニヨル献金ノ儀所長会議ニテ決定シソノ献金ノ方法トシテ今回ハ各種の事情ニヨリ互恵会ヨリ七千五百円也ヲ據出シテソレニ満ツルヤウ会長ヨリ話アリタル為メソノ旨乙理事

総代ヨリ述べラレ乙理事各位ノ諒解ヲ求メラレ満場一致ニテソノ取運ビヲ依頼ス」。
すなわち、「療養所患者ニヨル献金」を決定したのは療養所の「所長会議」であり、全生園で互恵会が醸出するとの方針を「会長」である園長（所長）がきめ、その旨、患者側の「理事総代」に話があったので「乙理事会」で各理事の了解を得、そのように取り計らうことを依頼したというのである。
次に、「第四十四回評議員会」についての記録を引用する。

「七月十日（（月）、晴）第四十四回評議員会開催　午後六時／於全生会館

緊急報告事項

一、飛行機献納献金ニツイテ　常会長

台湾ノ療養所ノ患者達ニヨル飛行機献納運動ハ勧奨状ニヨル各療養所ノ参加ニヨリイヨ〳〵活潑《かっぱつ》ニ準備ナサレ来リ先般ノ所長会議ノ議題トシテ協議サレタルモ朝鮮始メ内地一、二療養所ノ不参加等各種ノ事情ニヨリ飛行機一台献納ヲ変更シ飛行機ノ一部分ニモトシテ献金致スコトニ決シソノコトニツキ園長ヨリ話アリ。本園ニテモソノ献金ノ方法ニツキ色々協議セラレタル結果、一人五円程度トシテノ献金ハ只今不可能ニ近キ事情ニアル為、互恵会ヨリ金七千五百円也ヲ支出シソレニ先般皇太后陛下御誕辰記念週間行事ノ一部トシテノ国防献金四百四十二円五十二銭ヲ加ヘテ献金致スベク会長ヨリ通知アリ乙理事会ニテソ旨諒解ヲ求メタル旨ノ報告アリ」。

すなわち、①飛行機献金のための献金運動を興したのは台湾の療養所（旧「台湾総督府立癩療養所楽生院」――筆者注）であること、②賛同する療養所も出てきたので所長会議で協議したが「朝鮮（旧「朝鮮総督府立癩療養所小鹿島《ソロクト》更生園」――筆者注）や内地一、二療養所ノ不参加等各種の事情」により、目標金額を「飛行機ノ一部分」の製作費にでもと引き下げて献金への取り組みを決定したこと、③献金一人当りの金額は「五円程度」として多磨全生園からの献金総額を算定したが、実際に患者個人の献金は不可能な金額なので互恵会からの醸出など

に依ることにしたということである。

このような経緯を経て各療養所から集まった献納金の総額と療養所別の内訳について、「全生常会記録・昭和十九年度」は次のように記録している。

「九月六日（水）、晴）第四十六回評議員会　午後六時／於全生会館

緊急報告事項

一、飛行機献納献金報告　常会長

先般各療養所ニヨリ行ハレタル飛行機献納献金ニツキテハ多磨全生園ガ之ガ事務ヲ取扱ヒソノ献金額ノ報告ヲナス

長島愛生園	一二、二二五・〇〇	邑久光明園	四、五〇〇・〇〇
東北新生園	八〇五・〇〇	神山復生病院	四〇〇・〇〇
星塚敬愛園	五、三二一・九二	菊地《ママ》恵楓園	一、五〇〇・〇〇
松丘保養園	一、一四三・八四	大島青松園	一五〇・〇〇
身延深敬園	一七〇・〇〇	台湾楽生院	三、一〇〇・〇〇
待労院	一三五・三〇	合計	三七、四二四・五八」。
多磨全生園	七、九七二・五二		

2「金属献納」

戦力増強の国策の一環として、金属類回収令が四一（昭和一六）年八月三〇日に公布され、九月一日に施行さ

れた。本令により看板・階段など鉄や銅を主原料とする使用中の品や不急品にも供出が適用された。翌年五月には寺院の仏具・梵鐘《ぼんしょう》などに強制譲渡令が発動され、家庭にある金属製の日用品も強制供出の対象へと拡大されていった。

このような状況のなかで、もともと生活物資が欠乏している癩療養所においても金属献納が半ば強制的に取り組まれていった。

全生常会による、国策への協力としての金属献納運動の記録をみていく。

「第二十五回評議会《ママ》
昭和十八年二月十日午後一時　於会館
六、評議事項
　二、金属献納運動ノ件　生活部長
大東亜戦争下ニ於テ我々ガ国家ヘ尽ス一義務デアリ、戦時体制強化ニ寄与シ、且ツ愛国精神ノ顕レトシテ今回各舎各個人ニ於カレテハ金属品ヲ多少ナリトモ供出献納ヲ為スコト
　此ノ納期／二月二十一日午後一時ヨリ二時迄《まで》トス（舎長扱）
原案可決」（「評議員会議事録」昭和一八年二月一〇日より）。

「全生常会記録・昭和十七年度」には次のような記録がみられる。

「（昭和一八年）二月二十二日　献納金属ノ整理ヲス
午前中、常務員及常会部員外鉄工部部員ト協力、昨日献納ナセシ金属ノ整理ヲス
　一、ブリキ屑　千十四貫七百　　一、銅、眞鍮、アルミ外、　十七貫
一、鉄屑　百三十六貫　　計二百八十九貫二百／風袋七貫二百／正味二百八十二貫也

追加　二十一貫五百」。

「第二十六回評議員会

昭和十八年三月九日午後一時　於会館

五、報告事項

二、金属献納報告　　生活部長

ブリキ屑　壹百拾四貫七百匁

鉄屑　壹百五拾七貫五百匁

銅眞鍮《しんちゅう》アルミ外　壹百七貫匁

其ノ他　七貫貳百匁

計　貳百八拾貳貫匁

予期以上ノ結果ヲ得タルヲ感謝ス、トノ報告アリタリ」（「評議員会議事録」昭和一八年三月九日より）。

3　貯蓄

全生常会による〈報国貯蓄〉運動の記録をみていく。

「全生常会記録・昭和十六年度」には次のような記録がみられる。

「第五回実行委員会

七月十日午後七時　於会館

総務部事項

三、愛国貯金ノ件　　常会長
愛国一銭貯金ハ六月ヲ以テ第一年次ヲ終ル
総額　患者　一百四拾五円七拾四銭
　　職員　四拾八円〇五銭
　　　計一百九拾三円七拾九銭
之ハ二千六百年ノ記念事業デアリ、ラジオ一般聴取施設ニアテラレル筈デアルガ、ソノ実現□（一字不明）公的通知ハ未ダナイガ大体ハ八月ニハ可能ノ由。／尚本月ヨリ第二年度ノ貯金ガ始マル、シカシテ今後四ケ年ノ貯金ハ右施設ノ補修ニ充テラレル筈《はず》」。

「第七回評議員会
　昭和拾六年八月五日午后六時半
三、評議事項
一、貯蓄報国運動ノ件　　生活部長
此ノ件ニ就テ一般ノ協力ヲ願フ
イ、拂戻金額ノ自由、名儀ノ変更、此ノ二件ハ常会ニ一任ス
ロ、郵便貯金倍加運動
ハ、保管金、手元所持金ハ貯金ニスルコト
ニ、貯蓄者モヨリ以上ノ貯蓄ヲスルコト
ホ、貯金ハスグ引出サヌコト」（「評議員会議事録」昭和一六年八月五日、より）。

「第三十回評議員会

昭和十八年六月十日午後一時／於全生会館
五、指示事項　常会長
決戦生活ノ実践
緊迫セル此ノ決戦下ニアリテハ病者ニ相応セル決戦生活ノ実践ヲ図リ、以テ戦力増強ノ一助トナスベシトノ指示アリタリ
六、実践事項
必勝貯蓄ノ奨励　生活部長
特殊ナル経済的事情下ニアレド、勝ツ為ニ貯蓄ヲナスベシトノ発言アリタリ」（「評議員会議事録」昭和一八年六月一〇日より）。

以上のような評議員会による国策への協力としての貯蓄奨励の方針を受けて、全生常会は貯蓄奨励に関する次のような内規を制定した。

「戦時報国貯金奨励ニ関スル内規
第一條　本園入園者ニシテ本規定ニ依リ郵便貯金ヲ為シタルモノニ対シテハ奨励金ヲ支給ス
第二條　前條ニ依ル貯金ハ左ノ期間トス
一、昭和十九年六月二十二日／二十三日／二十四日午前八時三十分ヨリ十一時迄
第三條　貯金ニ対スル奨励金ハ左ノ通リトス
一、壱円以上ノ貯金ニ対シ其ノ貯金額ノ一割
一、円ニ満タサル貯金額ニ対シテハ奨励金ヲ交附セス
第四條　本規定ニ依ル貯金ハ満二ヶ年間之ヲ拂戻スコトヲ得ス

第五條　本規定ニ依ル貯金ニ対シテハ記念ノ二字ヲ朱書シ他ノ貯金ト之ヲ区別スルモノトス
附則
第六條　本規定ハ昭和十九年六月二十二日ヨリ之ヲ実施ス
第七條　本規定ニ依ル貯金実施期間ニ於テハ既ニ為シタル貯金ノ拂戻ヲスルコトヲ得ズ
以上」（「全生常会記録・昭和十九年度」の六月二三日の記録より）。

「第六十二回評議員会
昭和二十年七月十一日午後一時　於会館
緊急報告事項
一、愛国貯金終了ニ就テ　常会長
紀元二千六百年記念事業ノ一トシテ昭和十五年五月二十八日ヨリ同二十年六月二十八日マデ五ヶ年間、目標額壱阡円ラヂオ補修使用目的ノモトニ職員ノ参加ヲ得テ始メラレタ愛国貯金ハ目標額に達シ此処ニ満期終了ス
（略）
七、評議事項
一、愛国壱銭献金ニ就テ
扱日　毎月大詔奉戴日
期日　大東亜戦争完遂迠
使途　恤兵費《じゅっぺい》
壱銭献金ヲ始ムル理由トシテハ今ヤ国ヲ挙テ振后未曽有ノ大決戦ヲ戦ヒツツアリテ其相貌日日急迫セル時、直接国家戦力生産陣へ動員セラレザル我等療養者ハ此処ニ微力乍《なが》ラモ国家ヲ思フ赤誠ノ一端ヲ表シツツモツテ飽《あく》

迄《まで》モ大東亜戦争ヲ勝抜ク迄ハ在園者ハ毎月大詔奉戴日ヲ期シテ壱銭献金ヲ行ハムトスルモノナリ。依ツテ各位ノ協議ヲ乞ヒ賛同ヲ見ムルトノ言ニ対シ満場一致ヲ以テ之ニ異議ナク賛意シ可決ス」（「評議員会議事録」昭和二〇年七月一一日より）。

「全生常会記録・昭和二十年度」はこの方針が次のように実施されたと記録している。

「七月廿八日（（土）、晴）愛国一銭献金受付（第一日）八時半～九時半、於常会室／金拾一円三十一銭」。

「第六十四回評議員会

昭和二拾年九月十日午後一時　於全生会館

五、緊急報告事項

三、愛国一銭献金ノ終了ニ就テ　常会長

昭和二十年七月ヨリ同八月ト毎月八日ノ大詔奉戴日ニ献金セシ愛国一銭献金ハ八月十五日ノ終戦ノ聖断ヲ拝シテ其ノ意義ヲ失ヒ茲ニソノ献金ヲ終了スルコトニシタ」（「評議員会議事録」昭和二〇年九月一〇日より）。

以上で見てきたように、国立癩療養所多磨全生園の入園者たちは、太平洋戦争下の隔離され閉鎖された特殊な〝村〟にとじこめられ、ますます生活物資が欠乏し、もはや病者として生存自体が危機に陥るなかにありながら、戦力の一助となるために、一般の社会における常会組織と同じように、「癩療養所長会議」や全生園当局などの意向にも沿いながら、戦争遂行のために必要なさまざまな国策に協力したのである。

◆1　日本史広辞典編集委員会編『日本史広辞典』山川出版社、一九九七年、五六七頁参照。

◆2　永原慶二監修、石上英一ほか編集『岩波日本史辞典』岩波書店、一九九九年、八〇一頁参照。
◆3　『内閣制度九十年資料集』（半藤一利『昭和史探索　一九二六～四五　5』ちくま文庫、筑摩書房、二〇〇七年、三六七～三六九頁より重引）。
◆4　藤原彰『餓死した英霊たち』青木書店、二〇〇一年、二二頁。

第6章　皇室への報恩活動

第一節 『年報』・「年誌」にみる皇室と全生園

第一区府県立全生病院・国立癩《らい》療養所多磨全生園《ぜんしょうえん》が編集・発行した戦前の『年報』および、戦後に同園が編集・発行した各種「年誌」には、皇室・宮内省にかかわるどのような事項が記載されているであろうか。アジア・太平洋戦争期（一九三一・昭和六年「満州事変」前後〜四五・昭和二〇年敗戦のいわゆる十五年戦争期）において、全生病院・多磨全生園の当局が皇室の「ご仁慈」をどのようにうけとめていたかを示す資料のひとつとして重点的に抄記しよう。それらは後述する全生常会の皇室への報恩の意識と活動をみていくためにも必要なことである。

以下、『年報』・「年誌」から一九三〇年代以降について主要な関連事項を年月順に列挙していく。

一九三〇（昭和五年）年一一月一〇日

皇太后陛下ガ「昭憲皇太后（明治天皇の妻——筆者注）ノ御名ニ於テ収容患者慰安ノ為金五千円御下賜」、「尚ホ多年本病者ノ救療ニ従事シタル職員（「院長光田健輔外十三名」——筆者注）ニ対シ金品御下賜ノ恩命」。

三一（昭和六）年六月二六日

金五千円の御下賜金に「諸般ノ寄附金、収容患者ノ設立ニカヽル全生売店、農会試作部、山櫻出版部、互恵部等ノ積立金品ヲ合シ財団法人全生互恵会ヲ設立」し祝賀式挙行。

なお、同年三月に皇太后陛下の「御下賜金」を基金に「癩予防協会」が設立され、同協会は、毎年、一一月一〇日を「御恵《みめぐみ》の日」とした。

三三（昭和八）年一一月一〇日

皇太后が、昭和七年に詠んだ「癩患者の御歌『つれづれの友となりても慰めよ／行くことかたきわれにかはりて』」の「皇太后陛下御坤徳記念碑」除幕式。

三五（昭和一〇）年一月一八日

「皇太后陛下ノオ思召ニヨリ全国各官公癩療養所長ハ大宮御所ニ伺候、拝謁」。

三七（昭和一二）年一一月一〇日

皇太后陛下より「御下賜金ヲ拝受」し「患者ノ手ニ依リ工事」を進め「恩賜重症病棟一棟ヲ建築」し落成式挙行。

三八（昭和一三）年一月一二日

皇太后陛下の「御下賜ノ楓苗木丈余ニ成育」したので、「院内閑静ノ地ニ移植『恩賜楓ノ園』ヲ造営」し、記念碑を建立。同年十一月二八日、光田院長が「皇太后陛下ニ拝謁仰付ラレ院内状況ヲ具ニ言上院内諸施設諸行事撮影ノ写真帖ヲ奉献」。

三九（昭和一四）年一一月一〇日

「御恵の日」に因《ちな》み創立三〇周年記念式を挙行。

四〇（昭和十五）年

「紀元二千六百年記念事業」の一つとして、「恩賜楓ノ園ヲ中心トシタル一大公園ノ建設ヲ計画八月一日之ガ地鎮祭ヲ執行、同二日ヨリ職員、患者合同奉仕作業ヲ続行第一期工事ヲ終了」。

同年一一月一二日

皇太后陛下「患者療養慰安設備費トシテ御内帑金五千円下賜」。

四一（昭和一六）年二月一一日
宮内省より「社会事業奨励ノ思召ヲ以テ金参百円下賜」。
同年三月一四日
「朝香宮鳩彦殿下傷痍軍人御慰問ノ思召ヲ以テ」来園。
同年七月二日
国立移管式挙行、「主ナル来賓ハ大谷皇太宮太夫」他多数。
同年一〇月一五日
「皇太后陛下御下賜金ヲ以テ設備中ノ園内ラヂオ放声装置完成シ落成式ヲ挙行」。
四二（昭和一七）年七月二一日
「皇太后陛下御写真奉安所地鎮祭ヲ神職奉仕ノ下ニ執行」。
四三（昭和一八）年二月二五日
「御写真奉安所大祓式及御写真奉遷式挙行」。
同年五月一九日
皇太后陛下、大谷皇太后大夫・藤間宮内属を「差遣サレ白藤樹壱鉢（略）金壱封ノ御下賜アリ」、さらに「在園者一同ニ対シ大谷大夫ノ講演アリ」。
なお「全生常会記録・昭和十八年度」によれば、七月八日の「大詔奉戴日（第十九回）詔書奉読式」にひきつづき「御下賜金伝達式」が行われ、「常会ニテ分配午後五時」と記録されている。ご下賜金の配分の内訳は次のように記載されている。
「御下賜金　在園者七百五十円（一人五十銭宛）／職員一百三十円（一人一円宛）／入園者一、四二二名、帰省者

五六名／拝受現在人員一、三六六名　金額六百八十三円（一人五十銭宛）／帰省者五六名分二十八円ハ第一分館ニテ預リ帰園者ニ渡ス／残金三十九円ハ全生互恵会ニ寄附ス、職員残金モ互恵会ニ寄附」。

同年六月二九日

「各療養所長大宮御所ニ伺候」、皇太后陛下より「各療養所ニ花卉《かき》蔬菜ノ種子御下賜アリ林園長　恭《うやうや》シク拝受帰庁ス」。

四四（昭和一九）年六月二六日

「園長大宮御所に伺候、椅《イヒギリ》一鉢、小麦一束、大宮御所ご兼題詠歌写を拝受」。六月二七日「園長大宮御所に伺候、皇太后陛下に拝謁を賜りお礼を言上」、六月二九日「皇太后陛下よりご下賜品の伝達式を礼拝堂において挙行」。

四五（昭和二〇）年五月二九日

「園長大宮御所炎上お見舞のため赤坂離宮へ伺候記帳」。

第二節「全生常会」による皇室への報恩活動

全生常会が皇室とりわけ「皇太后陛下」（貞明皇后節子《さだこ》、大正天皇の妻）にたいして実施した〝感謝と報恩〟の行事は大きく二つある。一つは春季に催された「皇太后陛下御誕辰《たんしん》記念奉祝週間」であり、もう一つは秋季に催された「御恵の日」感謝祭である。

前者の行事は「御誕辰」の六月二五日の「奉祝式」を中心に、基本的に一週間にわたって開催されたが、戦局の悪化にともない四五（昭和二〇）年は三日間に短縮された。後者の行事は前掲の三〇（昭和五）年一一月一〇日の皇太后陛下御下賜金への感謝の日を中心に、当初は同じく一週間にわたって開催されたが、四四（昭和一九）年は四日間、四五（昭和二〇）年は三日間に短縮された。

なお、前者は旧来、舎長会主催、互恵会後援にて開催されていたが、全生常会が発足した四一（昭和一六）年四月以降は全生常会主催、互恵会後援で実施することとなり、「週間中ノ企ハ常会本部ニ一任」することになった（「第四回評議員会議事録」昭和十六年六月五日より）。

次に、双方の行事の実際の様子について、それぞれ最も盛大であった四二（昭和一七）年度を中心に、「全生常会記録」より抄記する。

「（昭和一七年）六月二十日　皇太后陛下御誕辰奉祝週間ヲ迎フ

午前六時朝礼訓話（記念週間ノ意義ニツイテ）園長事務本館ヨリラジオ中継、約二十七分ノ訓話アリ。

同日　青葉祭執行　午後一時／於礼拝堂

（「青葉祭」とは真言宗大師講のこと――筆者注）」。

「六月二十二日　奉祝大講演会　午後一時／於礼拝堂　講師　斎藤瀏先生（ラジオ中継ス）／閉会二時三十分。

同日午后三時ヨリ瀏先生ヲオ迎シ短歌会開催／一時間ニワタリ短歌ニツイテ講演短評アル。

同夜　楓十字会（後藤安太郎先生引率）約三十名来園慰問アリ。引キツヅキ映画（十四巻）ノ慰問アル」。

「六月二十三日　奉祝野球試合／オール事務軍対オール全生軍／午後一時三十分開始、オール事務軍ニ全生常会ヨリ四名参加セシメ白熱戦ヲ演ズ。九対五ヲ以テオール事務軍ニ凱歌アガル（ラジオ中継放送員松井）。

同夜　奉祝園内ラジオ演芸大会開催／時、午後七時三十分ヨリ九時三十分マデ、場所全生娯楽場。光岡（良二

――筆者注）構成、松井（保――筆者注）演出ヲ以テ園内一流芸能者ヲ網羅シテノ大演芸会、好評ヲ博ス。
演題　緑の園名所双六《ぜんしょうえんゆうらんばすめぐり》／（出演者、演目、演奏楽器など詳細に記されているが略す――筆者注）」。
「六月二十四日　奉祝音楽会（園内音楽団）午後七時三十分、於礼拝堂。
白衣団（看護師たち――筆者注）舞踊数十番マデノ長時間ヲ要ス（ラジオ中継ス）」。
「六月二十五日　皇太后陛下御誕辰奉祝式／午前九時　於礼拝堂（ラジオ中継ス）
同夜　体験発表会　午後七時三十分　閉会午後九時三十分（ラジオ中継ス）
開会ノ辞　教科部長
生きゆく力　太田義一
自らを顧みて　鈴木一男
我等ノ使命　梅村徳次
母の振袖　飯島文雄
四尺五寸の人生観　林八郎
無言凱旋の兄を偲びて　恩田理一郎
汗を流して　吉田清作
日本人と生れて　上島清照
閉会の辞　教科部長
尚園長ノ講評アリ。場所礼拝堂、雨天ノタメ参集者スクナシ」。
「六月二十六日　奉祝演芸大会・（寄席）／午後二時礼拝堂、ラジオ中継ス。
奇術、浪曲、落語、講談、漫才トモリダクサンナレド、イズレモ低調ナリ、午后五時終了。演芸中バニ園長ノ奉祝週間ヲ終ルニツイテノ講演（十分間）アリ。

本日ヲ以テ皇太后陛下御誕辰奉祝週間ヲ意義深ク終了セリ」。

次に、昭和一七年度の「御恵の日」感謝祭の行事を抄記する。

「十一月一日　皇太后陛下み恵の日感謝日程発表
皇太后陛下み恵の日をお迎へして今年度ヨリ春ノ御誕辰奉祝記念週間ニ呼応シ七日間ノみ恵の日週間日程ヲ左ノ如ク発表ス
十一月四日（水）音楽会／午后五時三十分ヨリ／全生劇場、音楽団主催。

十一月五日（木）勤労奉仕／男子、恩賜楓園清掃並除草／女子、ガーゼ整理。

十一月六日（金）午后一時／報恩講法要執行。午后六時三十分／報恩講映画　真宗報恩会主催」。

「十一月六日　報恩講挙行（み恵の日をお迎へして）場所礼拝堂／時、午后一時
和光師外高僧二名ヲ迎ヘテ恒例報恩講ヲ執行ス。

同日、午後六時三十分ヨリ礼拝堂ニ於テ報恩講映画ヲ開催ス」。

「十一月七日　記念文芸発表（み恵の日をお迎へして）

午後零時二十分ヨリラジオ放送ヲ以テ発表ス。

童謡、大津哲緒選、入選八編、放送松井保。

俳句、山本苋雨選、入選十三句／平松百合男選、入選十三句、放送桂麗人。

詩、内田静生選、入選八編、放送武田不二雄。

短歌、阿部秀直選、入選十三首／鈴木楽光選、入選十三首、放送森下静生。

総額拾円八十二銭、内十円事務所／八十二銭常会補助

ラジオ放送後文協発表板ニモ掲額セリ。

同日、記念野球戦（み恵の日をお迎へして）全生野球協会選手ヲ紅白ニ頒チ対抗戦ヲ行フ、午後一時於球場」。

「十一月八日　放送劇　つれづれ劇団（み恵の日をお迎へして）

皇太后陛下み恵の日をお迎へして第二回つれづれ劇団放送劇ヲ午後六時ヨリ常会本部マイクヲ通シテ放送ス。

出演者十三名、演出時間四十分／演題（柊物語）」。

「十一月九日　学芸会（み恵の日をお迎へして）／場所全生劇場、時、午後五時三十分　全生少年少女団主催ニヨリ盛大ニ学芸会ヲ開催ス／劇三、外舞踊、朗読、唱歌等三時間ニワタル」。

「十月十日　み恵記念式挙行
午前十時　礼拝堂ニ於挙行　御写真奉拝ヲ行フ／式後マンジューヲ配給ス　一人拾銭程度。

同日、寄席演芸会（み恵の日をお迎へして）／場所礼拝堂、時午后一時
奇術・松旭斎天竜、曲芸・鏡時二郎／バンカラ新坊、落語・柳家福丸、浪曲・東家三燕、万芸・松柳亭鶴輔、漫才・千代の家蝶治／香津子。

何レモ新顔振レニテ充実セシ演芸ナリ」。


このように、全生常会は皇太后への感謝と報恩の二大行事に積極的にとりくんだ。そして、戦局がますます悪化し、敗色が濃くなってからは、戦意を高めることも意図して、空襲・警戒警報の発令の合間を縫って、期日を短くし行事の内容を少なくしながらも実施している。

「全生常会記録・昭和十九年度」は、例えば、「み恵の日」について次のように記録している。

「十一月四日（土）、晴）

本日ヨリ、『み恵の日』ヲオ迎ヘシテ感謝日程ニ入ル
同日　見真大師／親鸞上人報恩／午後一時／於礼拝堂（略）」。

「十一月五日（日）、晴

（午前九時五十五分から午後二時五分までに、警戒警報発令二回、空襲警報発令一回あり――筆者注）

『み恵の日』／青少年羽搏文芸発表　午後五時／於全生常会事務所／青少年十三名ニヨリ盛大ニ放送サル」。

「十一月六日

（午前九時から同十二時までに、警戒警報発令一回あり――筆者注）

『み恵の日』菊花品評会（略）／『み恵の数々を讃へて』午後五時、つれづれ劇団ニヨリ放送盛大ナリ、午後六時卅分終了」。

「十一月七日（火）、晴

（午後一時五分から同三時三十分までに、警戒警報発令一回、空襲警報発令一回――筆者注）

『み恵の日』／勤労奉仕　午前九時ヨリ十一時マデ／男子ノ部六班ニ分ケ園内主要道路補修清掃／一部ハ恩賜公園ノ『ツツジ』ヲ山林地区へ移植／特別班警防団ハ欅ノ移植ヲナス『三百本』／女子ノ部なでしこ班ハガーゼ整理ヲナス／奉仕ハイヅレモ計画通リニ進捗シ多大ナル成果ヲ修ム。（略）

節電ノ指示／戦力増強ノ為本園ニ於テモ一増《ママ》ノ協力、従来ノ消燈時間ヲ卅分繰上ゲテ九時ニ消燈、七日ヨリ実施ス」。

また、「評議員会議事録」は昭和二〇年度の「皇太后陛下御誕辰記念日」に向けての方針を次のように記録している。

「第六拾回評議員会

昭和二十年六月十一日午後一時半　於全生会館

五、緊急報告事項

五、皇太后陛下御誕辰記念日ヲ迎ヘルニ当リテ　常会長

六月二十五日ハ皇太后陛下御誕辰記念日デアリ本年ハ斯如キ決戦下ナレバ例年ノ如ク一週間ノ種々ナ事業ヲ設ケズ二十五日ヲ中心ニシテ三日間ヲ厳粛ニ然シテ必勝ノ意気ヲ高メル意味ヲ以テコノ記念日ヲコトホギ以テ御鴻恩ニ報ヒ奉ランコトヲ期ス」（「評議員会議事録」昭和二〇年六月一一日より）。

なお全生常会のこのような皇室とりわけ貞明皇后節子の「御仁慈」への感謝と報恩の意識と活動は、本質的には敗戦後も変わっていない。そのことは、終戦の年の「み恵の日」にたいする評議員会における常会長の方針の表明にも示されている。

「第六拾五回評議員会

昭和二十年十月十日午後一時　於全生会館

五、緊急報告事項

四、み恵の日ヲ迎ヘルニ当リテ　常会長

終戦後始メテ迎ヘル十一月十日み恵の日ヲ我々ハ従来トハ異ツタ別ナ新シイ感謝ノ心ヲモツテ迎ヘタイ。尚従来ニ於テハ一週間ノ記念行事日程ガ編レテ来タガ今回ハ十日ヲ中心トスル三日間ニ縮小シ、皇太后陛下ノ御仁慈ヲ体シ、モツテ此ノ日ヲシテヨリ一層意義アラシメタキ旨ヲ強調セル言ガ有ツタ」（「評議員会議事録」昭和二〇年一〇月一〇日より）。

では、全生園当局側の皇室にたいする意識や態度はどうであったか。

林芳信園長（三一〔昭和六〕年五月五日に、医員から医長・院長となり、四一・昭和一六年七月一日に所長・園長に

就任）は、例えば前述した三〇（昭和五）年一一月一〇日の皇太后陛下が「昭憲皇太后ノ御名ニ於テ収容患者慰安ノ為金五千円御下賜」について新聞の報道で知ったときの感慨を次のように回想している。

「（「古来らいに対して甚《はなはだ》しき嫌悪偏見と遺伝病なりとする誤った思想」があったことなどにより「らい事業」は「遅々として容易に伸展を見なかった」と指摘した上で——筆者注）この時に当つて、皇太后陛下の御仁慈は誠に暗夜における一大光明であった。これによって従来の偏見は打破され、国民の関心の高まることは期して待つべしと一同の歓びと同時に更に奮起を促したことは大変なものであった」（「一二、貞明皇后の御仁慈（昭和四十一年六月）」／財団法人全生互恵会設立◆1」）。

また、同じく前述した三三（昭和八）年一一月一〇日の皇太后陛下の「癩患者を慰めて」の「御歌碑建立」に関しては次のように回想を綴っている。

「この有難き御歌は先きの昭和五年十一月の御仁慈とともにわが国官民に非常な感激を与え救らい事業促進の大原動力となり、患者は又陛下のこの深きご愛情にいたく感銘し感涙にむせんだのである」（同前「一四、石の道（昭和四十一年八月）」／盲人の標識塔／貞明皇后御歌碑建立◆2」）。

さらに、林園長は早天皇居遙拝式などにも熱心にとりくんだ。この遙拝式は、林が全生病院の院長になる前から、「毎月下旬頃の都合よき日を選んで行われていたが、昭和五年七月からは開院記念日である二十八日に行う慣例になったようで」あり、「昭和六年五月私が院長就任後はこれを踏襲して二十八日に行うこととし、これを永く続けた。（略）少年団、少女団、消防団が中心となっており、これら団員はそれぞれ制服に身をかため威儀を正して参列したが一般患者も各舎長を初め常に三、四百人が参加し、職員有志も亦多数参加した」という（同前「一七、早天皇居遙拝式◆3（昭和四十一年一一月）」）。

この「早天皇居遙拝式」にたいして全生常会はどのような立場にたっていたか。

戦争が終わり、評議員改選が行われて最初に開催された評議員会において次のような評議・決定がなされている。

「第六拾六回評議員会

昭和二十年十月十日午後一時／於全生会館

一、宮城遙拝

六、評議事項

一、早天皇居遙拝式ノ件　常会長

戦争ニ敗タトハ云ヘ皇居ハ尚我等日本国民ノ唯一絶対ナル精神ノヨリドコロデ有リ、イハンヤ遍キ皇恩ニ浴シ奉ツテヰル我々在園者ニトツテハ言ヲ矣タヌモノガアル。此処ニ終戦後ノ今日我々ハ戦前毎月二十八日ニ挙行サレテヰタ早天皇居遙拝式ヲ復活サセ、モツテ精神ノ完全ナル統一ヲ計リ、我等ノ一大使命デ有リ念願デ有ル処ノ楽園ヲ建設シテユキタク、依ツテ各位ノ協賛ヲモトムルトノ言ニ対シ、満場一致ヲモツテ可決ス」（「評議員会議事録」昭和二〇年一〇月一〇日より）。

その結果、「全生常会記録・昭和二十年度」には次のような記録がみられる。

「十月二十八日（日）、晴）早天皇居遙拝式　午前六時半／於学園グランド

一、君が代

一、国旗掲揚

一、皇居遙拝

一、園長訓辞

一、萬歳三唱」。

早天皇居遙拝式がとり止めになるのは敗戦から五か月を経てのことである。「全生常会記録・昭和二十年度」には次のように記録されている。

「(昭和二一年)一月二十八日(月)、晴)早天皇居遙拝式ハ今回ヨリ廃止サル」。

多磨全生園の当局側が編集・発行した『年報』・「年誌」と患者組織である全生常会の各年度の「記録」とから明らかなように、国立癩療養所多磨全生園においては太平洋戦争下において、園当局側も入園者側も皇室とりわけ貞明皇后節子による「御仁慈」にたいして、つよい感謝と報恩の念を抱き、具体的には、毎年、とくに「皇太后陛下御誕辰奉祝週間」と「『御恵の日』感謝週間」の行事として表明してきた。その「皇室の御仁慈」の内容とそれへの報恩の必要性は、とくに全生園の管理運営の責任者である園長の言辞と態度・行為によって鮮明に、かつ確固として示され、「院(園)ノ補助機関」(「全生常会規約」第二条)である全生常会もまたそれを積極的に受けとめ、感謝と報恩を例年二つの大きな行事にとりくむことによって表わしてきた。

ただし、それらの行事の実際の内容は園当局が主導して行う奉祝などの式典を含みながらも、催し物の多くは入園者たち自身が楽しみ、あるいは中心になって演じたり、参加する娯楽やスポーツなどである。また、たといささやかなものではあれ、通常のあまりにも劣悪な食事に比べれば〝特別な献立〟が供される機会でもあった。つまり、園当局側は全生常会が持たされている〝上意下達〟的性格・機能を利用して、とくに恒例の二大行事を通じて「皇室の御仁慈」にたいする認識を強め、他方、入園者側は全生常会が具有する〝下意上通〟的性格・機能を活用することによって、「皇室の御仁慈」への感謝と報恩の意思表示をたんに奉祝などの式典への参列のみにとどめず、むしろ全生常会の構成員である全入園者たちにとって、少しでも益のある記念行事の週間にするように運用しようとしていることに注目する必要があろう。すなわち、〝皇室への報恩〟の念を示す行事・催しという名目で、閉鎖された状況に置かれている入園患者たちが少しでも鬱積《うっせき》した感情を発散し、出来るだけ自分たちの趣味・娯楽などへの欲求を満たすために利用しようとした面もあるのではあるまいか。

と同時に、この〝皇室への報恩活動〟に関して注意すべき重大な問題点は、恒例となり、敗色が濃くなった戦争末期を除いてはきわめて盛大に実施されたこれら二大行事の起源と史的・社会的な性格・役割が、「皇室の御仁慈」への感謝と報恩を表わす行事という名のもとに、ハンセン病患者をことごとく強制的に「癩療養所」に隔離しようとする〝絶対隔離政策〟の本格的な開始と起点を同じくしており、そのための「癩療養所」の増床の計画と実施を含む国による〝癩（癩者）根絶対策〟の遂行、および「癩予防協会」などの団体をもまきこんでの国・地方公共団体による〝無癩県運動〟の展開と軌を一にしていることである。

すなわち、貞明皇后節子が全生《ぜんせい》病院に「収容患者慰安ノ為金五千円」を「下賜」した一〇（昭和五）年一一月一〇日には、総計二四万八〇〇〇円を〝救癩事業〟に「下賜」しており、そのうち一〇万円は癩予防協会の発足のための基金に組みこまれ、さらに以後一〇年間、毎年一万円を当協会に「下賜」することになったことにより、三一（昭和六）年三月に「財団法人癩予防協会」の設立をみるに至ったといわれる。そして、本協会は三三（昭和八）年より節子の誕生日である〈六月二五日〉を「癩予防デー」に定め、すべてのハンセン病患者の隔離の必要性を広く国民に周知させる各種の「啓蒙《けいもう》」的運動などにとりくんでいく。また、本協会は節子が三二（昭和七）年一一月一〇日、大宮御所の歌会で「癩患者を慰めて」と題して歌を詠んだことを記念して、以後、毎年、〈一一月一〇日〉を「御恵の日」ときめ、「皇室の御仁慈」を広めていくために尽力した。

では政府・地方公共団体は、この時期にどのような〝癩対策〟を立案・遂行したか。

三一（昭和六）年四月二日に、「癩予防ニ関スル件」（一九〇七・明治四〇年制定）をほぼ全面的に改正し「癩予防法」を制定したが、本法の最大の特徴・問題点はそれまでの放浪する患者中心の隔離から、在宅しての療養を望む患者を含め全患者の隔離を法律で規定したことにあろう。そして、このような絶対隔離をめざす政策上の論調は、内務省衛生局を中心にそれ以前から強く打ち出されていた。

例えば、内務省衛生局予防課長の高野六郎は、すでに二六（大正一五）年五月発行の『社会事業』誌に発表した「民族浄化のために」と題する論稿において、「（「癩病」を「国民から駆逐し去る」ことは――筆者注）民族の血液を浄化するために、又此《こ》の残虐な病苦から同胞を救ふために、慈善事業、救療事業の第一に数へられなければならぬ仕事である。（略）要するに、癩予防の根本は結局癩の絶対隔離である。此の隔離を厳粛に実行することが予防の骨子となるべきである」◆[4]。

そして、「癩予防法」制定の前年の三〇（昭和五）年一〇月、内務省衛生局は次のような「癩の根絶策」を発表した。

すなわち、ハンセン病は「惨鼻の極」であり、「癩を根絶し得ないやうでは、未だ真の文明国の域に達したとは云へ」ず、「癩を根絶する方策は唯一つである。癩患者を悉《ことごと》く隔離して療養を加へればそれでよい。外《ほか》に方法はない。欧州に於て、古来の癩国が病毒から浄められたのは、何れも病毒に対する恐怖から、患者の絶対的隔離を励行したからである。（略）若《も》し十分なる収容施設があって、世上の癩患者を全部其《そ》の中に収容し、後から発生するに従って収容隔離することが出来るなれば、十年して癩患者は大部分なくなり、二十年を出ずして癩の絶滅を見るであらう」◆[5]として〝癩根絶計画案〟として、①二〇年根絶計画、②三〇年根絶計画、③五〇年根絶計画の三つを挙げている。

この内務省衛生局による癩根絶計画の三つの立案の趣旨とかかわって、ハンセン病国賠訴訟における熊本地裁の判決文（二〇〇一年）は、次のように厳しく批判している。

「これは、ハンセン病に対する恐怖心・嫌悪感をいたずらに煽《あお》り立て、国辱論も交えながら、ハンセン病患者をことごとく隔離する絶対隔離政策が唯一の正しい方策でありこれを行わなければハンセン病の恐怖からは永久に逃れられないとの脅迫観念を国民に植え付けるものである」[6]。

その後、三六（昭和一一）年一月一五、一六日に開催された官公立癩療養所長会議において、内務省衛生局から癩根絶二〇年計画案が提出された。その内容は、以後一〇年間に療養所の収容能力を一万床に増加し、感染源となる患者を隔離すれば、その後は患者は激減し、さらに一〇年たてば、わが国から癩を根絶できるというものであった[7]。

こうして、三〇（昭和五）年三月に最初の国立癩療養所である長島愛生園（園長・光田健輔）をはじめとして、三二（昭和七）年一一月の栗生楽泉園から四四（昭和一九）年一二月の駿河療養所まで、計一三の国立癩療養所が開設された。このような、政府による〝癩患者絶対隔離政策〟を根幹とする国立癩療養所増設・増床とあいまって、いわゆる〝無癩県運動〟が展開され始めた。

ところで、従来、無癩県運動という用語は二九（昭和四）年に愛知県で初めて使われ、その運動も同県から他県へ広げられたとする見解が一般的であった。しかし、佐藤労はそのような説を史実にもとづいて批判的に検証し、無癩県運動の発端とその責任の所在について次のように提起している。

「一九三一年に『癩予防法』が公布（施行は同年八月一日）された後に、隔離のためのさまざまな施策がとられた。光田健輔は、癩予防法の施行後、『十坪住宅運動』と『無癩県運動』を発案し、政府の後押しを得てそれを推進した。それゆえ、ハンセン病無癩県運動の発端は、愛知県でもその他の県でもなく、光田健輔の側にある。各県は法を守り政府の命令に従って、県内の患者を療養所に送り、隔離政策を推進させた。各県の責任は、始めた責任ではなく、同調し促進した責任というべきであろう[8]」。

そして、日中全面戦争への動きが始まる三六（昭和一一）年頃から、〝無癩県運動〟の様相も変化し、全国的に強制収容が徹底・強化されるようになった。すなわち、ハンセン病を根絶するには、その患者を全て隔離する以外にはないという国の方針・計画にもとづいて、内務省・厚生省の指示で警察官などを動員して、自分たちの県には一人もハンセン病の患者の存在は許さないという官民一体となった運動としての性格をつよめていった。その結果、〝無癩県運動〟は、〈探し出す〉、〈知らせる〉、〈隔離する〉という、文字通り、〝患者狩り〟になっていったのである。そして、それまでも根強くあったハンセン病患者とその家族などへの偏見・差別をいっそう助長・拡大し、村八分や縁談の破談、一家離散などの深刻な悲劇を生み出していった。

さらに、太平洋戦争が起こされる前年の四〇（昭和一五）年には、厚生省から都道府県に次の指示が出された。

「（癩の予防は隔離により達成し得る以上――筆者注）患者の収容こそ最大の急務にして、（略）しかして患者収容の完全を期せんがためには、いわゆる無らい県運動の徹底を必要なりと認む。（略）これが実施に当たりては、ただに政府より各都道府県に対し一層の督励を加うるを必要とするのみならず、あまねく国民に対し、あらゆる機会に種々の手段を通じてらい予防思想の普及を行ない、本事業の意義を理解協力せしむるとともに、患者に対しても一層その趣旨の徹底を期せざるべからず[9]」。

この〈無癩県運動〉の推進には、前述のような経緯をへて設立された「財団法人癩予防協会」（会頭は元首相の清浦奎吾、副会頭・理事長に内務次官が就任し、実質的には内務省の外郭団体とみるべき半官半民的性格の組織で、事務所も内務省衛生局に置かれた）が大きな役割を果たしたほか、「日本ＭＴＬ」、浄土真宗の「大谷派本願寺」などの宗教関係組織などもその運動を積極的に支えた。

なお、藤野豊は、「無らい県運動は、絶対隔離を目的とした法律（癩予防法）、絶対隔離のための施設（国立療養所）、そして絶対隔離を是とする世論を喚起する団体（癩予防法協会など）の三者が整備されたことで実施が可能になったといえよう」と指摘し、さらに、次のように重要な提起を行っている。

「この無らい県運動は戦後も継続され、そのもとで一九五三年、改正らい予防法の成立を見る。（以下、池田正雄「鳥取県の無癩運動と朝鮮」、鳥取短期大学東アジア文化総合研究所『北東アジア文化研究』一五号、二〇〇二年三月の論考の主旨を紹介した上で——筆者注）まさにハンセン病患者への絶対隔離政策は、官民挙げておこなわれた無らい県運動なしでは遂行しえなかったといっても過言ではない。無らい県運動の検証は、国家だけではなく、わたくしたちが隔離政策にいかに関わったのかを問い、国家と社会のハンセン病患者への差別構造を明らかにすることにもなる」◆10。

ハンセン病患者の療養所入所者数と在宅者数との対比の推移を統計資料から見ると、三〇（昭和五）年においては、全国の患者総数は一万四二六一人、療養所入所患者数は三二六一人、在宅患者（広義）数は一万一〇〇〇人で在宅患者などが七七・一パーセントであったのに対し、四〇（昭和一五）年になると患者総数一万一三二六人のうち療養所入所患者数は八八五五人、在宅患者数は二四七一人で、療養所入所者が七八・二パーセントと大きく逆転している◆11。明らかに、一般の社会から〝特殊な村〟としての「療養所」という名の〈強制収容所〉への絶対隔離が激増している。

このような統計上の推移から見ても、貞明皇后節子が多額の金銭を全生病院を含めハンセン病関係機関・団体に「下賜」してその事業を助成し、さらに「癩患者を慰めて」の歌を詠み、その歌を刻んだ記念碑が、全生病院をはじめ各地のハンセン病療養所に建立されていく三〇年代初期から、ひき続き、ハンセン病関係施設の性格が官公立施設から国立施設に移管され、施設数・病床数も増加していく四〇年代においても療養所などへの金銭の「下賜」を行い、また、各療養所長を大宮御所に招いて労《ねぎら》い、記念の物品を授与したりしたことは、先に指摘した国・地方公共団体、民間団体などによる一連のハンセン病患者にたいする絶対隔離をめざす政策と運動の推進に少なからず関与しているといえよう。

以上、その当時の関連資料・統計なども紹介しながら、貞明皇后節子と癩療養所との関係についてやや立ち入って述べてきた理由は、一九四〇年代（昭和一〇年代後半）における国立癩療養所多磨全生園の園当局およびその「補助機関」である患者組織「全生常会」による「皇室の御仁慈」にたいする一連の〝感謝と報恩〟行事は、基本的にはそれ以前から（とくに、一九三〇（昭和五）年頃以降）のこのような政府・地方公共団体による〝癩（癩者）根絶対策〟、癩予防協会などをはじめとする民間団体・国民大衆をも巻き込んだ〝無癩県運動〟ともかかわらせながら、その意義と問題点を究明していかなければならないと考えているからである。

「全生常会記録・昭和十九年度」には、戦局が悪化し非常時局に立ち至った四四（昭和十九）年の「皇太后陛下御誕辰」の奉祝週間と「癩予防週間」とをどのように迎えるべきかについて、六月一五日の「実行委員会」において常会長がどのように述べたかが次のように記録されている。

「昭和一九年六月十五日　第四十三回実行委員会　午後一時　於全生会館

出席五十七名、欠席八名

総務事項

一、皇太后陛下御誕辰記念週間ヲ迎ヘルニ当リテ　　常会長

昭和五年十一月十日ノ皇太后陛下ノ御仁慈以来、社会人ノ癩者ニ対スル見方ガ急激ニ変化シ毎年六月二十五日ノ御誕辰日ヲ中心ニ癩予防週間トシテ救癩運動ノ促進ヲ見ル。私達モコノ日ヲ中心ニ御誕辰記念週間トシテ色々ト行事ヲナシ、感謝シ意義深ク迎ヘテ参リマシタ。今年ハ御還暦ノ御歳ヲ迎ヘサセラレルコトニテ私達ハ一段ト緊張シテ感謝ノ中ニ意義深クコノ週間ヲ迎ヘタイ」。

このように常会長は、全生常会の実行・建議機関である実行委員会（舎長、隣組長、病室総代、不自由舎総代、寮父母など一般の入園者たちの生活・療養などのグループを最も直接的に代表する者たちから構成）で、ハンセン病患者にたいする政府・地方公共団体、民間団体による対策と運動において重大な史的意味をもつ「昭和五年十一月

十日ノ皇太后陛下ノ御仁慈」を具体的にとりあげ、それ以降、「社会人ノ癩者ニ対スル見方ガ急激ニ変化」したと述べているが、このような見解は実行委員会の委員となっている入園者たちには、果たして、どこまで、またどのような意味において受けとめられたと解釈すればよいのであろうか。同じく、「毎年六月二十五日の御誕辰日を中心に癩予防週間」が実施されてきたことに「救癩運動ノ促進ヲ見ル」と述べているが、実行委員会の委員である入園者たちが、果たして、どのような意味で「救癩」の実を挙げているとみなしていると受けとめればよいのであろうか。いずれも、より深い検討の余地があるのではなかろうか。

少なくとも、筆者としては、「全生常会記録」・「評議員会議事録」における常会長や常務委員会の委員などの役職にある者による「皇室の御仁慈」およびそれにともなう「救癩運動ノ促進」にたいする言辞の記録については、発言者の置かれていた立場や役柄などともかかわらせながら読みとる必要があり、また一般の入園者たちにとっての皇室の「御仁慈」の意味や「救癩運動ノ促進」にたいする認識については、必ずしも役職にある者の言辞と同一・同質であるとはいえない面が内在しているのではないかと推察している。しかし、その検証は、全生常会の活動の公的・組織的な記録として残されているこれらの資料だけからは出来ない。

〝皇室への報恩〟の念を示す二大行事として、毎年度、定期的に行われてきた「皇太后陛下御誕辰記念」と「御恵の日」の行事・催しが、個々の入園患者にとって実際にはどのような意味を生活上において有していたかということについては、当事者たちによる当時のことに関する記述や、その後の回想記などにもとづいて検証しなければ明らかにし得ないことである。これらのことも今後に残された重要な調査・研究課題である。

なお、藤野豊は「『いのち』の近代史」と題して日本近現代ハンセン病問題史について、鋭い問題意識と広い視野に立ち、第一次資（史）料を丹念に渉猟・駆使し、実証的で論理的整合性をもった緻密な論究を通して先駆的で画期をなす論考を連載し、その貴重な研究成果は一部加筆・修正して大部な労作『「いのち」の近代史――

「民族浄化」の名のもとに迫害されたハンセン病患者』として上梓された。そして、日本近現代史研究者である藤野によるこの連載と同書に結実するに至る研究活動は、ハンセン病国賠訴訟勝訴にも学術的・理論的な側面から一定の貴重な役割を担ったと評価できる。

藤野は『多磨』誌での連載の「『いのち』の近代史（19）――癩予防協会の設立」のなかで、一九三〇年一一月一〇日、貞明皇后が「御手許金」二四万八〇〇〇円をハンセン病医療のために「下賜」し、そのうち一〇万円が癩予防協会の基金に組みこまれ、それによって本協会が設立にこぎつけることができたことを指摘し、その際、貞明皇后の「恩」も強調されたことを、「下賜金」についての入江皇太后宮大夫の「謹話」の一部を引用して明らかにしている（「謹話」の出典は『山櫻』第一二巻第一〇号、一九三〇年一〇月参照――筆者注）。

その上で、藤野は次のような重要な指摘を行っている。

「一方では、隔離によりハンセン病患者への迫害を強め、他方では、貞明皇后の『同情』（引用文のなかの入江皇太后宮大夫の言葉――筆者注）を強く打ち出すという政策は、一見すると矛盾するようである。しかし、後者により前者の残虐性を覆い隠し、さらには、そうした悲惨な患者にまで皇室は憐れみの心をもっていると、天皇制そのものがもつ残虐性（侵略・自由への弾圧等）をも覆い隠しているように、両者は不可分の関係にあったのである◆12」。

筆者はこの指摘は正鵠《せいこく》を得ていると評価する。したがって、今後の課題としては、藤野による分析・考察に学びつつ、さらに先に提起したような推察を仮説として、検証することを含め、太平洋戦争下の「国立癩療養所」の一つである「多磨全生園」に入所させられ、基本的には園の「補助機関」である全生常会の会員であった入園者たちが、前述したようなハンセン病患者をめぐる当時の歴史的・社会的状況のなかにあって、「皇室の御仁慈」を、実際にはどの程度まで、どのような意味で受けとめ、「奉祝」の儀式や関連する催しなどに参加していたのかを、全生常会での役職の有無などの要因も考慮に入れながら、個々の患者としての生活と意識にそくして明らかにし、さらに戦後におけるかつての「皇室の御仁慈」にたいする考え方の変化の有無・程度と理由・原因に関して、可能な限りにおいて調査・研究にとりくむことが必要であると考えている。

戦前におけるハンセン病患者にたいする「皇室の御仁慈」、換言すればハンセン病問題史における天皇制慈恵の意味・役割に関する研究はきわめて重要な課題であり、皇室と結核患者、傷痍《しょうい》軍人などの問題との関係などとも比較しながら検討していく必要がある。

◆1 林芳信『回顧五十年』林芳信先生遺稿記念出版会、一九七九年、五九頁より重引。
◆2 同前、七六頁より重引。
◆3 同前、九二頁より重引。
◆4 解放出版編『ハンセン病国賠訴訟判決　熊本地裁［第一次〜第四次］』解放出版社、二〇〇一年、一八八頁より重引。
◆5 同前、一八九〜一九〇頁より重引。
◆6 同前、一九〇頁より。
◆7 山本俊一『日本らい史』東京大学出版会、一九九三年、一四一頁、参照。
◆8 佐藤労「ハンセン病『無癩県運動』の発端について」『ハンセン病市民学会　年報』二〇〇七年、五二〜五三頁より。
◆9 ◆4、一九一〜一九二頁より重引。
◆10 藤野豊「無らい県運動の概要と研究の課題」（無らい県運動研究会［共同代表＝内田博文・徳田靖之］著『ハン

セン病絶対隔離政策と日本社会――無らい県運動の研究』六花出版、二〇一四年、二四～二五頁より）。

◆11 「資料：厚生省働省統計」国立療養所多磨全生園『創立百周年記念誌』二〇〇九年、九九頁より。

◆12 藤野豊『「いのち」の近代史――「民族浄化」の名のもとに迫害されたハンセン病患者』かもがわ出版、二〇〇一年、一三四頁より。

第7章　スポーツ

戦前は病気の症状があまり重くなく、壮年期の年齢の在園者も少なくなかった。それで患者たちの手でテニスコートや野球場などを造成し、スポーツを楽しんだりした。また、さまざまな競技や出し物を企画して盛り上がった。少年少女から大人まで、さらには職員も参加している点が注目される。

太平洋戦争が始まっても、その半ば頃までは運動会もかなり盛大に挙行されていたし、野球は四四（昭和一九）年三月に食料増産のために球場を耕地とするまで行われていた。まず、運動会について「全生常会記録」から見てみよう。

第一節　運動会について

「全生常会記録・昭和十六年度」には、一〇月二八日に、「秋季大運動会」が午前八時半より「神社グラウンド」で開催され、「実況ハ劇場階上ニ取付ノスピーカーニヨリ園内ニ中継放送」したことなどが記録され、当日のプログラムには、「紅軍応援歌」・「白軍応援歌」（いずれも横長の紙片に活版印刷）が貼付されている。

そのプログラムの内容に、当時の全生園における運動会の性格・規模が自ずと現われているので、次に全文を転記する。

「昭和十六年／秋季大運動会プログラム／十月二十八日午前八時半開始

一、開会の辞　職員（墨字で鳥居氏と記載あり――筆者注）
一、君が代奉唱　一同／宮城並大宮御所遙拝一同
一、皇軍将士への黙禱　一同
一、優勝旗返還
一、訓示　園長／一、宣誓　選手代表
一、競技上の注意　係員（墨字で樋口氏と記載あり――筆者注）

1　合同体操（団体）全員／2　五十米（五回）少年少女★／3　百米（二回）少年★／4　百米（三回）青年×／5　走高跳　青年×／6　魚釣り（二回）有志／7　食糧増産（五回）少年少女★／8　手旗信号（二回）少女★／9　救護競争（二回）少年少女★／10　巾跳　青年×／11　弾薬輸送（団体）少年少女★／12　二百米リレー（一回）少年★／13　舎別リレー（四回）各舎有志

――中食――

14　回覧板（二回）少年少女★／15　二百米（一回）青年×／16　二百米リレー一回　少女★／17　砲丸投　青年×／18　体力検定（二回）少年★／19　攻防戦（団体）少年少女★／20　お笑い仮装行列（線を引いて取消し、墨字で「附添リレー」と記載――筆者注）病室附添／21　似顔画き（二回）有志／22　慰問袋（墨字で自転車競走と訂正）白衣団（看護婦たち――筆者注）／23　八百米リレー（一回）青年×／24　繃帯《ほうたい》巻競争（二回）婦人有志／25　三段跳　青年×／26　前線出動（二回）少年★／27　医局対病室附添リレー／28　すは空襲（二回）少女★／29　玉手箱（墨字で「輪まわし」と記載――筆者注）／30　封信競争（二回）各舎長隣組長／31　園長杯リレー　職員対青年／32　味覚の秋（五回）少年少女★／33　千五百米（一回）青年×／34　園内一周　有志／35　借物競争　係員

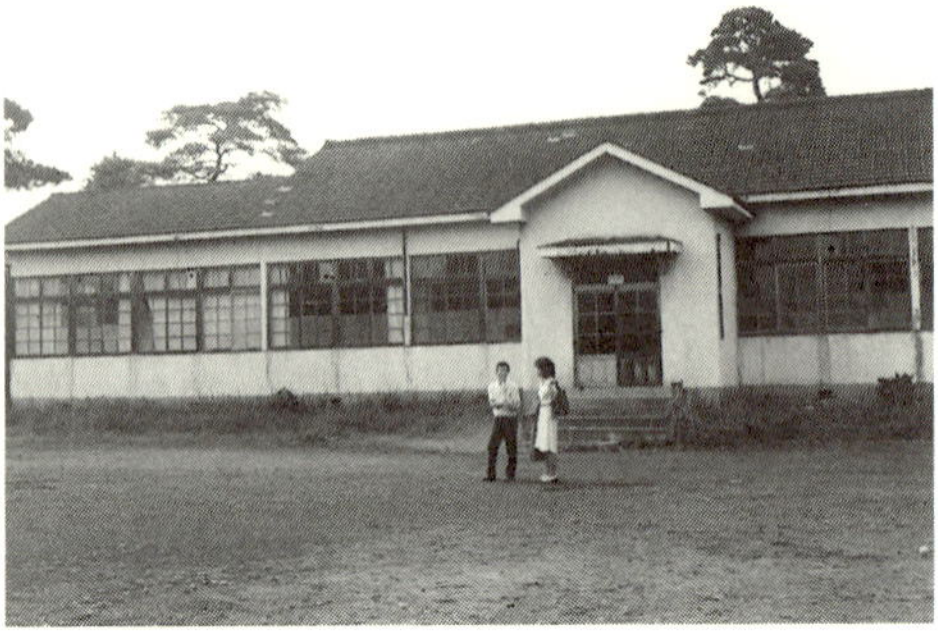
全生学園の校舎（1974年８月18日著者撮影）

一、審判報告　係（墨字で田中記録係と記載——筆者注）
一、優勝旗　並《ならびに》　優勝盃授与　園長
一、講評　事務官
一、挨拶　常会長（墨字で追記——筆者注）
一、愛国行進曲
一、萬歳三唱
一、閉会
×印　青年採点／★印　少年少女採点」。

プログラムの全体的な構成、各競技種目を見ると、一般社会における運動会と形式上は同一性を保持しながらも、①全体を紅白の二軍に分け、優勝旗・優勝盃も授けて競技としての対抗心を高めようとしていること。②運動会の基本的な運営には園当局と全生常会の責任者が関与し、園全体としての運動行事として位置づけていること、③競技種目の名称には戦時下らしい表現も表われていること、④参加団体の編成は年齢、性別、従事している作業の種別、役職などを考慮していること、⑤職員と患者との対抗の競技も組み入れていることなどに工夫と特色が窺《うかが》われる。

なお、両軍の応援歌の歌詞はいずれも二番からなるが、その内容は勇壮にして華麗である。

例えば、「紅軍応援歌」の一番は

「われに千里の足はなく
萬斤《きん》もたぐる腕なくも

萬難《ばんなん》不屈の此の意気ぞ
秋空よりも高からん」

であり、対する「白組応援歌」の一番は

「大気は澄みて紺碧《こんぺき》の
園は咲き満つ秋桜
高き美との頭飾《かざし》こそ
我等がもてる理想なれ」

である。療養所の患者たちの運動会の応援歌であるからこそ、あえて自らを鼓舞したく、このような表現で作詞したようにも感じられる。

なお、運動会はその後、体育大会と名称を変えながらも、敗戦の年の秋に規模は小さいけれども開催されている。いよいよ食料をはじめあらゆる物資が乏しくなり、誰もが意気消沈しがちであったからこそ、あえて挙行したのであろうか。

「全生常会記録・昭和二十年度」はその様子を次のように記録している。

「十一月一日㈭、晴）体育大会　於学園グランド
午前九時ヨリ挙行。青年ハ南北二チーム、少年少女ハ紅白トシ熱戦ヲ交フ。他ニ白衣団、男女有志等々、盛沢山ノ競技ニ笑ヒヲキソフ。
本日ノ献立、昼　うどん汁、夕　甘露煮付、間食トシテ里芋田楽アリ。尚選手ニ麦湯アリ（詳細ハ教化部補助簿参照）」。

第2節　野球について

入院（園）者のなかには野球を愛好する者が少なくなかったようで、「山井道太事件」の山田道太郎もリーダーの一人として活躍していた（「山井道太事件」については第3章第五節4を参照）。「昭和7、8年の野球全盛時代に〝あずま〟〝武蔵〟両チームを合併して最初の「野球協会」結成（会長山井道太）」（多磨全生園患者自治会編『倶会一処』一九七九年、二〇三頁）が結成されたという。

太平洋戦争末期には球場まで耕地にせざるを得ない食料難に直面して、野球どころではなくなった。しかし、敗戦の翌年の九月には野球協会は再組織され、土木部員とともに重労働をして新たに「多磨球場」を造成し、十数年野球ブームが続いたとのこと（『倶会一処』同前頁参照）。

「全生常会記録」を通覧すると、例年挙行される「皇太后陛下御誕辰奉祝週間」などの奉祝行事の一つに野球の試合が組み込まれたりしている。

例えば、「全生常会記録・昭和十六年度」には次のような記録が見られる。

「六月二十三日（「皇太后陛下御誕辰奉祝週間第三日――筆者注）奉祝野球試合　オール事務軍対オール全生軍
午后一時三十分開始
オール事務軍ニ全生軍ヨリ四名ヲ参加セシメ白熱戦ヲ演ズ。九対五ヲ以テオール事務軍ニ凱歌アガル（ラジオ中継、放送員松井）」。

園当局側の事務職員と全生常会側の在園者とでチームを編成し、対抗試合を行っている点が注目される。
「全生常会記録・昭和十七年度」には次のような記録が見られる。
「七月二十三日　リーグ戦開始ス
従来ノ野球協会員ノミノ夏季リーグ戦ヲ廃シ職業対抗夏季リーグ戦ヲ挙行ス／出場職業軍（購買軍）（山櫻軍）（畜産軍）（みどり軍）（常会軍）。国民儀礼ニ始マリ園長ノ訓辞、選手代表（吉澤）宣誓、園長ノ始球式ヲ以テ夏季職業対抗ノ幕ヲ切ル」。
「八月十四日　夏季職場野球リーグ戦終了
優勝常会軍、第二位畜産軍、第三位みどり軍、第四位山櫻軍、同率購買軍」。
従来、在園者たちのなかの野球の同好者たちで〈協会〉を設け、その会員同士で適宜にチームを編成し試合を楽しんでいたのが、いくつかの「職業」（作業種別の「職場」）ごとにチームが結成され、リーグ戦を行うようになったところに、野球に対する関心の広がりと熱意の高まりが窺《うかが》えよう。
「全生常会記録・昭和十八年度」には次のような記録が見られる。
「七月二十七日（火、晴）夏季練成対抗野球開始　午後四時二十分／於永代球場
（参加軍）事務軍、南進軍、東亜軍
入場式
一、選手入場／一、国民儀礼／一、優勝旗返還／一、訓示　園長代理保護係長／宣誓　選手代表山本貞助／始球（第一次試合開始ス）」。
こうして、七月二七日から八月一二日まで三つのチームによるリーグ戦が展開され、「野球の予想（優勝チームについて――筆者注）募集」まで行われている。なお入園者側のチームの名称には当時の日本軍の動向が反映

している。
さらに同年九月には、次のような戦意高揚を名目にした野球試合が挙行されている。

「九月二十三日　米英撃滅敵愾心昂揚対抗野球始ム　午後一時／於球場
慰安軍、互恵軍、みとり軍ノ三軍ニ分ケ六試合ヲ行フ」。

そして、「全生常会記録・昭和十八年度」の四四（昭和一九）年三月には終戦前における最後の試合が「報国野球大会」の名で催されたことが記録されている。

「三月十六日（水、晴）報国野球大会　午後一時／於球場
食糧増産確保ニ本日ヲ最後ニ捧グル球場ニ於テ報国野球ヲ挙行ス」。
「三月十七日（金、晴）球場ヲ本日ヨリ耕地化ス
指揮農事部、担当農産部二段半強穀菽《こくしゅく》部、同上」。

なお、野球については、「代表チーム『オール全生』を結成して、職員チーム」との対抗戦だけではなく、「園外の近隣のチームとの試合も行われて」いたということは注目すべきことである◆1。
戦前において、また、とくに太平洋戦争下にあっても運動会（体育大会）で競技に直接参加したり、野球の試合に出場したりすることが出来た患者（児）は入園者全体のなかではきわめて限られた者であったろう。しかし、運動会や野球の試合に必要な準備を手伝ったり、それらを観ることを楽しむ患者（児）は必ずしも少なくはなかったであろう。とりわけ通常は決して対等な人間関係として交流し合うことなどは殆ど有り得ない、園当局の中心的人物や職員たちともかなり自由な雰囲気のなかで触れ合えるスポーツという催しには、好奇心と興味をもって観衆として集う患者は少なからずいたのではなかろうか。
もともとスポーツには、人間関係を開放し、生活の場を明るくする作用がはたらく可能性が、運用の仕方によ

っては存在する。では、戦時下の多磨全生園において、先に見た一連の園内でのスポーツへのとりくみは、患者たちの間に、さらには患者たちと職員たちとの間に、その関係性をめぐって何らかの意味をもたらすことになったのであろうか。

国立癩《らい》療養所の管理・運営の責任と権限をもつ園当局と、すでに述べてきたような〝癩（実質は癩者）根絶策〟として強制収容されてきた患者たちとの間に、人間としての平等・対等な関係が成り立つ余地はない。

そのことを示す一例が、第3章ですでに詳述した「山井道太事件」である。かつては、患者たちの野球団体の責任者として、おそらく職員たちとも野球を通じて交流し、また洗濯作業場の「主任」として園長から任命されていた山田道太郎が、職場の同僚患者とも共通する切実な願いである、足裏の傷の悪化に害を及ぼす恐れのある破れゴム長靴に代わるゴム長靴を全生常会常務委員会を通して要求したが、それが当局側に認められなかったとき、数日間の洗濯作業拒否と無断で他作業従事の行動に出たところ、当局側には「騒擾《そうじょう》」行為とみなされ、園長が直接指揮して、群馬県の草津郊外にある国立癩療養所栗生楽泉園に特設された「特別病室」という名称の重監房に送致され、出房後に死亡し、実質的に〝獄死〟しているのである。

そのような事実が存在することを前提として認めた上で、なお少なくとも競技においては対等な関係で交流したスポーツへのとりくみが、収容されてきた患者たちと強制収容所的性格の強い「療養所」の職員たちとの間に、例えば人間理解などの面で何らかの影響を全く生じさせなかったかを問いたいのである。

しかし、本書で用いる資料の中心が「全生常会記録」・「評議員会議事録」である限り、多磨全生園において太平洋戦争下において、どのようなスポーツが、職員の一部も加わって、どのように催されたかはわかっても、また全生常会の「教化部」が中心になってスポーツ活動を実施したことは知り得ても、そのようなとりくみが入園患者たちの生活と意識などに、さらには一部の職員に対してであってもいかなる影響を及ぼしたのかといったことは知り得ない。

したがって、今後の課題としては、例えば、可能な限りにおいて当時の入園者や、さらには職員などから、その時点においてはどう思ったか、さらにその後、その当時をふりかえったときにどう考えるかといったことをはじめとして、聴き取りをしたり、園内でのスポーツ活動についてのその時期における感想やその後の回想などが記されている資料・文献にもとづく考察を「全生常会記録」の各年度の記録と照合しながら、深めていくことが不可欠である。

なお、敗戦の年の秋季の体育大会のあり方については、早くも一〇日の評議員会において次のような決定がなされているのは注目される。

「第六拾六回評議員会
六．体育大会準備委員推薦ニ就テ　教化部長
戦時中体育練成大会ト呼称セラレタル本大会ヲ終戦後ト言ヘド依《ママ》リ一層ノ国民体位向上ヲ計ルヲ目的トシ此処ニ本年度秋季ニ於テ体育大会ト呼称シ本月下旬挙行ス。
尚従来ニ於テハ各舎ヨリ大会準備委員ヲ求メ常会教化部主催ノモトニ行ハレテ来シガ今回ヨリハ委員代表者ヲモウケ舎意ヲ代表セル明朗充実シタ大会ヲ開催シタク之ガ準備委員推薦ニ当リ各位ノ協力ヲ望ム」（「評議員会議事録」昭和二〇年一〇月一〇日より）。

◆1　国立ハンセン病資料館編集・発行『想《おも》いでできた土地――多磨全生園の記録・くらし・望みをめぐる』（ハンセン病療養所ガイドブック）二〇一三年一〇月所収「野球場」六六頁参照。

第8章　「全生座」歌舞伎の上演

第二次世界大戦前における全生病院《ぜんせい》、多磨全生園《ぜんしょうえん》での在院（園）患者たちの娯楽で、最もユニークであり注目されるのは、在院（園）者有志によって長年にわたって行われた「全生座《ぜんせいざ》」歌舞伎と呼ばれる演劇活動である。それは在院（園）患者たちが互いに楽しみあう娯楽であると同時に、在院（園）患者たちによる創造的な芸能・文化としての性格を有している。

「全生座」歌舞伎は、一九四一（昭和一六）年四月に「全生常会」が発足する以前から上演活動をつみかさねてきている。しかも、太平洋戦争が勃発し、戦時体制が強化され、療養所内でも趣味・娯楽にかかわる催物が停滞し中止させられていくなかにあって、「全生座」歌舞伎は敗戦の前年である四四（昭和一九）年の秋季まで上演しているのである。それほどに、「全生座」歌舞伎は座員である在院（園）患者や関係者たちにとってかけがえのない演劇的表現活動であり、園当局にとっても、その意義をそれまでの実績にもとづいて「園の年間主要行事」の一つとして評価せざるをえなかったといえよう。

園の管理・運営のための「補助組織」であり、入園患者全員が加入する患者組織である「全生常会」がつくられてからは、「全生座」歌舞伎も他の演芸団体などと同じく全生常会常務委員会の「教化部」の担当事業となった。

そこで、まず、「全生常会記録」から年度ごとに、「全生座」歌舞伎の上演に関する記録を転記し、次いでそこに至るまでの「全生病院」時代の「全生座」歌舞伎について概略し、その特徴などについて述べることにする。

第一節　「全生常会記録」にみる「全生座」歌舞伎

一九四一（昭和一六）年七月一日に、第一区府県立全生病院が国立に移管され、厚生省所管の国立癩《らい》療養所多磨全生園と改組・改称されてからも、「全生座」歌舞伎は春季と秋季の二回にわたって、三七（昭和一二）年三月に竣工した新娯楽場において開催された。

以下、「全生常会記録」より年度ごとにその上演記録を記す。

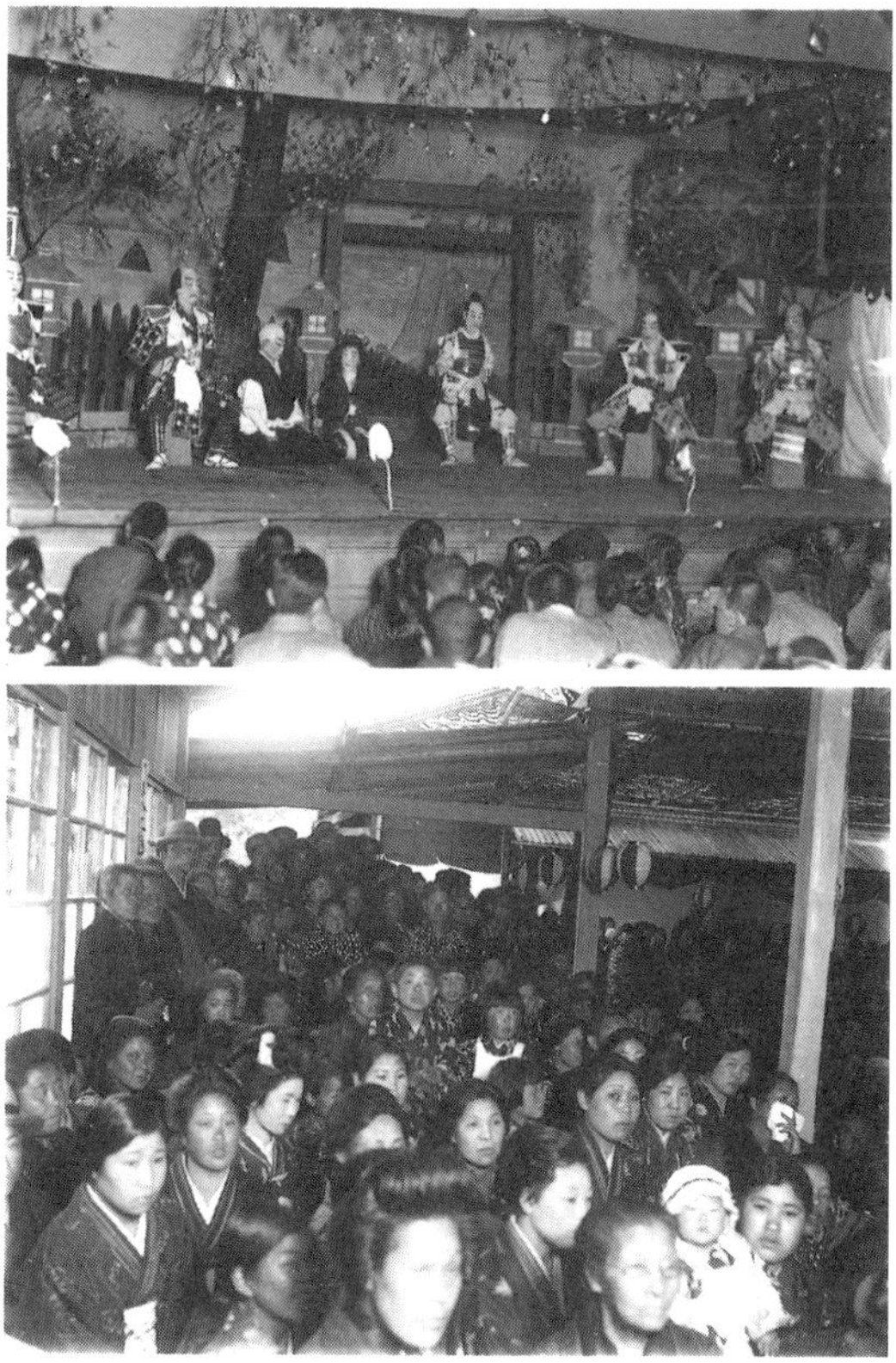

全生座歌舞伎（上、1929年）と全生座劇場の客席（下、1932年。いずれも多磨全生園創立90周年記念事業実行委員会『全生園の森』より）

一九四一（昭和一六）年度

「四月十九日
春季患者芝居開催
四月十六日　試演
　　十八日
　　十九日｝上演
本年ハ来賓多数アリ」。

「十月四日
十月三日
四日 } 全生座秋季公演」。

一九四二（昭和一七）年度

「五月六日　春季公演全生歌舞伎ノ試演ヲ行フ」。

しかし、数日後に「公演」されたはずの「全生歌舞伎」については記載されていない。

「十月九日、十日　全生歌舞伎青年修練演劇

演題

一、川村花菱作　権堂の花　一幕四場

一、鎌倉三代記　一幕

一、榎本虎麦作　名工柿右衛門　三幕

一、一界渙人作　喜劇　奴さん　一幕三場

初日（九日）権堂の花ヲ除ク三演劇ヲラジオ中継ス／開演午後一時　終演午後八時三十分」。

一九四三（昭和一八）年度

「五月六日（木、晴）全生歌舞伎

一、御所の五郎藏

一、一本刀土俵入

以上二狂言試演」。

「五月七日（金、晴）、八日（土、晴）春季狂言／全生歌舞伎番組　両日共午後一時開演

一．御所の五郎藏　御目見得劇

五條坂出会の場　一幕一場

一．佐々木高綱　岡本綺堂作

高綱屋敷の場　一幕一場

三．一の谷嫩軍記　浄瑠璃劇

熊谷陣屋の場　一幕一場（浄瑠璃ハ園外ヨリ応援出演サル）

四．一本刀土俵入　長谷川伸作」。

「十月八日　全生歌舞伎公演　午後一時開演　於娯楽場（秋季公演ハ園外観覧者ヲ招待セズ）

番組

一．河竹黙阿弥作　幡随院長兵衛　二幕三場

一．義大夫劇　阿波の鳴門　一幕一場

一．吉田絃二郎作　江戸最後の日　二幕四場

一．岡本綺堂作　權三と助十　二幕二場」。

「十月九日（土、雨豪雨）

昨日通リ歌舞伎公演サル」。

一九四四（昭和一九）年度

「五月十三日　昭和十九年春季／全生歌舞伎番組　開演午後三時
十二日（金、晴）／十三日（土、晴）
一．夜討曽我狩場曙　一幕三場
一．奥州安達原　一幕一場
一．投羽織　一幕三場」。

以上が「全生常会記録」に記されている「全生座」歌舞伎（「患者芝居」「全生歌舞伎」）の上演に関する記録のすべてである。しかし、『倶会一処』（一光社、一九七九年）所収の「年表」によると、四四（昭和一九）年一〇月六日、七日に「秋季歌舞伎」と記載されている。

そして、同じく「年表」には同年「11・1　午前零時四〇分出火し全生劇場を全焼。その責任で歌舞伎団幹部三名、一週間の監禁処分に」と記されている。また、戦後になって、戦前の「全生座」歌舞伎の思い出を当時の人気役者たちが語りあった座談会のなかで、次のようなやりとりがかわされている。

「――戦争中も何年かはやったんだろうが（「聞き手」の質問――筆者注）。
西　劇場が焼けるまではね。昭和十九年十月三十一日だったな。
船越　焼け跡の片付けをしていた時にB29が飛んできた。
西　それで戦後はガーゼ場でやり始めた◆1」。

したがって、戦前における「全生座」歌舞伎の最終上演は四四（昭和一九）年一〇月六日、七日の「秋季歌舞伎」であったことがわかる。その月の一〇月三一日夜から一一月一日未明にかけての「全生劇場」（〈新娯楽場〉）の焼失もあって、それ以後は上演活動も禁じられたのであろう。「全生常会記録」の四五（昭和二〇）年七月六日には「歌舞伎団解団式」と記録されている。

それにしても、敗戦前年の〈超非常時局〉下、連日のように警戒警報・空襲警報が鳴り響くなかで、例年どおり春季と秋季の二回にわたって在園患者の座員たちによる歌舞伎の上演がなされたことに、驚きを覚えずにはいられない。

〈飢餓と空襲〉という生存の危機に直面しながら、なぜ患者たちの有志による演劇活動が続けられ、また在園者たちも観劇したのか。その理由や事情を理解するには、少なくとも全生病院時代の「全生座」歌舞伎の歴史とその意義について知らねばならない。

第二節　「全生座」歌舞伎についての参考文献とその沿革

1　参考文献について

「全生座」歌舞伎の歩みと特徴、さらにはその上演の在院（園）患者などにとっての意義については、実際に往年の舞台の華やかさと、病苦やからだにさまざまな障害をかかえながら懸命に演じる役者たちのありのままの姿を『倶会一処』所収の「16　全生座歌舞伎」（一〇二～一〇五頁）が、簡略ながら貴重なエピソードもまじえ、臨場感あふれる生彩にとむ筆致で描いている。

また、『多磨』誌の前身の雑誌である『山櫻』には、同時期資（史）料としての価値を有する数多くの「全生座」歌舞伎関連の論考・記事のほか、写真なども掲載されている。

『山櫻』誌は一九一九（大正八）年四月に創刊されたが、太平洋戦争末期の四四（昭和一九）年六月の「全国癩療養所長会議」の決定で各療養所の機関誌を自発的に休刊することになり、同年の六・七月号、第26巻6・7号で休刊となる。再刊されるのは、敗戦の翌年の四六（昭和二一）年四月号、第27巻第4号からである。なお後継誌『多磨』への改題は五七（昭和三二）年一一月号、第38巻11号である。そこで創刊号から主として戦前の号を通覧すると、「全生座」歌舞伎にたいする劇評・感想やその沿革・回想・座談を記した論考・記事、舞台写真特集などは少なくとも三五点を数える。それらのうち、「全生座」歌舞伎の歴史と上演内容について、とくに重要と思われる論考・記事を掲載年月順に論考番号を付して次に列挙する（以下、本書では、これらからの引用に際し論考番号と頁を記す）。

①大塚春甫生「芝居の今昔と其感想」9号、二〇（大正九）年四月。
②桜井蕉雨「全生座秋狂言を見て」4巻10号、二二（大正一一）年一一月。
③蕉雨生「全生座春秋狂言盲評」5巻4号、二三（大正一二）年五月。
④蕉雨盲評「花吹雪／全生座狂言」7巻5号、二五（大正一四）年五月。
⑤客員　蕉雨盲評「全生座秋芝居」7巻11号、二五（大正一四）年一一月。
⑥客員　蕉雨盲評「晩霜にたゝられた今春の芝居」8巻5号、二六（大正一五・昭和一）年五月。
⑦客員　蕉雨生「天下茶屋、熊谷陣屋、三十三間堂／全生座秋芝居評」8巻11号、二六（大正一五・昭和一）年一一月。
⑧客員　横田久「全生座患者芝居に就て」11巻9号、二九（昭和四）年九月。
⑨客員　横田久「昭和四年秋季全生座患者芝居劇評」11巻11号、二九（昭和四）年一一月。
⑩客員　横田久「昭和五年四月全生座劇評」12巻5号、三〇（昭和五）年五月。

⑪客員　横田久「秋季全生座芝居寸評　昭和五年」12巻10号、三〇（昭和五）年一一月。
⑫客員　横田久「昭和六年春季全生座評判記」13巻6号、三一（昭和六）年六月。
⑬客員　横田久「昭和六年十月全生座短評」13巻11号、三一（昭和六）年一一月。
⑭客員　横田久「全生病院患者芝居座談会」14巻8号、三二（昭和七）年八月。
⑮院長　林芳信「芝居号を通じて謝意を表す」15巻3号、三三（昭和八）年三月。
⑯客員　横田久「昭和七年秋季全生座見たまゝの記」同前巻・号、同前年・月。
⑰神谷源一『歌舞伎団の今昔』同前巻・号、同前年・月。
⑱客員　横田久「全生座芝居評判記」15巻10号、三三（昭和八）年一〇月。
⑲客員　横田久「昭和八年秋季全生座劇評」16巻4号、三四（昭和九）年四月。
⑳劇評家　横田梅渓「昭和九年春季開催の全生座を語る」16巻10号、三四（昭和九年）一〇月。
㉑劇評家　横田鷺宮隠士「昭和九年十月全生座を観たる記」17巻4号、三五（昭和一〇）年四月。
㉒客員　横田梅渓「昭和十年四月全生座古典劇を観る」17巻10号、三五（昭和一〇）年一〇月。
㉓主事　石橋伊八「患者芝居開催の御挨拶」17巻11号、三五（昭和一〇）年一一月。
㉔客員　横田梅渓「全生座演劇年表（上）」18巻2号、三六（昭和一一）年二月。
㉕客員　横田梅渓「全生座演劇年表（中）」18巻3号、三六（昭和一一）年三月。
㉖客員　横田梅渓「全生座演劇年表（下）」19巻4号、三七（昭和一二）年四月。
㉗客員　横田梅渓「新築落成全生座第壹回公演寸評」19巻10号、三七（昭和一二）年一〇月。
㉘天達忠雄「『全生座』の公演」21巻6号、三九（昭和一四）年六月。
㉙客員　横田梅渓「続全生座演劇年表」23巻11号、四一（昭和一六）年一一月。

2 「全生座」歌舞伎の沿革

『山桜』誌の諸論考のなかで、「全生座」歌舞伎のあゆみと上演された演劇の内容や役者にたいする批評などが、とくに系統的に詳論されているのは、論考㉔〜㉖、㉙の横田梅渓（職員で、後に事務長となる横田久の筆名）の四論文である。

すなわち、論考㉔〜㉖において、横田は「全生座」歌舞伎の一九〇九（明治四二）年から三五（昭和一〇）年までを三期に区分して論述している。第一期は〇九（明治四二）年から一六（大正五）年までの一〇年間、第二期は一七（大正六）年から二六（大正一五）年までの一〇年間、第三期は二六（昭和元）年から三五（昭和一〇）年末までの一〇年間である。さらに論考㉙において横田は、第三期以降の三七（昭和一二）年から四一（昭和一六）年春季までの五年間について述べている。

この横田による一連の論考にもとづき、「全生座」歌舞伎の太平洋戦争期以前の沿革をごく簡略に記す。

第一期は、当初は「舞台背景や衣裳道具は不完全極まるもので、衣裳の如きは大部分新聞紙又は金紙銀紙等にて作り上げ、刀劔類も無かりしを以つて玩具用の木刀にて間に合せ」、「技芸も拙なく芝居として見るべき価値がなく、「出演場所も無く患者住宅等を利用」するという状態であったため、「患者間相互に見物した位で職員すら見物するものもなかつた」という。その後、一九一一（明治四四）年、「作業場兼娯楽室（八〇坪）が出来上がつた後は芝居は此広き舞台にて出演すること、なつて芝居気分が出たがまだ茶番狂言たる趣が失せなかつた」とのことである。

第二期は、渋沢栄一により大劇場（「新富座」）で使用した古衣裳・古刀剣・古小道具類が多数寄贈されて「大《おおい》に活気附き、是より芝居も見違へるやうな立派な舞台面も出来」、また「今期の始より院外の方々の観覧を許した」ところ、「毎回の開催に多数の人々の来観」があり、「出演患者諸氏の喜びは一方ならず是に励まされ、益々技芸を磨き且《かつ》懸命に努めたるを以《もっ》て、其《その》出来栄は年と共に進歩し、時代劇、世話劇、喜劇等とりどりに上演して好評を博した」という。なお、「元来全生座上演狂言は院是として新派劇の上演を許さず、主として歌舞伎劇の上演のみに限られたるを以て、九分通りは時代劇其余の一分が世話物と喜劇であった」という。

本期間に上演した種目は四六にのぼり、それらの内、二回以上上演したのは次の一二種目であるとのことである。

「一．箱根霊験躄の仇討　三回
一．木下蔭狭間合戦　三回
一．絵本太功記　三回
一．地震加藤　二回
一．敵討天下茶屋　二回
一．菅原傳授手習鑑　二回
一．増補朝顔日記　二回
一．仮名手本忠臣藏　二回
一．勢州阿漕浦　二回
一．ひらがな盛衰記（源太物語）二回
一．ひらがな盛衰記（松右ヱ門逆櫓）二回
一．壺坂霊験記　二回」。

第三期およびそれ以降四一（昭和一六）年までの期間は、「全生座」歌舞伎がますます隆盛となり、観覧者も増加したため、旧舞台・会場では狭隘《きょうあい》にして不完全であるので劇場新築をとの要望が高まり、その結果、「（連合府県の三六（昭和一一）年度の――筆者注）予算で承認」され、三七（昭和一二）年三月に〈全生病院新劇場〉が竣工し、「全生座」歌舞伎が最盛期を迎えた時期である。

このような経過があったからこそ、前述したように、太平洋戦争下においても四四（昭和一九）年に失火で劇場が焼失するまでは、「全生座」歌舞伎はその規模・内容は縮小しながらも上演し得たのである。

第三節　「全生座」歌舞伎の特徴

「全生座」歌舞伎は、院（園）において在院（園）患者たちなどによって営まれて、またさまざまな芸能・文芸などの活動のなかでも注目すべき多くの特徴を有する。

前掲の「全生座」歌舞伎について言及している関連・参考文献にもとづき、次に七点ほど指摘したい。

1　歴史の長さ

第一点は、上演活動の歴史が長いことである。

全生病院における患者芝居は一九〇九（明治四二）年の開院の年から始められたようである。

『倶会一処』は、「開院して、まる三か月もたたない一二月二〇日、礼拝堂で〝二輪加〟芝居を上演しているのには驚かされる」と述べ、そのように早くから患者芝居が始まった理由として、後に「全生座」の役者として活躍した山本暁雨の言葉を紹介している。

「『開院して日の浅き病院には、両親の懐を離れし哀感の涙かわきやらぬ幼子、乳のみ児を老いたる父母の膝に托して故郷を去りし若き母、そうしたやるせなき思いに悩む幾多の男女』を慰め、かつ自分たちの気散じに芝居が始まったと、後の座長の山本暁雨は、昭和4年の『山桜』誌上に記している」[2]。

なお山本暁雨は、「全生座」女形《おやま》の頭目として活躍し、副座長・座長をつとめた。

この患者芝居の同好の士たちは「全生座」を名乗り、初期には新劇なども演じていたようだが、しだいに歌舞伎上演を中心とするようになり、『倶会一処』の「年表」によると、一九二一（大正一〇）年に「全生歌舞伎団」が結成された（同書、「年表」一一頁参照）。

その後も、一般には「全生座」歌舞伎と呼ばれ、第三期の一〇年間に休演したのは一八（大正七）年春の「師匠中村歌時三死去」のときと、二三（大正一二）年九月の関東大震災のとき会場であった娯楽室がつぶれたときなど三回だけで、それ以外は毎年欠かさず公演を続けたという（論稿㉔一四頁参照）。こうして太平洋戦争末期の四四（昭和一九）年の秋季公演まで約三五年にわたって歌舞伎の上演活動を続けた。しかも、一五（大正四）年以降は春季と秋季の二回の公演を恒例とするようになったのである。

2　本格的な歌舞伎への志向

第二点は、本格的な歌舞伎の上演を志向し続けたことである。

「全生座」が当院（園）にも或る時期に存在した他の演劇関係の諸団体と異なるのは、一貫して歌舞伎劇団としての存在価値を自覚し、歌舞伎劇団の名にふさわしい公演ができるよう努力し続けたことにある。

この歌舞伎への志向は、前述した横田久による「全生座演劇年表」と題する一連の「全生座」歌舞伎公演史の各期の公演の種目からも明らかである。すでに、その第二期において二回以上上演した一二種目については紹介したので、第一期と第三期以降の公演種目に関して、少し追記しよう。

すなわち、第一期の最初の公演である一九〇九（明治四二）年末では、「一心太助　日吉丸稚櫻五郎助住家」を演じており、翌年には「新派」劇二本（①「清水定吉」、②「写眞屋」）のほか、早くも次の四本の代表的な歌舞伎劇を披露しているのである。

「一．義經千本櫻　椎の木
一．忠臣藏七段目
一．太功記十段目尼ケ崎
一．彦山權現誓助刀毛谷村六助内」（論考㉔一五頁参照）。

さらに、第三期の「全生座」最盛期の時期について、とくに〈新劇場〉が建設された三七（昭和一二）年の春季と秋季の公演の各種目を掲げよう。

「昭和十二年春　五月七、八日　公開
一．子宝三番叟　一幕
一．義經千本櫻（椎木茶屋、鮨屋）　一幕
一．南部坂雪の別れ（御殿、屋敷外）　一幕二場
一．新版歌祭文（久作内、土堤）　一幕二場

一．赤城の月（国定忠治）　一幕四場　秋　十月八、九日　公開
一．正写朝顔日記（宿屋、大井川）　二幕二場
一．時今也桔梗旗揚（馬盥の光秀）　三幕四場
一．鬼一法眼三略巻（鞍馬山、菊畠）　二幕二場
一．瞼の母　二幕四場」（論考㉙三〜四頁参照）。

では、「全生座」の歌舞伎の公演を観覧した人たちはどのような感想を抱き、またいかなる反響がみられたのであろうか。

前述した横田久による第二期から第三期の初期に該当する一七（大正六）年六月より二九（昭和四）年四月までに上演した演題は四四種あり、そのなかでもとくに高評を博したのは次の三〇種目であるという。

①「阿波の鳴門」（ドンドロ大師前）、②「忠臣藏（三段目より七段目まで）」、③「二十四孝（十種香）」、④「皿屋敷」、⑤「阿漕浦平治住家」、⑥「盲景清日向島義經千本櫻（椎の木よりすし屋まで）」、⑦「伊賀越道中双六平作腹切」、⑧「太閤記十段目」、⑨「朝顔日記（宿屋より大井川まで）」、⑩『曾我あだ討（対面十番切）」、⑪「鎌倉三代記」、⑫「袖萩祭文」、⑬「寺小屋《ママ》」、⑭「松右ヱ門逆口《ママ》」、⑮「桃山地震加藤」、⑯「熊谷陣屋」、⑰「白浪五人男」、⑱「三勝半七」、⑲「天一坊」、⑳「加賀騒動」、㉑「天下茶屋」、㉒「壺阪」、㉓「鬼一法眼菊畑」、㉔「キャ羅《ママ》千代《ママ》萩（お殿床下対次まで）」、㉕「義經腰越狀」、㉖「平仮名盛衰記（源太勘どう）」、㉗「三十三間堂平太郎住家」、㉘「盛綱陣屋」、㉙「ろう門五三桐」、㉚「箱根霊けん瀧之湯」（以上は論考⑧一一〜一二頁より重引。演題に付した番号は筆者による）。

　これらの演題のなかでも、特に女性の在院（園）患者たちに反響が大きかったのが①「阿波の鳴門（ドンドロ大師前）」であったという。その様子を『倶会一処』は次のように描写している。

「二十数名の座員は、もちろん男ばかりで、ただ例外として、阿波の鳴戸ののどんどろ大師前のおつるの役は、少女舎の女の子が特別出演したが、この演題はいつも必ず大当たりをとった。実の親と子でありながら事情があって名乗ることができない、――女患者たちは、身につまされ声を上げて泣いた。むりやり引き裂かれるように収容され、それから一度も会ったことのないかわいいわが子や肉親を思い、遠慮なく泣いた」◆3。

では、在院（園）者ではない一般の来観者の反響はどうであったか。

「全生座」歌舞伎の第三期の初期に該当する一五（昭和四）年の秋季公演のときの盛況について、横田久による論考⑨「昭和四年秋季全生座患者芝居劇評」は次のように記している。

「今回の狂言は仮名手本忠臣藏七段目（一力の場）、九段目（山科閑居）、十段目（天川屋内）、十一段目（討入）四幕と曾我夜討頼朝仮屋の場一幕でした。此忠臣藏は大正十二年春三段目（喧嘩場）、四段目（判官切腹）、五段目（山崎街道）、六段目（譽市兵工内）、七段目（一力の場）五幕を演出せられ、今回は其続きを演じたのです。是れは芝居係患者諸氏が是非忠臣藏全部を演出して置きたいと言ふ希望から決定されたのです。然し大序（鶴ヶ岡八幡）と二段目（桃之井館）と八段目（道行）は未だ演出されませんが、今回上演せられたる七段目のみは三回目の演出にて他は皆初演です。

何がさてチウ《ママ》臣藏と言へば何人も周知の狂言、同情ある院外の観賢《ママ》者は続々入場し、初日は官公シ《ママ》（官公吏の誤記か――筆者注）を初め患者慰問者地方有志者等無慮千三百余名　二日目は曇天時々小雨なりしも前日同様の有志者千百余名に上り全生座開催以来の大盛キヨウ《ママ》満場立錐の余地なく、遅く入場せられたものは観賢《ママ》席に入る能《あた》はず、遙か後方にありて其面影を幽《かす》かに見られたのみ（無論口跡は聞えず）にて御気の毒の有様でした」（論稿⑨二五頁より。文中の句読点は適宜、筆者が加えた、以下同様）。

次に、一般の観覧者の感想を紹介する。

論稿⑯には、著者の横田久の知人二人の感想が横田との会話の形式で次のように記録されている。

「(甲客) 今回全生座芝居を観覧してこんなに上手にやるとは思ひませんでした。

(乙客) 度々病院より全生座を見物して呉れと御案内を頂いて居りましたが、実は茶番狂言位に思つてあまり気乗りがしませんで是れ迄拝見の機会を失つて居りましたことをお詫びします。

(甲客) 私もそんな気分がしましたが一度拝見したいと思ひ、大奮発にて今回罷出《まかりで》ました処観覧者が多いのに一驚し、更に背景、道具、衣裳、扮装、動作、詞臺《ママ》等共に一点批難すべき処なく、本職たる東京の大舞台の俳優に孫色《ママ》なしと言ふも過言でないと思ひ二度びっくりしました」(論稿⑯五頁より)。

また、論考㉘で天達忠雄(社会事業研究所員)が、「全生座」歌舞伎に初めて触れた感動を、演劇が人間の生活と人生にとってもつ本質的な意義と在院患者を含む多数の観覧者たちが果たしている役割との両面からとらえている点は注目される。

「香ぐはしい新緑の一日、私共は、この生活の意欲に燃えてゐる『村』を訪れる歓びを持つた。そして偶然にも全生座の公演を観るの好機会に恵まれた。(略) 歌舞伎なぞといふものを見るのは、私にとつて初めての経験といつてもよかつた。その為もあつて、非常な期待をもつて幕の上るのを待つたのである。出し物は『菅原伝授手習鑑』。／舞台は大きかつたし、衣裳も綺麗だつたし、俳優の演技も素人としては先《ま》づ先づ上出来といつてよいであろう。(略) だが、それだけなら、何も私なぞが取立てて彼此いふことはないであらう。私が何か一言述べたいといふ欲求、それはもつと他の所から、即ち舞台は勿論《もちろん》観衆をも含めての場内を支配する空気の厳粛さ、熱心さといふことから湧いて来たのである。(略)

所で、人間が眞摯《しんし》に、よりよく、より深く生きやうとすればする程、彼にとつて人生は、辛く、苦しく、悲しく、情けないものに思はれる。が、本當はさうした生き方にこそ生きてゐることの歓び、嬉しさ、愉しさ、慰めがあり、又そこからこそ更に強く生きて行くための勇気が湧いて来るのだと思ふ。（略）そして、よりよく生きるといふ願望を行為に移すために、人は自己を反省し、その生活環境を認識し、そこから生きる方針を引き出し、激励の鞭を感じ取るのであるが、演劇或ひは芝居は、このやうな切実な人間的欲求によつて産み出された最も有力な武器の一つであるといつてもよいであらう。

かゝる意味での演劇といふものを最もよく理解し、活用されてゐる事態を、私は、全生座の公演とその観衆に見出したやうに思ふ。（略）芝居を構成してゐるのは舞台の上の演者だけではなかつた。場内にギッシリ詰つてゐる観衆を措《お》いては全生座の芝居は考へられない程である」（論考㉘六～八頁より）。

この天達の感想はハンセン病患者たちによる演劇集団であり、かつ伝承芸能の一つである歌舞伎の真髄に迫ろうとしている「全生座」歌舞伎の特質と、そのような「全生座」の公演活動に共鳴し、支えてきた在院患者たちをはじめとする観覧者たちとの関係を的確にとらえていて貴重である。

しかし、天達が本論考の冒頭で、「全生病院は病院といふよりむしろ村といふべきものであらふ。何故《ママ》かなら、そこには、人間のあらゆる社会生活が展開されて居り、しかもその生活たるや、一般社会のそれよりも廣く、深く、豊かに、美しいといつても過言でない程だからである」と述べているのは、当時の全ハンセン病患者を強制収容・絶対隔離・撲滅の対象にした「癩予防法」（三一・昭和六年制定。すべての在宅のハンセン病患者の収容などを規定）のもとでの「第一区府県立全生病院」の施策と在院患者たちの生存・生活の真相を知らず、あまりにも一面的に美化してとらえているといわねばならない。

なお、社会事業の研究者である生江孝之（日本女子大学教授）は横田久宛の書簡で次のような感想を寄せている。

「今回好機を得初めて推参仕《つかまつ》り其神妙なる演劇、其の芸術的なる背景を拝見仕り驚嘆眞に禁じ難く独り少数者の観賞に委すのみならず広く都人士に紹介致したき念極めて切実なるもの之有申候《ぞうろう》（略）」（論考⑫九頁より）。

3 「全生座」歌舞伎の独自性と普遍性

第三点は、「全生座」歌舞伎の歌舞伎演劇としての独自性と普遍性は、ハンセン病患者である座員たちが、病状の悪化や障害の重度化に苦しみながら互いに協力・共同して芸の伝承に励み、各自が歌舞伎の基本を身につけることに努めながら、それぞれの疾病・障害の状態や体形・個性・資質などに適した、役柄にふさわしい役者になれるように精進し、舞台では全身全霊をささげて演じたこと、および座員でない患者たちも歌舞伎の上演に不可欠な舞台造りや道具の製作などに自らの知識や技術を活用して協力し援助することを惜しまなかったことによって生みだされたものであることである。

まず、「全生座」の座員たちの歌舞伎についての修業と、舞台での演技などについて記そう。

横田梅渓の論考㉕によれば、「全生座開始当時より歌舞伎劇の上演が出来た」のは、「元大阪の俳優何某の門下で、中村歌時三と言ふ下廻りの俳優が地方巡業中本病に侵され遂に本院に収容せられてより、全生座員の相談相手となり義太夫連中の方々と心を合せて、萬事同氏が楽屋にあつていろいろ世話を焼いてくれた」（一二頁より）からであるという。ただし、『倶会一処』によると、中村歌時三（芸名）は「東京歌舞伎の名門の弟子」で、「この人の指導で本格的な芝居が上演されるように」なり、「以後座員の芸名は中村……を名乗った」◆4とのことである。なお中村歌時三は一八（大正七）年一月に病没。

一二（大正元）年、「竹本喜遊と云ふ七十歳に近い老人が本院に入院して義太夫浄瑠璃を奨励」し、「多数の希望者に前記歌時三氏と共に交るがわる三味線を教へ」たところ「図抜けて技芸が上手で益々上達して来た」のが中村正重（太邑）で、一四（大正三）年五月に竹本喜遊が病没したあと、中村は一六（大正五）年に病気が進み失明したにもかかわらず、三味線弾きを担い続け、そのおかげで昭和一〇年代になっても「全生座」は「数十種の歌舞伎劇が上演出来」たのであるという（論考㉕一二頁参照）。

『倶会一処』によれば、「中村正重（太邑）」は失明後、「レコードなどを師匠として芸を磨き、弟子も五〇名を数え、師の名の一字をとった「遊声会」も作った。全生座の公演には、必ず弾き語りで床を受け持ち、終生それを生きがいとした」とのことである。[5]

こうした先人たちの薫陶を受けながら、座員のなかから、それぞれ荒事、立役、女形などを持ち役とする役者が育っていき、「全生座」歌舞伎の名声は高まっていったのである。

では、「全生座」の〝花形役者〟と評された座員たちはどのように歌舞伎の修業を積み、どのような心構えで舞台にのぞんでいたのだろうか。

例えば、『山櫻』誌の特集「山櫻歌舞伎号」（第一五巻第三号、三三〈昭和八〉年三月）で、当時の花形の一人、市若は「想ひ出」と題して次のように綴っている。

「私は歌舞伎団に加入してから七年になります。／この間の稽古には随分辛い事や楽しい事、一層よして仕舞かと思ったことも少くはありませんでした。その中でも忘れ得ぬ想ひ出の一つは、昭和七年春興行の二番目狂言として、新皿屋敷を出した時の事です。／未熟な私に主役の青山播摩が付いたのです。この大役をどうこなしたら良いか？　私は日夜夢の間にもこの苦心をつづけました。師匠に台詞しぐさ等明細に教へを受け乍《なが》ら、或時は高島屋のレコードを聞いたりして一心に稽古しましたが、どうしても出来榮えがしないのです。しまひには私はもう師匠にも見放され気味になり、自分の未熟を呪ひ、や、ともすれば師匠まで呪ひ勝になり、

『あ、俺はだめだ』と幾度か嘆息をもらしたことでせう。（略）

こんな悲しい未熟な稽古の上にも容赦なく當日が訪れました。私は泣き乍ら誓ひました。この播摩が良く出来なかったらこれを最後に凡《すべ》てをあきらめ、二度と舞台には立たぬと、併《しか》し、これが最後の舞台か？　想ひ出の出演になるのか？　さう思ふ時私の若い血潮は逆流しました。

良いのか？……悪いのか？……血走つた眼で無我夢中に死物狂ひで演出《ママ》しました。その一刹那どつと起る拍手！　その拍手！　夢のやうでした。

凡てをあきらめて二度と舞台を踏むまいと決して夢中で出演した時……崩折れかゝつた芸術心を二度呼び起す事が出来、悲しい思ひ出は歓喜の想ひ出となったのです。

私は思ふ、自分を捨てゝ芸に當つた時眞に尊い芸術が生れるのだと、私はこの未熟な——可愛い——自信の無い芸を師匠に依頼し、勵まされつゝ全生座の一員として進みたいと思ひます」[6]。


このように「全生座」歌舞伎は座員一人ひとりの言い知れぬ厳しい自己錬磨があって、その成果の継承とさらなる発展がなされていったのである。しかし、そこには、座員のすべてが患者であるがゆえに、一般の社会における演劇集団とは異なる悲痛なできごとがつねにともなっていた。すなわち、「病型」（「斑紋癩」「神経癩」「結節癩」）や病状により個人的な差異はあるが、その役者の演劇活動が病気の悪化、後遺症である各種障害の重度・重複化、さらには病死によって中断せざるをえない場合が多いことである。

そのことは、例えば、論考㉕のなかで横田久が次のように述べていることからも明らかである。

「出演時期
本期間（「第二期」——筆者注）出演諸氏は座頭より以下端役迄数えると六十余名あれど茲《ここ》には主なる諸氏の出演年数を列記しませう（四四名の氏名とそれぞれの出演が何年から何年までかを記載し、そのなかに故人が二五名もいることを記述しているが略す――筆者注）。

右の名前書を見ても大部分故人となり、或は病気のため出演不可能となり、昭和の今日迄継続出演のものは少ないのである。

遠藤・内田両氏の奮闘

上記歌時三氏（大友氏大正七年一月死）病没以来、遠藤・内田両氏の奮闘振りは凄じかつた。遠藤氏（昭和二年四月没）は座頭、内田氏は副座頭として大正、昭和年間出演する諸氏の指導者となったもので、主役は主に両氏が引受けて居る。尤《もつと》も遠藤氏は明治年間より出演し、大正十二年春忠臣蔵の師直と由良之助の二役を最後として、病気の為め出演不可能となった。従つて遠藤氏引退後は内田氏が座頭の地位を占め大童で此の期の指導者だった。尤も同氏は大正の始め頃より出演し同十五年秋熊谷陣屋の彌陀大役、三十三間堂棟由来の『山賊熊野夜叉丸』役を最後として失明のため引退したが、昭和五年九月病没の年迄楽屋にあつていろいろ世話をやいて居つた程非常なる熱心家であった。

以来両氏の引退後は神谷・山本両氏が此の事業を継続し指導者となつて後進を養成し、現在の大を為すに至つた事は第三期昭和年間部に述べる（略）」（論考㉕一二～一四頁より）。

このように、「全生座」歌舞伎は患者である座員たちが、その芸の伝承と深化のために自らの生命《いのち》をかけて精進し、生涯にわたって〈生きるとは歌舞伎を演ずることである〉という信念をつらぬくことによって継続し発展させることができた演劇活動なのである。

「全生座」の座員たちがそれぞれ病やさまざまな身体の障害・後遺症などに苦しみながら、なぜ歌舞伎の上演に全ての持てる力を注いで自らの芸を深めようと努めたか。「全生座」歌舞伎の公演について身近に見聞した経験にもとづいて『倶会一処』の「16．全生座歌舞伎」を執筆した著者は次のようにとらえている。

「不自由な手で持てるように刀に細工をしたり、下がった足をゴムひもでつり上げたり、結節が崩れてうみの出る傷口に羽二重を張り、その上に厚くおしろいを塗っても、座員たちは舞台に出たがった。世間からうとんじられ血を分けた者からも見捨てられた者が、この日だけが惨めな〝らい患者〟であることを忘れて、殿様にも絶世の美女にもなることができ、そのうえ大見得さえ切ることができる。その魅力につかれ、いっそう芸に磨きをかけた」◆7。

次に、そのような「全生座」歌舞伎に寄せる、座員ではない在院（園）患者たちの思いと実際の協力・援助について記そう。

例えば、論考⑰において、座員の神谷源一（一三（大正二）年秋から舞台に立ち昭和期には座長もつとめ、多年、立役として名声を博し、失明後も楽屋内で座員の相談・指導にあたった——筆者注）は、歌舞伎の上演に欠かせない衣裳や舞台道具などについての思い出を次のように回想している。

「大正四年に、『伊勢音頭』十三幕通し物の芸題を演りました。その時、かつら三箇と三味線を（院当局から——筆者補記）買つて戴《いただ》く事が出来ました。

併し、衣裳は未だ買つて戴く事が出来ませんでした。

その年は収容患者は、四百人の定員でありました。事務所から全患者に支給して下さる女の天竺の腰巻、男の越中褌を、患者の方々が全部寄贈して下さいました。染料は事務所から買つて頂き種々の色彩に染め上げまして衣裳を作りました。染めます方も着物を仕立ます方も患者の人達が作り上げて呉れたのでありました」（同論考、一三頁より）。

また同論考では大正末期の頃の舞台道具、衣裳づくりについて次のように綴っている。

「舞台道具も一年毎に理想の物が揃つて来ました。衣裳の方も只今では『忠臣藏』『先代萩』軍立物をやつても、どうか、こうか間に合ふ様になりました。併し、これらの物は皆、仕立てた物を買つて頂いたのではなく、患者の方々が仕立て下されたのであります。袢、振袖、打掛なども出来合ひの品物を買つて頂くよりは遙か立派な物が出来るのであります。背景なども唯今では天竺又は金巾《かなきん》で拵《こしら》へてあります（ただし、「背景を描きますのは団員の中で非常に熱心な方がありまして、その人が受持つて描いて呉れる」と記している――筆者注）」（同論考、一四頁より）。

そのほか、とくに「大道具」などの製作には、在院（園）患者で「患者作業」のなかの「木工部」に所属する部員たちがその持てるすぐれた技量を発揮して歌舞伎の演目にふさわしい舞台づくりに力を尽した。

例えば、論考⑧の「全生座歌舞伎に就いて」のなかで、横田久は次のようなエピソードを紹介している。

「五三桐の朱塗の南禅寺山門の大道具の如き立派なもので上演後或る興行師が相當代價で譲つて貰ひたいと話を受けたことがありました位です。如何《いか》に舞台面がよいかは想像せらるるでせう」（一一頁より）。

『倶会一処』でも、「全生座」歌舞伎の公演を成功させるために、出演する座員たちと木工部員たちとが一体となって力を尽している様子を次のように述べている。

「春秋二回の公演には、座員は一か月以上も前から稽古に入り、たいていの人は一度声をつぶした。そうしないと客席のうしろまで台詞《せりふ》が届かなかった。その間に舞台作り、これには木工部員らも手助けしたので、旅回りのペラペラの布の背景とは格段の差があるのは当たり前である。（略）

本日《ほんび》が近くなると土木部員は娯楽場のガラス窓を全部はずし、周囲に長さ二間の角材を並べて張り出し桟敷《さじき》をしつらえた。二日間の公演には二〇〇〇から三〇〇〇人の観客が外部から押し寄せた」（同書、一〇三〜一〇四頁より）。

このようにして盛大に催されるようになった「全生座」歌舞伎公演にたいして、院（園）側から僅かに支給される下着類などまでを役者の衣裳にするために提供し、あるいは舞台造りや客席の拡張に労を惜しまない在院（園）患者たちにとって、役者たちが誠心誠意演ずる姿から伝わってくるものは、院（園）外からの観覧者たちとはまた違った味わいを覚えたことであろう。

先に紹介した論考㉘に、「そこには、商業演劇に見るやうな、舞台と観衆との分離ではなく、両者の間に相通じ交流してゐる温い何ものかゞあった」（同、七頁）とも書かれてあるのは、こういったつながりが舞台で演ずる役者たちと在院（園）者たちの間に存在していたこともはたらいていたからであろう。

4　歌舞伎に造詣の深い職員の協力

第四点は、院（園）内外に歌舞伎に造詣の深い職員がおり、長年にわたり「全生座」歌舞伎の公演の劇評を院（園）の機関誌『山櫻』誌に寄稿するなど、「全生座」歌舞伎の発展のために直接・間接に力を尽したことである。

そのような役割を果たした職員は桜井蕉雨（一一二（大正一一）年五月に医員に任ぜられた桜井方策、「全生病院院歌」を作詞、一二七（昭和二）年三月五日に外島保養院に転任）と東京府庁の職員から全生病院に転任した横田久（書記で係長であったが、一二六（大正一五）年六月八日に主事となり、三三一（昭和七）年三月三一日に「老齢にて引退」——『倶会一処』所収の「年表」より）であり、両人とも「全生座」の「客員」に位置づけられている。

桜井が初めて「全生座」の公演を観たのは二二（大正一一）年秋であり、「同座幹部の一人より劇評を」との要請をうけ書いたのが論考②である。演目の「桶狭間」、「壺坂」、「白石噺」について、それぞれの劇の由来と勘所、演出のあり方、役柄と役者の演技の良しあし、舞台の造作、大道具・小道具の出来具合などまで、丁寧かつ率直に感想と意見を述べたうえで、次のような文で結んでいる。

「（いわゆる「文化的生活をする人」や「偉い人々」には――筆者注）全生座は見せものにはあまりに勿体《もったい》ない程に真面目です、真剣です、努力であります。あゝ、こゝの人々が不自由な身体と不充分な材料を以てし、よくあれまでのものをなしあげたと思ってこれを見る時はそこに如何に神聖が含まれて居るでせう、涙ぐましい程の感謝が含まれて居るのでせう、まことに初日最後の幕の前に一幹部の挨拶は甚大の同情を吾々に惹起せしめたのであります。あそこの満足と感謝にみちた聖き一とくさりを所謂《いわゆる》文化人士に見せてやりたくありました。

（略）

私は始めて全生座を見ましてその努力の偉大なる事は驚嘆しました。又俳優の中にも仲々上手なのが居てその芝居は実際面白い。この近まわりの田舎に来る芝居よりは数等抜んでて居る事を感じました。実にこれは断減するには惜しいものだ是非ともこの病院と共に長くつづけさせたいものだと感じました。だんだん俳優も代る事でありませうがどうか後継者を作っておいてもらいたいとの、これは私の希望であります」（適宜、句読点を加えた――筆者注）。

桜井による「全生座」公演の劇評は二六（大正一五）年の「秋芝居」まで『山櫻』誌に掲載されている。そのまま演目は、「天下茶屋」、「熊谷陣屋」、「三十三間堂」。劇評にあたって、「東京歌舞座」、「大阪文楽」などで実際に鑑賞した体験なども参考にしながら、評価すべきところは大いに賞讃し、批判すべきところは厳しく戒めている。初めて「全生座」の芝居と出会ったときの患者である役者たちの「真面目」さや「真剣」な「努力」への共感は変わることなく胸に抱きながら、江戸時代から民衆が創造し発展させてきた伝承芸能の古典の一つである〈本物の歌舞伎〉が有している真髄を忽《ゆるがせ》にしてはならないという立場が根底にあることを感じさせる劇評である。病み、かつ障害を負う患者たちが歌舞伎を演ずることの苦難を承知しながら、「全生座」の存在の意義とさらなる発展を希望しての苦言であり、提言なのである。

その劇評の結びの部分を抄記する。

すなわち、「今秋狂言」は「今春の不面目を取りかへしてやはり全生座の芝居は頗《すこぶ》る面白いわいとの定評を博した」と全体的な総括をしたうえで次のように述べているのである。

「併し今回ことに劣りて居りしは義太夫であった。熊谷陣屋、三十三間堂といづれ劣らぬ義太夫劇ことに我々はしばしば耳にするものである。それが太夫も三味もまことに聲も手も弱つてゐた。これは一人や二人でやるのは無理だ、もつと若手の元気のある所を養成出来ぬものか。

評者は役者の方についても一、二の方にはこと更苦言を提した。（略）今後は一座のなくてはならぬ中堅として働いてもらひたいためにいいすぎたる苦評を申したる段は何とぞこれを諒《りょう》とせられよ。義太夫についても一座の繁栄を願ふ念よりの老婆心である。（略）終りに全生座の方々に、表に出る方も出ざる方も衣裳方にも道具方にも、各自が實に汗をもつて熱心に毎回の演芸を完成せられし事に対し甚深の敬意を表するのである」（論考⑦参照。適宜、句読点を加えた――筆者注）。

桜井による「全生座」公演の劇評と批評の姿勢は横田久が受け継ぎ、さらに体系的に深めていった。その劇評一覧は前掲の「全生座」歌舞伎の参考文献に記載した通りである。

横田久は全生病院の創立当時、東京府庁に勤務し衛生関係の分野を担当していたため本院創立準備に従事し、開院後は本院の庶務部の事務職員として着任し、同院の主事まで務めた。若いときから歌舞伎に関心があり、東京、大阪、京都などの本職の役者が演ずる歌舞伎・浄瑠璃などに親しみ、歌舞伎にはことのほか造詣が深かった。したがって、在職中だけでなく、三二（昭和七）年三月の停年退職後も「全生座」の座員との相談活動と援助を続けた。三七（昭和一二）年の第一区府県の予算による新劇場の建設、とりわけ廻り舞台の設置などに横田の果たした貢献は大きい。

横田久は前掲の論考⑳の「昭和九年春季開催の全生座を語る」のなかで、全生病院における在院患者たちの歌舞伎上演活動に自分がかかわってきた理由や、今後の期待や希望について次のように述べている。

「元來此芝居（前の文節で「純粋歌舞劇」について記している――筆者注）は患者相互の娯楽に過ぎざるものなるも、院外多数の人々に観覧せしむることは、癩事業の発展に直接間接に利する處あるべしと信じ、余も微力ながら患者諸氏の相談相手となりて之を奨勵した。従つて余の知悉《ちしつ》せる劇に関する事柄は、指導を惜しまない。患者諸氏も、奮勵努力未だ上演せざる古典劇をも研究し、精神一到何事もならざるものなしとの意気組にて之を順次上演して、世人の喝采を博する様心掛けが肝要と思います。

近来他の公立療養所に於ても収容患者諸氏が、全生病院と同じく、芝居（主として新派劇稀《ま》れに舊劇）を開催せらる丶ことを聞知して、余は心窃かに喜んで居る。願くは各自療養所の為め盡力せられて良好なる成績を擧げられんことを希望して止まない次第であります。余も其内機を見て観覧に與りたいと思ひます」（七～八頁より）。

横田久は「横田梅渓」「横田鷺宮隠士」の筆名も用いて、前掲の「全生座」歌舞伎に関する参考文献一覧からわかるように論考⑧を始めとし、論考㉙に至るまで計一八本もの「全生座」歌舞伎についての論考を『山櫻』誌の二九（昭和四）年九月号から四一（昭和一六）年一一月号までに寄稿している。これらの論稿の内容を大別すると、(イ)「全生座」歌舞伎定期公演の劇評と、(ロ)開院期の明治末期の患者芝居から「全生座」という名称の歌舞伎劇団となり、太平洋戦争が勃発した四一（昭和一六）年の春季の公演までの歩みをたどった「全生座」歌舞伎の歴史の叙述とからなる。

前者の劇評は、論考⑨の「昭和四年秋季全生座患者芝居劇評」（演目は「假名手本忠臣藏七段目（一力の場）」・「九段目（山科閑居）」・「十段目（天川屋内）」・「十一段目（討入）」四幕と「曾我夜討頼朝仮屋の場」（一幕））を始めとし、論考㉗の「新築落成全生座第壹回公演寸評（三七年五月七、八日の公演。演目は序幕「子宝三番叟」一幕、一番目「義經千本櫻（並木茶屋の場、鮨屋の場）」二幕、中幕「南部坂雪の別れ」（葉泉院御殿の場、同屋敷外の場）、二番目「新版歌舞伎祭文（野崎村の場、土手の場）」二幕四場、大喜利「赤城の月（碇床の場、赤城瀧不動の場、御室勘定助内、瀧不動の場）」二幕四場）まで、批評の対象となった演目は多岐にわたっている。

それらの劇評は桜井蕉雨と同様に、あるいはそれ以上に懇切かつ率直・的確であり、また歌舞伎劇として患者芝居を観る問題意識と観点も基本的に共通している。そのうえで横田久の劇評の重要な性格・特色として注目すべき点は、「全生座」歌舞伎の公演の一回一回の成果と課題をそれ以前における場合と比較しながら過不足なく行っていることである。長年にわたり欠かさず公演を観覧し、患者である座員たちの歌舞伎劇を演じるための努力と病状や障害による困難、さらには次第に激しく襲ってくる病による死によって断たれる患者である役者たちの生涯を熟知していたからこそ可能なことである。横田久の劇評と「全生座」歌舞伎の歴史の叙述の行間には重病舎に入舎したり、病死した役者たちへの愛惜と悲哀の念がこめられている。

横田久は論考⑫の「昭和六年春季全生座評判記」のなかで、患者である座員たちが歌舞伎を公演するまでの準備と公演中の楽屋の様子を次のように伝え、観覧者たちに理解と協力を求めている。

「此の芝居は毎々申述ぶる如く総て患者本人にて編成せられ、患者諸氏が芸題を定め大道具、衣裳、背景、舞台全部を造り、決して院外の者及職員の手を借りず、半月位にて準備成り、毎回の出演者は僅か二十人足らずの少数なり、此の外床、下座、道具方衣裳附等二十人、併せて四十人位にて演出せるを以て芝居當日の如きは目の廻る程忙しく、今舞台に出て女形にて優しい動作をなし居るもの役を終りて楽屋に退けば下座に廻るとか衣裳附や、道具方の手傳《てつだい》をする等百般の手傳をなし出演者に困らぬ様種々活動せねばならぬ譯にて多忙甚しく、其の上手足不自由の身体とて意の如くならず、従つて幕合の長さに渉るは是が為なり、読者は此事情をくまれて全生座の幕合長き芝居をそしる勿らんことを望む」（五頁より）。

そして、横田久が論考㉔・㉕・㉖および㉙において「全生座」歌舞伎の歩みを『山櫻』誌に書き遺したこと自体がきわめて重要な意義を今日もなお有する。この一連の論考を通して、全生病院の開院時から在院者たちの有志によって自発的に始められた患者芝居が、やがて「全生座」歌舞伎として発展していった過程が系統的にわかるからである。

では、横田久はなぜこれほどまで熱心に「全生座」歌舞伎の公演について、全生病院の機関誌『山櫻』に、その都度、劇評を寄稿し、さらに、その三六（昭和一一）年二月号以降は計四回にわたって、「全生座」歌舞伎の歩みを、演目、演じた役者たちの氏名（多くは、姓のみにとどめている）なども含めて記述したのであろうか。

これらのことについての横田久の考えを示唆する言葉を、論考㉑の冒頭にみることができる。

「全生座劇評は老生が毎回本誌に登載した。何が故に書くか。全生座出演諸氏が東京の俳優に劣らざる演出振りを賞讃せると将来癩事業の進歩し、患者の少くなる時代が来た時、過去に於て収容患者諸氏が芝居をして楽んで居つたことがあると云ふ記録を残す為めである。

この歴史ある芝居も近来座員の長老格が身体が悪るくなり、重症舎に呻吟《しんぎん》する者多くなり、或は盲目となり数年前の如き純歌舞伎劇の大物（例令《たと》えば盛綱陣屋の如き）を上演すること難くなりたるは残念の至りである。されど中堅座員諸君が、正に絶えなんとせる純歌舞伎劇を滅してはならぬと云ふ大決心の下に、奮励努力新狂言を上演せらる、勇気は頼もしいのである。読者よ安心せられて芝居開催時に、多数の方々観覧せられたく希望するのである」（三二頁より。改行は筆者による）。

すなわち、文中の「将来癩事業の進歩し……」の真意については光田健輔院長の時期から全生病院の事務職員でありこの論考を発表した当時は林芳信院長のもとで院職員の中枢部に居た者の言として、慎重にとらえなければならないが、「過去に於て収容患者諸氏が芝居をして楽んで居つたことがあると言ふ記録を残す為め」という課題意識は正当であり、現在においても、ますます重要な意義を有していると考える。

なぜならば、その後、「歌舞伎」は「能楽」などと並んでユネスコによる世界の「無形文化遺産」として登録されたように、人類の文化としての価値を有する伝承芸能の一つであり、それを「癩」と呼ばれる病とそれにともなう身体の障害を負う患者たちが刻苦しながら身につけて上演することを楽しみとし、またそれを多くの人々が観覧して感嘆し喜びを分かちあったという事実は、演じた患者たちが亡くなったあとも〈病の共同体〉としての性格をも内在するハンセン病療養所の歴史に、さらには〈人間と社会〉の歴史に永く書き残されていかなければならないことがらであると考えるからである。

そして、横田久のこの文で重要なことは、「長老格」の座員の病状が悪化して「重病舎に呻吟」したり、あるいは失明したりして「大物」の歌舞伎を上演することが難しくなっている現実を指摘し、そうであるからこそ「中堅座員」は先輩の役者たちが築きあげてきた芸を伝承し、「純粋歌舞伎劇」を絶やさぬよう努力していることを評価し励ましている点である。主役をみごとに演じ観覧者たちから絶讃されていた役者が、病気が進み障害も重くなり、一転して舞台を去り、さらには座員たちとも永別する事例を数多く見続けてきた横田久であるからこそ、衷心から発している座員や観覧する人たちへの言葉なのである。ここに、患者たちによる「全生座」歌舞伎に寄せる横田久の特別な思いがあり、それが公演のたびに書く劇評と「全生座」歌舞伎の歩みを綴った論考の根底にあるのを筆者は痛感する。

横田久の「全生座」歌舞伎への関与は、劇評やその歩みの叙述だけではない。座員たちへの直接的な助言や援助も行っている。

例えば、論考⑧では次のように述べている。

「元来患者諸氏は元々俳優に非ず素人なれど熱心研究を怠らず一を聞いて十を知る諸シがヨが説明を二、三回聞いただけで未だ一回も社会に於て見たことのなき狂言をも上演し大小道具背景も衣装も悉《ことごと》く諸シが作製せられ、少しもしよく員の手を借らず立派な時代劇（熊谷話《ママ》屋）でも世話物（三勝半七）でも見事に成功しました」（一一頁より。読点は筆者が加えた）。

また、論考⑯では、観覧に訪れた二人の知人と次のような会話をかわしている。

「（甲）患者諸氏は芝居を見物に外出が出来ないのですのにどうしてあれまでに出来るのですか。

（乙）私も不思議に思ひますがどうか内幕を御説願ひます。

（横）別に内幕と言ふものはないのですが、不肖私が若き時より劇が好きで故團十郎、故菊五郎、故左團次等の全盛時代に殆んど見物に行かぬ時はない位熱心で、現今でも暇さへあれば劇場に出かけて居ります。是が大變役立ちまして、出演者に小生が記憶して居ることを話しますと、一を聞いて十を知る患者諸氏、直に了解少なくとも半ケ月間熱心に稽古にかゝります。一方演藝に関する書類を繙《ひもと》いたりしていろいろ工夫してあれまでになるのです」（五頁より）。

また、論考⑪では、演目は「第一番目　喜劇善悪閻裁　四幕／第二番目　本朝廿四孝（桔梗原勘助住家）　二幕／大切　幡随院長兵衛（鈴ケ森）　一幕」であったが、「両日大入満員来観者は官公吏、社会事業家、衛生家、宗教家、教育家、学生、地方有志等無慮毎日千五、六百名を数へ満場立錐の餘地なく」という状況であったので、「両日共小生は観覧者に狂言の荒筋を演述し参考に供しました」と記している（適宜、筆者が句読点を加えた）。

なお、一九一九（大正八）年に全生病院に入院した桜沢房義は、「事務長の横田さんが芝居が好きで、歌舞伎座の芝居を見て来ては、今度の芝居は歌舞伎座でやっている芝居を踊って見よ、何々の役はこの様に見得を切れと身振り手振り、足を踏んで教えていた」[◆8]と述べている。桜沢は一八九九（明治三二）年生まれ。入院後は三三

（昭和八）年頃まで重症者付添いをつとめ、三八（昭和一三）年以降は真言宗大師講の総代でもあった。

以上で述べてきたことから、「全生座」歌舞伎の発展と、その定期公演が盛会になった背景には、全生病院の職員で歌舞伎に造詣が深かった医員の桜井方策（蕉雨）、事務職員の横田久（梅渓）などの協力と援助も少なからずはたらいているといえよう。

5 全生病院（多磨全生園）当局の援助と問題点

第五点は、全生病院の当局側も、「全生座」歌舞伎の定期公演が好評で院外からの観覧者が激増してきたことなどもあって、当院を所管する第一区府県の予算によって劇場を建設し、関係者・団体を招待して観覧の機会を設けるなどして、当院がめざす「救癩《いん》」事業の推進と強化に利用したことである。

『第一区府県立全生病院　昭和十三年統計年報』（三九・昭和一四年七月二八日発行）の「第一　沿革」の「昭和十二年」の事項には次のような記述がみられる。

「一・　全生劇場建設披露
昭和十一年度豫算《よさん》ヲ以テ建築セル劇場ハ其ノ年度末ニ於テ竣工シタルニ依リ三月二十九日職員有志主催ノ患者慰安演劇大会ヲ催シ続イテ四月六日東京中村歌扇、阪東市太郎丈合同大一座ノ歌舞伎演劇ヲ開催シテ劇場ノ披露ヲナセリ」（二一二頁より）。

そして、グラビアには、「患者ノ演劇」、「患者演劇ニ集ル近隣町村ノ人々」のキャプションを付した写真二葉が掲載されている。

なお、論考㉗で横田久は、劇場の建設の経緯と建物の様子などを次のように記している。

「約二十余年間狭きバラック建の娯楽場にて幾多の不便を忍んで例年春秋雨期に開催せられたる全生座は、建物腐朽したるを以て一昨年聯合府県の厚意に依り改築豫算を可決せられ爾後建築に着手し本年（三七（昭和一二）年――筆者注）三月漸く木造平屋建長方形百六坪と言ふ立派な建物が竣工した。内部は廻り舞台の装置にて患者諸氏は七、八百名、外来観覧者は二階造にて優に千五百余名を容る丶に足る」（四頁より。傍線は筆者による、以下同じ）。

舞台開きのために院当局が招聘した中村歌扇一座の演目は、「式三番叟」、「石切梶原」、「三ヶ月次郎吉」、「どんどろ大師」のほか宮城信等による狂言であった。そして、同年五月七、八日に新築の劇場は第一回の公演を行ったところ、「外来観覧者毎日千五百余名を超ゆ」という盛会であったという（同四頁参照）。『山桜』誌の第一九巻第五号、三七（昭和一二）年五月のグラビアには、「新劇場に於て公演中の中村歌扇一座／『どんどろ大師門前の場』／お弓に扮してゐるのは歌扇丈」、「本院職員より成る壽座一行の熱演／国定忠治の山形屋の場」、「父帰るの場」のキャプションを付した写真が掲載されている。この歌舞伎劇の専門《プロ》の役者たちによる公演、とりわけその演目の一つである「どんどろ大師門前の場」を鑑賞できた「全生座」の座員をはじめとする在院患者たちの喜びはさぞかし大きかったであろう。

では、全生病院の当局側の責任者たちは「全生座」の存在やその公演についてどのように考えていたのであろうか。

院長の林芳信は論考⑮において、「本院患者の催しにか丶る春秋二回の歌舞伎芝居、それは丁度田舎の鎮守のお祭にも比すべく院内一同の最も楽しみとする一つ」であり、それが「近年目立つて盛大になつて」きたのは、「地元たる東村山村を始め、隣接町村の各位より多大なる御理解と御援助を受けて居る」からであると感謝の意を表したうえで、次のように述べている。

「本院は他の普通病院と相違して特別の状態にあるのでありますから、何等かの機会に於て世の多くの方々に本院の有様を見て戴《いただ》き度いのであります。これによつて最も早く、且《か》つ最もよく本院を理解して戴くことが出来るのであります。春秋二回の芝居はこの私どもの願ひに對して最もよい機会であると考へ、出来る丈《だ》け多方面の方々を御案内申して居ります。療養所に多くの人々を案内することは如何かとの懸會《ママ》もありますが、これに就いては充分なる注意を払つて居ります」（三頁より）。

また、論考㉓で、主事の石橋伊八は、「本院に於て患者芝居を催すことの趣旨」の「主なるものが二つ」あるとして、「患者の慰安」と「感謝、報恩」を挙げ、後者については「如何にせんお上の御厄介に相成つて居る病者の事故《ことゆえ》、唯々有り難く思ふ計りでありますが、併しながらせめては病者として出来得る丈けの誠意を披瀝したいとの真心から本統の現はれの一つが芝居に相成つて居る」（一三頁より）と説明している。

林院長の言う「本院の有様を見て」、「最もよく本院を理解して戴くこと」の具体的なあらわれの一つが、院当局の招待を受けて全生病院を訪れて「全生座」歌舞伎の公演を観覧した「社会事業研究所員」である天達忠雄の論考㉘冒頭に述べられていた全生病院を「一般社会のそれよりも廣く、深く、豊かに、美しいといっても過言ではない程」の「村」であるという印象であろう。

また、「療養所に多くの人々を案内すること」への「懸會《ママ》」に対処するための「充分なる注意」とは、例えば院（園）外の人たちは全て二階から観覧させて一階の在院（園）者たちとは分離し接触しないようにしていることや、「農産物品評会◆9」に自家の農産物を出品し院（園）に寄贈した人たちに「全生座」歌舞伎の公演の招待券をおくったが、その券の注意書に「『一、尋常科までの子ども、二、草履の方、三、満員の節、以上の方は入場お断り致します』とある。『一』は、幼児に感染しては、ということであり、『二』は、院から出て行くときは本館裏にコンクリートで仕切った中に消毒薬が入っていて、そこを歩かなくてはいけないので、草履では困ると言っているのである」◆10といったことを意味しているようである。

石橋主事の「患者芝居を催す趣旨」のとくに二つ目の「お上の御厄介に相成つて居る」ための「報恩」に至っては、これまでに述べてきた「全生座」の座員たちの歌舞伎の伝承への意欲や努力、上演活動を通しての在院(園)者を含む観覧者たちと楽しみや喜びを分かちあう気持ちとは程遠く、あくまでも国・地方公共団体の立場からの「救癩」事業観に偏しているといわざるを得ない。

6　地域の人たちとの交流と援助

第六点は、「全生座」歌舞伎の公演には近隣の地域の住民たちの協力と交流があったことである。

すなわち、「全生座」歌舞伎の公演に際しては近隣町村の有志が寄附した花火が打ち上げられ、また幕間には地域の青年たちによる囃子や獅子舞が行われて公演を盛り上げ、さらに新しい劇場が落成したときには、記念として付近数町村の有志より豪華な緞帳《どんちょう》の幕が寄贈され座員たちの意気を鼓舞している。

それらの当時の様子を紹介する。

論考②で桜井蕉雨は、劇評に次いで、幕間に演じられた「里神楽」について生き生きと再現し、高く評価している。

「里神楽これは近くの青年達の寄附とかと聞きましたが、あれがあるので幕間も退屈せず且又如何にも芝居気も添へまして大変よかったと存じます。あの、はやし、あの踊そのもののみにても実に太平そのものを表象したるものではありませんか、あの太鼓が林にこだま返す時それは如何にも廣い武蔵野に調和された情緒ではないでせうか、あの身振り面白くおどる馬鹿面もなんと妙ではないですか、思はずそれにつられてこちらも踊り出したくなるではありませんか、私はあののんびりした鈍なれども妙なる軽きユーモアを愛好せずには居られません」（頁記載無し）。

また、論考⑩で横田久は幕間ごとに演じられる余興や会場の周辺の情景などを次のように描写している。

「定例により本院患者芝居は本年四月十八日（金）十九日（土）両日午后二時より院内芝居小屋に於て開催せられました。両日共好晴風なく郊外散歩にもつてこいと言ふ上天気、来観者は両日共官公史《ママ》地方有志者等無慮千数百名五時頃には満員の盛況七時過ぎには病院表門入口を閉じ『満員御礼』の札を掲げて御気の毒ながら客留。

終る時間は両日共午后十一時過ぎ院内では地方有志者の寄附にかゝる花火は上る南秋津篤志家の厚意による馬鹿囃子は別席にて幕合毎に太鼓を鳴らし馬鹿面獅子舞等盛んに踊り出すいやもう各町村の御祭り以上の賑やかさ。患者諸君は大喜びでした。芝居小屋前には数旒《りゅう》の幟が立ち、狂言名題と役割を掲げたる庵看板が設けられ患者消防団は火の元警イカ《ママ》の為多数出動青年團員も応接し別室来客休憩所には患者の製作にかかるものを陳列来賓の縦覧に供し興を添へて居りました」（五〜六頁より）。

さらに、論考㉗で横田久は、「落成記念として地元村を中心に附近数町村に於ける有志より東京高島屋製大緞帳（価格四百五十円）の幕を寄贈せられ、場内の美観を添へられたるを以て出演患者諸氏の喜び一方ならず捲土《けんど》重来《ちょうらい》大歌舞伎を上演せんものと勇気百倍した」（四頁より）と評している。

7 「全生座」歌舞伎の他の療養所への影響

第七点は、全生病院における「全生座」歌舞伎は、他の官立・公立療養所における患者たちによる演劇活動に影響をおよぼしたことである。

とくに、官立長島愛生園の「愛生座」の発足には、三一（昭和六）年三月二五日、光田健輔院長に従った〈長島開拓転園患者八一名〉のなかに「全生座」の座員も入っていたことが大きな要因となった。そのいきさつについて、光田健輔（長島愛生園長）は「療養所歌舞伎四十一年の思ひ出」[11]に次のように述べている。

「私は二十年前に全生から七十人の患者を引具して長島に第一国立療養所長島愛生園の開拓に乗込むことになつた。其の内の青壮年等には意気旺盛のものがあつて着島早々鍬鎌を取つて道路を開通し田畑を開墾するに餘念がなかつたが、時経るに随つて全生時代の娯楽の要求が起つた。第一に芝居であつたが、一枚の衣裳も『かづら』も持つて来なかつた。併し幸いな事には関西人は関東に比較して歌舞伎趣味が豊富で宮本司厨士の如きは義太夫の名手であつた。患者俳優には全生から乗込んで来た目黒（立役）関（女形）等が居て歌舞伎の移植が成功した[12]」。

そのほか、「愛生座」については、己叢ほろゐ「愛生座演劇三等座離観」（『愛生』第七号、三四（昭和九）年七月）、森田竹次「愛生座春季公演劇評」（『愛生』第一三巻第五号、四三（昭和一八）年五月）など参照。

なお、「全生座」歌舞伎団は敗戦直前の四五（昭和二〇）年七月五日、解団式。その後は「戦後、数回公演したが、後継者難などでつづかなかった[13]」という。

以上で、主として「全生病院」時代の「愛生座」歌舞伎の歩みと特徴などについて述べてきたが、太平洋戦争末期の四四（昭和一九）年の秋季まで患者たちの有志によって組織された「全生座」が上演活動ができたのは、このような明治末期の開院時からの長年にわたる歴史と座員たちの努力、在院（園）患者たちの支え、さらには職員の有志の指導と援助があったからであるといえよう。

そして、「全生座」歌舞伎は、第一区府県立全生病院の創設期に院当局が「患者ニ対シテハ啻《ただ》ニ精神上ニ慰安ヲ與フルノミナラス物質上ノ娯楽ヲ與フルモ亦最モ必要トスル所ナリ故ニ娯楽所ヲ設ケ遊戯品トシテ碁、将棊、三味線等ヲ貸與シ近ク又蓄音機ヲ備ヘテ各自ノ歓楽ニ供セシム（略）」と述べた「慰安」「娯楽」の概念や方針・施策を遥かに超えて、在院（園）患者たちが職員のなかの歌舞伎に造詣が深く、患者たち自身による歌舞伎劇の上演・公開の意義を理解する者たちの指導と協力・援助も受けつつ、自発的・組織的に持続してとりくみ、創造し発展させてきたきわめてユニークな古典的芸能文化の活動であると位置づけ、高く評価すべきであると考える。◆[14]

なお、論考㉔の「全生座劇年表（上）」の一四頁で横田久は、「全生座」歌舞伎の「芝居」が「三回活動写眞を取つて保存せられてあるから将来の参考ともなるのである」と記している。「すなわち、「全生座」歌舞伎の「芝居を初めて活動写真に撮影」したのは、「大正六、七年の頃」で「加賀見山古郷錦中尾ト部落練塀作りの塀外の場」、「第二回目は昭和六年にて大阪落城の場面」、「第三回目は昭和十年四月白浪五人男向島土手の場」であるとして、それぞれについて四行から九行にわたって舞台での上演の様子について役柄と役者（氏名の姓）、さらに写真の写り具合などまで述べている。しかし、これらはその後、院（園）で上映されたことがあるのか、その反響はどうであったか、現在はどこに保存されているのかなどについては不詳であり、筆者が『多磨』誌の第九六巻第六号、二〇一五年六月号の「表18　多磨全生園における上映映画一覧」に記載した記録映画「全生病院」（一巻、四三〔昭和一八〕年四月九日、「繹尊降誕祭」において礼拝堂で上映）とあわせて是非とも解明したいきわめて重要な課題である。ご教示を切望している。

以上、やや詳しく、「『全生座』歌舞伎」について述べてきた。その上演活動は、「全生常会」の発足する遥か以前から展開されてきた。では、その活動は「全生常会」の常務委員会の教化部の業務の一つに位置づけられてはいたけれども、実際には、「全生常会」は「全生座」歌舞伎の上演活動に、どれだけ、どのような役割や意義を有し得たか否か。これらのこともあらためて論証すべき課題として残されている。

◆1 西敏郎、船越稔美、永井とし子／聞き手・所義治「聞き書き　全生座の役者たち」（『多磨』第八〇巻第一〇号、通巻第九三三号、一九九九年一〇月、八三頁より）。

◆2 多磨全生園患者自治会編『倶会一処――患者が綴る全生園の七十年』一光社、一九七九年、一〇二頁より重引。

◆3 ◆2、一〇四頁より。

◆4 ◆2、一〇二～一〇三頁参照。

◆5 ◆2、一〇三頁より。

◆6 市若「想ひ出」『山櫻』第一五巻第三号、一九三三年三月、一八～一九頁より。

◆7 ◆2、一〇四～一〇五頁より。

◆8 桜沢房義著、三輪照峰編『全生今昔』私家版、一九九一年、六三頁より。

◆9 詳しくは拙稿「3．地域の農家などとの『農産物品評会』の共催」（『多磨』誌、第九四巻第七号、二〇一三年、所収）参照。

◆10 ◆2、一〇三頁より。

◆11 光田健輔（長島愛生園長）「療養所歌舞伎四十一年の思ひ出」（『愛生』誌、第四巻第二号、一九五〇〔昭和二五〕年）二～三頁より。

◆12 ◆11、二～三頁より。

◆13 ◆2、一〇五頁より。

◆14 『第一区府県立全生病院　統計年報　自明治四十二年九月／至明治四十三年十二月』一九一一〔明治四四〕年七月一日発行、二三頁より。

第９章　文学活動

戦前における全生《ぜんせい》病院・多磨全生園《ぜんしょうえん》での文芸活動については、『倶会一処』（一光社、一九七九年）の次の章・節において述べられている。

「第一章　檻の中へ」の「26　栗下信策」（六〇～六一頁）、「28　大正中期の文芸活動——俳人たちと『山櫻』創刊」（六二～六七頁）。「第二章　人と習俗」の「21　行事ごよみと院内文芸」（一〇八～一一〇頁）、「29　北条民雄」（一二七～一三〇頁）、「30　昭和戦前期の文芸活動」（一三〇～一三四頁）。「第三章　飢えと戦争」の「9　『山櫻』休刊、そして敗戦」（一五〇～一五四頁）、「10　池尻慎一と佐藤信重」（一五四～一五六頁）。

同書での文芸活動には、一様に「もの日」と呼ばれた院（園）の一年間の主要な行事の一環として催された〈募集文芸〉も含まれている。院（園）内文芸募集が行われたのは、皇室への報恩行事としては、六月の「皇太后御誕辰記念日」、一一月の「み恵みの日」がある。宗教行事関係では、四月の「花祭（灌仏会《かんぶつえ》）」、五月の「青葉祭」（真言宗）、一〇月の「お会式」（日蓮宗）、一一月の「報恩講」（真宗）、一二月の「クリスマス」（キリスト教秋津教会）に際して、主催する宗教団体が俳句・短歌などを在院（園）者から募集し、入選作品は掲示し、入選者に賞品を配る文芸活動（「灌仏会」に関しては三派からなる仏教連合会が経費を負担）がある。また誰かが亡くなるとその葬儀の「施主」に当たる近親者や友人が故人について「追悼文芸募集」を行うこともあり、こうしたいわゆる「募集もの」に入選することは在院（園）者たちにとって楽しみの一つであったようである。[◆1]

このような〈院内行事・追悼文芸〉の募集が始まった動機には、「花見、芝居、盆踊りといった行事にも出て行けない病室や不自由舎の弱い者たちの慰安に」といったことがはたらいていたようである。実際、応募者は「軽症舎（「健康舎」と呼んだ）の文芸に親しむ者たちももちろん出したが、圧倒的に病室、不自由舎からが多」

く、『募集もの』は患者の日常に大きな役割を演じたといえる。」という。[2]

なお、三四（昭和九）年六月に、「芽生俳句会」、「武蔵野短歌会」、「詩話会」、「創作会」の四つの文芸団体によって「全生文芸協会」が発足するが、その「当面の必要は上述の院内文芸募集の面倒を組織的に見ることであった」[3]という。

このような〈募集文芸〉は文学的活動であるとともに、句や短歌の愛好者にとっては趣味・娯楽の要素もある。そのため、当初、筆者は、「趣味・娯楽・映画鑑賞」を一つの章として設け、「皇太后御誕辰記念日」・「み恵みの日」に際しての〈募集文芸〉については、その章に位置づけ成稿としたが、本書の分量が多くなりすぎたので、その章は割愛することにした。そこで、第9章では先の『倶会一処』における戦前の全生病院・多磨全生園での在院（園）者たちの文芸活動の歩みを参考にしつつ、とくに、太平洋戦争下での文学活動について、まず、「全生常会記録」・「評議員会議事録」を通覧し、次いで院（園）の機関誌『山櫻』を中心に検討していくこととする。出典については、「評議員会議事録」の場合のみ文末に記載する。

第一節　「全生常会記録」・「評議員会議事録」にみる文学活動

「全生常会規約」（四一〔昭和一六〕年四月一日制定）の「第三条　事業」が規定しているように、全生常会が行う五つの「事業」の第四は「生活・教化ニ関スル事項」である。

これにもとづいて、全生常会常務委員会は五つの部から構成され、その一つである「教化部」が、これまでに述べてきた宗教、スポーツ、趣味・娯楽などとともに「文芸」に関しても担当することとなった。そして、各年度の最初の評議員会において、教科部長は「文芸」等の「団体」と「連絡ノ調整」「精神方面ヨリ療養生活ヲ明ルクス」との方針を掲げ、それを実行することを強調した。

しかし、「全生常会記録」・「評議員会議事録」のいずれにも、「文芸」活動についての記録はきわめて少なく、会長・常務委員会からの方針の提案や活動の総括も一般的で具体性に欠けている。

次に、それらの記録を書きうつす。

一九四一（昭和一六）年度について

「（昭和一七年）一月拾日　第拾壱回実行委員会

一、挨拶　常会長

　昨年度ノ回顧（略）

　教化　宗教、スポーツ、文芸各団体ノ協力ヲ得テ思想的ニ向上セルハ喜バシイ」。

一九四二（昭和一七）年度について

「十一月十一日　秋季短歌会　午後一時／於全生会館

多磨誌同人若林牧春先生ヲオ迎ヘシ例年ノ如ク開催ス」。

「一月十二日　第二十三回実行委員会　午後一時／於全生会館

　総務部事項　常会長

一、新年ノ挨拶（略）

教化部――園一般ノ教化ニカツ諸団体ノ連絡発展ニ盡力ヲ乞フ」。
「（昭和一八年）一月十八日　アララギ主幹／土屋文明先生来園　午後二時　於全生会館
各作者ニワタリ短歌　短評ヲ二時間余　磊落《らいらく》ノ語調ヲ以テ講演サル」。

一九四三（昭和一八）年度について

「四月十日　第二十七回評議員会　午後一時／於全生会館
一．昭和十八年度評議員会ニ当リテ　常会長
（略）
教化部　人生ノウルホヒヲ考ヘ信仰　文芸　運動　娯楽　其ノ外各趣味ニ充分ナル考慮ヲ拂ヒ尚連絡強調《ママ》ヲハ
　カリ人生向上ニツトメテイク」。
「十一月二十九日（月　晴）秋季大短歌会　外来先生ノ来園ナク一抹ノ淋シサアリ」。

一九四四（昭和一九）年度について

「四月九日　第四十一回評議員会　午後二時／於全生会館
一．昭和十九年度ノ使命ニ就テ　常会長
（略）
教化部ニ就テハ切リ詰ツタ戦時生活ノ一般ノスサミ勝ナ気持ヲ教化指導ノ方針ノモトニ宗教団体ハジメ文芸、
学園、趣味等ノ文化団体ニ弾力ヲツケ長期戦ニ堪ヘ得ルヨウ努力ス」。
「六月三十日（金、晴）　山櫻誌休刊発表

午後二時礼拝堂ニ於テ山櫻誌関係代表者及常会長並常務委員出席ノ下ニ園長ヨリ今回ノ所長会議ノ結果各療養所ノ機関誌ヲ自発的ニ休刊スルコトニ決シ山櫻誌モ七月号ヲ以テ休刊為ストノ発表アリ尚今度ノ□□□（三字分空白──筆者注）ニツイテハ早速善処ナスベク協議スルコトニ決ス」。

なお、療養所の所長会議における各療養所の機関誌の「自発的ニ休刊」の決定の制度的背景には、太平洋戦争期の物資統制の基本法規となった「物資統制令」（開戦直後の十二月十六日に国家総動員法にもとづき公布された勅令）の存在がある。

「七月十三日（木、晴）　第四十四回実行委員会　午後一時／於全生会館

（略）

教化部事項

一．山櫻誌休刊ニツイテ

所長会議ニヨリ本園ノ山櫻誌モ第二十六巻第七号ヲ以ツテ休刊ニ決シタル旨報告ス」。

「第四十六回評議員会

昭和十九年九月六日　午後六時／於全生会館

六．緊急報告事項

（略）

五．文芸奨励金下附ニツイテ　教化部長

唯一ノ文芸発表機関山櫻誌ノ休刊ニ依リ本園文芸ノ衰微ヲ憂慮サレシモ今般當局ノ理解アル御厚志ニヨッテ　ラヂオヲ中心トシテ文芸ノ向上ト一般文化ノ涵養ニ資セン為ノ文芸奨励金三拾円（月額）ヲ下附サレルコトニナツタ。然シテ具体的奨励方法並ビニソノ使途ハ全生文芸協会ニ一任シヨリ良キ文芸ノ向上発展ニ使

用セラレル様ニ決定シタ。尚上記ノ文芸奨励金ノ外ニ年一度　文芸優秀者ニ與ヘラレル作品賞ナルモノモ當局ノ御厚志ニヨリ決定シ居ルコトヲ附加ス」（「評議員会議事録」昭和一九年九月六日より）。

「十二月二日（土）晴タリ曇タリ

一．午後一時ヨリ礼拝堂ニ於テ秋季俳句大会行ハル

来園御豫定ノ斎藤俳小星先生並柏崎夢香先生ハ都合ニヨリ見エラレズ賞品代二十五円ハ金品ニテ下附アリ一部賞品トシテ煙草都合ス」。

一九四五（昭和二〇）年度について

「四月二十五日（水、晴）園内俳句大会　午後一時／於礼拝堂」。

「五月七日（月、晴）春季短歌大会　七日零時《ママ》／於全生会館

外部ヨリ選者ノ来園ナク開催ス」。

「六月二十五日　皇太后陛下御誕辰記念行事記念文芸発表（午後）」。

「八月十五日　第五十七回実行委員会

午後五時、於全生会館

教化部事項

一．多磨文芸発表ニ就テ　教化部長

全生園ノ唯一ノ機関誌タル『山櫻』ガ自発的ニ休刊シテヨリラジオヲ中心ニ放送文芸トシテ文芸ノ向上発展ヲ期シ来ルモソノラジオモ眞空管ノ入手難ノ為メ今後多磨文芸トシテ紙上ニテ発表ナスコトトナレリ、深刻ナル時局下アラユル困難ヲ克服園内ノ文芸ノ為メ各位ノ協力ヲネガフ」。

「(昭和二一年) 二月十五日　第六十四回実行委員会　午后一時／於全生会館
　教化部事項　教化部長
　一昨年七月号ヲ以テ休刊中ナリシ山櫻誌ガ来ル四月号より復刊セラル」。
「三月十二日 (月、晴) 山櫻編輯員《へんしゅういん》任命式　午前九時半／於礼拝堂」。
「三月十五日　第六十五回実行委員会
　　　午后一時／於全生会館
　教化部事項
　一．山櫻編輯委員紹介
　上島清昭　小林正早　三井惣平　飯島文夫　吉沢正七　田中正夫ノ六名」。

以上のように、「全生常会記録」・「評議員会議事録」には、文芸活動についての記録は『山櫻』誌の休刊の経緯とそれに代わる措置、在園者全体を対象として催された歌人などの講演会、同じく恒例の短歌や俳句の大会の開催などのほかは見られない。その理由は文芸活動は患者作業、皇室への報恩行事などと異なり、全在園者に直接かかわることがらではないこと、実際に文学作品などは『山櫻』誌に掲載されていたこと、および文芸のジャンルごとに活動する団体が存在し、全生常会の常務委員会としてはそれらの諸団体の「調整」を行うことが主な役割であったからであろう。

そこで、次に、『山櫻』誌を対象にして文学活動についてみていくことにしよう。

第二節　『山櫻』誌にみる文学活動

1　全生病院・多磨全生園の機関誌『山櫻』の沿革

『多磨』誌の前身である『山櫻』誌は、一九（大正八）年四月、栗下信策（一二〈明治四五〉年全生病院入院。三一〈昭和六〉年、最初の国立癩《らい》療養所である長島愛生園の光田健輔園長に率いられ開拓患者として同園に移住、六五〈昭和四〇〉年死去。筆名・鹿骨）たちによって同人小雑誌（謄写印刷）として創刊。当初は隔月刊。第一〇号に「全国病者連合俳句第二回発表」とあり、すでに他の療養所の句作者たちのとのつながりがあったことが窺《うかが》える。二八（昭和三）年一二月、御大典記念として院当局が手動式印刷機を購入し同年一一・一二月合併号（第一〇巻第一〇号）より活版印刷で発行、全生病院の機関誌となる。印刷・発行作業に携わる患者たちにより発足した「山櫻出版部」は三一（昭和六）年六月に設立された「財団法人全生互恵会」の一部門となる。誌名の「山櫻」は「もろともに哀れと思え山櫻花よりほかに知る人も無し」の和歌から栗下が名づけたとのことである◆4。

三〇（昭和五）年五月、「山櫻倶楽部印刷所」で宿望の平台印刷機を購入しモーターで動かす印刷作業を開始。これにより『山櫻』誌は各号の頁数や発行部数を増加させることが出来、「名実ともに病院の機関誌として、対外的に広く病院の存在を紹介宣伝しうるようになった。患者の文芸活動がにわかに活発になるのはそれ以後である」◆5という。

こうして、『山櫻』誌は全生病院・多磨全生園の正式の機関誌として院（園）長以下の職員も寄稿し、主に在院（園）患者の文学的作品を掲載する月刊誌として発展していき、全国の療養所の機関誌のなかでも中心的な役割を果たしていくようになった。

『山櫻』誌が一療養所の機関誌であると同時に、その内容がとくに文学的側面において豊かで高い水準を示し得たのは、長年にわたり文学の各種目別に院（園）外のすぐれた俳人・歌人・作家などの指導も受けながら、院（園）内でそれぞれ集団的文学活動を展開していたからである。例えば俳人グループの「芽生え会」（二七（昭和二）年初秋結成。職員のなかの俳人も加わり翌年に俳誌『芽生』創刊、三二（昭和七）年六月に合同句集『雜林』長崎書店より発刊）、短歌グループの「武蔵野短歌会」（三〇（昭和五）年九月結成。同年一一月、事務職員で武蔵野歌会・代表宮川量《はかる》（東洋癩生）を著作者として『東雲のまぶた』という書名の歌文集を長崎書店より刊行。三四（昭和九）年二月、武蔵野短歌会・代表鈴木楽光編で歌集『曼珠沙華』を長崎書店より刊行。同年九月、会の機関誌『武蔵野短歌』創刊）、詩のグループの「全生詩話会」（三五（昭和一〇）年四月、合同詩集『野の家族』を全生病院患者慰安会より刊行、当時の詩話会代表は内田静生）などがある。

このようないくつもの文学グループで活躍している患者たちのなかから『山櫻』誌の編集員も選ばれており、それが『山櫻』誌のとくに文学的な内容を充実させていく要因にもなったと考えられる。

とくに、『山櫻』誌が全国の療養所の文学活動に重要な影響をおよぼし、いわゆる〈療養所文学〉の推進に大きな役割を果たすことになったのは、『山櫻』誌が三二（昭和七）年九月号を初めて「文芸特集号」にあて、全国の療養所をも対象にして、創作、随筆、詩、短歌、俳句の作品を公募し、各種目の選者の選考を経た入選作と選評を一冊の号に編んだことによる。この企画は各地の療養所の文学愛好患者たちに絶大な刺激を与え、それ以後、四〇（昭和一五）年までに七冊の「文芸特集号」が出され、三六（昭和一一）年以降は毎年欠けることなく四四（昭和一九）年七月の『山櫻』誌の休刊まで続けられた。そして、戦後も四九（昭和二四）年の「多磨全生園創立四十周年記念　文芸特輯《とくしゅう》号」（『山櫻』誌、第三〇巻第九号、四九年）で再開された。

この『山櫻』誌の全国的文芸募集は「他に発表の場所がある短詩型文芸と異なって、創作（小説、論説、随筆など――筆者注）志望の患者たちにとっては、年一回の文芸特集が唯一の文字どおりの登竜門であり、所内における創作活動は、この『山櫻』特集号に刺激されて、伸び育っていったと言える」という。[6]

『倶会一処』の第二章「人と習俗」の「30　昭和戦前期の文芸活動」は、次のような『山櫻』誌の「文芸特集号」にまつわる回想で結ばれている。著者自身の体験があって書くことができた文であり、実感がこもっていて、当時の多磨全生園の〈出版文化〉の創造を担っていた在園患者たちの想いと息吹が伝わってくるので引用する。

「『文芸特集号』は普通号の三倍近い頁数になり、貧弱な印刷所では大仕事であったが、部員は若く軽症な患者が多く所内作業のなかでは最も華やかな職場で、みんな院内文化を担っているというプライドをもっていた。たいてい10月か11月の特集号を刷る頃は、印刷所は深夜近くまで灯がつき、機械の音がした。インクの香も新しい部厚い雑誌が出来て、彼らは何となく今年も終わりだと感じる。刷り上った紙の折り作業には百合舎の娘たちがパートに雇われてきた。顔ぶれはたいていきまっていて、彼らのあいだに恋も生まれた。戦前ひとときの『山桜』出版部を回想すると、らい院の青春の時であったという思いが深い」[7]。

2　『山櫻』誌の編集と麓花嶺

『山櫻』誌の編集、とりわけ「文芸特集号」の企画・発行に全身全霊をささげ、本誌のとくに文学的内容の充実に大きく貢献したのは三一（昭和六）年、二五歳で出版部主任となった麓《ふもと》花嶺《かれい》（古屋吉彦）であった。麓は四三

（昭和一八）年五月二日、病没。享年四二。

『山櫻』昭和一八年七月号（第二五巻第七号）は麓の追悼を特集した。この号に掲載されている「麓花嶺氏略歴」から抄記する。

「明治四十一年、静岡県下に生る。大正十三年、発病。農学校退学。禅寺に入り修業。大正十五年、全生病院入院。昭和三年、『山櫻』出版部に入る。昭和六年、『山櫻』主任となる。その頃より療養所文芸を唱導し始め『山櫻』巻頭言を書き始む。昭和七年、『山櫻』誌上に処女作『土に帰る』を連載。昭和十一年、紀元節に療養所文化貢献者として表彰さる。昭和十一年、院内創作会『文学サークル』賛助入会。（略）秋『山櫻』文芸特集号に『銭苔』発表。昭和十二年、みね子氏と結婚す。昭和十三年、失明状態に入り『山櫻』主任を辞し、顧問となる。然《しか》し口述筆記等にて巻頭言、小説、論説等を書き続く。『山櫻』文芸特集号に創作代表作とも目される『土曜日』を発表。昭和十五年、本院創立三十周年記念に際し療養者の本分を盡せるものとして表彰さる。（略）昭和十八年五月二日永眠」（同号、二五頁より）。

追悼特集には、林芳信園長、光田健輔長島愛生園長、塩沼英之助国頭《くにがみ》愛楽園長、長島愛生園『愛生』誌編集部、光明園詩謡会など多くの個人・団体から追悼文が寄せられた。

麓の人柄と『山櫻』誌に託していた思いを知るために、その中から二人の追悼文を選び抄記する。一人は当時、多磨全生園の医務課長で『山櫻』誌の短歌欄の選者でもあった阿部秀直で、次のように述べている。

「花嶺君は作家といふよりは寧ろ評論の人であった。無論黎明期以来療養所文芸に君の盡《つく》した、創作方面に於ける功績も亦《また》没すべくもない。然し既に数年来殆んど失明状態に陥り、併も屢々重篤なる癩特有の随伴症合併症の浸襲をうけるに及び遂に君は後者の道を擇んで陣頭に立つた。（略）

だが、遂に最後の日まで君が筆を擱《お》くことをしなかつた本誌毎号の巻頭言を御覧になつても御解りの様に、それは単なる形ばかりの陣頭指揮ではなく、常に身自らを鞭打ち、倦《う》まず撓《ママ》まず自分白身を前進せしめなければ不可能であつた。（略）この点が常に私が敬愛を寄せてゐた点であり、特にこの点だけは何があつても先づ申し述べたかったのである。（略）」（二二頁より）。

もう一人は「全生詩話会」の代表である内田静生（如月一夫――筆者注）で、次のように述べている。

「又と得難い良識を喪つた！

麓花嶺兄の死について、何よりも強く感じたのはこの思ひであつたが、これは私一個人の問題ではなく、療養所文芸界にとつてひいては療養所の文化面にとつて、又と得難い良識を喪つた事であった。（略）兄は平常からよく、『――『山櫻』は自分のいのちだ！』と言つてゐた。（略）『本誌の読者は、我々患者の眞情に直接触れたいのである。だからそれに我々は応へねばならぬ！』と言ひ、そのためには今も述べた通り、『山櫻』は自分のいのちだと身心を捧げ盡してゐた（略）」（二八頁より）。

3　『山櫻』誌――一九四一（昭和一六）年

一月号（第二三巻第一号）について

「巻頭言」（約八〇〇字余、以下同様）において麓花嶺はほぼ次のように述べている。

すなわち、「新生命体の誕生と倶に生く」と題して、今年は「皇紀二千六百一年」であり、「新東亜」という「新生命体」の構成員として、「兵」も「農工商」なども「それぞれの立場に於て自からの本文を知り、自己の全生命に火花を散らしてその業と闘ふ」ことが求められており、「それに依つてこの生命体は総ての人類に祝福されつゝ、強く雄々しく無限に成育されて行く」と説き、後半では、「我々の生命こそ、この偉大なる生命体そのものなのだ」という考え方に立脚して、「我々には我々としての立場に於てつくすべき本分がある」と主張する。

そして、句誌『芽生』と『武蔵野短歌』誌を「併呑」するに至った『山櫻』誌は、今後、「本院に於ける全文芸を網羅して文芸綜合誌」であるとともに「本院における唯一無二の言論機関」として「完璧を期し」ていきたいとの決意を表明している。

この「巻頭言」の「日本民族」観・「新東亜」観とそれにもとづく「癩」者観・「癩療養所」観は、林芳信院長「年頭の辞」、石橋伊八主事「新年の覚悟」の各論考と通底しており、国の政策にそって、強固に主張されている。

すなわち、林院長は「我等皇国民」は「建国以来悠久二千六百年、皇統連綿」たる「御皇室を戴《いただ》き（略）大東亜共榮圏の確立へと巨歩を進め」ており、「我帝国」は「東亜指導の盟主」として、「東亜は世界に於ける癩病国」なので「速やかにこれが対策の整備を断行し癩禍の予防治療に萬然《ママ》を期せんことを切望して止まない」と述べている。石橋主事も、「今新しき皇紀二千六百一年を迎へ」て「一般国民と等しく高度国防国家建設の国策に沿つて大政翼賛の大業に邁進すべき」であり、そのためには「院内消費の経済化」や「最高度まで土地の利用を図り、出来得る限りの生産を豊富にし、自給自足の振興」をめざし、「本院の傳統的精神たる相互扶助、質實剛健の理想を高揚」し、「精進せねばならぬ」と説いている。

以後、ここに表明されている「新東亜」・「大東亜共栄圏」の理念や構想、「癩者」としての在り方や「癩」対策・「癩療養所」の課題のとらえ方については、麓は患者であり院（園）の機関誌の編集責任者、林は国立癩療養所所長・院長であり癩医学者、石橋は国立癩療養所の事務当局の主事というそれぞれの立場を反映して一定の相対的差異を有してはいるが三者の基本的な主張は共通しており、しだいにそれは『山櫻』誌の全体的な論調となっていく。

本号の目次を林、石橋の論考を除いて掲げると次の通りである。

「統合に際して　平松百合男（舎長総代）／眞の抒情歌　山下陸奥／新春詩集／短歌森直太郎選、選後評／おらが春／散文について　光岡良二／文学への戀文　風間康之／村便り／受贈深謝／編輯後記」（全四十五頁）。

なお、俳誌『芽生』と短歌誌『武蔵野短歌』を「廃刊し綜合文芸雑誌『山櫻』と合同」したのは「用紙節約の国策に従って」のことであると石橋の論考は説明している。

「編輯後記」も麓が記しており、句誌・短歌誌の本機関誌への合同という「新体制」の「編輯員」として次の六人の所属と氏名を紹介している。

「山櫻出版部・渡辺城山、同・柴田弘司、芽生俳句会・中本梯悟、武蔵野短歌・光岡良二、全生詩話会・河野和人、山櫻創作会・内田静生、無所属・麓花嶺」。

二月号（第二三巻第二号）について

「巻頭言」で麓はかつての「癩文学」提唱の趣旨と意義を述べたうえで、「癩といふ特殊な事実」を「素材」とすることは「本格文学への正しい発展を期せんがための方法」であり「芸術としての我々の文学の出発点であって、目的地ではない」として、「この本格文学を會《ママ》っての『癩文学』に対し、『超癩文学』と呼んゐる」のであり、「今こそ我々が、すべての能力を挙げて宿望の『超癩文学』完成に努力すべき絶好の機会に到達しゐることを感ずる」と「療養所文学」界への抱負を披瀝している。

雑誌の内容は林院長の「癩は幾歳頃から発病するか」、佐藤信重選の詩、森直太郎選の短歌、「武蔵野短歌会」有志の「長塚節鑑賞」、佐藤漾人選の俳句、伊藤秋雄の創作「異端者」のほか「児童作品」（作文）が掲載されている。

三月号（第二三巻第三号）について

「巻頭言」において麓は「日独伊」の「提携」（前年九月二七日の「日独伊三国同盟調印」――筆者注）が起ったのは、「自由を標榜《ひょうぼう》しながら、資本主義の独善によつて、自らの優越を誇り、他を搾取し劣弱化し、その自由を奪ふ結果となつた自由主義、民主主義のこの矛盾」が原因であると論じ、「純粋な、厳正な新体制を世界的にも国内的にも確立せねばならぬことを痛感する」として、「我々療養所生活の機構に於ても、この自覚の上にたつた大家族意識の確立と、組織の強化に依つて癩国策の将来に萬全を期せねばならぬ」と述べている。

誌面は林院長の「癩は何故男子の方に多きか」のほか詩、短歌、俳句の欄は前号と同様であり、そのほか山本尭雨「祖母と猿の国」、光岡良二「ゆきてかへらぬ」、岡田道一「面文楽」などから構成されている。

四月号（第二三巻第四号）について

「巻頭言」で麓は各地の「療養所の二、三割に及ぶ多数のものが眞摯《しんし》に文学への精進をつゞけて」いることを指摘し、「われわれはこのわれわれ療養所における文学の本質を追求することに依つて、自らには療養所文学の意義を再認識すると共に、他方平安朝以来我民族の血に流れてゐる美意識つまり如何なる文化民族にも断じて劣らぬ独特な芸術性を確認することが出来るのではないかと思ふのである」と述べている。

五月号（第二三巻第五号）について

「巻頭言」で麓は「第八回文芸特輯号の企画に際して」と題して、「全国各療養所文芸家」に応募を呼びかけている。

六月号（第二三巻第六号）について

本号では、「巻頭言」で麓は「皇紀二千六百一年の『癩豫防週間』を迎へて」と題して、「我国が盟主となって、東亜共栄圏を確立する」ということは「我民族」が「支配者となるとか優越者となる」ことではなく、「我民族古来の傳統的美風である隣保扶助の理念にたつて、東亜の諸国を打て一丸とした共榮圏を確立」することであるとし、その立場から「療養所文化の向上発展」に「邁進」して「国内は勿論やがて東亜共榮圏内の、癩問題解決への小さな捨石」となることを「この意義深き『豫防週間』を迎へて切実に、祈念する」と述べている。

この麓の「祈念」は、前掲の一月号における林院長の「年頭の辞」の次のような結びの言葉と合致する。

「吾等は癩問題も亦人的資源確保の上より将《まさに》又民族福祉増進の上より高度国防策の一部門たりと信ずる、のみならず東亜共榮圏内に於ける一大問題たるを知るものである」（三頁より）。

目次構成は前号までとほぼ同じである。

七月号（第二三巻第七号）について

「巻頭言」で麓は療養所の国立移管についてとりあげ、その意義を次のように評価している。

「療養所は我々にとつて第二の故郷である。つまり重症者は勿論、僅かな最軽症者を除く総ての療養者にとつてそこは第二の安住地であり、それが一歩でも踏み越えることの出来ない垣にめぐらされた僅か何萬坪かの天地であつても、それこそ癩者にとつては天にも地にも唯一の永住の楽土であり、生命のよりどころでなければならないのである。従つて絶対無二のよりどころであるこの療養所が、絶対最高である国家の直接管理の下に置かれ、庇護《ひご》されてゆくと言ふことは唯それだけで我々としては全く絶大なる心強さであり、希ふところなのである。そして、その願ひは叶へられ、五ヶ所の府県立は国立に移管され、我が『全生病院』は『多磨全生園』と改称されることになつた。これは又救癩界としては画期的躍進であつて、我々も共に心から慶賀して熄《や》まぬ所以《ゆえん》である」。

目次構成は前号までとほぼ同様であるが、「児童欄」が設けられ「四年生の女子」から「青年学校一年」の男子まで計五人の作文が掲載されている。そのほか、前号に引き続き松井秀夜の小説「宿命の子達」が掲載されており、この作品に対して、「編輯後記」で麓は、「同じ宿命のいたみに泣された年若い作者の宿命の子達を見る温かい愛情が読者の胸に通づれば若いこの作者の處女作として成功と言へるでせう」と感想を記している。

八月号（第二三巻第八号）について

本号は「国立移管」特集号で、東京府知事、厚生大臣、警視総監、神奈川県知事、癩予防協会会頭などの多数の「祝辞」のほかの目次構成は前号迄とほぼ同じである。

九月号（第二三巻第九号）について

「巻頭言」で麓は「療養所文化と言ふこと」と題して、〈国家的見地〉と〈療養者の見地〉から論じている。すなわち、前者については「日本人の日本のすべてを、東洋人の東洋を、全人類の世界の隅のすみまで一切悉《ことごと》くのものにその所を得せしめ、生きる意義と存在価値を十二分に発揮せしめ、共に生き、共に榮へるべく理念を与へると言ふこと」であり、つまるところ「皇道精神の実践的遂行」に帰する。後者については「皇道主義の具像である家族制に則り、上意の傳達者である園長先生を我が一大家族の慈父と仰ぎ職員以下も療養者も一体となり、兄たり弟たり姉たり妹たるの自覚と信念の下にそれぞれの立場で全身全霊をつくす、それが国家の一細胞としての最善であり、その精神こそ正しい文化理念であり、それを推進せんとする態度そのまゝが療養所文カの象なのである」とされる。

この号には、「昭和十五年度一路賞」の受賞者として鈴木庫治とその短歌が紹介されている。次にその短歌一〇首と添えられている著者の紹介と批評を引用する。

「作品の一部　鈴木庫治

・日をつぎて見えずなりゆく眼先に掌を反し見て幾度ならむ
・いづべにか落ちてゐるべきわが影も見えなくなりて盲ひ深まる
・盲ふれば盲ひの友の多く来てあきらめやすき慰めをいふ
・秋の野はしんしんとして暖かし付添ふ友の聲に驚く
・重病舎に移されてゆくわが車音のきしむは雪が残れる
・身の自由失ひ果てゝ苦しめばもの言ひかねて人ゆきにけり
・夜を幾度いをいねずして考へし生命たしかに今朝生きてをり
・幾人の盲に問ひて目の手術せんとおもへど期待しがたし
・散り急ぐ櫻の花を窓あけて言ふゆゑ對きぬ盲ながらに
・盲ひたる眼のなほもたどけなき痛みて春の深みゆくらし」

「作者は全生病院にあつて業病と苦闘することすでに二十年。数年前からは両眼を犯されて殆ど失明した。その中にあつて努力作歌をつゞけ、心を潜めて眞実を追求し、表現の微細に刻苦し、多くの秀れた作品を発表した。さうしてその境遇から来る題材のよさに少しも甘へてゐない點を認めなくてはならぬ。恐らく現在の癩短歌の最上位に置かれてよいものであらうと信ずる」（無署名――筆者注）。

なお、『一路《いちろ》』は三〇（昭和五）年一〇月、山下陸奥《やましたむつお》（一八九五（明治二八）年〜一九六七（昭和四二）年）により創刊された歌壇有数の結社雑誌。『一路』という誌名が山下が師事した木下利玄の歌集名にちなんでいるように、その歌風は「方法においては近代写実主義を基盤とし、理念としては『白樺』的な精神と審美眼に支えられ、明晰・澄明な表現を旨とする」◆8。山下陸奥の戦前の歌集には『春』（竹柏会、三一（昭和六）年）、『霊鳥』（一路会、三七（昭和一二）年）、『平雪』（四四（昭和一九）年）、同じく評論集には『短歌の表現と技巧』（人文書院、三八・昭和一三年）、『短歌の探究』（人文書院、四一（昭和一六）年）がある。

一〇月号（第二三巻第一〇号）について

本号は「第八回文芸特輯号」。

佐藤信重選による「詩」部門の入選は、「一等　癩院高唱　朝倉豊二（鹿児島）／二等　達磨　宮原貞雄（身延）／三等　竹林にて　伊東秋雄（東京）／佳作　五名」。

森直太郎選による「短歌」部門の入選は、「一等　中園裕（鹿児島）／二等　直井勉（東京）／三等　鈴木一郎（身延）／佳作　五名」。

佐藤漾人選による「俳句」部門は、「一等　小澤曲水（東京）／二等　佃いづを（東京）／三等　中本梯悟（東京）／佳作　五名」。

豊島與志雄選による「創作」部門は、「むじな　光岡良二（東京）／風と花　松井秀夜（東京）／痴情　麓花嶺（東京）」。

ここではいくつかの部門の作品と選者の「選後感」を重点的に紹介する。

まず、「詩」部門の「一等　癩院高唱」について記す。「（一）細胞」、「（二）土」、「（三）祈念」からなる長い詩である。（一）のみを転載し、選者の「選後感」を付記する。

「（一）細胞

ここもまた世紀の　巨面を動く
ひとつの細胞であるか

民族の　血と
祖国の汚斑《しみ》を
この宿命の域に　浄別《きよ》め

けふも　はげしき胎動の
歴史の気流を
まともに浴びる

この肉膚《ししはだ》に民族の……巨體の
脈博を　徹し

この胸壁に　征野に贖ふ
血を描き

この瞳目に　檣塔《しやうとう》の翩旗をたゝえ
あゝ　われら

光榮ある民族の中の
……あはれ　病葉なれども
……癩院の　生命なれども

こゝもまた　世紀の巨面を動く
ひとつの細胞であるか。」
「選後感　佐藤信重
愛国の焔と化した国民の魂が、最も逡巡し勝なインテリの上に最先に華いてゐる！　さうした感じを受け乍ら私はこの選をした。優れた作が多く、各療養所からの投稿も多く、第一次第二次と選を経て第三次で十八篇をとつた。選外を十篇にする豫定が五篇位で、佳作五篇のところに十篇も並んでしまつた。これを半減するのに苦るしんだ。
癩院高唱（朝倉君）は三部作で各篇共寸分の緩みなく作者の気魄が全篇を躍動させてゐる。総てを認識してそれを擧揚してゐる處、朝倉君の熱情と詩情との渾然とした融和をみる。病院の人々の一読深く銘ずべきものが多い」。
次に森山直太郎選による「短歌」部門だが、一等が同じ「鹿児島」（星塚敬愛園）なので、二等の東京（多磨全生園）の作品と批評を引用する。

「一等　（東京）直井　勉
昨夜《よべ》の雨したたか庭を流れたり白きダリアの汚れてうな伏す
あら草ののび根づよくし乾く徑晝顔の花の小さきあかし」
「選後評　森直太郎
○漸く秋風立つこの頃、特別号だといふので、今月はさすがに粒の揃つた作品が多かつた。力といふのではないが、精進の跡の見える作が多く、山櫻歌人の全般にこの頃一際進度の窺へるのは愉快だ。さらに張切つた精神と眞面目な生活態度の徹底さへあれば一層踏み上げて行く事が出来よう。（略）
○直井君、心情を所々気持よく緊縮して局部的に強い心と鋭い感覚の閃きを見せてゐて、粗々しくや、稚拙と思はれる表現の中に、野趣のすぐれたものがあり、虚飾のない眞情の見えるものであつた」。
さらに佐藤漾人選による「俳句」部門の一等の「東京」（多磨全生園）の小澤曲水の四句を掲げる。

「一等　（東京）小澤曲水
・とりとめし命しづかに盆の月
・生涯を隠れ住む身や走馬燈
・蚊遣して牛の御産を待ちにけり
・夏の朝大きな牝牛生れけり」

最後に、豊島與志雄選による「創作」の入選者は一等から三等までと佳作の五人とも「東京」（多磨全生園）であるので、まず総論的な「選者の言葉」を抄記し、次いで、一等の〈小説〉にたいする批評の全文を引用する。

「選者の言葉　豊島與志雄

私の手許に届けられた作品は、三十篇ありました。この中から一篇を選び出すことについて、私ははたと、當惑に似た逡巡の情を覚えました。これらの作品はみな――みなとは云ひきれないかも知れないが、敢てみなと云ひたいほど――不自由な境涯のなかで苦労して書かれたもの、のやうに私の目に映じたのです。そして出来ることならすべて當選作としたい思ひがしました。これは単なる感傷ではなく、生活からにじみ出したものとして文学を観る時の、素朴な感懐なのです。（略）

文学に最も必要な情熱も、創作に當つては、この形象の把握のなかにあるべきもので、なほ云へば、この形象に対する思念の燃焼のなかにあるべきです。茲ではもう情熱は、私情的な喜怒哀楽や好悪から昇華して、万人の所有になるべき性質を持つのです。（略）

『むじな』（光岡良二）は、よくまとまつてそしてくつきりと浮彫になつてる作品です。作者はこれをらくに取扱つてゐるやうですが、然しそれは、こゝに書かれてる以上のことを作者が考へまた観てるからだと思はれます。ところで主人公の少年が療養所にはいつてからの生活について、作者はなにか思索しあぐむものに突當つたやうですが、それを切りすてゝしまつたのは、この作品の主題上やむを得ぬことだつたでせうし、作家的良心の事柄でもあつたのでせうけれども、それを突破する努力に於て、多少足りないところがあつたやうです。こゝに、なかなか困難な重要な問題があります」（六八～六九頁より）。

一一月号（第二三巻第一一号）について

「巻頭言」で麓は「恵の日を迎えて」と題して、前半では「世界全人類が有史以来未曽有の人類的苦難」に直面していることと、その原因が「自由放縦と独善をほしいまゝにした近代文化の欠陥」にあることを指摘し、後半では次のように述べている。

「我が聖戦の敵性は必ずしも民主主義国家群のみではない。我が国内自体の中に舊休制を固守するものはないであらうか、もつと手近な我々療養所の中に、自己自体の内に物質文化に禍ひされた個人主義はないか、自分だけがよくなり、勝手気儘に振舞ふとする敵性は潜んでゐないであらうか。我々はこゝに、皇太后陛下の限りなき御恵の記念日を迎へて時局への感新たに想ひ深きものがある」。

「詩」欄には「鹿児島」（星塚敬愛園）の水木京太郎の「癩」のため出征せず療養所に入所している者の思いを表現した「静謐《ひつ》」と題する作品が選ばれ掲載されている。三連からなる詩であるが、第二連を転載し、選者の批評を紹介したい。日中戦争が拡大・長期化し、太平洋戦争が勃発しようとしている時期に男性療養者がどのような心境にあったかを示す作品の一つであり、この選者の詩を評価する基本的な態度も窺えるように思うからである。

「静　謐《ひつ》」　鹿児島　水木京太郎

（略）

私は戦争に征かず
癩に罹つたことを寂しく思ふ
青い空を、山を、丘を仰ぎ
ふと十万坪の世界を思惟《おもひ》ながら歩いた
だが私の心は静謐だった

私は人類浄化の新しい夢を持つてゐるから

(略)」

「選後評　佐藤　信重

水木君の『靜ヒツ』には技巧的に、(といふのは表現法の上で)物足りない點もあるが、全篇にしみわたつてゐる作者のこころが、時代を生きる態度を如實に示している」(二一頁より)。

なお、「編輯後記」で麓は、「文芸欄は紙の統制で厳選になりました。これにめげづに御精進ください」と記している。

一二月号(第二三巻第一二号)について

「巻頭言」で麓は、「皇紀二千六百一年を送る」と題して、次のように述べている。

「御稜威《みいつ》の下、限りなき民族の希望と、輝やかしい皇国の隆盛を約束して、新世紀第一年は、新秩序による世界恒久の平和樹立の一翼としての、大東亜共榮圏確立のはげしい慌だしい、神ながらの聖なる戦の内に、いよいよ大きな決戦の覚悟が叫ばれつつ暮れんとしてゐる。

決戦!　国家の総力戦に於ける決戦は、国家の総てを擧げて老も若きも、男も女も強いものも弱いものも、健康なものは勿論たとへ病人であつても、各々その持場立場に於て戦場に於ける我が皇軍將士の心を心とし、全生命をかけて死闘することなのである。(略)

斯くして我々は、療養者ではあるがさうした意味に於て我々には、我々として務めあることは自ら明らかである。あらゆる不自由と病苦とを忍び、只管《ひたすら》皇国の弥榮念じつつ瞑目した友があり、又戦線にある息子の名を呼び励ましつゞけて死んだ癩盲の痛ましい姿もあり、数へたてれば限りがない。そしてそれらの一つひとつが皆小さい乍ら光輝ある日本の明日の榮えへの捨石であり、それら捨石がよつて、凝つて新東亜建設への堅き礎となるのである（略）」。

林院長が「第十五回癩学会所感」を寄稿し、そのなかで、「今学会で学会としては兎も角として一般世間の注目を引いたのは体質問題であった。（略）今回問題となつたのは京都大学の小笠原博士が癩の傳染といふことを比較的軽く考へ寧ろ體質と云ふことに重きを置かれて居た處にあるやうであるが、之は何處までも癩は傳染によつて起るものであり、この傳染なり発病に各個人の有する體質が如何程関係するか、換言すれば、如何なる體質が癩の感染発病と密接な関係を有するかと言ふことでなければならぬ。（略）癩と體質との関係は未だ不明の領域が非常に多いのであるから益々深く愼重に研究せらるべきもので未だ学会の承認せざることを軽々しく世間へ発表することは世間を惑はすもので学者の厳に愼しむべきことであると思ふ」（二一～三頁より）と述べている。しかし、この「所感」の言説は当時の小笠原登のいわゆる〈體質論〉（その学説の本質、実際の臨床、社会的発言の真実）を正しく理解しているとはいえず、したがって形式的な論理として一定の整合性をもって見解を述べてはいるが、それは正当な批判にはなり得ておらず、むしろ〝非難〟に終わっているといえよう。

麓は、亡くなるまで、毎年、『山櫻』の一二月号には『山櫻』誌を中心に他の療養所の機関誌もできるだけ視野に入れて、一年間の文学活動の歩みと特徴を概括する論考を寄稿していた。

この年の一二月号（第二三巻第一二号）においても、「療養所文学の動向――主として山櫻を中心に」と題して、「創作」、「随筆・評論」、「詩」、「短歌」、「俳句」の諸分野について五頁にわたって論及している。麓ならではの貴重な論考である。

まず、冒頭の〈総論〉的な内容について触れよう。

前年はこの欄で、「療養所文学は一方この時代を眞向から正視し、冷静に客観すると共に、他方うちに向つて深く自己を内省し、作品をすると言ふことよりも、自己の人間を作るといふことにより多くの努力が向けられた一年だった」と書いたが、この年も「時局の用語も非常時が超非常時へ、そして臨戦体制から決戦体制へと変つて来ただけに、療養所文学としてもその生活態度の上に、文学意識の上に切實感を深め、深刻味を加へて来たことは明らかであると言へる」と概括している。

そのうえで、「療養所文学全体」を質と量の二つの面に分けてとらえ直してみると、前者の「文学作品として表現」する動きには「熱烈な試みが拂はれた」と評価し得るが、後者の「発表された作品の量」は、「所謂決戦体制の強化に依る用紙の統制その他」により、各療養所では諸雑誌の廃刊や減頁が生じ、縮小してきており、また月刊誌の発行も「非常に不順」になってきていると指摘している。そのため各療養所の雑誌を「充分対照してみられなかったのとこの拙文が『山櫻』の読者を目標にしてゐるため、主として『山櫻』を中心にした」と断っている。

まず、「創作」の分野についての麓の評価をみてみると、次のような重要な指摘と提起がなされている。

「特にこの年に入つてから目立つた『山櫻文芸特輯号』の入選作などは、物軟かい表現の中に内容の適確さを把握しやうとしてゐることが、作者の個々が必ず意識してゐるとゐないとにかゝはらずはつきり認められる。かうした傾向はこのはげしい現實に対して矛盾であり、逆行だと考へられないこともない。けれどもそこにこそ芸術、特に日本芸術の本来の強靭性、持久性があり深みがあり、味はひがあると言ふことになるのではあるまいかと思はれるし、特に療養所における文学とはかうした方向に進んで行くことが最も必然であり、療養所文学がいよいよ本格的になつて来た證査ともみられるのである」。

筆者がここに傍線を施した箇所などは、これまでに紹介してきた麓の「巻頭言」における一連の主張と照合すると、かなり独自性があるように思える。麓自身が「矛盾であり、逆行だと考へられないこともない」と述べているだけに、果たしてこの提起はその後の戦時体制の変化のなかでどこまでつらぬかれていくのか、慎重に論究していく必要があろう。

次いで麓は、「療養所文学」が「本格的になつて来た證査」の具体例として、「山櫻創作会」の発足と活動について次のように述べている。

「さうした意味で昨年末に結成された『山櫻創作会』の活動は既に動かぬ基礎を持つてゐた上に、阿部秀直、邑楽愼一両先生の積極的な指導を得て、一年を通じて療養所創作界を独占した感があり、その中でも光岡良二（厚木叡――筆者注）、如月一夫（内田静生――筆者注）、東條耿一、麓花嶺（古屋吉彦――筆者注）と云つた古顔連が手確く構へてじつくり進んでゐるのに対して林八郎、山岡響、松井秀夜、辻辰磨（別名は田所請二、飯島文雄、小杉敬吉、盾木弘――筆者注）と云つた新進組の素晴らしい活躍が目につき、殊に台湾の『万寿果』、九州の『檜の影』あたりに進出してゐる元気さは大したものである。これに引きかへ他の療養所の創作界は殆ど聲なく、辛じて昔日の俤をしのばせてゐるものに九州系の森田竹次あるのみと云つたところである」。

「随筆・評論」の分野については、麓は次のように述べている。

「用紙の統制が厳しく」なったため、「随筆の方が編輯上にも扱ひいい」ため、「『山櫻』『愛生』『檜の影』『藻汐草』『楓の陰』等各誌ともそれぞれ発表された随筆は創作に比べるとずっと多」い。「評論」は、「各療養所とも療養者のものには殆んど見るべきものはなく（略）少し淋しい憾がないでもない」。しかし、「『山櫻』の文芸特輯号及十二月号の邑楽先生の二篇は遉《さす》がにその文と云ひ識見と云ひ断然光つてゐるし、又同文芸特輯号の豊島與志雄先生の選評はじめ、佐藤信重、森直太郎両先生の月々に亘つての選評は一般に通ずる含蓄豊かな立派な文学評論であり、療養所文学全体と云つて云ひすぎなら、山櫻全文芸の文学理念はそれら名先生に依つて啓発され指導されてゐると言ふことだけは断じても間違ひないであらう」（三〇頁より）と強調している。

「詩」の分野については、麓は「この種目は創作と共に『山櫻』が不動な堅實さをもつて他の療養所を圧へて」おり、それは「選者の佐藤先生」が「十年にもならうとする年月を、當事者以上に深い愛情をもつてこの詩壇に接して『山櫻』を自分のものにすると同時に『山櫻』の人となり切つてゐるその指導ぶり」によるものであると評価している。

「短歌」の分野については、麓は、「今日の療養所短歌の實質は動かぬものとして、一般歌壇の一角に異色ある光つた存在としてしつかりした位置を占めてゐる」と評価し、その論証として『新萬葉集』（三七〔昭和一二〕年一二月から三九〔昭和一四〕年六月までに改造社から全一一巻刊行）に多くの療養歌人の作品が収録されていることなどを挙げ、その理由として『檜の影』誌への土屋文明、斎藤劉、『山櫻』誌への森直太郎、宇津野研、氏屋信などの諸先生の指導の大きいことを指摘している。また、「この一年を通じてみても、永い傳統と現在の條件とに多少でも多く恵まれてゐるだけに『檜の影』と『山櫻』とは動かぬ底力をみせており、『山櫻』の鈴木庫治の『一路賞』獲得はこの年の療養所歌壇の大きな収穫の一つであらう」と評価している。

「俳句」の分野については、麓はまず短歌・俳句という日本のユニークな短詩型文学がとりわけ療養所の入所者たちにとって有する意義について、次のように重要な位置づけをし、さらに注目すべき提言をしている。

「文学が人間の品性を高め、情操を豊かにすると云ふことは云ふまでもないが、特に純粋な日本文学である短歌俳句は我が民族独特の感性にしつくりしてゐるために極めて普及性があり、殊に温かい家庭を離れ凡ゆる階級と環境の異なつた人々が一律に共同雑居して、底知れぬ病の苦痛と闘ひながら生活してゆかなければならない療養所にあつては、それがいかに殺伐に乾き勝ちな生活感情を軟らげ温めつゝあるかは實に想像以上のものがある。で療養所文学の大半以上をしめてゐるこの短詩型文学に対しては、當事者達がもつと自覚的、意識的になると共に、療養所当局としてもつと助長し、いゝ意味で利用して行くことは、療養所文化の問題ばかりでなく明日の行政の上にも、大いに必要な問題であらうと思ふ」（三二一～三二二頁より）。

そして「『俳句救癩』を標榜して本田一杉先生が俳誌『鴨野』を刊行されてゐることは療養所文学の上から敬服すべきこと」であり、「各療養所俳壇は大いに謝」し、「挙って参同すべきだと思ふ」と推奨している。

なお、「『甲田裾』（松丘保養園の機関誌――筆者注）の川柳なども見逃してはならない」と指摘しているのは貴重である。

4 『山櫻』誌――一九四二（昭和一七）年

一月号（第二四巻第一号）から六月号（同巻第六号）まで

前年の四一（昭和一六）年一二月八日、日本は米英との戦争を開始。開戦後、政府は中国との戦争を含め、〈大東亜新秩序〉をつくるための戦争であるとの理由から「大東亜戦争」と呼んだ。

それから最初に発行された『山櫻』誌の一月号（第二四巻第一号）の「巻頭言」で、麓は、「大戦下の新春に寄す」と題し、「大東亜諸民族解放のあけぼのである。（略）米英の飽くなき搾取と、限りなき横暴のシツ梏より、大東亜諸民族を救ひ（略）八紘を宇とするてふ大みやの建国の大理想」を実現するために発せられた「宣戦の大詔」であり、「戦の帰趨は既に明たり白たり」と宣言する。

林園長は「年頭の辞」で、「今次の大東亜戦争は（略）皇威彌々萬邦に照り輝く世界新秩序の建設東亜共榮圏の確立を遂行すべき正義の戦ひである」として「宣戦の大詔」の一節である「億兆一心国家ノ総力ヲ擧ケテ征戦ノ目的ヲ達成スルニ遺算ナカラムコトヲ期セヨ」を引用し、「職を本園に奉ずるもの」は「救癩の目的を達成し健康日本を出現」するため「一層の努力」をし、「患者諸君に於ても各々国土防衛の銃後戦士たると同時に救癩第一線の勇士たるの自覚を以て堅忍自重療養に励み本園事業に協力し相互扶助の實を擧げ療養の目的に遺憾なからんことを期せねばならぬ」と訓示している。

本号の内容は、新たに設けられた「山櫻賞」の受賞作品にあてられている。麓は「編輯後記」で、本賞を設けたことは「文芸特輯号とならんで、療養所文学界に対する最大限の企てであり、奉仕でもある」と記している。

「昭和十六年度『山櫻賞』」は「俳句」「短歌」「詩」「創作」の各分野から二人ずつ計六人が受賞。「詩」の分野の受賞者の一人である松井秀夜の詩の題目は「生命《いのち》躍る日——日・米英の戦端開かれて」で、早くも〈戦争詩〉が、しかも「山櫻賞」受賞作品として登場している。

以後、戦局の推移につれて、『山櫻』誌でも戦争にかかわる言説・詩歌などが増加し、それらの作品の内容・批評も変わっていく。その過程で頻繁に使われる「大東亜共栄圏」・「大東亜戦争」の用語の由来について簡略に触れておくことにする。

四〇（昭和一五）年七月二六日、成立して間もない第二次近衛内閣の閣議決定「基本国策要綱」は、「世界は今や数個の国家群の生成発展を基調とする新たな政治経済文化の創成」に向かっているとの現状認識のもと、対内的には「国防国家」建設、対外的には「八紘を一宇とする肇国《ちょうこく》の大精神に基づき、日満支の強固なる結合を根幹とする大東亜新秩序」建設が国是であるとした。この国策要綱の公表（八月一日）に際しての松岡洋右外相の談話に「大東亜共栄圏」は「大東亜の新秩序」と同義語として初めて用いられた。当初は、帝国主義的な〈勢力圏〉ではなく、ドイツ軍の欧州制覇という背景のなかで、世界が数個の地域ブロック建設に向かう国際的潮流の一局面として一般に理解され地理的範囲は明確ではなかった。しかし、開戦後、日本軍の南方作戦の勝利にともない、「日満支を中心とした仏印、泰、マレー半島、ビルマ、東印度諸島をはじめ西南太平洋諸島、フィリッピン、さらに印度、豪州」がその範囲とされた。そして、その理念は「従来の英米仏蘭の奴隷的搾取から解放し各々その民族をして処を得せしめ、真にわが肇国の精神に基づく道義秩序の建設」と定義された。このような〈大東亜共栄圏〉建設構想の実現をめざして、米・英・中・ソ・英連邦諸国など連合国と戦うこととなった戦争を、政府は中国との戦争を含め「大東亜新秩序」を築くための戦いであるとの理由から、開戦後に「大東亜戦争」と名づけた。

緒戦は、宣戦布告の手交前になされたマレー上陸、真珠湾奇襲やマレー沖海戦（一九四一〈昭和一六〉年一二月一〇日、英二艦撃沈）をはじめとして日本軍が優勢で、四二（昭和一七）年半ばには支配領域が最大になった。しかし、同年六月五日のミッドウェー海戦の敗戦後（四航空母艦を失い戦局の転機となる）、補給線が続かず制空権・制海権維持のための地上基地が不足、一方、連合軍は反攻を開始し、米海軍は中部太平洋から島づたいに北上し、米陸軍はニューギニア、フィリピンから進攻。この間、日本政府は汪兆銘《おうちょうめい》政権や、連合国の植民地だった地域をひきつづき「大東亜共栄圏」と呼んだが、その実態は日本への資源供給地としての位置づけにすぎなかった。同年一一月一日、「大東亜省」を設置したりして、日本は〈東亜解放〉〈共存共栄〉をスローガンに自給自足経済圏の建設を図ったが、経済的混乱、飢餓、民衆の反発などを引き起こした。

二月号（第二四巻第二号）では、「巻頭言」で麓は、「この大東亜戦争を偉大な聖戦たらしむるべく勝ち抜かなければならない、（略）我々は療養者ではある、だが又光榮ある日本民族の一員であることに違ひはない。明日に死を控えた病友の胸にも民族の血は激しくたぎつてゐる。（略）米英的自由主義、個人主義を敵とし、傳統の相互扶助によるあたゝかい明るい療養生活を打ちたてること」が必要であると説く。

次に「短歌」欄の「大東亜戦争」と題する作品の五首中の二首と選者の批評を挙げる。

「大東亜戦争　佃　伊豆雄

・むらぎものすなはち凪の如く消え遂に日米戦闘交ふ

・胸熱く血潮燃えけり渙発の宣戦詔書かしこみ拝せば」
「選後評　森　直太郎
・佃君、実感もあり力もあつて、真情の人に迫るものがある。但しや、焦りの見えるもので、大きい感情に圧倒され、その感情を支配し切れない所のあるのは惜しい」（一五頁より）。
三月号（第二四巻第三号）の「巻頭言」で麓は、「時代を知り、己を知る事に依つて、我々は、小さいながら病弱者としての、立派な眞實な民族への国家への務を知り、自らの生への意識と光とを知ることが出来るのである」と述べる。

四月号（第二四巻第四号）には、この主張に呼応しているような俳句の作品と選者の批評がみられるので引用する。

「雑詠句評　夢香
・夕雲雀たゝかひをへし鍬洗ふ　安朗
我が国は現在大東亜戦争のために国難を堵《ママ》して戦つてゐる。皇軍の将士は生死を顧ることなく、一億国民は各々その職域奉公に全力を奉げて戦はねばならぬ。中七の『たゝかひをへし』という言葉は妥當な表現でこの七字ゆえにこの句に生命があるのである。一日の完全な職域奉公に国民としての義務を果したといふ安堵、その気持がこの句からほのぼのと感ぜられる。夕雲雀を配した否、夕雲雀に対してこの取材が當を得てゐるのである」（一八頁より）。

五月号（第二四巻第五号）の「詩」の欄には辻達磨（田所請二）「空襲の下に」、伊藤秋雄「珠玉飛散――三月六日午后五時眞珠湾特別攻撃隊の発表を聴く」が掲載され、選者の佐藤信重は「選後に」の中で、「『空襲の下に』

と『珠玉飛散』の二篇、ともに生々しい現實を取扱ひ乍ら破綻をみせてゐない。／殊に『空襲の下に』の心構へは立派であると思ふ」と評価している（四～七頁参照）。

なお、「編輯後記」で麓は、本号より「新編輯員」が「出版部の柴田弘司、小林正樹、俳人桂麗人、歌人原田稔、詩人内田静生、作家林八郎」になったと記している。

六月号（第二四巻第六号）では、「巻頭言」で麓は「大東亜戦下に癩予防週間を迎へて」と題して、「省みれば開戦以来僅か半歳にして支那をはじめ、フィリッピン、馬来、東印度、ビルマと大東亜圏内の要所要所の殆ど全部に、赫々たる戦勝の日章旗を飜へした皇軍は、今や濠洲印度、をも稜威の下にうちなびけやうとし」ていると誇るとともに、「我々は今こそこの記念すべき『豫防週間』を迎へて輝かしい日章旗の黒點ともいふべき本邦癩の問題を解決すると共に、大東アの盟主たる矜りにかけても、圏内諸民族を恐るべきこの宿痾より救はねばならぬことを痛切に念願するものである」と述べている。

林園長も、「重ねての御仁慈を拝して」と題して、「先般の所長会議」でも「癩の多き大東亜共榮圏の盟主たる我国の立場よりするもこの内地に於ける救癩施設の徹底は急務中の急務であることが強調せられた」と記している。

「詩」の欄の冒頭に内山静生（内田静生――筆者注）「朝光《あさかげ》」と「苦悩」の二篇が位置づけられている。前者の第一連は次のように謳い出される。

「今朝も赫々と
闇を裂いてひろごり射す朝光のやうに
この癩郷にも
響き渡るラジオの大東亜戦の勝関！

そしてその朝光のなかに一瞬燦として
あゝ　またも幾柱現はれ給ふ
荘厳なる新しき民族の神々――」
「選後評」で佐藤信重は次のように記す。
「春の息吹きが詩の芽を温めてくれる。大東亜戦争の様相が各自の魂に気魄《きはく》をこもらせ力と熱を呼起す、そして銘々が夫々の職域にあつて日本人の誇りを以て邁進してゐる。（略）
『朝光』『苦悩』の二篇、久々に内山君の示してくれた作、しかもその心境はぐんと高いものを凝視してゐる。

より襤褸をまとひ
より空腹に堪ゆる
あゝそれのみ
わづかにも無為の身は……

と療養者としての腸を引出してゐる。自解剖もここ迄突込めば申し分ない。そこから浸み出てくるものは眞実の力である。迫力である。『苦悩』に於て『苦悩はいのちの糧』と喝破したあたり、君の進境を躍如と物語るものがある」（四〜九頁より）。

以上で、四二（昭和一七）年の前半期の「巻頭言」、論説、詩、短歌、俳句などを「大東亜共栄圏」・「大東亜戦争」との関係に焦点をあてて重点的に見てきたが、緒戦の日本の優勢さを反映して全体として〈戦意高揚〉、〈聖戦としての大東亜戦争〉を謳い上げる作品が多い。

七月号（第二四巻第七号）から一二月号（同巻第一二号）まで

七月号の「詩」の欄には冒頭に、光岡良二「戦線に櫻花をおくる」、内山静生「牡丹花」が置かれている。光岡の詩は八連からなる長い作品であり、

「とほくビルマの戦線にある友に
けふ咲きし清らなる櫻一房
便りのひまに封じこむ」

で始まり、

「花便り封ぜむとして
遂にわれ涙落つ
男児《おのこ》とむなしく生れて
大君の醜《しこ》の御楯《みたて》と
立ち得ざる吾や何なる、
そを思ひ胸はては　萬斛《ばんこく》の湍《たぎ》つ瀬となりぬ」

と結ばれている。

「選後評」で、佐藤信重は次のように記す。

「秀れた作品が多かつた。時代と季節とが諸君の全身を競ひ立たせたのであらう。光岡、内山両君の作は兄弟附し難く、何れも詩の力量が満々と溢《あふ》れてゐる。光岡君の作は力作、そして饒舌ならず全篇に氣魄活々と漲《みなぎ》り、格調亦古調を生かして新鮮な感情を躍動させてゐる」（一三～一九頁参照）。

八月号（第二四巻第八号）になると「詩」の欄に、次のように「空襲」を題材にした作品があらわれる。詩の全篇と選者の批評を掲げる。

「癩院警報　　伊藤　私雄

深夜なり
癩院に空襲警報鳴り響き
わが軒下を勢ひよく過ぐる
多くの足音を聴きたり。

そは癩院を護らんとする
特別救護班の足音なり
そは院内警防團員の
地を踏む強き音なり
はたまた己が持場を護らんと
足萎《な》へしもの
盲《めし》ひなるもの
ベツドに呻《う》吟《め》く
病篤き友ら護らんと
駆くる音なり
南より北へ
北より西へ

靴の音
地下足袋の音
ざく　ざくと
走り寄る波の如き足音なりき

吾れもまた
病篤き友等のためと
ひとり外《と》の面《も》に出づれば
晴れ渡る北の夜空に
七星は怒れる如くまたゝき
何處よりか、
——汚れたる紅毛輩《ばら》よ、
　わが国土には、
　一人も入るゝ可からず——
と、叫ぶ聲々
風の如くに走り過ぐるを
聴きたり」

「選後評　佐藤　信重
『病院警報』　伊東君は強い感動を以《もつ》てこの作にぴつたりした格調を與《あた》へてゐる。病友を護る所内の人々の意気、銃後人としての責務を果さんとする姿、さうしたものが敵襲に対して一致協力してゐる様を感動のまゝに詩つてゐる」（一〇〜一一頁参照）。

なお、東京に初の空襲警報が発令されたのはこの四二（昭和一七）年の三月五日、米陸軍機の本土初空襲（東京、名古屋、神戸など）は同じく四月一八日である。「全生常会記録」に「警戒警報発令」の記録が見られるのは同年「三月四日」であり、「空襲警報発令」の記録は翌五日である（詳しくは第10章参照）。

一〇月号（第二四巻第一〇号）は「第九回文芸特輯号」の特集。

「詩」の分野（佐藤信重選）は「一等『御歌』海を渡る日　三井平吉（東京）。二等　旗三唱　南山正夫（沖縄）。三等　養豚場にて　内山静生（東京）。佳作」。「短歌」の分野（森直太郎選）は「一等　佃伊豆雄（東京）。二等　大津哲緒（東京）。三等　長谷稔（身延）。佳作」。「俳句」の分野（柏崎夢香選）は「一等　室木青蝶（東京）。二等　月丘星夜（東京）。三等　朝島銀嶺（東京）。佳作」。「創作」の分野（選者は豊島與志雄）は「一等　徒労　内山静生（東京）。二等　その日　宇木隆一（東京）。三等　猫　辻辰磨（東京）。佳作」。

ここでは、「詩」の分野で「一等」に選ばれた三井平吉（多磨全生園）の「『御歌』海を渡る日」は一〇連、六五行からなる長大な作だが、あえて全篇と選者の批評を掲げよう。

この詩には、『山櫻』誌の四一（昭和一六）年一月号以降、麓の「巻頭言」、林院（園）長の論説がくりかえし主張してきたことと、明日に合致するものがあるからである。すなわち、日本が「盟主」となり、「大東亜共栄圏」を確立するための「大東亜戦争」において、皇恩を受けている日本の癩者たちが「皇民」として「大東亜共栄圏」をも〈浄化〉するために担い、果たすべき責務と誇りを謳いあげていること、そして選者もまたそれを支持し、高く評価している点で注意すべき作品であると考える。「御歌」とは、言うまでもなく、貞明皇后節子が三二（昭和七）年一一月一〇日に、「癩患者を慰めて」と題して詠んだ「つれづれの友となりても慰めよ　行くことかたきわれにかはりて」という歌のことである。

「『御歌』海を渡る日　〔東京〕三井　平吉

支那に百万
佛印に三万
泰国に五万
ビルマに十万
馬來《マレイ》に三千五百
比律賓一万
東印度諸島二万
しかして印度には百万の同胞がいる。

われわれは、いま
この尨大な数字のまへになになにを考へればいいのだ！
なにを祈ればよいのだ！
しかし銃後のもうひとつの戦ひは
われわれがひきうけた。
大東亜三百万の癩者は
おなじ血の

おなじ肉の
おなじ病ひの
俺たちにまかせてもらひたい。

【日章旗が海を渡つてゆけば
それは
『つれづれの』御歌も
海を越えていつたことになるのだ。】

われわれはいま、胸に一万五千の「日の丸」の御旗
をかざして待機してゐる。
もし　命ぜられて　許されて
日本の癩者が海を渡る日が来たら……
一万五千の一割を送らう。

そいつらはなんでもできるぞ。
癩も軽症だぞ。
癩兵もゐるぞ。
農事技手も

教員も
作家も
詩人も
あらゆる部門にわたつてのよりすぐりの日本人ばかりだぞ！

用ひてくれるなら……
送つてくれるなら……
日本の癩者に
南の
北の
海の向ふの癩者を統《す》べさせてくれるなら……
腐つた体のなかにも
本當の日本人がゐることをさとらせてやるぞ。

兵隊が強いだけぢやない。
銃後の備へが完全なばかりではない。
誇るべし、日本には……日本の癩者には……
「御歌」があるのだ。
「御歌」を奉じ

「御歌」の精神を体した
一万五千の使徒たちがゐるのだ。

あゝ！
小さな船に
「日の丸」をおしたてて
日本の癩者が
海を渡る日はさう遠くはあるまい。

ああ、その日！
癩者海を征く日こそ
大東亜三百万のはらからが　東方の太陽を……
「御歌」を……拝する日なのだ！

世界の半数の同胞が
号泣する日だ。
待ちどほしいぞ。
癩者海をゆく日！
「御歌」海を渡る日！」

「選後感想　佐藤　信重
大東亜戦争下初の文芸特輯号だけに私は非常な期待を持つてゐた。そしてそれが裏切られなかつた悦びを味つてゐる。（略）本号の詩欄は、『大東亜戦争完遂詩集』ともいふべき内容をもつてみたされた。（略）一等に選んだ三井君の『御歌海を渡る日』はぐつと光つてゐた。格調の弱々しい部分もあるが一篇の雄大な構想と意気とが読む者をしてぐつと惹附ける。日本の癩者を以て大東亜の癩者を救ふ！　そこに『御歌』が大光明を點じつゝ海を渡る……聖業！　作者はぐんと構へてこの精神を微動だもさせないこの作は療養所間に大きい反響を與《あた》へると思ふ」（一四頁より）。

一二月号（第二四巻第一二号）では、麓が「療養所文学の動向――主として山櫻を中心に」を書いている。まず、〈総評〉として、「この一ヶ年は大東亜戦緒戦の一ヶ年でもあり、時代の烈しい転換と實に電撃的な戦線の発展と、その都度あがる皇軍の大勝の感激とにより、鋭い感覚と冷静な観察力を身上とする文学界」は、「あまりにも烈しい凄じいこの現実に圧倒されて、結局取り立てゝ問題にすべき動きも認められないと云ふところへ、この年の療養所文学の総括的結論は落着くやうである」と述べている。

そして、文学の五つの分野にわたって次のように論評している。

「創作」については、「その時代の世相をよく捉へ、民族意識を表現」するのは「散文文学」のとくに「小説」であり、「本格小説」はほとんどなかったが『山櫻』誌では内山静生だけでなく、辻辰磨（盾木弘――筆者注）、松井秀夜、山岡響も「療養所創作陣に愈々《いよいよ》重きなす」に至っている。

「随筆・評論」は、「『藻汐草』（大島青松園機関誌――筆者注）月々よく随筆や雑文に気の利いた異色ある」のがみられた。

「詩」は「最も早く他の文学に魁けて事変と取り組んで来た」が「大東亜戦争と共にこの年にはいってはじめて本格的な身に沁みた」作品が多くなり、「最も光つた動きを示したものに三井平吉」があると指摘している。

「短歌」は「豊かな抒情を盛れる詩」なので「その時代思潮と真正面から柔軟に取り組んで、少しもたじろがぬ強味」と、「その強味は主観を身上としてゐる」だけに「独りよがりに落ち易い危険性」もあるが、「大東亜戦となつたこの一年間に発表されたものは、門外漢である我々の胸にさへ焼きついて消えぬ作品が少なくなかった」、とくに「『恵楓』（菊池恵楓園機関誌——筆者注）の歌壇は量から云つても質から云つても堂々たる専門歌誌に劣らぬ充実振りを示してゐる」と評価している。

「俳句」は「叙景であり客観であり（略）その逞ましいリアルによつて対象の実体を捉へようとする」ので、「短歌のやうに戦争の血なまぐささをそのまゝ歌つた作品は少ない」が、「今年の歌句には強い意志的なものがぐつと盛りあがつてきたのが感じられ、療養所俳壇も『鴨野』（本田一杉主宰——筆者注）を中心に、各所共じり押しに進んでゐるやうで」あると述べている（二二五～二二九頁より）。

ところで、前掲の三井平吉による「『御歌』海を渡る日」にたいして選者の佐藤信重が「この作は療養所間に大きい反響を與へると思ふ」と評したとおり、この長篇詩は、早速、楓十字会（四一〔昭和一六〕年一月、日本MTLを改称）の機関誌『楓の蔭』第一三九号（四二年一一月）の巻頭に転載された。

また、星塚敬愛園の在園患者である南幸男は『愛生』第一三巻第三号（四三年三月）に「南方癩に処する我等病者の心構へ」と題して寄稿し、「嗚呼《ああ》！　彼の日、南方救癩の熱意と信念に燃えた開拓挺身隊を満載した癩輸送船が、御歌をかゝげて世紀の海を！　堂々と渡る栄光のその日は決して痴人の夢ではなく、現実に然《しか》も近き将来に必ず来るべき光栄の日である」と熱烈な賛同の意思を表明し、その実現のための具体策を五点にわたって提示した。

このように、日本のハンセン病患者が「大東亜共栄圏」に進出し、皇室の恩恵をあまねく伝え、現地の患者たちの隔離に寄与せんとする〈救癩挺身隊〉の理念や計画は、「癩療養所」入所者のたんなる詩的発想や私的な構想にとどまるものではない。それは、国や「癩療養所」関係者たちが皇室の〈慈恵〉と一体化して推し進めてきた〈日本型強制収容絶対隔離癩者撲滅政策〉を「大東亜共栄圏」にまで拡大していこうとする動向と軌を一にする擬似自主的な翼賛の意志表示といえよう。

そのことは、当時の「救癩挺身隊」構想にかかわる松丘保養園の医務課長内田守、長島愛生園の医官早田皓や事務官宮川量《はかる》、貴族院議員下村宏（海南）などの言説と行動にたいする、藤野豊による分析と考察からも明らかである。[9] とくに、宮川量による満蒙開拓青少年義勇軍訓練所（通称「内原訓練所」）を視察しての「復命書」（「内原精神」による愛生園の職員の訓練と「青少年の教育」は、「本園の将来に於て重要なるのみならず東亜の癩の戡定《かんてい》（敵に勝って乱を平定すること――筆者注）に於ても必ずや一投を果すものたることを疑はず」と記している）についての藤野による検討と位置づけは貴重である。

結局、「救癩挺身隊」は戦局が悪化するなかで実現しなかった。しかし、「癩療養所」入所患者をも巻き込んで打ち出された「救癩挺身隊」構想は、「差別と隔離のなかで国家の役に立ちたいと焦燥するハンセン病患者の平等への希求を戦争に動員する計画であった」[10]という意味で重大な問題をはらんでいる。

なお、太平洋戦争下の『山櫻』誌において、出版部主任である麓花嶺が「巻頭言」で毎号のように説いた「新東亜」・「大東亜共栄圏」の意義や院（園）長林芳信が主張した「東亜指導の盟主」としての日本の「癩禍」対策の主張、および「大東亜共栄圏」建設事業の一環として「療養所」入所者たちが謳った「救癩挺身隊」の理念は、「大日本帝国軍隊」がその「共栄圏」であるはずの「南洋群島」において、ハンセン病患者への偏見・差別による〈日本軍への感染の恐れ〉から、島民のなかのハンセン病患者を集団虐殺した事実とも関連づけながら、あらためて、より厳しくとらえ直していかなければならないと考える。日本軍占領下のナウル島における患者虐殺についいては、①岡村徹「ナウル島からの手紙」(『菊池野』第六三六号、二〇〇八年六月)、②林博史「ナウルでのハンセン病患者の集団虐殺事件(上)、(下)」(『季刊戦争責任研究』第64号、二〇〇九年夏季号、第65号、二〇〇九年秋季号)、③藤野豊著『戦争とハンセン病』(吉川弘文館、二〇一〇年)所収の「『南洋群島』での虐殺」一六七〜一八六頁を参照。なお、戦前の日本政府による「南洋群島」のハンセン病政策に関しては、藤野豊「日本の委任統治下『南洋群島』のハンセン病政策」(『思想』第一〇一二号、二〇〇八年八月)を参照。天皇制国家である日本の「帝国軍隊」の本質的な性格の一端については、清水寛編著『日本帝国陸軍と精神障害兵士』(不二出版、二〇〇六年)、および清水寛「戦傷精神障害兵員の戦中・戦後」(『季論21』第二九号・夏号、二〇一五年七月)をお読み下されば幸いである。

5 『山櫻』誌——一九四三(昭和一八)年

昭和一七年度「山櫻賞」について

受賞者の文学の分野と氏名を記す。

「俳句　桂　麗人　　短歌　大津哲雄
　　　　堀　保吉　　　　　佃　伊豆雄
詩　　　三井平吉　　創作　内山静生
　　　　伊藤秋雄　　　　　辻　辰磨」

俳句と短歌から、それぞれ三つの句と短歌を引用する。

「春　着　　　　　　桂　麗人

・送り来し春着一枚母の情

・こまごまと春着に添へて母の文

・送り来し春着に療の娘等集ひ」

「冬の日　　　　　　堀　保吉

・冬の日の骨の髄まで浸み徹り

・もの枯るゝ神仏これをみそなはす

・冬日燦生を生きゆくうれしさに」

「薄明身辺抄　　　　　　大津哲緒

・屋庇の燕の聲もきかず秋霖さむき日の暮れむとす

・夕寒き障子に染みて庭先の枯菊を焚く炎あがれり

・菊焚きし匂ひ残れる朝庭に練石鹸を吾はとかしぬ」

「療養雑歌　　　　　　佃　伊豆雄

・かにかくに病ひ養ひ今日に生きてソロモン海戦の大戦果聞く

・眉あげて征く日なき身や友が天翔ける翼頼みて祈る

・闘病に果つべき命惜しみなく自爆し散らば清しくあらむ」

（『山櫻』第二五巻第一号、昭和一八年一月、三五～三九頁より）

「文芸特輯号」について

一〇月号（第二五巻第一〇号、昭和一八年一〇月）は恒例の「文芸特輯号」である。受賞者の氏名などを掲げる。

「詩（佐藤信重選）

一等　雲の幻想　松井秀夜

二等『おねがひします鉄砲を』　三井平吉

三等　青春　南風原　健

佳作（略）

短歌（山下陸奥選）

天　（愛生）沖島紅南

地　（多磨）峠下辰己

人　（光明）山田法水

佳作（略）

俳句（柏崎夢香選）

壹等　（全生園）林棲山

貳等　（全生園）櫻井朝子

參等　（全生園）平子盤水

佳作（略）

創作（阿部知二選）

一等　『實習地』（邑久）瀬田洋
二等　『離籍』（多磨）内山康郎
三等　『静かなる情熱――癩院通信』（長島）森田竹次
　佳作（略）」

ここでは、とくに、「創作」の選者の阿部知二の「選後の感想」が重要な意味を含んでいるように思われるので抄記する。

「選後の感想　阿部知二
　二十二の作品を読む機会をはしなくも與へられたことを感謝する。ちかごろこのやうに心を強く打たれたことは珍しかつたからである。こゝには沈潜した眞摯な文学の精神が静かに育ちつつある。（略）大戦争は諸氏の魂をゆすぶり、多くの作品は直接にまた間接に、いかにして『み民』として生きその分を果すかといふことを、ひたむきに探り求めようとして居る。さて、ともすればその『何を爲すか』『何が出来るか』のきびしい問は、おのれに帰つて來るとき痛ましい疑念になつてゐる場合も見える。しかし敢《あ》へていはせてもらふならば、只今の日本そして勿論《もちろん》この後ながくの日本に、もつとも貴重な一つのものがあり、それは、苦みの底から湧き出してくる沈痛で清潔で堅牢な精神力であるといふことを、心ある者ならば誰しも認めるであらうが、諸氏の魂の生活の中にそれが求めつづけられ守りつづけられてゐると私は感じたのだ。これが日本の眞の傳統力となるのである。闇夜の嵐の中に、たとへささやかでもいいから、この灯を滅びぬやうにともしつづけ、やがて大きな精神の氾濫《はんらん》への源泉となるといふ覚悟と希望と信念とを有つていただき度《た》い。私たちはそれを尊い仕事として見守るであらう」。
以下、「一等」から「三等」までの作品について、心をこめて感想・批評を述べているほか、「佳作」の五篇

（①林八郎「南へ」、②南風原健「ざんげ像」、③田所靖二「よみがへるもの」、④山岡響「少年と」、⑤村瀬哲二郎「枯原」。いずれも所属は多磨全生園）にたいしても懇切な感想・助言を記している。

『倶会一処』は「第三章　飢えと戦争――一九四一年（昭和十六年）～一九五五年（昭和三十年）」の「9『山櫻』休刊、そして敗戦」のなかで、この阿部知二の「選後の感想」の先に抄記した文とほぼ同じ箇所を抄記し、次のように貴重な示唆をしている。

「このとき阿部が言いたかったことが、読んだ者たちに十分伝わったかどうかわからない。しかしいま読むと、この時彼は日本の敗戦とその先に来る未来を、しかと見据えていたと思われる」[11]と。

この年度の『山櫻』編輯員は、麓花嶺（編輯顧問）、柴田弘司（出版部）、小林正平（同上）、原田稔（短歌）、桂麗人（俳句）、未定（詩、創作）となっている（第二五巻第四号、昭和一八年四月号の「編輯後記」より）。

「本年度癩療養所文学の動向」について

麓が四三（昭和一八）年五月二日に亡くなったので、第二五巻第一二号（四三〈昭和一八〉年一二月発行）では、各編輯員が担当分野ごとに執筆している。

「創作」では、『山櫻』誌の「文芸特輯号」での阿部知二の「選後の感想」への共感を記し、「『なすべきなにものか』に達すべく道を求めて歩きだしたといふのが、本年度の創作のきはだつた動向だつたと考へられる」と述べている。八誌ある療養所機関誌のうち創作を発表しているのは「山櫻、愛生、楓、恵楓、藻汐草、万寿果」で、「『星光』（星塚敬愛園慰安会発行の月刊の機関誌――筆者注）では秀抜な随筆をみせていただけた」と書き留めている。執筆者は林八郎。

「詩」については、「聖戦が始まつてから、詩が盛んになり出した。自ら凝つた眞心の叫びが、愛国の詩情となって溢れ出したのだが、毎日のやうに耳にする、愛国詩朗読の中には、所謂演説調、新聞切抜調と言ふものが多く、心から感激を催すと言ふものは僅かだつた」と批判し、やはり阿部知二の「選後の感想」のなかの「それは、苦しみの底から湧き出してくる沈痛で清潔で堅牢な精神力」の一節を引用し、「この精神力こそは、療養詩人の高らかな詩の叫びの深處に根づき、保持されるものでなくてはならない」と記し、例えば「『暖流』（山櫻三月号）のやうに詩《うた》へる我々のいのちをも有難く厳しく思ふのだ」と述べている。そこで、その詩を引用する。

「暖流　　伊藤秋雄

ひとりはひとりの苦痛が
幾らかでも
小康《やす》らぐやうにと　つとめ
病み衰へたひとりは
冷えるから　もう帰つてもいゝと
ひとりを気遣ふ

ふたりの心とこゝろが
とたんに　ばつたり　衝きあたり
美しい濤《なみ》しぶきとなつて
くづれ
そのまゝ暖流に乗つて

冬の海を流れて行った◆[12]」

そして、「総じて観れば、『愛生』『楓』『藻汐草』の中堅詩人の動きは力強いもの」があると指摘している。執筆者は辻辰磨。

「短歌」については、「戦局の様相は加速度的に深刻化」を加え、「今日の時代意識と従来の既成的歌壇意識とのギヤツプ」も「深刻な溝」と「意識」され、「それぞれの立場に「問題と苦悩を投げかけてゐる」ととらえ、「今の時代の作家的良心とか態度とか謂はれるものは、此の苦悩に體當《たいあた》りしてゆくことより他には無い」と提起している。そして、「印象に残つている作者名」として、「『山櫻』山岡響、浅野俊雄、佃伊豆雄氏。『恵楓』伊藤保、村上多一郎、荒谷哲六、櫻戸丈司氏等。『愛生』山口義郎、古谷弘氏等」を挙げ、「身延の鷹取短歌會の人達の地味ではあるが温健着実なる歌風をもつて勉強されてゐるのは好感のもてる所である」と述べている。執筆者は直木勁。

「俳句」については、「今迄の様に、病ひのつれづれに俳句を学んで、病ひを養つてゐた病者も昔の精神を一掃」し、「文芸報国の精神を強調せねばならぬと思ふ」と記したうえで、「山櫻俳壇の一年を顧り見」ると、「新進気鋭の堀保吉、吉田みのるなどの心境作品、続いて鈴木綾瀬、岩間掬水、女流作家には、櫻井朝子、西川靖子また老練の鈴木鈴蘭、島田雄生、量雨江、平良一洋、豊原葦男諸氏、の本年の活躍振りは目覚しいものがある」と評価している。執筆者は桂麗人。

6 『山櫻』誌――一九四四（昭和一九）年

「昭和一八年度『山櫻賞』受賞」について

「俳句（未定）／。短歌　浅野俊雄、山岡響。／詩　南風原健、辻達磨。／創作　林八郎、田所靖二（辻辰磨――筆者注）」（受賞作品と選者の批評、受賞記については、『山櫻』誌、第二六巻第一号、四四（昭和一九）年一月発行、一〇～一二四頁参照）。

『山櫻』休刊号について

第二六巻第七号、四四（昭和一九）年七月発行をもって、多磨全生園の機関誌『山櫻』は、敗戦の翌年の四六（昭和二一）年四月号（第二七巻第四号）が復刊するまで休刊するに至った。休刊の経緯は、すでに本章第一節において記した。

巻末に五頁にわたって編輯員が〈休刊の辞〉にそれぞれの思いを綴っている。

「山櫻創作会」の林八郎は、「誌齢二十有余をかさねる『山櫻』がなくなるのはかなしい。とくに散文のほうでは現在のところ本誌を失つては他に作品発表の余白はあたへられまい」と慨嘆している。

「俳句会」の桂麗人は、「山櫻も休刊し発表機関誌は無くとも芽生俳壇は決して俳道の歩みは緩めません。日本文学発展の爲俳句と益々闘ひ抜く覚悟で御座居ます」と決意を披瀝《ひれき》している。

「短歌会」の木谷花夫は、「短歌こそ我等に与へられた天職である。今回山櫻の休刊に遇ひ、山櫻歌壇を失ふといへど、尚武蔵野短歌会はその存在を動じない。（略）我等の精神を高めることは、それが我等の生活を向上させることであり、国家の大政へ翼賛し奉ることである」と述べている。

「詩話会」の代表であった辻辰磨は、「偉大なる国家の歴史と言ふものは、その時代々々に於ける個人の犠牲の表現である」「詩は自己犠牲の表現である。自己の魂の燃焼である。この祖国の興亡の秋に於て、われわ〱《ママ》のギセイが、熱血の詩魂となつて発露されぬで、何時の日にわれわれの生命の輝く時があるであらうか。（略）希《ねがわ》くば、全国の療養詩人よ、起て。今こそ起て。小なる詩句にとらはれず、微なる一療養所の詩風にか丶わらず、われらは皇国の詩人なる信念の下に、起て」と呼びかける（同号、一九〜二三頁参照）。

『倶会一処』はこれらの〈休刊にあたって〉の「短文」について、「強いられた休刊であり、残念の思いがどの文にも言外にこめられている」（同書、一五四頁）と評している。

本章の結びに代えて――荒井裕樹著『隔離の文学』（二〇一一年）に学ぶ

以上で、太平洋戦争が勃発する直前の時期から敗戦のほぼ一年前までの時期の全生病院・多磨全生園における文学活動について、主に戦争とそれに関連する言説に焦点をあてて、機関誌『山櫻』を通してたどってきた。『倶会一処』（一九七九年）の「第三章　飢えと戦争」の「9『山櫻』休刊、そして敗戦」には次のような記述がみられる。

「戦争に一ばん熱くかかわっているのは詩である。聖戦を信じ、皇軍讃歌を、日本の栄光をうたっている。それらのせい一ぱいの表現の氾濫を読むのは痛ましい。一編だけでもぬこうとしたがついに諦めた。かわりに佐藤信重（『山櫻』の「詩」欄の選者。鉱山技師であったらしく朝鮮の鉱山に職をもち、送られてくる詩稿をみて選出・批評をしたという――筆者注）が朝鮮から送ってきている詩一編をぬく。『山櫻』一八年一月号に載っている。／『言霊の道彦　佐藤信重』◆13（終日労働した体を「国語講習会」に運んでいる朝鮮の農民たちに、自らも終日の労務を終えて講師として教える生活と心境を綴った詩――筆者注。作品は省略）」。

では、全生園在園者たちが『山櫻』誌に発表したいわゆる〈戦争詩〉をどのようにとらえればよいか。荒井裕樹著『隔離の文学――ハンセン病療養所の自己表現史』の、とくに「第七章　ハンセン病患者の戦争詩（前編）――近くて遠い詔勅」、「第八章　ハンセン病患者の戦争詩（後編）――隔離の中の〈大東亜〉」は多くの貴重な示唆を与えてくれる。

第七章では、まず同章の目的が『山櫻』誌を中心に、アジア・太平洋戦争の開戦への反応が誌面に登場する一九四二年新年号から、物資統制令によって休刊となる一九四四年七月号までに発表された文学作品を対象として、「戦時期に最も苛酷な生活を強いられ、最も厳格に周縁化された人々の　事例」であるハンセン病患者たちが「〈聖戦〉と信じさせられ、それへの貢献こそが全ての価値の源泉とさえなった〈大東亜戦争〉において、自明の義務とされていた国家奉仕への途を閉ざされていた」なかで「いかに自己の生を認識したのか」を論じることにあることが示される。◆14

次いで、開戦時の文芸誌の誌面はどのジャンルでも「開戦の感激を綴った表現が溢れている」が、それらは①「新生感ともいうべき感動の発露」、②「〈聖戦〉によって新しい歴史を建設するという使命感」、③「国民・民族という共同体意識の異様なまでの高揚」において共通していること、それらを生じさせた「決定的な要因」として「昭和天皇の開戦の詔勅」を挙げることができることを、当時の作家など「各分野における第一線の『文化人』」などの言動から明らかにし、「戦時下の文学は、それまで日本の近代文学が築き上げてきた〈個〉という城壁を、公に向けて解き放ったという点に、その最大の特徴があったと言ってよいだろう」◆15と指摘している。

こうして、「当時、一般の文学作品が概して共同体内に響く『同音《ユニゾン》』の合唱であったとすれば、ハンセン病患者たちが残した文学作品は、それとは微妙に距離を置いている。それらは概して、〈公〉へと同化することを希求しながら、〈私〉の領域に隔離された悲痛なモノローグであったと言えるだろう」[16]ととらえている。

そして、『山櫻』誌の前述の期間に掲載された患者の文学作品の戦争を主題とした作品にはおおむね七つの「要素」が描かれていることを明らかにし、それらのうちハンセン病患者に「特有」なものは何かを指摘している。

すなわち、「①皇国神話の賞揚、②国民や民族など共同体意識の高揚、③戦闘場面や兵士（戦死者）への賛美、④大東亜共栄圏建設のための〈聖戦〉意識、⑤戦えず働けないことへの引け目と罪責感、⑥国民という共同体からの疎外感、⑦戦地への憧れ。／このうち①～④までは、一般の戦争詩などにも共通してみられる要素であろう。ハンセン病患者に特有なのは⑤～⑦であると思われる。特に⑥の要素は②と複雑に交じり合い、特異な様相を示す」[17]と述べている。その例証として、麓冷花の巻頭言「大戦下の新春に寄す」（『山櫻』第二四巻第一号、昭和一七年一月）、辻辰磨の詩「日本の詩は」（『山櫻』第二五巻第二号、昭和一八年二月）を挙げて考察している。[18]

第八章では、第七章で提起したハンセン病患者の戦争詩の性格・特質を『山櫻』誌に発表されたさらに多くの詩や論考を対象として、より多角的な視点から論及し、幾つもの重要な問題提起を試みている。

例えば、「一、『真珠湾』への夢」においては、松井秀夜「生命《いのち》躍る日——日・米英の戦端開かれて」（『山櫻』第二四巻第一号、昭和一七年一月）、同「感激の譜」（『山櫻』第二四巻第二号、同年二月）を対象にして、「隔離政策は民族の〈血〉の高潔さを保持するための〈祖国浄化〉〈民族浄化〉として位置付けられ（略）、長らく患者たちは〈日本〉〈民族〉〈祖国〉といった共同体への帰属意識を剝奪されてきた」が、「開戦と共に出現した共同体意識の異様な高揚は、そのような患者たちに対し、〈血の穢《けが》れ〉〈日章旗の汚点〉という劣等感からの解放を与えた」ととらえながら、「一般の戦争詩が共同体という〈公〉への一体化を基調とした」のに対して、患者の戦争詩は「共同体への帰属意識を謳いながら、あくまで『我等』『友』という同病者への呼掛けに終始」しており、「結局は患者間でのモノローグに収斂《しゅうれん》されしまう」ことを明らかにしている。[19]

また、「二、引け目と逆接の自己」においては、辻達磨の論考「詩作への反省」(『山櫻』第二四巻第二号、昭和一七年二月)、内山静生の詩「朝光《あさかげ》」(『山櫻』第二四巻第六号、昭和一七年六月)、石川清澄の詩「戦勝の朝」の第二連(『山櫻』第二四巻第三号、昭和一七年三月)、三井平吉の詩「地図」の第六、七連(『山櫻』第二四巻第一二号、昭和一七年一二月)、辻辰磨の詩「男児《おのこ》の頌歌《うた》――端午の日古賀司令長官散華の報に」の第三連(『山櫻』第二六巻第七号、昭和一七年七月)、三井平吉の詩「『おねがひします鉄砲を』」の第六連(『山櫻』第二五巻第一〇号、昭和一八年一〇月)、藤村詩朗の詩「夢は現実の前触れである」の部分(『山櫻』第二六巻第三号、昭和一九年三月)を対象にして、次のように論じる。

「一九四四年以降になると、誌面は完全に戦争一色となり、悪化する戦況や生活状況の反作用であるかのように、作品内容も過激な愛国論や破滅的な絶叫とでも呼ぶべきものが多くなる。しかし大まかに捉えて、戦時期の文学作品の基調低音となっているのは、国民や民族という共同体に対して患者が抱いた二つの一体感への複雑な葛藤《かっとう》意識であると言えるだろう」。

このように述べ、その一つは「通時的一体感への憧憬」で「皇国思想の発露や皇国神話への賞賛という形で表出」し、もう一つは「総動員体制で駆動している国民に対する共時的一体感への引け目と疎外感」であると指摘する。[20]

さらに、「三、遥かなる〈大東亜〉」においては、「患者たちが抱いた国家奉仕への悲痛なまでの熱意。それを〈大政翼賛〉と〈銃後の奉公〉という概念を用いて整理」したうえで、同じく「被抑圧者たち」である「家の中に押しこめられていた庶民階級の婦人たち」や「一部の被差別部落解放論者たち」の場合と対比しつつ、「厳格に隔離された患者」であるハンセン病患者たちの〝解放への幻視〟の特異性について論究している。すなわち、「厳格に隔離された空間で、国家奉仕というよりは自給自足を維持するための労働を担いながら、ひたすらに療養することを使命とされたハンセン病患者たちは、〈銃後〉とも言い難い特異な空間を生きていた」のであり、「戦局の悪化に伴う物資不足や食糧不足など、戦時下の不都合を被ることはあっても、当時の国民の義務であり存在価値の源泉とされた国家奉仕には参加できなかった」ために、「前線への負い目ばかりか、〈銃後〉への負い目という複雑な葛藤の中に生きることを強いられていた。／そんな患者たちが、引け目と贖罪《しょくざい》を介在させずに、解放感をもって生の意義を語ることができる主題があった。それが〈大東亜〉という見果てぬ幻想の地である」◆21と論断した。卓見である。

そして、筆者も先に引用した三井平吉の長篇詩「『御歌』海を渡る日」全体のほかに、南風原健の同じく長篇詩「花鳥の時」の部分（『山櫻』第二六巻第七号、昭和一九年七月）をその証例として掲げて、これらの詩以外にも、患者が〈大東亜〉を詠んだ作品はあるがそれらの多くは「皇軍と日章旗が進み行く憧憬の地としての〈大東亜〉であり、それと違って三井と南風原の詩は「〈大東亜〉に自身の生の意義を見出そうとしている点で特異なのである」◆22と位置づけている。

さいごに、「四、沈黙という詩」においては、「戦時下の極度に研ぎ澄まされた感情統一体は、正確には語ることと沈黙すること、つまり共同体内に響く『同音《ユニゾン》』の共鳴と、そこに混じる不協和音の排除とによって成立していた。その沈黙には、もちろん無政府主義者や共産主義者のように、物理的な暴力と弾圧によって強いられた人々もいる」が、そのような意味での〝沈黙〟はハンセン病患者たちのなかにも存在したと立論し、『山櫻』誌の休刊号（第二六巻第七号、昭和一九年七月）に「詩話会」の代表の辻達磨が寄せた「生き残るもの」（二二一〜二二三頁、所収）の文章について考察を加えながら、「ハンセン病患者たちのように、自発的に沈黙を選び取った（自発的な沈黙を選び取らされた）人々がいたという事実も指摘しておきたい。沈黙という〈私〉の消滅の中に、〈公〉への帰属を見出す人々。そのような人々を生み出した権力構造の分析が、新たな問題として浮かび上がってくるだろう◆23」と結んでいる。

荒井によるこの問題提起は、敗戦後における「全生常会」の廃止と「全生会」の発足、さらには有志による「生活擁護同盟」の結成、「全国国立癩療養所患者協議会」（略称・全癩患協、のち全患協）の一支部としての「多磨自治会」の設立と活動というハンセン病患者運動の発展の過程のなかで、患者たちに新たに創造されていく詩をはじめとする文学は、戦中期における〝沈黙の詩〟とその背景にある権力構造とどのように対峙し、どのように批判・克服し得ていったのかを考えるためにも重要な意味を有していると考える。

◆1　多磨全生園自治会編『倶会一処――患者が綴る全生園の七十年』一光社、一九七九年、一〇八～一一〇頁参照。
◆2　◆1、一〇八～一〇九頁参照。
◆3　◆1、一〇九頁より。
◆4　◆1所収の「第一章　檻のなかへ」の「26　栗下信作」参照。
◆5　◆1所収の「第二章　人と習俗」の「30　昭和戦前期の文芸活動」参照。
◆6　◆1、一三四頁参照。
◆7　◆1、一三四頁より。
◆8　監修・篠弘、馬場あき子、佐々木幸綱『現代短歌大事典』三省堂、二〇〇四年より。
◆9　藤野豊『強制された健康――日本ファシズム下の生命と身体』吉川弘文館、二〇〇〇年、「『内原精神』とハンセン病」（一八〇～一八七頁）および同『戦争とハンセン病』吉川弘文館、二〇一〇年、「楓十字会から日本

◆10　救癩協会へ」、「『救癩挺身体』構想」、「『御歌』海を渡る」（一三〇～一三九頁）参照。

◆11　黒川みどり、藤野豊『差別の日本近現代史――包摂と排除のはざまで』岩波書店、二〇一五年、一一〇頁より。

◆12　◆1、一五三頁より。

◆13　『山櫻』誌、第二五巻第三号、四三・昭和一八年三月発行、四頁より。

◆14　◆1、一五一頁より。

◆15　荒井裕樹『隔離の文学――ハンセン病療養所の自己表現史』書肆アルス、二〇一一年、二二〇～二二一頁参照。

◆16　◆14、二二二～二二七頁参照。

◆17　◆14、二二八頁より。

◆18　◆14、二二八頁より。

◆19　◆14、二三〇～二三三頁参照。

◆20　◆14、二四二～二四三頁参照。

◆21　◆14、二四五頁参照。

◆22　◆14、二五四～二五六頁参照。

◆23　◆14、二六〇頁より。

◆14、二六五頁より。

第10章　防空・防火活動

第一節　戦局の悪化、空爆の激化と被害の拡大

1　戦局の悪化の過程

アジア・太平洋戦争の戦局は、一九四二（昭和一七）年六月から四三（昭和一八）年二月にかけての南太平洋における日本軍の連合軍にたいする敗北後、悪化の一途をたどった。

以下、日本軍の敗北の主要な経過を略記する。

○四二（昭和一七）年六月五日、ミッドウェー海戦（四隻の航空母艦を失い戦局の転機となる）。八月七日、米軍ガダルカナル島に上陸。

○四三（昭和一八）年二月一日、日本軍ガダルカナル島撤退開始。五月一二日、米軍アッツ島上陸→五月二九日、日本軍守備隊二五〇〇人全滅。

○四四（昭和一九）年六月一五日、米軍サイパン島上陸。六月一九日、マリアナ沖海戦（日本海軍、空母・航空機の大半を失う）。七月七日、サイパン島守備隊三万人全滅。一〇月二四日レイテ沖海戦（日本連合艦隊の主力を失う）。

○四五（昭和二〇）年二月一九日、米軍硫黄島上陸→三月二六日、二万三〇〇〇人の守備隊全滅。四月一日、米軍沖縄本島上陸→六月二三日、守備隊全滅。

このような日本軍の敗北を背景として、米軍機による本土空襲も激化していった。

日本軍も、日中戦争のなかで上海《シャンハイ》・南京《ナンキン》・武漢《ぶかん》・重慶《じゅうけい》など都市を空爆した。とくに、三八（昭和一三）年一二月から五年近くにわたって行われた重慶（揚子江上流の都市で南京に代わって首都になった）にたいする空爆は、日本が「世界で初めて都市爆撃と焼夷《しょうい》弾を組み合わせた国際法違反の無差別都市絨毯《じゅうたん》爆撃の手法を開発」して実行したものであり、「中国の多数の人々を殺傷（行方不明者も含めた死傷者数は三万五〇〇〇人以上と推定されている――筆者注）するなどの多大な損害を与えた」だけではなく、「この重慶爆撃はアメリカ軍による東京大空襲の実行に重大な影響を与えた」◆1（東京大空襲訴訟弁護団／原告団『東京大空襲訴訟第一審判決文　二〇〇九年一二月一四日（月）第一〇三号法定《ママ》』所収の「別紙」の「謝罪文」案より）といわれる。

2　日本本土への空爆の激化と被害の拡大

日本本土への空襲（空爆という方がより適切であろう）の最初は三八（昭和一三）年五月二〇日の中国機による九州襲撃であり、熊本・宮崎で、「日本労働者に告ぐ」など五種類のビラをまいたともいわれている。◆2次は、ドーリットル空襲といわれているもので、四二（昭和一七）年四月一八日、航空母艦発進の中型爆撃機B25一六機の東京・名古屋・神戸などへの爆撃である。そして、日本本土への空襲が本格化するのは四四（昭和一九）年からであり、まず六月一六日から四五（昭和二〇）年一月六日にかけて、中国の成都《せいと》基地から〈超空《そら》の要塞〉と呼ばれる戦略重爆撃機B29の部隊による九州北西部空爆が行われた。その間の、四四年一〇月一〇日（「一〇・一〇空襲」）、米海軍機動部隊の航空母艦から発進した艦載機が那覇市など沖縄本島を重爆撃した。

そのうえで、四四年一一月からマリアナ基地B29部隊による激烈な本十空爆が、日本の敗戦まで続けられた。

また、とくに、硫黄島占領後は同基地から発進したＰ51陸軍戦闘機による機銃掃射・爆弾投下が激しくなり、村山下貯水池の取水塔付近も攻撃された。

奥住喜重たちは、米軍のマリアナ基地群に配備されたＢ29部隊の司令部が残した『作戦任務報告書』（Tactical Mission Report）にもとづいて考察した「Ｂ29作戦の推移」を、次の三期に区分して特徴づけている。

第一期は、「高高度精密爆撃の時期」で、「四四年一一月一日から四五年三月一〇日の直前までの四箇月間」である。この期間の「作戦任務」の「大半」は「白昼に高高度を編隊を組んで飛び過ぎながら、日本の最も重要な航空機工場、わけても航空発動機工場を目標にして、目視による精密爆撃を繰り返した」ことにある。

第二期は、「大都市焼《しょう》夷《い》空襲の時期」で、「四五年三月一〇日の東京下町に対する大空襲から、六月一五日の大阪——尼崎に対する空襲まで、日数にして約三箇月」である。この期間の「作戦任務」の主要な目的は、「日本本州の三つの大都市圏、京浜地区、中京地区、阪神地区の市街地を焼き払うこと」であった。「戦法は三月一〇日を境に一変させ、Ｂ29に編隊を組ませず、主として夜間に低高度から焼夷弾を投下させたが、のちには戦闘機に護衛させた白昼の強襲」も行い、「首都東京、川崎、横浜、名古屋、大阪、尼崎、神戸の七大都市が焦土と化して」いった。

第三期は、「中小都市空襲の時期」で、「四五年六月一七日から日本降伏の八月一五日に至る六〇日間、二箇月」である。爆撃機集団の発進基地はマリアナからグアム島へ移ったが、航空軍司令官カーチス・Ｅ・ルメイの異動はなく作戦は変更されなかった。「目標は中小都市に転じ、北限は青森から南限は鹿児島まで、五七に及ぶ都市が焼かれた」が、「八幡」以外は「夜間攻撃」であった。

なお、第一期を特徴づける「白昼の精密爆撃は、第二期、第三期を通じて最後まで、軍需工場や造兵廠《ぞうへいしょう》に対して実行され続け」たという。◆3

これらの米軍による本土空襲の人的・物的被害の全般について、政府は正確な実態を把握していない。これまでの関連調査・研究などを参照して監修・編集しているであろう辞・事典の該当項目にあたっても、記述の相違や不明瞭な面が多い。しかし、例えば、「都市爆撃」による死者について、「広島・長崎への原爆投下による被害も含めて全国で約六五万人が死亡したとみられる。この数字は一般国民の戦争による被害の九九・五％にあたる」[4]という注目すべき記述もある。

また、「民間戦災犠牲者」数に関して、「昭和二十三年に当時の経済安定本部が調査したものやアメリカ軍側の発表など幾つかの資料を総合してみると、

空襲による罹災人口一千万人。

そのうち戦災死没者五一万人。

戦災傷害者約四七万三千人。

という数字が浮かびあがってくるのだが、これがどのくらい実態に近いものであるかどうかを確かめる方法は、何もない」[5]という指摘もある。

3　東村山町への空爆と被害

国立癩《らい》療養所多磨全生園《ぜんしょうえん》は、東村山町（現・東村山市）の東端に位置し、都心から約二〇キロメートル圏内にある。西端には「防空上特ニ重要ナル施設及地区」に指定された村山下貯水池堰堤、南部地域には商工省（軍需省）機械試験所、陸軍少年通信兵学校などがあった。また、近接する三鷹・武蔵野・立川・府中・田無などには軍関係施設や軍需工場などが多かった。そのためとくに、北多摩郡武蔵野にあった中島飛行機武蔵製作所は米陸

表 10−1　日本側記録にみる東村山空襲一覧

日付	「昭和二十年東村山町事務報告書」	『東京大空襲・戦災誌第三巻』	特　記
1月9日 14:15頃	人畜に被害ナシ	村山貯水池畔ホテル東方二百米ニ爆弾落下セルモ貯水池ニ異状ナシ（「帝都防空本部情報　第75号－２」）	小平にＢ29墜落
2月17日 10:10頃	人畜に被害ナシ 家屋小破２	東村山町南秋津部落ニ爆弾一個落下被害軽少 （「帝都防空本部情報　第121号」）	
4月2日 2:30頃	死亡者　4 負傷者　3 家屋全壊　19 家屋半壊　16 家屋半焼　1	二時三十分頃北多摩郡東村山町南秋津附近ニ敵機炎上シツツ落下焼失ス、搭乗員ハ落下傘ニヨリ降下セル模様ナシ、尚附近ニ時限爆弾爆発シツツアリ （「警視庁警備総第110号」）	秋津にＢ29墜落
		秋津駅構内直撃爆弾二発落達ニヨリ破壊 （警視庁警備総第110号）	
		東村山町ニ敵Ｂ29一機墜落セリ （「帝都防空本部情報　第154号」）	
		東村山町ニ爆弾落下シ全壊家屋六戸半壊家屋一戸ノ被害アリ（「帝都防空本部情報　第154号」）	
4月4日 3:05頃	―	武蔵野署　武蔵野町　田無町　東村山町　三鷹町 小平町　清瀬村　保谷町　久留米村 （「警視庁空襲災害状況一覧表」）	
		陸軍兵器廠（武蔵野署管内）倉庫二棟全壊 （「警視庁警備総第112号」）	
4月19日 10:10頃	―	十時十分頃北多摩郡武蔵野町、小平町、調布町等附近上空ニ小型機延一九機来襲機銃掃射 （「警視庁警備総第136号」）	東京陸軍少年通信兵学校において生徒が戦死
		十時十分頃立川市外大和田村上空ニ小型少編隊来襲、日立航空機工場ヲ銃撃、死者四、重傷三、軽傷一　ヲ生ジタル外同会社社宅一戸全焼、一戸半焼ス （「警視庁警備総第136号」）	
		大和村日立飛行機株式会社被害、機銃射撃及小型爆弾ニ因リ死者五名、重傷者四名、軽傷者一二名、家屋全焼一、半焼一（「帝都防空本部情報第172号追報」）	
4月24日 8:52頃	死亡者46 行方不明３ 重傷27 軽傷36 家屋全壊25 半壊11 全焼１、半焼２	南秋津部落柳瀬橋附近ニ約二十発ノ爆弾落下シ民家全壊四十戸死者三十五名負傷者二十五名ヲ生ズ死傷者ニ対スル処置ハ既ニ手配済ナリ （「帝都防空本部情報第173号」）	
		久米川地内ニ爆弾二個落下民家全壊三戸死者一名負傷者六名ヲ生ジタリ（「帝都防空本部情報　第173号」）	
		東村山役場附近ニ爆弾一個落下、民家三戸ヲ全壊セリ （「帝都防空本部情報　第173号」）	
5月25日 12:10頃	―	立川署　昭和町　砂川村　村山村　立川飛行機会社 （「警視庁空襲災害状況一覧表」）	村山下貯水池と山口貯水池の取水塔付近に空襲
6月11日 11:50頃	―	大和村日立飛行機株式会社工場機銃掃射ヲ受ケ工場屋根一坪焼失ス人的被害ナシ（「警視庁警備総第209号」）	通信壕掘削作業中に特別幹部候補生が戦死
			村山下貯水池と山口貯水池の取水塔付近に空襲
7月10日 6:30頃	―	武蔵野署　東村山町　利根川 （「警視庁空襲災害状況一覧表」）	

出典　東村山ふるさと歴史館編集・発行『町の記録が語る戦時中の東村山』2012年４月、21頁より転載

東村山の空襲と学童疎開地図

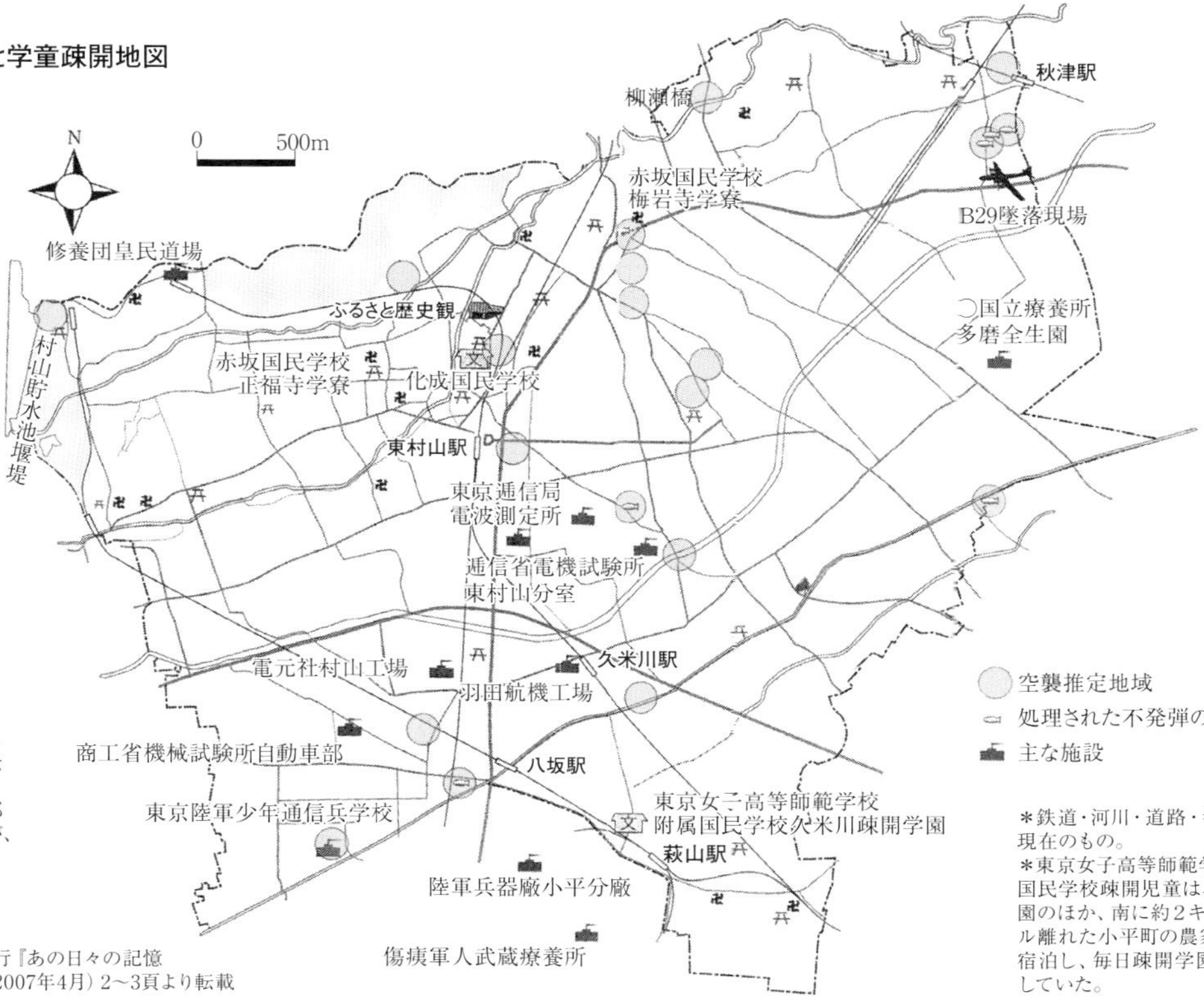

空襲推定地域は、処理された不発弾や公的記録、古老の証言をもとに作成した。しかし、いまだ調査中の部分もあり今後拡充や修正が、必要となる。

出典：東村山ふるさと歴史館編集・発行『あの日々の記憶—東村山の空襲と学童疎開』（2007年4月）2〜3頁より転載

＊鉄道・河川・道路・寺社は現在のもの。

＊東京女子高等師範学校附属国民学校疎開児童は、疎開学園のほか、南に約2キロメートル離れた小平町の農家などに宿泊し、毎日疎開学園に通学していた。

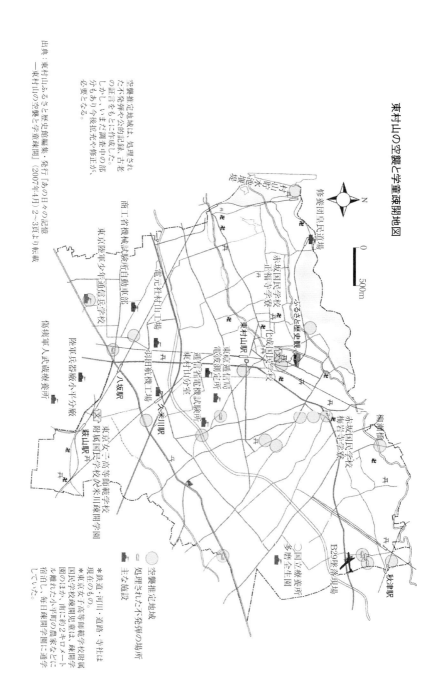

軍航空部隊の「戦略爆撃」（最前線の戦闘部隊にではなく敵国の航空機工場・飛行場など主要目標に対して実施される爆撃）の重要な標的とされ計一一回爆撃された。[6]

東村山町は九回空爆を受けた。すべて、敗戦の年の四五（昭和二〇）年一月から七月までであり、攻撃機別にみるとB29爆撃機による爆弾投下四回、艦載機F6Fによる爆弾投下・機銃掃射二回、陸軍戦闘機P51による機銃掃射・爆弾投下三回である。[7]

東村山ふるさと歴史館が作成した、東村山町の空襲に関する表10－1「日本側記録にみる東村山空襲一覧」と関連地図「東村山の空襲と学童疎開地図」を転載させていただく。

4 「防空法」と「戦時災害保護法」の制定

では、米軍による日本本土への空爆に政府はどのように対処したか。

〈防空演習〉と呼ばれた対空襲訓練は、二八（昭和三）年に大阪で実施され、以後、本格的演習が各地に広がり、三三（昭和八）年に第一回関東防空大演習が行われた。防空演習の拡大は、地域末端での実施組織として町内会や防護団（のちの警防団）の整備を促進し、軍部主導の国民動員体制の形成に役立った。こうした防空態勢の進展に対応して、政府は三七（昭和一二）年に「防空法」を制定（四月五日公布、一〇月一日施行）し、それを四一（昭和一六）年、さらに四三（昭和一八）年に改正した。[8]

次に、「防空法」（改正・昭和十八年十月三十一日）の条文を抄記する。

「第一条　本法ニ於テ防空ト称スルハ戦時又ハ事変ニ際シ航空機ノ来襲ニ因リ生ズベキ危害ヲ防止シ又ハ之ニ因ル被害ヲ軽減スル為陸海軍ノ行フ防衛ニ則応シテ陸海軍以外ノ者ノ行フ監視、通信、燈火管制、分散疎開、転換、偽装、消防、防火、防弾、防毒、避難、救護、防疫、非常用物資ノ配給、応急復旧其ノ他勅令ヲ以テ定ムル事項ヲ、防空計画ト称スルハ防空ノ実施及之ニ関シ必要ナル設備又ハ資材ノ整備ニ関スル計画ヲ謂フ」。

「第八条ノ七　空襲ニ因リ建造物ニ火災ノ危険ヲ生ジタルトキハ其ノ管理者、所有者、居住者其ノ他命令ヲ以テ定ムル者ハ命令ノ定ムル所ニ依リ之ガ応急防火ヲ為スベシ／前項ノ場合ニ於テハ現場附近ニ在ル者ハ同項ニ掲グル者ノ為ス応急防火ニ協力スベシ」。

「第十条　主務大臣ハ防空計画ノ設定者ニ対シ防空計画ノ全部又ハ一部ニ基キ防空ノ訓練ヲ為スベキコトヲ命ズルコトヲ得（略）」。

空爆対策としての「疎開」に関しては、政府は開戦当初は戦力の弱さを精神主義で補おうとする傾向が強かったこともあり消極的であった。しかし、敗色が濃厚となり、本土空爆も必至になっていくなかで、四三（昭和一八）年九月二一日に閣議決定された「現情勢下における国政運営要綱」によって疎開政策を打ち出した。その内容は、①大都市から軍需工場などを分散させる〈生産疎開〉、②官公署など重要施設の周辺を防火地区とし、周辺民家を取りこわす〈建物疎開〉、③女性・子どもや老人などの都市からの立退きを勧告する〈人員疎開〉からなる。「疎開」という言葉は本来は軍事用語（『歩兵操典』など）で〝分散して闘う〟という意味であり、いずれの疎開対策も都市の防空を強化し戦争を継続していくための手段として行われた。集団疎開の起点とみなされてきた四四（昭和一九）年六月三〇日の「学童疎開促進要綱」が示す学童集団疎開は〈人員疎開〉の最終的形態であり、その意図は子どもの安全を願ってのものではなく、「次代の戦力の温存」と「足手まといの排除」にあった。◆9 障害児教育の分野からの関連参考文献としては、光明《こうめい》学校の学童疎開を記録する会編『信濃路はるか――光明養護学校の学童疎開』（田研出版、一九九三年）を参照。東京都立光明国民学校は全国で唯一の公立の肢体不自由学校であったが、都も世田谷区も疎開先を斡旋《あっせん》せず、世田谷区松原町の校舎のある場所に〈現地疎開〉を余儀なくされた。その後、松本保平校長の努力と受け入れ側の旅館経営者（上山田《かみやまだ》ホテル）の厚意で長野県の上山田温泉に学童集団疎開（一九四五年五月一五日）をしたが一〇日後の五月二五日に、空爆で世田谷の本校は教室の一部を残して全焼、麻布の分校も全焼。東京復帰は敗戦の四年後の一九四九年五月であった。[10]

では、戦時中および戦後において、空爆などにより被害を受けた者にたいしてはどのような公的救済・補償があったのか。戦時中に制定された救済規定としては、「戦時災害保護法」（昭和一七年二月二四日公布、法律第七一号、『官報』二月二五日参照）があった。

本法は全四章三二条から構成され、「第一章　総則」の「第二条」で「戦時災害」とは「戦争ノ際ニ於ケル戦闘行為ニ因ル災害及ビ之ニ起因シテ生ズル災害ヲ謂フ」と規定し、「第三条」で「保護ハ救助、扶助及給与金ノ支給ノ三種トス」として、「第二章　救助」、「第三章　扶助」、「第四章　給与金ノ支給」に関して具体的に定めている。

戦時中における本法の実施状況については不詳だが、戦後、軍国主義を根絶やしにするためという理由のもとに、軍人恩給などと一緒に「戦時災害保護法」もマッカーサーにより連合国総司令部（ＧＨＱ）の命令で廃止された。廃止になるまでの僅かな期間に適用を受けた民間の戦災者、戦災障害者、同遺族の数は全国で一二万七〇〇〇人、支給総額は六五一〇万円であった。これは、一〇〇〇万人を越えるといわれる空爆による全国罹災《りさい》者の約八〇分の一にすぎないという。[11]

その後、五二（昭和二七）年四月二八日に対日平和条約が発効すると、政府はその二日後の四月三〇日に「戦傷病者戦没者遺族等援護法」を制定し、軍人恩給を復活させた。しかし、同時にこの時以来、政府は本法は「国と特別な身分関係にあった」軍人・軍属（のち準軍属まで拡大）のみに適用するという立場にたち、民間の空爆による犠牲者（以下、民間戦災犠牲者と呼ぶ）は除外してきた。

しかし、先に引用した「防空法」の「第八条ノ七」が規定しているように、「空襲ニ因リ建造物ニ火災ノ危険ヲ生ジタルトキ」には「応急防火ヲ為スベシ」と義務づけられており、これに従わないときは「一年以下の懲役又ハ千円以下ノ罰金」さえ科せられていたのである。戦争の末期にあっては、夜昼の区別なく激しい空爆で本土の諸都市は凄惨な〈戦場〉と化し、国民はその〈義務〉を遂行するために多数の戦災傷害（傷病）者を出すに至ったのである。すなわち、太平洋戦争は国家総力戦であって、〈前線の戦場〉と〈銃後の内地〉の区別なく戦われ、国民のすべてが「国家総動員法」（三八（昭和一三）年制定）のもとで戦争遂行に力を尽さねばならない状況におかれていた。したがって、政府のいう「国と特別な身分関係にあった」軍人・軍属以外は国による「援護」の対象外とするということはきわめて不当であり、「援護」の対象とすべきである。

そうであるにもかかわらず、いまだに国の責任において空爆被害の全国的な実態調査をしたこともなく、死者やその遺族はもちろん、傷病者についても悉皆《しっかい》調査をしたことがないのはあまりにも無責任な態度であり、厳しく批判し、是正を要求しなければならない。

このような状況のなかで、七五（昭和五〇）年八月三日、「全国戦災傷害者連絡会」（略称・全傷連）が、「太平洋戦争の空襲その他による一般民間戦災犠牲者（傷害者、死没者遺族）に対する援護法の立法化を国に要請することを目的とする、ならびに会員互助を目的とする」（会則第三条「目的」）として結成され、全国各地に「○○戦災傷害者の会」をつくって運動を続けている。◆[12]

5 空爆による首都東京の被害と「東京大空襲訴訟」

米軍による空爆によって最も大きな被害を受けたのは首都・東京である。東京は四四年一一月二四日から敗戦までの九か月間に約一三〇回に及ぶ爆撃にさらされた◆13。なかでも最も被害が甚大であったのは四五（昭和二〇）年三月一〇日未明の爆撃だった。下町一帯が廃墟と化し、約一〇万人が死亡し、約一〇〇万人が家を失ったといわれる。当時、東京の下町の商家であった筆者の自宅（浅草区浅草橋三丁目九番地）も焼失した。

この〈東京大空襲〉にたいしては、その被害者一三一名（控訴は一一三名）が国の責任を追求して損害賠償等を求めた集団訴訟を起こした。しかし、東京地方裁判所は二〇〇九年一二月一四日に、原審原告の請求をすべて棄却する判決を言い渡した。原告団は二〇一〇年五月二八日に東京高等裁判所に控訴した。

次に、その「控訴理由書」の冒頭の箇所から抄記する。

「1．東京大空襲は焼夷弾による虐殺であった

（略）想像して欲しい――焼夷弾が降り注ぎ、建物とともに血や肉が砕け散り、紅蓮《ぐれん》の飛び交う炎の中を逃げまどう人々、世界に類のない短時間における殺害、その中で傷つき生き残ってしまった人々、そして残された子供達。大量虐殺行為の地獄を生き残った人々に、様々な傷が残らないはずはない。その傷による疼《うず》きは戦後も継続し、現在も癒《い》えることはないのである。

2．日本政府の異常さ

この虐殺が、戦争における空襲というだけでその異常さが見えなくなった。（略）攻撃する側は、総力戦の中で敵国民の戦意を喪失させることが早期に戦争を終結させるので人道的であり、自国民の被害を最小限にするために『やむを得ない』犠牲として、合理化してしまった。そして、攻撃する側に虐殺される側が見えないことが空爆を残虐化させたのである。

（略）しかし、それでも、戦後、それを容認してはならないものであることを規範化することが求められた。一方で、非戦闘員の無差別殺戮《さつりく》を禁ずる国際人道法が確立し、他方で、各国が非戦闘員の戦争被害を国民全体

で分かち合う戦争被害補償制度（被害回復措置）をとったのはそのためである。ところが日本政府は、自国内の大虐殺の被害を戦争における『やむを得ない犠牲』として切り捨て続けてきた。大虐殺の被害を日本政府は、被害者が死に絶えるまで見捨てたままにするのか、この訴訟で問われているのはまさにその点である。（略）

加えて、国が民間人被害者を切り捨てる一方で、戦争を遂行した軍人・軍属との差別を肯定していることにより、その不条理がさらに被害者の苦しみを拡大させてさえいる。それは、日本国憲法の精神からみて明らかに異常である」◆14。

以上で、簡略ながら①アジア・太平洋戦争の戦局の悪化と米軍による日本の本土への空爆の激化の経過、②戦時下の「防空法」・「戦時災害保護法」の制定と背景、③本土空爆による被害の概要、さらに④戦後における一般民間戦災傷害者たちへの援護法制定を国に求める運動や東京大空襲の損害賠償等請求訴訟のとりくみを述べてきた理由は、東京府北多摩郡東村山町に設置されていたハンセン病患者たちにたいする国による強制収容・絶対隔離施設である国立癩療養所多磨全生園において、「大東亜戦争」遂行の一環として園当局の指示と全生常会の会員である在園者たちの尽力によってなされた〈防空活動〉がどのような戦時体制のもとにおいてなのかを、あらかじめおおまかにでも把握しておく必要があると考えたからであり、実際に園当局が指示した防空対策などは「防空法」が規定し一般の社会においても実施されたことと結びついているからである。

なお、防空法制による避難禁止、消火義務などがいかに空襲被害を拡大したかについては、大前治（大阪空襲訴訟弁護団）「『空襲は怖くない、逃げずに火を消せ』――防空法がもたらした空襲被害」◆15を参照されたい。

第二節 「全生常会記録」にみる多磨全生園における防空・防火活動

1 「警戒警報」「空襲警報」発令の状況

太平洋戦争の期間を通して、都心から北西部約三〇キロメートルの圏内に位置する多磨全生園には、結果として、米軍機の空爆による焼夷弾の投下はなく、したがって、空爆により直接、在園者・職員の人命損傷、病舎などの建物の焼失といった災害は生じなかった。しかし、前述したように全生園の所在地である北多摩郡東村山町は空爆による工場・家屋などの壊滅・焼失、死傷者などの被害を少なからず受けていたのである。

したがって、戦局の悪化と空襲の激化にともない、隔離された閉鎖的な生活空間と劣悪な生存のための環境・条件のもとで、治癒《ちゆ》困難な病者として生きるためにこうむった物的・精神的被害、人間としての苦悩は想像をこえる深刻さがあったにちがいない。

例えば、結果として、被爆は免れたけれども、その恐れはつねにあったのであり、重症病棟（室）に寝たきりの患者やその附添いを患者作業として義務づけられている在園者たちにとって、空爆の危険を知らせる警戒警報・空襲警報の発令を聞くことによる恐怖感はつよかったであろうし、また在園者たちの手で造られた防空壕に避難することの困難さや、避難することによる病状の悪化も少なからずあったのである。そのため、焼夷弾の直撃を受ける危険性があっても防空壕に運びこまれることを拒む患者もいたのである（以上は、当時、全生園の病室で重病者の付添い作業にたずさわった方々からの筆者の聴き取りにもとづく)。

戦争末期の激しい空襲下での、とくに重症者が置かれた状況について先行関連文献から記す。

「昭和20年になると栄養失調と治療の不行き届きから1月二一名、2月一六名、3月一六名と死者が爆発的に増え、防空壕への避難も不可能な重態の者によって病室はしめられていくのだが、空襲は艦載機もまじえて連日となっていった[16]」。

「暗くて寒く、じめじめした防空壕に、人に負われて避難することは、とりわけ重症者には苦痛であった。警報が長く、空襲が何回も続くと、病気がごね、栄養失調で抵抗力のない者たちにはてきめんにこたえた。彼我の砲火が夜空をこがすことがあっても、このままにしておいてくれと弱々しく訴え、殆どかえりみられることもなく息の絶えてゆく者が増えていった。古里の秋景色を夢見ながら去ろうとする命を、大勢の知己が集まって呼んだとしても帰ってくるものではないが、名を呼んで惜しまれることもなく死んでゆく者はあわれであった。

実際ばたばた死んだ。一体、何のために生れた命であったのか。黙って死んでゆくことが国のためだというのなら、国家とはどういうものなのか[17]」。

そこでまず、「全生常会記録」から、「警戒警報」・「空襲警報」発令についての記録をみていこう。

警戒警報・空襲警報の発令回数の傾向

表10―2は、多磨全生園における警戒警報・空襲警報の発令の回数を年・月順に整理して作成したものである。ただし、「全生常会記録」が実際に発令されたことをどの程度正確に記録しているかは不明である。これらの警報の発令についてのおおよその傾向をとらえるための手がかりとしたい。

表10—2から次のような特徴を指摘できる。

第一に、一九四一年度から四三年度までは、年間を通じて一～三回と少なく、警戒警報と空襲警報との回数の合計もあまり違わない。第二に、戦争末期の四四年度の後半（一一月～翌年二月）になると警戒警報と空襲警報のいずれも多くなり、警戒警報は月平均八回位、空襲警報は月平均四回である。第三に、敗戦の年の四五年度は四月から七月まで警戒警報はなく全て空襲警報であり合計二五回に達し、月平均六回ぐらいである。

次に、戦争初期の四一年度三月と四二年度四月および戦争中期の四三年度における警戒警報・空襲警報、さらに戦争末期の四四年度後半と四五年度の警戒警報・空襲警報の記録について重点的に抜き書きする。なお、戦後になって、あまりにも虚偽の多いことが判明した軍司令部・大本営による戦果などの発表も、当時の軍部の姿勢と入園者たちの戦局についての判断に与えたであろう影響を考えるための参考として、適宜、引用することにする。

戦争初期の警報について

四二（昭和一七）年三月

「四日午后六時　警戒警報発令
五日午前八時十五分　最初ノ空襲警報発令／午前九時十五分解除／（横須賀鎮守府防空管区、北／南関東地区）
　正午ニュースアリ　四日未明敵機三十機、南鳥島上空ニ現レ、空中戦ニヨリ中八機撃墜、我方損害ハ建物一棟死傷八名ナリ。五日未明本土東方海上ニ敵味方不明ノ機現レシタメ、空襲警報発令セシモ、ソノ後味方ノ機ナリシコト判明セリト」。

四二（昭和一七）年四月

「四月十八日　京濱、名古屋、神戸其ノ他ノ地方ニ空襲警報発令サル。同時ニ南関東域ニモ空襲警報（零時三十分）発令、タダチニ警防団、特別班、少年団、家庭防空群、連絡班、遅滞ナク防備ニツク／解除午后四時／帝都被害アリシ模様ナリ。

十八日午後二時（東部軍司令部発表）午後零時三十分頃敵機数方向ヨリ京濱地方ニ来襲セルモ、ワガ空地両防空部隊ノ反撃ヲ受ケ逐次退散中ナリ、現在マデニ判明セル撃墜機数ハ九機ニシテ、ワガ損害ハ軽微ナル模様ナリ／皇室ハ御安泰ニ渡ラセラル、以上」。

表10－2　多磨全生園における警戒警報・空襲警報の年度別推移　一九四一（昭和16）年度～一九四五（昭和20）年度

年度	警報＼月	4	5	6	7	8	9	10	11	12	1	2	3	計
一九四一（昭和16）年度	警戒警報	0	0	0	0	0	0	0	0	0	0	1	1	2
	空襲警報	0	0	0	0	0	0	0	0	0	0	0	1	1
一九四二（昭和17）年度	警戒警報	0	0	0	0	0	0	0	0	0	0	0	0	0
	空襲警報	3	0	0	0	0	0	0	0	0	0	0	0	3
一九四三（昭和18）年度	警戒警報	1	1	0	0	0	0	0	0	0	0	0	0	2
	空襲警報	0	0	0	0	0	0	0	0	0	0	0	0	0
一九四四（昭和19）年度	警戒警報	0	3	3	0	1	0	0	11	14	2	3	0	37
	空襲警報	0	0	0	0	0	0	1	4	7	2	3	1	18
一九四五（昭和20）年度	警戒警報	0	0	0	0	0								0
	空襲警報	7	9	3	6	0								25

出典「全生常会記録　昭和十六年度」一九四二（昭和一七）年三月、「同十七年度」一九四三（昭和一八）年三月、「同十八年度」一九四四（昭和一九）年三月、「同十九年度」一九四五（昭和二〇）年三月、「同二十年度」一九四六（昭和二一）年三月より作成

「四月十九日午前二時十五分、夜間空襲警報発令、タダチニ警備。三時五十二分解除、何等損害ナシ。
四月十九日午後一時空襲警報発令、警備ニック、注射《ママ》場ヲ隠蔽装置シ夜間ニソナウ。解除三時一分、何等損害ナシ」（適宜、句読点を付した。以下、同様）。

戦争中期の警報について

開戦後三年目の四三（昭和一八）年度の一年間の警報発令について抄記する。

「**四月四日**（日、晴）
午後八時四十五分　警戒警報発令」。
「**五月十二日**（水、晴）
午後九時三十分　警戒警報発令サル」。

戦争末期の警報について

四四（昭和一九）年度の最も警報発令回数の多い一二月について抄記する。

「**三日**（日）**晴**
午後一時半警報（空襲警報と推定――筆者注）発令七十機内外ニテ敵機ノ来襲アリ、各所（全生園内の――筆者注）ニ高射砲ノ弾片等落下ソノ激シサ思ハル、警報解除ハ午後四時頃ナリ」。
「**六日**（水）**晴**
十二時二十分警報（空襲警報と推定――筆者注）発令、間モナク解除サル」。
「**七日**（木）**曇**

一．午前一時四十分頃警報（空襲警報と推定――筆者注）敵機ノ爆撃ナク午前三時十分頃警報解除トナル。
一．午後六時頃警報（空襲警報と推定――筆者注）発令、同七時空襲（警報発令――筆者注）、七時三十分頃各警報解除サル。
一．八日ヲ中心ニ前後三日間非常警戒ヲナシ防空服装ニテ過スヨウ指示アリ」。
「**九日**（**土**）**曇**
一．午前三時十五分警報（空襲警報と推定――筆者注）、同四時五十五分解除。敵機ハ少数ニシテ帝都ヘ侵入シ得ズ。
一．午前九時四十五分警報（空襲警報と推定――筆者注）発令、同十時二十分解除サル」。
「**十八日**（**月、晴**）
警戒警報発令　午後零時五分／警戒警報解除　午後二時十五分／敵ノ数編隊中部地区ニ侵入、西南方ニ脱去セリ。
警戒警報発令　午後十時五十五分／警戒警報解除　午後十一時五十五分」。
「**十九日**（**火、晴**）
警戒警報発令　零時四十七分／警戒警報解除　午前一時五十七分」。
「**二十日**（**水、晴**）
警戒警報発令　午前十時四十七分／警戒警報解除　午前十一時十四分（略）／西南方ニアリシ彼我不明ノ機ハ味方機ナル事判明セリ」。
「**二十一日**（**木**）
警戒警報　午後九時五十七分／警戒警報解除　同十時四十三分」。

「二十二日（金、晴）
警戒警報発令　午後十二時十分／警戒警報解除　午後一時五分／敵機ハ四編隊ニシテ中部軍管区ニ侵入ス」。
「二十三日（土、晴）
警戒警報発令　午前四時十分／解除　午前五時五分／警戒警報発令　午後九時五分／同解除　午後十時十分」。
「二十四日（日、晴）
警戒警報発令　午前二時七分／同解除　午前五時十分」。
「二十五日（月、曇）
警戒警報発令　午前二時五十分／同解除午前五時三十分」。
「二十七日（水、晴）
警戒警報発令　午後零時六分／空襲警報発令　午後零時二十分／中部管区ヨリ関東地区ニ敵ノ数編隊侵入ス／空襲《ママ》解除　午後二時十分／警戒警報解除　午後二時二十分／帝都侵入敵機四十七機」。
「三十一日
警戒警報発令　二十一時五十五分／同解除　二十二時三十三分。
警戒警報発令　二十三時五十七分／同解除　二十年元旦零時三十二分。
警戒警報発令　二十年元旦四時五十八分／同解除　五時二十七分」。

以上の記録が示すように、四四（昭和一九）年一二月は一か月間に警戒警報が計一四回、空襲警報が計七回も発令されている。とくに一八日から二五日までは連続八日間にわたって警戒警報ないし空襲警報が発令されている。

さらに、敗戦の年の四五（昭和二〇）年度の警報発令について抄記する。

四月から七月までの四か月間に空襲警報のみが計二五回、月平均七回くらい発令されている。警戒警報の発令がなく、空襲警報が発令されていることは、米軍機による空爆がそれだけ差し迫った事態に立ち至っていたことを示すと言えよう。

そこで、空爆の最後となった同年七月について記録を抄記しておこう。

「**七月四日**（水／曇）
空襲警報発令　零時十五分／P51（小型の単座戦闘機――筆者注）約百二十機関東地区ニ侵入（B29三機逶導《ママ》）千葉、茨城、□□（二字不明）揚《ママ》、軍事施設ヲ攻撃ス／空襲警報解除　午後一時十分」。

「**七月六日**（金／曇）
空襲警報発令　午前十一時三十二分／P51約八十機関東軍事施設（千葉地区）ヲ攻撃／空襲解除《ママ》　午後一時十分。（略）
空襲警報発令　午後十一時三十二分／B29約二百機関東中小都市ヲ攻撃ス。千葉、甲府、清水／空襲警報解除　午前二時十五分」。

「**七月十日**（火／晴）
空襲警報発令　午前五時二十分／敵艦載機約千《ママ》機関東地区ニ来襲、主トシテ航空施設ヲ攻撃ス、数回ノ警報（空襲警報と推定――筆者注）ハ一日中ニ及ブ。／敵軌道《ママ》部隊東南海面ニ出現ス／空襲解除《ママ》　午後四時十分／（評議員会順延ス）」。

「**七月二十四日**（火、曇）
空襲警報発令　午後十時四十分／B29約五十機京濱地区ニ侵入、主トシテ川崎方面ヲ攻撃セリ／空襲解除《ママ》　零時三十分」。

「七月三十日（月／晴）

空襲警報発令　午前六時三十分／数回ニ渡リ警報（空襲警報と推定――筆者注）発令サレ一日ニ及ブ／敵艦上機約□（空白）機関東地区ニ侵入／空襲解除《ママ》（時刻の記載無し――筆者注）」。

以上のように、一日中に及ぶ空襲警報の発令、来襲するB29、P51米軍機の数の多さ、関東地区への集中的な空爆などの記録に照らして、敗戦直前の空爆が激烈であったこと、それによって多磨全生園の在園者・職員たちの生活・行動もきわめて危機的な緊張した状況に陥っていたであろうことが推察できる。例えば、空襲警報が発令されれば全ての職員がそれぞれ職員地帯の防空壕に待避し、それが解除されるまでは在園者たちに対する給食担当の職員の作業も停止されたので、在園者たちの飢餓状態は一層深刻になったであろう。また、医師・看護婦などによる緊急の医療・看護も受けることが出来ず絶命する患者もいたことであろう。

そして、戦争の初期、中期とくらべて終期・末期においては米軍による空爆も一段と激化しており、したがって空爆による直接的な戦傷・災害はなくても在園者の生存はいっそう危機に晒《さら》されたであろう。

しかし、これらの警報の発令の回数や来襲米軍機の種類・数、爆撃地区の記録などだけからでは、被爆した地域の被害の全体的な状況についてはわからない。そこで、次に首都東京への空爆に関して、「全生常会記録」の警戒警報・空襲警報発令の記録と東京および京浜地区などにおける空爆による被害の状況の記録との関係についてみていくことにする。

「全生常会記録」の警報発令と〈東京五大空襲〉の被害

各種米軍機による首都東京にたいする空爆は一二〇回余に及ぶが、そのなかでも四五年三月から五月までの〈東京五大空襲〉と呼ばれる爆撃による被害は最も甚大であった。

表 10−3　「東京五大空襲」の被害　1945（昭和20）年3〜5月

被害＼月・日	① 3月10日	② 4月13・14日	③ 4月15日	④ 5月24日	⑤ 5月25・26日
米軍機数	150	160	200	250	250
死者（人）	8万3793	2459	941	762	3242
傷者（人）	4万918	4746	1620	4130	1万3706
全焼家屋（戸）	26万1171	11万516	5万635	6万4060	15万5266
罹災者（人）	100万8005	64万932	21万3277	22万4001	55万683

注　いわゆる「東京五大空襲」について、警視庁が把握した限りでの数値であり、正確ではない。題目は筆者による

出典　東京大空襲訴訟原告団・東京大空襲訴訟弁護団『東京大空襲損害賠償請求控訴事件控訴理由書』2010年6月より重引し作成

そこで、まず、三月一〇日の〈東京大空襲〉をはじめそれらの空襲の際の「全生常会記録」の警報発令についての記録を抄記する。

①「三月十日（土／曇）
午前零時十分頃ヨリ二時十分頃ニ渡リ敵Ｂ29約百三十機帝都ニ来襲雲上ヨリ盲爆シ都内各所ニ火災起リ八時頃鎮火ス」。

②「四月十三日（金／晴）
午後十一時三十分　空襲警報発令／Ｂ29約百六十機帝都ニ侵入、都市爆撃ヲ主眼トシテ帝都ヲ爆撃セリ／空襲警報解除　前《ママ》二時四十五分」。

③「四月十五日（日／晴）
午後十時　空襲警報発令／Ｂ29約二百機京浜地区へ侵入／主トシテ京浜西南方ヲ攻撃セリ／午前一時八分　空襲警報解除」。

④「五月二十四日
空襲警報発令　午前一時二十五分／Ｂ29約二百五十機京浜地区ニ来襲、主トシテ帝都ヲ無差別爆撃セリ、疲《ママ》害区、麹町、目黒、品川区等ナリ／空襲警報解除　午前三時五十分」。

⑤「五月二十五日（金／晴）

空襲警報発令　午前十一時四十分／少数ノＢ29透導《ママ》ニテＰ51約六十機帝都ノ西南□（一字不明）ニ侵入攻撃セリ／空襲警報解除　午後零時三十五分。（略）

午後十時二十分　空襲警報発令／Ｂ29約二百五十機帝都ニ侵入無差別爆撃セリ／二十六日午前一時五分　空襲警報解除／『停電ニテ情報入ラズ』」。

では、これらの米軍機の空爆は東京にどのような被害を与えたか。

表10－3は、「死者」「傷者」「全焼家屋」「罹災者」別に数値で示したものであるが、警視庁による調査であり、実際はいずれの数値もこれらよりかなり多いと推定される。

2 「防空日」の設定と定期的とりくみ

園当局は、太平洋戦争期における国家的儀式のなかでも最も重要な宣戦の詔書の発布を記念して設けられた「大詔奉戴日《たいしょうほうたいび》」である毎月八日を原則として「防空の日」と定め、四三（昭和一八）年度以降、敗戦に至るまでさまざまな防空へのとりくみを定期的に実施した。

「防空の日」の名称は、第一回（四三〔昭和一八〕年四月八日）は「防空訓練日」、第二回（同年五月八日）から第一〇回（四四〔昭和一九〕年一月八日）までは「防空日」、第一一回（同年二月八日）以後、第二九回（四五〔昭和二〇〕年八月八日）までは「防空強化日」と称した。

以下、各時期の「防空日」のとりくみについて重点的に記す。

四三（昭和一八）年度について

「五月八日（土／晴）

第二回防空日（群長会議）　於全生常会

大詔奉戴日　必勝祈念永代神社参拝後第二回防空日ノ行ヒトシテ群長会議ヲ開催ス（略）防空思想ノ普及徹底、連絡強調、新旧群長ノ防空器具引継ギ／群長ハ群内ノ防空器具点検ヲナス（略）」。

「八月八日　第五回防空日（待避訓練）

午前十時ヨリ第一防空群ヨリ第十防空群マデ待避訓練ヲナス／査閲並指導　吉田駐在、国分防護班長、永井防火班長（国分、永井は事務職員――筆者注）、輔導班、警防団各役員／初メテノ待避訓練ナガラ成果ヲオサメタリ。終了十一時三十分」。

「十月八日　第七回防空日（防空思想ノ徹底強化）

本日ハ全生座歌舞伎公演サル、日デアルニヨリ午前中警戒警報ヲ発令シ防空器材ノ用意ヲナサシメ防空思想ノ徹底ヲハカル」。

「昭和十九年二月八日（火／風）防空強化日（第一日）

全防空群ニワタリ防火訓練ヲナス。指導　永井、国分両係長（略）」。

四四（昭和一九）年度について

「五月八日　第十四回防空強化日

訓練事項

一．午前之部　各防空群ノ査閲及防空器具ノ点検（略）／査閲官　防護団長

一．午後ノ部　各防空群ノ各個訓練（送水、注水ニ重点ヲ置ク）／午後一時（訓練警戒警報発令　午後一時十

分　訓練空襲警報発令／以上ハラジオ使用、敵機来襲、退散ハ通報班ノ傳達ニヨル（略）訓練終了　午後二時半（二十キロ黄弾使用）」。

「**七月八日（土／晴）第十六回防空強化日ニ當リ左ノ如ク実施サル**

一．訓練　各個訓練（全防空群ニ亘《わた》リ実施）

一．時間　午前五時ヨリ同七時迄

一．警報発令

訓練警戒警報　午前五時（ラジオニヨル）

同空襲警報　午前五時半（同前）

敵機退散来襲　警防団指揮班ニヨル

一．訓練想定

第一班　国分氏　輔導班（平松、鈴木、渡辺清〔いずれも全生常会役員――筆者注〕）

第十二防空群　五号病室南入口　落下

第一〃　皐月舎一、二号室　落下

第二〃　三井一号舎玄関　落下（同時）

第十〃　紅葉舎四号室　落下

第五〃　棗舎一、二号室　落下（同時）

第六〃　日赤寮お勝手　落下

第二班　藤森氏（事務職員――筆者注）

輔導班渡辺弥、松井、菊山（いずれも全生常会役員――筆者注）

第十一防空群　柳舎四号室　落下
第三〃　利根舎一号室　落下（同時）
第四〃　栗舎三、四号　落下
第七〃　秩父舎玄関　落下
第八〃　薄舎玄関　落下（同時）
第九〃　萩舎玄関　落下
　黄燐二〇キロ弾使用
各防空群ニ亘リ国分、藤森両氏ノ講評アリ」。

「一二月八日（金）晴後曇　第二十一回防空強化日実施要項
一．各舎ノ防空壕掩蓋《えんがい》設置ノ件。
　十日迄ニ掩蓋ヲ完成点検ナス／右輔導班ニテ巡回シテ□（一字不明）員ヲ激励ス。
一．午前一時五十分頃警報発令、午前三時四十八分解除サル、ソノ間敵機来襲ナシ。
一．十二時五分頃警報発令、同二時四十五分解除サレ敵機ノ来襲ナシ。
一．警防団夜間ノ非常警戒ニ當ル」。

四五（昭和二十）年度について

「四月八日（日／晴）防空強化日（二十五回）
一．防空壕、防空用水ノ整備
一．群長会議　午後一時　於全生会館（略）」。

「**五月八日（火／晴）防空強化日**（二十六回）
一．防空資材（縄、ムシロ）支給
一．各群毎ニ防火訓練（二群、五群、六群、拾群）
奉読式終了後直チニ開始、午前中ノミニシテ午前十一時終了」。
「**七月八日（日／晴）防空強化日**（二十八回）」

3　防空団体の組織化と防空計画の立案・実施

当院（園）の収容定員も実際の在院（園）者の人数も、戦争継続とともに増加していった。すなわち、〈十五年戦争（アジア・太平洋戦争）〉の起点となる「満州事変」の起きた三一（昭和六）年に定員は一〇〇人増加されて一〇〇〇人、実際の在院者は一〇九二人（男七九二、女三〇〇）。日中全面戦争が開始された「支那事変」の三七（昭和一二）年には定員はさらに一〇〇人増加されて一二〇〇人、実際の在院者も一二〇〇人（男八二二、女三七八）。その後、太平洋戦争の期間は定員は一二〇〇人であったが、実際の在園者は、四一（昭和一六）年が一三〇九人（男八八六、女四二三）、四二（昭和一七）年は一四一八人（男九六六、女四五二）、四三（昭和一八）年は一五一八人（男一〇五七、女四六一）、四四（昭和一九）年は一四〇七人（男九五九、女四四八）、四五（昭和二〇）年は一二二一人（男八一二、女四〇九）と一貫して定員を一〇〇人余から三〇〇人余も超過しているのである◆[18]（人数は各年次の一二月末の数値）。しかも、性別・年齢・病状をはじめ出身地・職業・階層なども異なる一大混合集団なのである。

そのうえ、このように在園者の数が増加し続け、施設の規模も巨大化していく状況のなかで、迫りつつある空

表10－4 「昭和十七年防空訓練計畫（全生特設防護團）」

日時	訓練事項	参加團体	指導
二月一二日 一三日 后七.〇	警報傳達並燈火管制 燈火管制実施状況巡視	園内全般	園長、事務官、指導班、東村山防護団本部、警視庁、田無警察署
二四日 前一〇.〇	園内防空関係團体幹部連絡会	警防團長並役員、少年団指導員、連絡特別班長・副班長、群長・副群長	事務官
二五日 后四.三〇	防空施設及資材ノ整備 防空訓練ニ就テ（ラジオ放送）	園内及官舎	事務官
二十六日 后一.〇	一.防空施設及資材ノ点検 二.警防團ノ査閲 三.防空群ノ査閲 四.特別班ノ査閲 五.救護班ノ査閲 六.官舎防空群ノ査閲 （二～六）人員点検 機械器具点検	関係團体	園長 事務官 田無警察署
二十七日	防空群訓練（消防）	各防空群	警防團連絡班
二十八日	同右（同右）	同右	同右
三月二日 前九.三〇	園内防空群ノ訓練 警防團ノ訓練 特別班ノ訓練 救護班ノ訓練 官舎防空群ノ訓練（消防） （以上）避難、消防 工作、救護	各團体	事務官
三日 后一.三〇	状況現示ニ依ル消防、工作、避難、救護ノ綜合訓練	同右	警視庁、田無署、東村山防空本部、東村山警防團長
四日 后一.三〇 后三.〇	職員實践即応訓練 講評		園長、事務官 園長、事務官

出典「全生常会記録 昭和十六年度」一九四二（昭和一七）年三月より転載

襲の危険に備えるには、なによりもまず在園者たちを防空活動に向けて集団として組織しなければならない。

そこで、園当局は全生常会の役員たちの協力も得ながら、それぞれ独自な性格・役割を有する大・小の各種防空関係団体を編成した。

まずとりくんだのが、全在園者が加入する「防空群」の編成である。在園者は、性別・年齢・病状などによって全六十余の「舎」「病室（棟）」「隔離室」に入舎（室）している。それらに「女医室」「注射所」「学園」「図書室」なども加えた全七一余の舎・建物を三から八のグループに区分して全一三の「防空群」のいずれかの群に所属させ、各群から「群長・副群長」を選出して「群長副群長会議」を設けた。さらに、既存の軽症で体力・機動力のある患者たちによる「消防団」の組織を強化して「警防団」に改称・改組するとともに、「救護班」、「連絡特別班」なども設置した。

そして、園全体の防空に関する方針・計画や必要な設備・資材の整備などについては、園当局の園長をはじめとする医務課・庶務課の職員たちによって園内防空関係団員幹部連絡会などを通して伝達され、実施された。また、防空訓練の実施にあたっては、警視庁、田無警察署、東村山防護団本部、東村山警防団長などによる「査閲」「指導」を受けた。

太平洋戦争の開戦初期における園内の防空関係団体の存在と防空訓練計画、指導者・指導機関などを示す一つの資料として、表10－4「昭和十七年防空訓練計畫（全生特設防護團）」を掲げる。「全生特設防護團」の「防護団」とは園内の防空関係団体の総称であり、一般の社会における防空警防団体にたいして使われていた用語である。◆19

以下、これら各種防空関係団体による防空訓練活動などについて、「全生常会記録」より重点的にみていく。ただし、「防空日」については、先に言及しているので省略する。

四二（昭和一七）年度について

「十一月十一日　防空訓練　午前八時ヨリ午後十時マデ

午前中各個防空群訓練ヲ十一群十二群ト行ヒシモ状況視察員吉田駐在巡査、田中東村山警防団長、役場各役員ノ状況現視ニヨル本訓練ヲ行フコトトナリ各個訓練ヲ中止シ午前中大規模ナル綜合訓練ヲ行フ。

一．桔梗舎一号、黄燐五キロ焼夷弾落下、第四防空群ニテハ火災激シク消火不可能トナリ防火班ノ出動ヲ乞ヒ第四防空群ハ飛火火災ノ栗舎消火ニツトム、此ノ回第三防空群ハ防火班ポンプ押ニ応援出動ス。

一．百合舎玄関ニ黄燐五キロ焼夷弾落下、第九防空群消火ニツトムレド手不足トナリ第八防空群ノ応援ヲ乞ヒ熱意アル消火ヲセリ、此ノ回第十防空群、第二防空群ハ第一ニカクリ（伝染病罹患者のための「隔離病室」——筆者注）ノ飛火小火災ノ消火ニ出動ス。

状況現視ニヨル訓練終了後、事務本館ヨリ園内ラジオヲ以テ各現視員ノ講評アリ（略）」。

「**三月十八日　防空基本訓練　午前九時ヨリ／午後四時マデ**

午前中ハ各群ノ器具検閲及各個訓練ヲ行フ。午後一時ヨリ棗舎、松舎焼夷弾落下ノ装定《ママ》ノモトニ基本訓練ヲ行フ／尚特別班ノ救護及応急手当訓練モ行ハル。イヅレモイチヂルシキ進歩アリ」。

「**三月三十一日　防空綜合訓練　鉄兜三十個支給　内連絡班六個／警防団二十四個**

午前四時三十分ヨリ午後九時マデ終始一貫猛訓練ヲ行フ」。

四三（昭和一八）年度について

「**十一月二十五日**（木／晴）**防空関係役員会　午前十時／於礼拝堂**

事務官、国分、永井両係長、尚医務官課長モ出席／明日ノ都一圓ニ於ケル綜合防空訓練ノ打合セヲス

同日、群長打合セ会　午後四時／於第三資材再製場」。

「**十一月二十七日**（土／晴）**綜合防空訓練**

二十七日午前八時ヨリ二十八日午前八時マデ全防空郡《ママ》ニワタリ待避避難、防空防火ノ綜合訓練ヲナス／尚二十八日午前五時暁ノ霜柱ヲ踏ンデ全防空郡《ママ》球場ニ集合、五キロノエレクトロン焼夷弾成能實演見学ヲナス」。

四四（昭和一九）年度について

「**四月十八日**（火／晴）**防空群補佐員ノ願書左ノ形式ニテ提出ス**

御願書／多磨全生園長　林芳信殿／昭和十九年四月十八日／全生常会長　平松秀男㊞

各舎長ハ防空群ノ補佐トシテ群長ヲ助ケソノ舎ノ防空連絡ヲ計ルコト従ツテ舎長兼評議員ヲ命ゼラルルト同時ニ防空群補佐員タルコトトス／右ノ趣旨御聴許ノ上御任命願上候也」。

「五月二日（火／晴）防空群長会議開催／午後一時三十分／於全生会館

次第

一．開会ノ辞　司会　渡辺輔導班員
一．国民儀礼
一．挨拶　輔導班長　代理　鈴木氏
一．訓話　防護副団長
一．挨拶　輔導副班長
一．お話　警防団長
一．お話　青少年指導員
一．挨拶　新防空群長　山根富藏
一．同　旧防空群長　林八郎

懇談

閉会ノ辞　松井輔導班員」。

四五（昭和二〇）年度について

「五月二十八日（月／晴）防空会議　午前九時／於礼拝堂

園長、保護係長、庶務係長、仁平書記出席／防空上ノ事ニ関シ種々打合セ会議ヲ行フ（詳細輔導班記参照）」。

4 「防空壕」の造設

戦局がますます悪化していく四三（昭和一八）年度以降になると、防空活動の重要な内容として、「防空待避壕」「避難壕」づくりと、「待避（避難）訓練」に関する記録がふえていく。

四三（昭和一八）年度について

「**七月二十六日**（**月**／**晴**）**園内各病棟ニ防空待避壕ヲ堀《ママ》リ始ム**」。

「**八月一日**（**略**）

一．待避壕構築方法ニツイテ　輔導副班長　重症棟及不自由舎避難壕（スデニ警防団ニ於テ設置ズミ一見スベシ）

軽症舎待避壕　上巾四尺、下巾三尺、長サ二間程度／深サ三尺五寸、盛リ土一尺（一人ノ席限度、一尺五寸四方トス）／出入口ハ地域ニ於テ考慮ナスコト」。

「**八月三日**（**火**／**晴**）**待避壕ノ位置指定**

永井第一分館長、藤森係、常会長、常務委員、警防団正副団長同行、待避壕ノ位置指定ニ各舎ヲ一巡ス」。

「**八月四日、五日**　軽症舎待避壕構築完了ス」。

「**八月七日**（**土**／**晴**）女子軽症舎並男女不自由舎、病室付添ノ待避壕構築完了、以上ヲモッテ待避壕及避難壕ノ構築全部ヲ完了ス。

同日　待避壕／避難壕点検　午前八時三十分、午前十一時三十分園長、事務官外《ほか》職員、輔導班、警防団正副団長」。

「九月八日（水／晴折々降雨アリ）第六回防空日（待避、避難、防火綜合訓練）防護団長副団長現示指導ノモトニ全防空群ニワタリ訓練ヲナス／病室不自由舎初メテノ避難訓練モ迅速ニ出来上々デアツタ」。

四四（昭和一九）年度について

「七月十日（月／晴）第四十四回評議員会　午後六時／於全生会館

質疑　田中氏ヨリ防空壕ノ改良ニツキ自発的ニ実施シテヨキヤトノ質問アリ／生活部長ヨリ當局ノ指示アル迄待タレタキ旨答フ」（ただし、「第四十四回評議員会」について「評議員会議事録」には「自由質疑」と項目が記載されているだけで、田中氏の質問と生活部長の答弁は記されていない――筆者注）。

「七月十七日（月／晴）防空壕整備補強ニツキ輔導班ニ対シ園長ヨリ當局ノ指示アリ　病室ハ舎ノ附近ニ二舎又ハ三舎兼用ニテ構築ス／男女不自由舎ハ舎ノ附近ニ二室一ヶ所一舎二ヶ所宛構築ス／一般軽症舎ハ一室一ヶ所宛ニテ二ヶ所増築ス／男子軽症舎以外ハ警防団ニヨリ構築サル。

掩蓋ハ病室方面ノミ為シ他ハ非常ニ際シテ戸板、畳、丸太等使用出来ルヨウ準備ス／横穴構築ニ関シテハ指示ナキ為メ行ハザルコト（略）指定シタル壕ノ大キサ、深サ六尺、幅四尺、長サ二間半（十六人収容）」。

「七月十八日（火／晴、俄雨アリ）防空壕構築始マル　午前八時ヨリ同十一時マデ警防団全員出動ニヨリ病室、不自由舎、女子軽症舎ノ防空壕構築行ハル」。

「同日　午後五時大本営ヨリ、サイパン島ノ陸海將兵及住民モ全員壮烈ナル戦死ヲトゲタル悲凄《ママ》ナル発表アリ」。

「**七月十九日**（水／晴）**防空群長会議**
防空壕増築補強ニ関スル件／一．黙禱（サイパン島ノ英霊ニ対シテ）（略）」。
「**七月二十一日**（金／小雨）**男女軽症舎及家族舎防空壕ノ位置指定**
収容員約八名、長サ九尺、幅四尺、深サ六尺／午前八時半ヨリ同十一時終了／藤森氏、石井氏、輔導班、警防団正副団長」。
こうして、各舎・病室などにたいする「防空壕」（「待避壕」「避難壕」）の構築が行われ、「昭和十九年八月八日第三十二回大詔奉戴日詔書奉読式」のあとに開催された「第十七回防空強化日」において、「各舎、病室防空壕一覧表」が発表された。
表10－5に舎の種類別の壕数について新設個数と旧設個数、一舎一か所当たりの収容人数を掲げる。
また、全一三病室（棟、隔離室）にたいしてはそれぞれの病室の附近に計一〇箇所の防空壕が位置の説明を付して構築されている。
なお「各舎、病室防空壕一覧表」の末尾には、「壕ノ大キサ」という項目があり、「軽症舎　長サ九尺、幅四尺、深サ六尺、収容八人／不自由舎　長サ十二尺、幅四尺、深サ六尺、収容一六人」と記載されている。
「**十二月六日**（水／晴）**防空壕掩蓋設置ノ為警防団出動協力ス**」
「**十二月十日**（日／晴）**第五十三回評議員会　午後一時／於全生会館**
緊急報告事項
一．防空壕掩蓋設置ヲ謝シテ　　常会長
病室、男女不自由舎、女子軽症舎、少年少女舎等ハ木工部及警防団の奉仕ニヨリ、一般軽症舎ハ舎員の自力ニヨリ行ハレココニ見事ニ成シタルハ誠ニ喜ニ堪ヘズ。各員ノ努力ニ対シ深甚ナル謝意ヲ表ス（略）」。

表10−5　多磨全生園における舎の種類別の防空壕数
一九四四（昭和一九）年八月八日現在

舎の種類＼防空壕数	新設個数	旧設個数	計	防空壕収容人数
男子軽症舎	三七	三六	七三	一舎一ヶ所八名
女子軽症舎	一二	一三	二五	同右
男女不自由舎	二四	四	二八	一舎一ヶ所一六名
少年少女舎	六	四	一〇	同右
家族舎	四	七	一一	一舎一ヶ所八名
合計	八三	六四	一四七	収容人数合計 一、四一〇名

注　表の題目は筆者による
出典「全生常会記録　昭和十九年度」一九四四（昭和一九）年八月八日の記載より作成

四五（昭和二〇）年度について

「第六拾壹回臨時評議員会　昭和二拾年六月拾七日午後五時／於全生会館

五．提議
　一．決戦下ニ於ケル戦闘、防空ニ対スル園内ノ諸準備ノ希望及要望
　　右ノ件ニ付全評議員総意トシテ次ノ事項ヲ提議ス
　イ．（略）
　ロ．家屋ニ対スル防空処置ニ就テノ件
　空襲ノ激化ニ対シ将来必ズ攻撃ヲ受ケルコトヲ覚悟トシ、ソノ対策トシ密集スル舎ヲアケテ舎ト舎ノ間ニ相当ノ空地ヲツクル、又松舎、菊舎等ノ大ナル舎ト老女ノ多イ舎ヲ開《ママ》ケテ小ナル舎ニ移シ、比較的ニ防空活動ニ支障ナキ様ニナス。コノコトニ対シテ当局ニ建議スル意志ナキヤ、又常会長ノ考ヘヤ如何。提議ノ件ハ同感デアルガコノ件モ尚一層ノ研究ノ要アルヲ認メル。
　ハ．非常事態ニ対応シテノ食糧ノ備蓄蔵及ビ配給方法ニ就テノ件
　コノ件ニ就イテ必要缺クベカラザルコトハ主要食糧ノ安全地帯ヘノ疎開（即チ地下）ト非常事態ニ対處シテ

防空活動ニ支障ナキ様食糧ノ配給方法ノ一考、右ニ対シテ常会長ノ意ヲ表シテ当局へ具申スル様考慮シテ居ルト答フ。

ニ．（略）

ホ．重病者避難ノ完備ニ就テノ件

重病者収容ノ避難壕ハ現在各病棟ニアル壕ヲバ各舎壕（略）ノ如キヨリ以上ニ補修強化シ、別ニ極ク重病者ノ為ノ完備セル壕ヲ必要トス。／戦局ノ激化ニ伴ヒ何時如何ナル状態ニ陥ルヤモ知レズ、当園ニ於ケル美点トスル所ノ一大家族主義、相互扶助ノ精神ニ徹シ死スベキ時ハ健康者・重症者モ共ナルコトヲ思ヒ、コ、ニ特重病者ヲ守ルコトノ一助《ママ》シテ右ノ件ヲ提議ス。常会長之ニ対シテ同意ヲ表ス。尚特ニ極重病者ノ為ノ避難壕ハ山林、或ハ竹林ノ中ニ二ヶ或ハ三ヶヲ設ケテ少ナクトモ相当ノ設備ヲ要スルモノヲ望ムトノ説明アリ」（「全生常会評議員会議事録」昭和二〇年六月一七日より）。

入園者全員加入制である全生常会の「諮問・提議機関」である「評議員会」において、当園にたいする空爆の恐れにもとづき、とくに「非常事態」の「食糧」や「重病者」の「避難壕」についての具体的な「希望及要望」が「全評議員総意トシテ」「提議」されたことはきわめて重要な意義を有するといえよう。

「八月八日（水／晴）第四十四回大詔奉戴日詔書奉読式／第二十九回防空強化日

各防空群ノ防火訓練ナシ。

左ノ事項当局ニ取運ヲ要請ス

一．不自由舎及病室ノ防空壕整備ノ件

不自由舎――腰板及腰掛等、病室――腰板、スノコ等

一．防火池ノ修理ノ件

一．作業場内火叩キ莚補充ノ件

一．空襲下ノ非常食糧支給ノ件」。

失明者や障害がある在園者たちのための防空壕の実態がいかに貧弱かつ劣悪なものであるかが、これらの要望に如実にあらわれているとともに、在園患者たちが実際に空襲をこうむることを予測して恐れを抱いていたこと、とくにその際に必要不可欠な「非常食糧支給」の要求を提出していることが注目される。

5 「多磨全生園隣組夜警隊」の発足

戦争末期の四四（昭和一九）年一二月に、空爆による火災対策というよりは、入園者たちの失火・火災への予防意識を強化し、いちはやい防火活動の推進を主たる目的として、全生常会によって男子軽症者たちを対象にした、「多磨全生園隣組夜警隊」が結成される。

全生常会常務委員会があらかじめ園当局の承認を得てこの「隣組夜警隊」を発足させた動機と背景には、在園者全員加入制である全生常会の会員である劇団「全生座」の座員たちの失火により、前年一一月に「全生劇場」を全焼させてしまったことにたいする反省や後悔の念もはたらいていたのではないかと推察する。

そこで、次に、「評議員会議事録」より、常会長による「多磨全生園隣組夜警隊結成」提案の趣旨および生活部長によるこの「隣組夜警隊運営方法」に関する説明、さらに本「隣組夜警隊心得」の全条項を転記する。

「**第五十二回臨時評議員会**

昭和十九年十一月二十七日午後五時　於　全生会館

十．評議事項

一．多磨全生園隣組夜警隊結成ニ就テ　　常会長

緊迫セル時局ニ対応シ吾等モ御民トシテ健全ナル療養人トシテ生活シ苟《いやし》クモ国家ノ損失トナル可《べ》キ火災ナド起サヌ様《よう》注意スルヲ要ス。此ノ意ヲ以テ此度《このたび》多磨全生園隣組夜警隊ヲ結成シ冬期乾燥ノ期間ノ夜警ニ當《あた》リ先般ノ如キ災害（「全生劇場」焼失のことか――筆者注）ヲ惹起セザル様注意シタシ。ソノ組織ニツイテハ生活部長ヨリ詳細報告アルヲ以テ各位ヨロシクソレヲ議シテコノ意ノアルヲ取リテ賛意ヲ下サランコトヲ希フ次第デアル。

二．多磨全生園隣組夜警隊運営方法ニ就テ　　生活部長

隣組夜警隊ノ心得及勤務内容ニ付キ左ノ如ク発表アリ。

多磨全生園　　隣組夜警隊心得

第一條　隣組夜警隊ハ多磨全生園ノ夜警ニ任ズ

第二條　本隊ハ附添本務ヲ除ク男子軽症者ヲ以テ隊員トス

第三條　本隊ハ独自ノ機関及役員ヲ有セス常会常務委員会ニ属シ之ガ運營ニ當ルモノトス／但シ各舎々長ハ輪番ヲ以テ夜警當番ヲ斡旋スルモノトス

第四條　本隊ノ任務期間ハ毎年十一月ヨリ明年三月迄ノ五ヶ月間トス

第五條　本隊々員ハ毎年十月各舎々長ヨリ提出セル舎員名簿ニ基キ常会常務委員会ニ於テ之ヲ決定ス

第六條　本隊隊員ニシテ故意ニ義務ヲ忌避スル如キ行為アリタル者ニ対シテハ園當局ニ具申シ適當ナル處置ヲ仰クコトアルベシ

附　則　本心得ハ昭和十九年十二月一日ヨリ之ヲ實施ス

備　考　防空警報発令ノ場合ハ定メラレタル体制ニ入ルモノトス

勤務内容
一．時間　一．午後六時ヨリ翌朝六時マデ（十一月一日ヨリ一月マデノ期間）
　　　　一．午後七時ヨリ翌朝六時マデ（二月一日ヨリ三月マデノ期間）
二．巡視時間
　　第一回　自午後八時半　至同九時半
　　第二回　自同十時半　至同十一時半
　　第三回　自十二時半　至午前一時半
　　第四回　自午前二時半　至同三時半
三．夜警當番　一組四名
四．手當《てあて》　一人二十五銭　一組一圓
五．夜食　米一人一合半　一組六合
　　正油《ママ》（味増《ママ》）一組二合、野菜少量他漬物
六．薪炭　炭五百匁《もんめ》、薪半束
以上ノ発表ニ対シ種々ノ質疑アリテ後此ノ案誠ニ適當ニシテ必要ナルヲ以テ満場一致可決ノ意ヲ表ス。
十一．緊急報告事項
一．多磨全生園隣組夜警隊々員書出並ビニ各舎員ニ通達ニ就テ　生活部長
夜警隊員ノ各舎書出シト舎員ヘノ通達協力ヲ求ムルコトヲ依頼ストノ生活部長ノ挨拶アリ。尚コレガ実施ハ心得ノ附則ニアル如ク一二月一日ヨリ実施セラル、旨ノ告知モアリタリ」（「全生常会評議員会議事録」昭和一九年一一月二七日より）。

こうして、「多磨全生園隣組夜警隊」（以下、「夜警隊」と記す）が発足したが、その実際の活動については、「全生常会記録」にも「全生常会評議員会議事録」にも記録されていない。ところが、「第一事務分館」（旧「見張所」）に所属する「勤務員」（通称〈監督〉）たちによる「第一分館勤務日誌」の表面《おもて》の「記事」欄には在園患者たちに関して特記すべき動静（死亡、逃走、監禁、一時帰省など）の一環として少なからず記述がみられる。ただし、「夜警隊」という用語は使われていない。

そこで、「夜警隊」が結成され活動を開始した四四（昭和一九）年一二月一日以降の同月中の「第一分館勤務日誌」の表面《おもて》の「記事」欄から、記述の内容が前掲の「夜警隊心得」のなかの「勤務体制」（とくに「巡視時間」「夜警當番」）に照らして「夜警隊」に関しての記録であると判断し得る記述を年・月・日順に抜き書きする。

「第一分館勤務日誌（昭和一九年一二月）」にみる「夜警隊」の記録

「**昭和拾九年拾貳月壹日金曜日　気象降雨　気温拾壱度**

午後九時患者隣組吉田四十男外三名夜警ス㊞」。

「**昭和拾九年拾貳月参日日曜日　気象晴　気温拾度**

午後五時ヨリ近藤利勝外三名ニテ夜警勤務ニ服ス㊞」。

「**昭和拾九年拾貳月五日火曜日　気象晴　気温拾度**

午後九時三十分園内隣組三井一号舎阿部善記外三名ノ夜警アリタリ㊞」。

「**昭和拾九年拾貳月六日水曜日　気象晴　気温拾壱度**

午後八時ヨリ金田敏夫外参名夜警ス㊞（略）午前壱時参拾分ヨリ夜警火《ママ》の番ト交代シ警防団員大杉強外四名夜警勤務ニ付ク㊞」。

「昭和拾九年拾貳月拾日日曜日　気象晴　気温七度
午後八時ヨリ警防団員石田義雄外四名詰所ニ集合交代ニ火の《ママ》番勤務ニ徹夜警護ス㊞」。
「昭和拾九年拾弐月拾壱日月曜日　気象晴　気温拾度
午後六時ヨリ乙舎ヨリ四名夜警勤務ニ服ス同十一時三十分警戒警報発令ノ為メ消防団ト交代ス㊞」。
「昭和拾九年拾弐月弐拾参日土曜日　気象晴　気温六度
午後六時ヨリ村瀬強二郎外三名夜警勤務ニ服ス㊞」。
「昭和十九年十二月二十四日日曜日　気象晴　気温五度
午後七時ヨリ瀬戸勇吉外参名ニテ徹夜々警ニ勤務ス㊞」。
「昭和十九年拾弐月弐拾六日火曜日　気象（空白）　気温（空白）
午後八時ヨリ警防夜警員四名徹夜ニ勤務ス㊞」。
「昭和十九年十二月二十八日木曜日　気象晴　気温五度
午後七時ヨリ山根富藏外参名ニテ徹夜巡視夜勤ス」。

以上に引用した以外の日時においても「夜警隊」による夜警活動は実施されたが、その他の特記すべきことがらがあったため省略されたのであろうと推察する。〈その他の特記すべきことがら〉は多岐にわたるが、その中から〝防空・防火〟に関する記録をいくつか次に例示す。

「第一分館勤務日誌」（昭和一九年一二月）にみる防空・防火関係の記録

「昭和拾九年拾弐月弐日土曜日　気象晴　気温拾参度
午後五時拾分園長殿ヨリラジオ放送ニテ各舎病棟へ防火ニ就テト題スル訓話アリタリ㊞」。

「昭和拾九年拾弐月七日木曜日　気象曇　気温拾度
午後五時五拾分警戒警報発令続テ空襲警報発《ママ》同時解除翌午前弐時拾分警戒警報続テ空襲警報発令同参時拾五分解除同参時四拾八分警戒警報解除アリタリ㊞／右警報発令毎ニ藤森書記石井指導員出務アリタリ㊞」。

「昭和拾九年拾弐月八日金曜日　気象晴　気温九度
午後六時ヨリ警防団員井沢金久外九名ニテ特別防空警備ノ為徹夜勤務ス㊞（略）／翌参時拾分警戒警報発令同参時五拾五分解除セリ㊞」。

「昭和拾九年拾弐月九日土曜日　気象晴　気温八・五度
午前九時四拾五分警戒警報発令拾時弐拾分解除セラレタリ㊞（略）／午後九時藤森書記川津雇ノ園内巡視アリタリ㊞／午後八時警戒警報発令同五拾分解除セラレタリ㊞／同九時警防団員水生孫一外九名夜警ス㊞」。

以上で述べてきた「夜警隊」などによる防火・防空活動に関することがらについてとくに、少なくとも次の諸点に留意する必要があると思われる。

第一に、「多磨全生園隣組夜警隊」は全生常会の執行機関である「常務委員会」が発案し園長の承認を受けて、諮問・提議機関である「評議員会」の賛同を得て結成されたが、「多磨全生園隣組夜警隊心得」第六条の規定が示しているように、隊員資格該当者でありながら、その「義務ヲ忌避」する場合には「園當局ニ具申シ適當ナル處置ヲ仰ク」というように園当局による在園患者にたいする管理・統制下にある組織であることを前提条件として容認し、園当局が有する処罰の権限を容認し、さらに依存していることである。

第二に、その組織の基本単位は「隣組夜警隊」という名称が示すように、一般の在園患者の居住の基本単位である各舎であり、一般の社会において各戸が連携した〈隣組夜警組織〉と共通性を有しており、またその性格もいわゆる〈火の用心〉を主たる役割としている点において一般の社会における〈隣組夜警活動〉と類似していることである。

第三に、米軍機による空爆にたいする夜間の防空・警護活動は特別に選出され園長から任命された在園患者たちによって編成され、「全生特設防護団」の中核である警防団（「第一分館勤務日誌」の「記事」欄には旧名称の「消防団」と記されている場合もある）がとりくんでおり、「夜警隊」の勤務中に警戒警報・空襲警報が発令された際には「夜警隊」の在園患者は所定の防空壕に避難し、警防団が「夜警隊」の任務も代行していることがあるということである。

第四に、戦争末期になると、①「夜警隊」による活動が加わったため、全生園における夜間の防空・防火活動は、②従来からの在園患者たちの監視・取り締まりに専ら従事する「第一事務分館」の「勤務員」たち、③「警防団」、④「分館」の当直職員たちなど計四者によって一定時間、重なりあって実施される場合もあったことである。

以上、本第二節では、「全生常会記録」「全生常会評議員会議事録」の記録にもとづいて、戦時下の多磨全生園における①「警戒警報」「空襲警報」発令の状況、②「防空日」における定期的な防空活動、③各種の防空団の組織化と防空計画の立案・実施、④防空壕の造成、⑤「隣組夜警隊」による防火活動についてみてきた。それらのことがらのなかで、とくに留意すべきことを第一節で述べたことがらと関連づけながら、太平洋戦争下における多磨全生園の患者組織の防空・防火活動の特徴と背景について、八点ほど指摘したい。

第一は、警戒警報・空襲警報の発令と戦局との関係についてである。

すなわち、警報の発令の頻度が四四（昭和一九）年度後半から四五（昭和二〇）年度前半までにきわめて高くなっており、しかも敗戦の年の四五年四月から七月までは計二五回におよぶ警報のすべてが空襲警報であり、その背景としては、第一節の1で述べたとくに四四年六月以降の戦局の極度の悪化、とりわけマリアナ沖海戦の敗北などにより米軍が戦略重爆撃機Ｂ29の発進基地としてマリアナ島を使い日本の本土への空爆を頻繁に行えるようになったことが挙げられる。また、四五年度前半は警報の回数が多くなっているだけではなく、すべてが「空襲警報」であることは、奥住喜重たちの前掲書（『東京を爆撃せよ』）による「Ｂ29作戦の推移」の「第二期　大都市焼夷空襲」から「第三期　中小都市空襲」の状況を反映しているのではあるまいか。そうであるとすれば、全生園には、結果として、米軍の爆撃機による焼夷弾の投下はなされなかったけれども、戦争末期においては米軍による〈本土空襲〉の枠外にあったわけではないことを意味しているといえるのではなかろうか。実際、多磨全生園の所在地である東村山町には空爆による人命の損傷・建物の破壊を受けた地域が、四八六頁の表と四八七頁の地図で示したように、いく箇所もあるのである。

第二は、園当局による全生園としての防空体制および在園者たちにたいする防空活動の施策・方針と、「防空法」（三七年制定、四一年・四三年改正）との関係についてである。

基本的には、国が国家総動員体制の一環として勅令によって制定した「防空法」の立法主旨や「防空計画」にもとづいているが、強制収容・絶対隔離の場としての「療養所」である以上、きわめて制約された劣悪なものであった。しかも、重い病状や障害（失明、四肢の不自由など）がある在園者たちの避難に関しては、全生常会の「提議機関」でもある「評議員会」からの要望があったのにもかかわらず特別な配慮や手だてが講じられることはなかった。そのため、附添人たちによって「防空壕」に避難することは極めて困難であり、また避難したことによってかえって病状を悪化させる場合も少なくなかった。

第三は、一二〇〇人の収容定員を二〇〇人から三〇〇人も超える厖大な数の在園者たちを防空活動に参加させるために、すべての舎・病室（棟）などを数組ずつに分類して、全一三の「防空群」に編成し群長会議を通して群全体の行動の統制をはかるとともに、園当局の命令・指示の伝達、防空壕（避難壕）への避難の誘導、警防、救護など特別な任務を有する防空関係団体をつくって在園者たちの防空活動を推進しようとしていることである。

第四は、実際の防空訓練活動についてである。

戦意高揚のため、戦争中期の四三（昭和一八）年度から敗戦まで、毎月八日の「大詔奉戴日」を「防空日」（「防空訓練日」「防空強化日」）として定期的にとりくむとともに、警視庁、田無警察署、東村山警防本部、同警防団長などによる防空関係諸団体にたいする査閲と防空訓練の指導を受けながら、「訓練警戒警報」「訓練空襲警報」を発令し、各群の在園者を所定の防空壕に避難させ、いくつかの舎・病室（棟）近くに、実際に黄燐弾を投下して消火にあたらせるなど数日間にわたる大規模な防空訓練も実施していることである。

第五は、園当局の防空対策としての防空壕（待避壕、避難壕）づくりについてである。

四三（昭和一八）年七月以降、各病室（棟）・不自由舎、女子軽症舎の入園者のための防空壕が警防団によって、軽症舎の防空壕は在園者自身によって構築されていくが、すべてそれぞれの病室（棟）や舎の附近の平地に縦穴式で掘り、当初、木工部と警防団によって掩蓋が造られたのは病者・不自由者・少年少女たちのための防空壕だけあり、「一般軽症舎用ノ防空壕掩蓋ハ非常ノ時ニ使用出来ルヨウ、畳、戸板、丸太等ヲ準備」する程度であった。

防空壕（待避壕と避難壕に区別されている）は数だけは入園者全員を収容し得る以上に造成されたが、米軍機による爆弾の直撃を受ければ壊滅する脆弱《ぜいじゃく》なものであった。また、いわゆる「患者地帯」には木造の舎・病室（棟）が隣接して建てられており、爆撃を受ければ火災・類焼は免れず、夥《おびただ》しい生命の損傷・喪失が生じる危険性が予測された。実際に、全生園の所在地である東村山町には四五（昭和二〇）年に計九回におよぶ米軍機による空爆があり、それによって人命や建物の被害があったのであり、たとい誤爆であるとしても、同園に爆弾が落され、悲惨な事態に陥る危険性があったことを否定することはできない。にもかかわらず、爆撃を受けても〝隔離された空間〟から逃れ出ることは許されず、在園者たちの疎開に関しては全く検討もなされていない。その意味では、〈療養所〉という名の〝刑務所〟と同じであった。

第六は、敗色が濃くなるにつれて、在園者たちの空爆への危機意識は深刻化し、戦争末期になると園当局への防空壕の構造・設備の改良の要望がみられたり、また全生常会の評議機関である評議委員会において、「将来必ズ攻撃ヲ受ケルコトヲ覚悟」する必要があるという認識にもとづき、「全評議員ノ総意」として、①「密集スル舎」に「空地ヲツク」ること、②多人数の舎の人数を少なくすること、③「非常事態」に対処する食料の確保などに関して当局へ要望していることである。

その際、とくに注目されるのは、従来、当局側が入園者たちを管理・統制するための口実として利用してきた「一大家族主義、相互扶助ノ精神ニ徹」するためという言葉を、あえて「当園ニ於ケル美点トスル所ノ」という理由を付して用いつつ、「重症者ノ為ノ完備セル壕」を比較的に安全な場所と考えられる「山林、或《あるい》ハ竹林」に構築することを要望していることである。

第七は、後述する『倶会一処』（一光社、一九七九年）の記述が示すように、「全生特設防護団」のなかでも、警防団は園内の防空活動の中心であったばかりではなく、園外の災害対策にも出動し貢献していることである。

第八は、戦争末期の四四（昭和一九）年一二月に、その前年に「全生劇場」を「全生座」員の失火により全焼したことも動機となって、全生常会常務委員会が主導して、防火を主たる目的とする「多磨全生園隣組夜警隊」が発足し、各舎の軽症患者たちによる防火活動が、警防団を中心とする防空・警護活動と併せて実施されるようになったことである。

本章の結びに代えて、在園者たちの防空活動において、一貫して中心的な役割を担った警防団（「消防団」）について、『倶会一処』が述べていることを抄記することにしよう。

「熱こぶと消防は全生の花、といわれた。／熱こぶが出ると、そこが蜂か虻にさされたように赤くはれ、高熱に苦しめられるが、それは本病でも、まだ初期の症状で、その頃が花だ、という意味でいくらか皮肉もまじっていた。

しかし、消防団員は軽症者のなかでも、比較的に四肢の健全な若者たちを選び、年度ごとに各舎から推せんしていただけに、掛け値なしに全生の花」であった。

「全生消防団は昭和15年12月26日、全生警防団に改組され、任務も『災害発生ニ際シテハ身ヲ挺シテ之ガ警防ノ任ニ当ルコト』と規約で明示された。たんに消防、夜警、行方不明者の捜索などでなく、防空、避難、救助へも、その活動範囲が広げられていった」。

「首都圏にあって空襲の際、病室や不自由舎の病人を安全なところへ避難させるため、防空壕を掘り、庭木を倒して掩蓋を作るのは土木部と警防団の仕事であった。／警戒警報や空襲警報の発令下、各舎に設けられた防空群の中枢となり、時には徹夜の任務に就くのも警防団であった」。

「（昭和二〇年――筆者注）4月11日午前八時から午後四時二〇分まで、警防団員四〇名は志木街道沿いの南秋津B29墜落現場の穴埋め作業に出動、翌12日も四〇名、さらに13日も一三名が出動、地元から無私の奉仕を感謝された。これほどの労働力がそんじょそこらにない時期であった。／また、4月24日には所沢（旧）街道沿いに柳瀬川の橋をねらった爆弾が家々に命中、警防団員四〇名はまだ哨煙の消えないうちに駆けつけ、十数名におよんだ犠牲者の収容等にあたった」。

「警防団の戦時中こそ八面六臂《ぴ》の活躍といって」よかったが、戦後、「警防団ももとの消防団」となった。

たしかに、「消防活動が目立たないときほど人びとは仕合わせなのかも知れない」[20]。

なお、「警防団」（「消防団」）が使用した消防車などは国立ハンセン病資料館に保管されていて観ることができる。

◆1　荒井信一『空爆の歴史――終わらない大量虐殺』（岩波新書）岩波書店、二〇〇八年、五一～六一頁参照。
◆2　『日本20世紀館』全一巻、一九九九年、発行者・上野明雄、発行所・小学館、四九〇頁参照。
◆3　奥住喜重、早乙女勝元『東京を爆撃せよ――作戦任務報告書は語る』三省堂、一九九〇年、二〇～二四頁。奥住喜重『B―29　64都市を焼く――一九四四年一一月より一九四五年八月一五日まで』揺籃社、二〇〇六年。工藤洋三、奥住喜重編著『写真が語る日本空襲』現代史料出版、二〇〇八年ほか参照。
◆4　日本史広辞典編集委員会編『日本史広辞典』山川出版社、一九九七年、「本土空襲」項目より。
◆5　日本放送作家協会会員　大南勝彦著「国家補償要求運動の周辺」、企画編集・全国戦災傷害者連絡会『戦争の語り部として――全国戦災傷害者の三十年』若樹書房、一九七五年、三四六～三五〇頁参照。
◆6　森山康平「『精密爆撃』で狙われた都市――米軍の標的となった軍需工場」、平塚正緒編著『米軍が記録した日本空襲』草思社、一九九五年、三四～五一頁参照。
◆7　東村山ふるさと歴史館編集・発行『町の記録が語る戦時中の東村山』二〇一二年、一九～二〇頁参照。
◆8　「防空法」に関しては、水島朝穂、大前治共著『検証　防空法――空襲下で禁じられた避難』法律文化社、二〇一四年参照。
◆9　逸見勝亮『学童集団疎開史――子どもたちの戦闘配置』大月書店、一九九八年、参照。
◆10　松本昌介、飯塚希世、竹下忠彦、中村尚子、細渕富夫編『編集復刻版　障害児学童疎開資料集』第一巻・光明学校Ⅰ、第二巻・光明学校Ⅱ、六花出版、二〇一七年参照。清水寛著『太平洋戦争下の全国の障害児学校――被害と翼賛』新日本出版社、二〇一八年、一三五～一五七頁参照。

◆11　◆5、三四〇頁参照。

◆12　◆5の『戦争の語り部として』および杉山千佐子著『おみすてになるのですか――傷痕の半生』クリエイティブ21、一九九八年ほか参照。

◆13　◆6の『米軍が記録した日本空襲』九八頁参照。

◆14　東京大空襲訴訟原告団・東京大空襲弁護団『東京大空襲　損害賠償等請求控訴事件　控訴理由書』二〇一〇年六月、二～四頁参照。

◆15　大前治（大阪空襲弁護団）「『空襲は怖くない、逃げずに火を消せ』――防空法がもたらした空襲被害」、『前衛』第九一二号、二〇一四年八月、一七四～一八八頁参照。

◆16　多磨全生園患者自治会編『倶会一処――患者が綴る全生園の七十年』一光社、一九七九年、一四九～一五〇頁より。

◆17　大竹章『らいからの解放――その受難と闘い』草土文化、一九七〇年、一四二～一四三頁より。同『無菌地帯――らい予防法の真実とは』草土文化、一九九六年、一七七～一七八頁、再録。

◆18　国立療養所多磨全生園編集・発行『創立50周年記念誌』一九五九年、一五七頁の「開園以来の入退所調」より。

◆19　東京市編集・発行『関東防空演習市民心得』一九三三年八月参照。

◆20　◆16、一五〇頁より。

補章　戦時体制下の他の国立ハンセン病療養所

国立療養所多磨全生園《ぜんしょうえん》について論述してきたことを念頭におき、その他の一二の国立のハンセン病療養所および旧植民地台湾、朝鮮、「満州」の官立の同療養所を対象として、共通の問題意識にもとづき、一九三一（昭和六）年の「満州事変」から天皇制国家日本の敗戦に至るまでの一五年近くにおよぶ〝十五年戦争〟、すなわちアジア・太平洋戦争のとくに太平洋戦争期の戦時体制における諸特徴について重点的に述べる。

第一節　収容定員を超える入園者の増加と患者死亡率の高まり

まず、二〇一九年現在の全国のハンセン病療養所（国立一三か所、私立一か所）の所在地の地図と入所者数を掲げる。

1　一三の「国立癩療養所」の概略

太平洋戦争下の国立のハンセン病療養所の公称は「国立癩《らい》療養所」であった。

次に、それら一三の国立癩療養所の開設当時の状況について、a開設年月、b所在地、c敷地面積、d最初の収容定員、e太平洋戦争期の所長（園長、在任期間）に関する事項について設立順に記載する。ただし敷地面積

日本のハンセン病療養所（2019年現在）

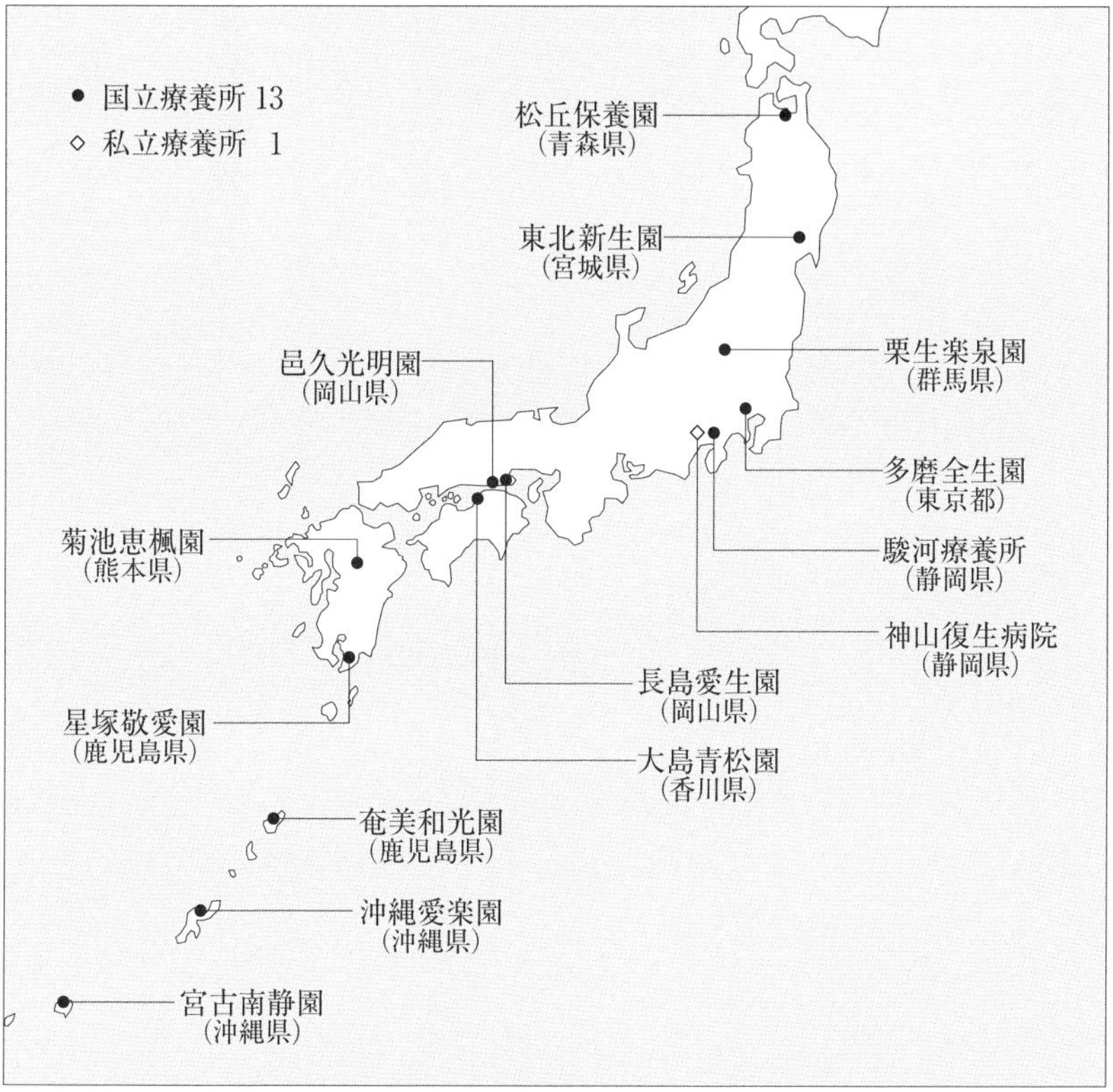

出典：ハンセン病違憲国賠訴訟弁護団『開かれた扉――ハンセン病裁判を闘った人たち』講談社、2003 年より

	松丘保養園	東北新生園	栗生楽泉園	多磨全生園	駿河療養所	長島愛生園	邑久光明園	大島青松園	菊池恵楓園	星塚敬愛園	奄美和光園	沖縄愛楽園	宮古南静園	18年12月計	17年12月計	前回比
男	27	23	31	73	27	84	39	28	86	54	7	68	30	577	638	61減
女	42	37	33	85	24	71	52	26	115	66	17	72	28	668	746	78減
計	69	60	64	158	51	155	91	54	201	120	24	140	58	1245	1384	139減

国立ハンセン病療養所入所者数。2019 年 2 月、好善社調べ

に関しては、開設時については不詳のため、その後の拡張された面積を記している場合もある。
(1)長島愛生園　a一九三〇（昭和五）年一一月、b岡山県邑久郡邑久町虫明六五三九番地（現・同県瀬戸内市邑久町虫明六五三九）、c八万余坪、d四〇〇人、e光田健輔（三一年三月～五七年八月）。
(2)沖縄県立宮古保養院（現・宮古南静園）a一九三一（昭和六）年三月開院、三三（昭和八）年一〇月に臨時国立癩療養所宮古療養所と改称、四一（昭和一六）年七月に厚生省に移管し国立療養所宮古南静園と改称、b同県宮古郡平良町字稲置原（現・宮古島市平良字島尻八八八番地）、c約三万余坪、d四〇人、e多田景義（三八年七月～四六年一月）。
(3)栗生楽泉園、a一九三二（昭和七）年一二月、b群馬県吾妻郡草津町乙六五〇番地、c約一〇万九〇〇〇坪d一五人、e古見嘉一（三二年一〇月～四七年一〇月）。
(4)星塚敬愛園、a一九三五（昭和一〇）年一〇月、b鹿児島県肝属郡大姶良村大字南宇山ヶ城四四七八番地（現・同県鹿屋市星塚町四二〇四）、c五万二二一〇坪、d三〇〇人、e林文雄（三五年一〇月～四四年二月）。
(5)沖縄県立国頭《くにがみ》愛楽園（四一年七月、国立に移管、沖縄愛楽園と改称）、a一九三八（昭和一三）年一一月、b沖縄県名護市済井出一一九二番地、c九万二八六七坪、d二五〇人、e塩沼英之助（三八年三月～四四年二月）、早田皓（四四年二月～四六年九月）。
(6)東北新生園、a一九三九（昭和一四）年一〇月、b宮城県登米郡新田村葉の木沢（現・同郡迫町新田字上葉ノ木沢一）、c五万六八五八坪、d四〇〇人、e鈴木立春（三九年九月～四八年一〇月）。
(7)次の①から⑤までの連合道府県立の既存の公立五施設が一九四一（昭和一六）年七月、厚生省所管の国立の施設となる。
①a一九〇九（明治四二）年九月、関東、東海、中部の一府一一県の連合立として第一区府県立全生《ぜんせい》病院が

開院、国立癩療養所多磨全生園となる。b東京府北多摩郡東村山町南秋津（現・東京都東村山市青葉町四丁目一―一〇）、c約三万余坪、d一二〇〇人、e林芳信（三一年五月～六三年七月）。

②a一九〇九（明治四二）年四月、北海道と東北六県の連合立として第二区道県立北部保養院開院、国立癩療養所松丘保養園となる。b青森県青森市大字石江字平山一九番地（現・青森市大字石江字平山一九）、c約七六〇〇坪、d一〇〇〇人、e中条資俊（一九〇七年一二月～四七年三月）。

③a一九〇九（明治四二）年四月、近畿二府一〇県の連合立として第三区府県立外島《そとじま》保養院開院。しかし一九三四（昭和九）年、「室戸台風」で壊滅、一九三八（昭和一三）年四月に光明園として復興し、国立癩療養所邑久光明園となる。b岡山県邑久郡裳掛村大字虫明長島（現・同郡邑久町虫明六二五三）、c九万七九四〇坪余、d一〇〇〇人、e神宮良一（三八年四月～五七年八月）。

④a一九〇九（明治四二）年四月、中国・四国の八県の連合立として第四区療養所開所、翌年に大島療養所と改称、国立癩療養所大島青松園となる。b香川県木田郡庵治町六〇三四―一（現・同県高松市庵治町六〇三四―一）、c一七万一六〇〇坪、d二〇〇人、e野島泰治（三三年三月～六九年三月）。

⑤a一九〇九（明治四二）年四月、沖縄県以外の九州各県の連合立として第五区九州癩療養所として開所。一九一〇（明治四三）年四月、沖縄県が連合に加入、一九一一（明治四四）年三月、九州療養所と改称。国立療養所菊池恵楓園となる。b熊本県菊池郡合志村大字栄字杉山三七九六番地（現・同県合志市栄三七九六）、c約六万九七〇〇坪、d一五〇〇人、e宮崎松記（三四年六月～五八年九月）。

(8)奄美和光園。一九四〇（昭和一五）年五月、厚生省は奄美救癩協会（一九三七年結成）の要請もあり、鹿児島県大島郡振興事業の一環として国立癩療養所建設予算を計上し鹿児島県知事に建設を委嘱。しかし、敷地の選定が住民の反対もあって困難となり、ようやく一九四三（昭和一八）年二月に奄美大島に竣工、同年四月に国立癩療養所奄美和光園と名づけて園長に保田耕を発令したが僅か三か月で応召し中国戦線で戦病死、後任に医官・松本当太郎が園長心得となり、一九四四（昭和一九）年三月、入園患者一九人に達した時に開園式挙行。現所在地は鹿児島県名瀬市和光町一七〇〇。

(9)駿河療養所。a一九四四（昭和一九）年一二月、傷痍《しょうい》軍人駿河療養所として官制告示。四五（昭和二〇）年六月一〇日、名古屋陸軍病院より患者一名入所、この日をもって開所記念日とする。同年一二月、厚生省所管となり、国立駿河療養所と改称。b静岡県駿東郡富士岡村神山一九一五（現・同県御殿場市神山一九一五）。c約一一万坪。d不詳（四四年末の在籍者数は四四人）。e高島重孝（四四年一二月〜五七年八月）。

2　国立のハンセン病療養所における太平洋戦争期・敗戦直後の在籍者数などの推移

一九四一（昭和一六）年から四五（昭和二〇）年までの太平洋戦争期および敗戦直後の一九四六（昭和二一）年から四七（昭和二二）年までの期間について、本書第2章第一節の表2－2「全国の国立ハンセン病療養所における太平洋戦争期・敗戦直後の入園者の死亡数・死亡率の年次推移」（六四〜六五頁）にもとづき、各療養所における各年の在籍者数、入園者数、死亡者数、死亡率に関する推移を概観する。

なお、一三の国立のハンセン病療養所の内、四四（昭和一九）年三月に開園した奄美和光園、四五（昭和二〇）年六月に開所した駿河療養所については除外し、また沖縄県に開所した二つの療養所についてはあらためて第五節で検討するので部分的に論述するにとどめる。

在籍者数について

在籍者数の多い療養所を五つ挙げると、一位は長島愛生園で最多が四三年の二二一六人、最少が四七年の一四七五人、各年の平均は一九五三人である。二位は多磨全生園で最多が四四年の一六九六人、最少が四七年の一二二九人、各年の平均は一四九五人である。三位は栗生楽泉園で最多が四四年の一五〇五人、最少が四七年の一三二四人、各年の平均は一四二六人である。四位は星塚敬愛園で最多は四三年の一五五二人、最少が四七年の一〇八六人、各年の平均は一三五〇人である。五位は菊池恵楓園で最多が四一年の一三四六人、最少が四七年の一〇六一人、毎年の平均は一二二二人である。

各年次の在籍者数について

四一（昭和一六）年から四七（昭和二二）年までの七年間を通じて、各年の入園者数がとくに多い療養所を五つ挙げると、一位は長島愛生園で合計一八三三人で、各年の平均は二六二人。二位は星塚敬愛園で合計一五一六人、各年の平均は二一七人。三位は栗生楽泉園で合計一四五一人、各年の平均は二〇七人。四位は多磨全生園で合計一二六九人、各年の平均は一八一人。五位は菊池恵楓園で合計一一六一人、各年の平均は一六六人である。

死亡者数と死亡率について

同じく七年間での死亡者総数と各年の死亡者数の平均の人数と死亡率に関して、一一の療養所についてとくに死亡率の多い順に挙げると、一位は長島愛生園で合計一三一一人、各年の平均は一八七人、死亡率は九・六パーセント。二位は宮古南静園で合計一七七人、各年の平均は二五人、死亡率は九・四パーセント。三位は邑久光明園で合計六八五人、各年の平均は九八人、死亡率は八・四パーセント。四位は大島青松園で合計四三七人、各年の平均は六二人、死亡率八・三パーセント。五位は菊池恵楓園で合計六九九人、各年の平均は一〇〇人、死亡率は八・一パーセント。六位は多磨全生園で合計七九二人、各年の平均は一一三人、死亡率は七・五パーセント。七位は沖縄愛楽園で合計四〇八人、各年の平均五八人、死亡率は六・八パーセント。八位は栗生楽泉園で合計六五九人、各年の平均は九四人、死亡率は六・六パーセント。九位は松丘保養園で合計三六七人、各年の平均五二人、死亡率六・四パーセント。一〇位は星塚敬愛園で合計五六四人、各年の平均は八一人、死亡率は六・〇パーセント。一一位は東北新生園で合計一九九人、各年の平均は二八人、死亡率は四・四パーセントである。

3　国立のハンセン病療養所の在籍者などの人数、死亡率の特徴と背景

長島愛生園、多磨全生園、栗生楽泉園、星塚敬愛園、菊池恵楓園など在籍者数が多い国立のハンセン病療養所において、在籍者数が最も多くなるのは全体として太平洋戦争が開始された翌年の四二年から、その末年の四四年にかけてであり、その要因は、その時期に各療養所への入所者が毎年増え続けているからである。その背景には、第3章第一節の図3―1「日本におけるハンセン病者数の在宅・入所別推移」（九六頁）の解説で指摘したように、三一（昭和六）年の「癩予防法」制定、三六（昭和一一）年の内務省によるハンセン病の「二十年根絶計画」の策定とその計画の実現をめざす各都道府県による「無癩県運動」の展開、そのような〝癩事業対策〟を一層拡大・強化するための四一（昭和一六）年の全ての公立ハンセン病施設の国立への移管、各療養所における収容定員の大幅な引き上げと、さらにそれを上まわる各園での入園者の増加などの要因が挙げられよう。

他方、各療養所の死亡者数も入所者数の増加とともに太平洋戦争の期間を通じて増え続けており、とくに敗戦の年の四五年の死亡率が、いずれの療養所においても最も高くなっている。その中でも、沖縄の二園はいわゆる本土の各園よりも突出して高率であり、その背景に沖縄戦の影響があることは第五節で後述する。本土の療養所

においても、邑久光明園は一八・一パーセント、長島愛生園は一七・一パーセントと極めて高く、松丘保養園、栗生楽泉園、多磨全生園、菊池恵楓園、星塚敬愛園も九パーセント台から一一パーセント台と高率である。これらの死亡率の高い園は在籍者、各年の入園者が多く、戦時下における食料難の影響をより強く受けたことが重要な要因の一つとして考えられる。

各療養所の、とくに太平洋戦争の時期における各年次の入園者数とそれにともなう在園者数の増加に関してとくに注意すべきことは、それがそれぞれの療養所の「収容患者定数」を超過している点である。それだけ在園者一人当たりの諸経費の支出、とりわけ「食費決算」の金額も減少していくことになるからである。これらのことについては第二節で具体的に検討していくことにしよう。

第二節　食料不足、医療の欠損などによる患者の死亡の実例

表2－2（六四〜六五頁）で見たように、太平洋戦争の末期になるほど、全体としてハンセン病の療養所における在園者の死亡率は高くなっていく。その大きな原因は入園者が年々増え、施設の規模も一〇〇〇人余から二〇〇〇人余と大きくなっているのにもかかわらず、食料や職員（とくに医師・看護婦など医療系職員）が不足し、第三節で述べるように、在園者たちが重い症状の患者の介護・介補や食料増産のための過酷な患者作業に従事し、傷病を悪化させ病死するに至ったことなどが挙げられよう。

国立療養所星塚敬愛園についてみていこう。星塚敬愛園は長島愛生園を模倣することから発足したが、太平洋

戦争下においては事務職員をはじめ医師や看護婦までが召集され施設運営はますます悪化した。

まず、いちばん大事な医療が行きづまった。星塚敬愛園入園者自治会著『名もなき星たちよ――星塚敬愛園五十年史』（一九八五年）によれば、「助かるべき患者が、ばたばた死んだ。医薬品はもとより、包帯やガーゼなど綿製品が欠乏し、支給品の古浴衣やシーツなどを裂いて代用品とするありさまだった」。

そして四三（昭和一八）年になると施設の人手不足は「完全にお手あげの状態であった。一三〇〇人を超える入園患者に、医者二人、看護婦八人というものだった。それまで、入園者が職員の補助として、看護付添や医療手伝いなどあらゆる分野で働いてきたが、もはや補助という枠をはみだして、入園者が主体になっていった。治療部では、入園者の補助員が注射することもあった」[1]という。

次に表2－2で示したように、大規模施設の一つであり、敗戦の年の一九四五（昭和二〇）年の在園者の死亡率が、沖縄の二つの療養所を除いて、一八・一パーセントと最も高い邑久光明園について検討してみる。

以下、とくに断らぬかぎり、邑久光明園の入園者自治会著『風と海のなか――邑久光明園入園者自治会八十年の歩み』[2]（一九八九年）にもとづき述べる。

四一（昭和一六）年七月、国立に移管、光明園から邑久光明園と改称した同園の在園者たちにとって、それは「直接明日の生活の低下を意味した」[3]。職員の人員が削減され、食費も治療費も少なくなっていったからである。その結果、四四（昭和一九）年には定員職員は一五人、傭人七一人となり、定員のうち医官は園長を含めて五人、実際は園長のほかに医師一人、看護婦は婦長一人、看護婦六人、見習看護婦七人に過ぎず、これで一一〇〇人の患者の治療にあたったのである。応召中の職員は一三人に及び、その中には医官や現場の重責のある者がいた。

同年の診療の統計を見ると、各科の診療平均は一日あたり、内科九七人、第一外科（重症患者）九六人、第二外科（軽症患者）七五人、眼科一七三人、耳鼻科八六人となっている。〈治療〉にたずさわったのは、第二外科では医師や看護師ではなくほとんど軽症患者であって、そこで患者にではなく「第一外科で診てもらったほうがいいよ」ということになるとそちらへ回されるのだが、第一外科においても数人の患者が働いていたという。

赤痢など伝染病の患者は隔離病舎に入舎した。しかし、治療薬もなく罹病《りびょう》した者で満床であった。邑久光明園の在園者で当時隔離病舎の「病室主任」として日夜対応にあたった幸枝健二郎は次のように回想している。

「次々重症患者を担架でかつぎこんでくる。ベッドが空くか空かぬうらにかつぎ込む。時には死亡者の遺体を送り出す間を担架に乗った患者が病棟入口で待っているといったような怖ろしい状態だった。犠牲者が出る度毎に恐怖と混乱に襲われた。犠牲者の遺体を火葬する、火葬場の煙突よりその煙はやむことを知らず立ちのぼっていた◆4」。

また同じ時期に大島青松園の在園者であった半田市太郎は戦争の激化のなかでの、とくに重症な患者の深刻な状況について次のように述べている。

「戦争は日ごとに熾烈《しれつ》さを加え男子という男子はことごとく応召されてゆき、職員もその例外ではなかった。野島園長と女医二人（林先生夫妻が診療を手伝ってくれてはいたが）、園内の治療は勿論《もちろん》のこと衣食住に至るまでその窮乏は言語に尽きるものがあった。軽症者は来る日も来る日も防空壕掘りと食糧の一助とすべく、かぼちゃ、じゃがいもの農耕に全力を尽くした。重症な患者は治療も出来ず栄養失調になって『甘いゼンザイが食べたい。麦飯を腹一ぱい食べて死にたい』と叫びながら次から次へと死んでいった。一日に五つの柩《ひつぎ》を並べたこともあり、一年に九十数名の者が戦争を恨みながら死んでいった悲惨を思うと深い悲しみと心からなる怒りが沸き上り、如何《いか》に戦争が罪悪であるかを今更のように憎しみとなってしのばれるのである。

戦争は敗戦という大きな傷手《いたで》を残して終戦となったが、労働の過重と治療の不足等も加わって遂に私も失明してしまった◆5」。

こうした医療の不備というより、〝医療の欠損〟は敗戦後も続いた。

例えば、四九（昭和二四）年三月に中学校三年生で邑久光明園に入園した石原加代子は、患者作業の体験を次のように語っている。

「一番辛《つら》かったのは、昭和20年代やな。20年代は奉仕・奉仕・奉仕や。国がそういう時代やったし。

看護師さんがいないからうちは外科場の助手をしたんや。看護師さんは3人か4人で、外科場の助手は30人ぐらいおったんやないかな。当時、東雲が「特重」（特別重症不自由者棟）や。昔は車椅子もないから、うちら外科場の助手が外科の材料（包帯・ガーゼ等）を持って回るわけ。部屋を2人1組で、2舎ずつ受け持って、不自由舎を回る。9時頃から始めて11時頃までかかるんや。たった2舎でそれくらいかかるんで。一部屋15畳に5・6人おったよ。（略）大きな裏傷（足の裏にできた傷）の人もおったけど、傷のあたりが硬くならんようにって、足抱えてメスで削ったよ。削ったのが下に落ちるように、縁側に足を出してきて削ったよ。結構、重労働やったわ。

うちらが処置するにはちょっと傷がひどい人は医局の外科へ行きよった。そこでは看護師さんが処置をしてくれて、傷には触らんで包帯を巻くだけの手伝いする入所者の助手の人っていうのがおったよ」[6]。

他方、同園で看護婦を務めた時岡裕美子は次のように回想している。

「歴史を振返ってみると、病状・治療環境が最悪だったのは終戦前後10年。治療薬もない、食糧不足による著しい低栄養状況に抗菌薬も抗結核薬もまだない時期、（主食）1人1日米52ｇと押し麦90ｇ（副食）朝：沢庵　夕：南京（かぼちゃ――筆者注）との記録がありました。様々な感染症で毎日誰かがなくなった時期もありました。想像絶する状況です。（略）昭和18年戦時中が入所者1171名（前述の表2－2では一二六五人――筆者注）と最も多く、看護職員は入所者に対してわずか1％、物資も薬品も人手もなく最悪の時でした」[7]。

なお、日本の戦後のハンセン病患者運動の実践的・理論的支柱としての役割を担い続け、『全患協運動史――ハンセン氏病患者のたたかいの記録』（一光社、一九七七年）、『復権《ふっけん》への日月《じつげつ》――ハンセン病患者の闘いの記録』（光陽出版社、二〇〇一年）、『倶会《くえ》一処《いっしょ》――患者が綴る全生園の七十年』（一光社、一九七九年）の編纂《へんさん》委員・執筆者の一人である大竹章は先駆的な労作『らいからの解放――その受難と闘い』（草土文化、一九七〇年）に国立のハンセン病療養所の一九六八年六月現在の患者定員と医師の定員・現員に関して表 補―1を掲げ、次のように指摘している。

「日本医師会が調査した昭和三十五年三月末現在の医師の配置状況は、百ベッドにたいして一般病院は一〇・三、結核は三・二、ハンセン氏病は一・〇であった。

全患協が同年の状況について調査した結果によれば、医療施行規則第十九条の医師定数は三百十九名であるのにたいし、定員は百六十三名にすぎず、しかも四十一名が欠員となっていた。医師の不足は慢性的なものであり、不治とされてきたのは治らなかったからではなく、治せなか

表 補―1　国立ハンセン病療養所における1968年度の定床数、医師の定員と現員の人数

定床数、定員、現員 ＼ 療養所	1968年度 訓令定床数	医師	
		定員（人）	現員（人）
松丘保養園	700	7	6
東北新生園	580	8	7
栗生楽泉園	940	9	7
多磨全生園	1,160	21	19
駿河療養所	400	6	5
長島愛生園	1,540	14	8
邑久光明園	950	11	10
大島青松園	660	9	9
菊池恵楓園	1,620	17	16
星塚敬愛園	1,120	11	8
奄美和光園	330	3	3
計	10,000	116	98

注　1969年6月10日調べ
出典　大竹章著『らいからの解放―― その受難と闘い』（草土文化、1970年）255頁より一部加筆して転載。表題を改正、療養所の略称を改め、年号の和暦を西暦にした。沖縄県の国立療養所沖縄愛楽園、同宮古南静園は無記載

ったのであり、これは治そうとしなかった証拠ではないだろうか。
ことに、隔離の適地とされた僻遠《へきえん》の施設ほどひどく、何ら解決されることなく現在にいたり、しかも閣議決定による欠員不補充、凍結、カットの末、表（表補—1—筆者注）に見るような奇型を呈している。
やたら市井《しせい》の医院にかかるわけにはゆかないため、専門医のない病種については療養所は『無医村』ということになる」◆8。

邑久光明園以外の療養所における戦時下の食料不足と在園者の死亡との関係についての証言を記そう。大島青松園の在園者であるふゆき・こういちは次のように記している。

「戦争の拡大と、食生活の窮乏——。これほど密接な関係はない。（略）昭和十九年はますます窮乏した。副食は一日一度塩であったこともある。（略）食物は何時もシャブシャブの雑炊で、殆んど海水が使用された。（略）職員地帯の方から紛れて来る犬をつかまえたり、猫を殺したり、ねずみやカエルなども動物性蛋白《たんぱく》となった。（略）この年の死亡者が九十四人あって、前後四十五年の間、これほどの死亡者のあった例のないことからしてもその生活の内容の一面がうかがわれるのである」◆9。

とくに、重症患者は農耕で食料もつくれず、「治療も出来ず栄養失調になって」死んでいったと述べている。

奄美和光園の『創立30周年記念誌』（一九七四年）は戦争末期の空爆による被害や療養所としての運営ができなくなった状況について次のように記している。

「この頃（一九四四年頃——筆者注）から戦争が激化し食糧事情は逼迫《ひっぱく》し医薬品資材の補給も全く途絶え、次々に入所してきた患者も再び帰郷するのやむなきに至り、僅かに残った患者も食糧の自給のため窮々たる有様で療養所としての機能は全く麻痺《まひ》した状態に陥った。

空襲も激しくなり患者2名が重軽傷を受け、同年6月10日の大空襲では職員柳田吉之助が機銃弾の直撃を受け殉職死した」[10]。

星塚敬愛園の『創立40周年記念誌』（一九七七年）は、戦局が敗色濃くなり始めた時期から戦後初期の看護の実情を次のように報告している。

「（昭和）18年頃より戦局の推移と共に、患者療養費等益々削減され、治療材料や薬品等も思うにまかせず窮状は極に達した。二～三寸位の包帯の切端を丹念に洗濯、板にはり消毒し、リバガーゼに使用、ガーゼの破れた物を拭綿に（後にこれも数少なく、患者の使用出来なくなった布団綿を石炭酸水に浸し使用）小包の紙等を油紙の代用としたこと等、極度の欠乏に耐え乍《なが》らの日々であった。（略）

昭和19年、戦争は苛《か》烈《れつ》な段階を迎え連日防空壕堀《ママ》りに追われた一方、吉田看護長の案により農家の畑を借りて食糧作りが始められた。治療を早朝に済せた後は奉仕作業又防空壕への患者避難誘導とあわただしい日々がすぎ去った。いつしかこんな田舎の療養所にも敵機の襲来がひんぱんとなり、幾人かの患者さんが直撃で死亡又は負傷された。銃弾の中で切断また火傷の手当てなどに追われ寸分の余裕もなく、毎日が疲労の連続であった。

20年8月敗戦と共に欠乏にあえぎながらも平和な日々が訪れたが治療材料はますます不足し、包帯交換にも支障を来し、看護婦は止むなく不自由者に使った包帯も洗濯再生に努め、又軽症者は各人洗濯再生したものを持参して治療を受ける様な方法がとられるに至った。その内、米軍の援助により医療物資不足は緩和されたが、食糧事情は依然として悪かった。栄養を必要とする重症者の病状は益々悪化する一方だった」[11]。

栗生楽泉園では、戦時下の食料難のなかで、失明者や肢体不自由の患者まで補食用の野菜づくりにとりくんだという。

「昭和16年（一九四一年）12月8日の太平洋戦争勃発以後、急速に物資欠乏・食糧事情悪化の中で、所内全舎

表補－2　国立ハンセン病療養所邑久光明園における戦時下の患者一人一日あたりの経費

年度＼経費	一人一日当たりの経常費決算	一人一日当たりの食費決算	一人一日当たりの治療費決算	一人一日当たりの被服費決算
一九四〇（昭和十五）年度	円 一・一一七	円 ・二九五	円 ・一一〇	円 九・一五〇
一九四一（昭和十六）年度	円 一・一二五	円 ・二七四	円 ・一〇七	円 三〇・〇一七
一九四二（昭和十七）年度	円 ・八九四	円 ・二五五	円 ・〇八三	円 二五・六八三

出典　邑久光明園編集・発行『昭和十六年　邑久光明園年報』一九四二（昭和一七）年九月、同「昭和十七年」一九四三（昭和一八）年九月、二七頁、同「昭和十八年」一九四四（昭和一九）年一二月、三二頁より作成

の庭は花作りから南瓜、じゃがいもなどの野菜畑に変り、裏の狭い空地まで耕されたが、不自由舎も例外ではなく、看護人を先頭に盲人や義足者すべてが力を合わせて補食用の野菜づくりに精を出したのだった[12]」。

では、国は国立ハンセン病療養所の入所患者に対して、どのくらいの金額の経費を支出したのであろうか。

表補－2は、邑久光明園の一九四一（昭和一六）年から四三（昭和一八）年までの『年報』から患者一人一日あたりの経常費、同食費、治療費を示したものである。食費も治療費も決算額は一円以下であり、しかも漸減していることがわかる。

なお、一九四〇（昭和一五）年の鶏卵一個の東京における平均小売価格は四四銭[13]、豆腐一丁は六銭[14]、林檎中玉一個は九銭四厘[15]であった。これらの、一般の庶民が日常の食生活で消費していた食物の価格と照合して、あまり

にも低額な「一人一日当たりの食費決算」などからも、戦時下の「国立癩療養所」の在園者たちの人間としての生存が、いかに極限状況に晒《さら》されていたかが窺《うかが》える。

それでも、療養所によっては疾病・障害が軽度の在園者が園内の荒地をも耕して畑にし、自作の農産物を少しでも口にする余地が残されているところもあった。しかしそのような園であっても、重症者・不自由者の多くはそれも不可能で、栄養失調に陥り、他の病を併発して病死したり、あるいは餓死する場合も少なくなかった。

こうして、ハンセン病に罹患《りかん》した人たちは療養所という名の半ば刑務所に近い性格をも有する収容所に強制的に隔離され、さらにその中では病状・障害の状態などによって、生死（生存・生活のありよう）に差異をつけられたのである。

邑久光明園に在園していた金地慶四郎（在日朝鮮人）は、太平洋戦争末期における療友たちの死亡と解剖された遺体を火葬場へ運んだ体験を、次のようになまなましく綴っている。

「（四四（昭和一九）年から四五・昭和二〇年にかけて「自治会事務所」に所属し「骨箱の在庫がなくなれば木工部へ注文」する仕事などをしていたが在園者が次々に亡くなった――筆者注）本病が重くなるより栄養失調で。だから元気でその前の夕食一緒にして機嫌よく晩に寝て、朝、『起きて来んなあ』というて、『おい、おい』いうて布団めくったら死んどった、そういうことがようあった。不自由舎なんか部屋で死んだ人がだいぶあったね。（略）一ヶ月ぐらい当直してたことあったんや。その時に次から次へ死んでね。黒板に何日何時死亡、真宗とかキリスト教とか書くんやが、一週間でいっぱいになってしもうた。一日に3人か4人が亡くなって棺《ひつぎ》に入れて霊安室で解剖の順番待ちしとったこともある。解剖して面会人が来るといえば、着物も着せてちゃんとしたけど、来ないとなるとそのまま全部釘づけです。棺桶の蓋ポンポーンと打ちつけてしまう。解剖し頭割ったり腹切ったりしたそんなり簡単にパッと入れて、ほとんど着るもんも上にさっと広げて、被せてあるだけ。木のはしごみたいなものの上に棺桶のせて落ちない様にロープでくくって4人で担いで歩いていくわけや。解剖しとるから、血とか血膿とか内臓の色んな病気あったら、その腹水とかが葬儀が終って火葬場へ運ぶ坂道で流れてくるねん。それ、肩つとうてきて付いたこともあるよ。くさい。けどそんなんにも馴れっこになってしもうてね、こわいけど[16]」。

第三節　過酷な不当労役と傷病の悪化

戦前の国立のハンセン病療養所の最大の問題点の一つは、〝患者が患者を看取る〟ことをはじめとして、療養生活に必要なほとんど全ての作業が大多数の患者たちに半ば強制的に課され、患者作業なしには療養所の運営が成りたたなかったことにある。しかも、患者作業に従事する者は、当初は疾病・障害が軽度であったとしても、過重な作業を続けることによって、傷病を重くし、死に至ることも少なくなかったのである。

このような事態は〝療養所〟の本来の目的・性格に反することであり、実際、他の疾病・障害に対する療養所、例えば国立結核療養所などにおいては見られないことである。では、国立のハンセン病療養所の当局は患者作業に関してどのような見解を有していたのであるか。

最初の「国立癩療養所」（所長・光田健輔）として創設された長島愛生園は、太平洋戦争開始の年の『昭和十六年年報』（一九四二年七月発行）の「第四　患者の状態」の「七　作業」において、「癩療養所に於ける患者作業は、元来患者慰安の趣旨を以《もつ》て始めたるもの」であるが、患者の「治療上の効果を促進し、経済生活の潤澤を招来する等、患者福祉の増進」に有益なので、「患者の希望に応じ、極力作業の範囲を広め、量を増し、之《これ》を従事せしめつつあり」と、療養所側の必要性や都合によってではなく、あくまでも入所患者の「福祉の増進」のために実施してきているという立場を表明している。

そして、当園の「作業種別」と「作業慰労金」の概要を次のように記載している。

「甲作業（一日十二銭）木工、塗工、金工、石工、土工、農芸。乙作業（一日十銭）看護、動物飼育、精米、洗濯、食糧品製造、製菓、理髪、陶工、裁縫、ミシン裁縫、營林、購買、治療手傳、衛生（道路修理、糞尿汲取）。丙作業（一日八銭）図書、衛生（繃帯巻、危険物集、草刈、残滓焼却、汚物集、浴場係、下水掃除）、事務。丁作業（一日六銭）衛生（構内掃除、汚物焼却、消毒、礼拝堂掃除、不潔物撰別）。

右の外畳織《ママ》、電気、船舶、測量製図、表具、時計修理、結髪、物品配給、水道、通信、納骨堂係、印刷、気象観測、配食事務、薬品配達、梵天製作、滋養品配達、炊事場湯沸、少年農芸部、不自由者ガーゼ伸、浴場手引、火葬、少年舎共同洗濯等特別作業部あり」[17]。

また、「八　経済状態」については、「昭和十六年中における入園者」（二〇〇三人）の「収入」を①「作業慰労金」、②「諸手当」、③「救済金」、④「家庭よりの送金」、⑤「少年少女給与金、炊事奨励金並びに其《そ》の他の奨励金」ごとに総額を掲げ、「一人一日の平均収入は一四銭八厘」であり、さらに「一人一日の平均消費高は九銭七厘」であるとして、「作業収入はその均霑《きんてん》力に於《お》て実に入園者私経済の重要なる財源たるべし」と指摘している[18]。

以上のことから、患者作業は「患者慰安」のために始められたのであるが、実際には、第一に入所患者の「看護」「治療手傳」から「火葬」「納骨堂係」まで、すなわち療養所に絶対隔離されたハンセン病者の生存から死への過程において要するあらゆる作業に及んでいること、第二に「作業慰労金及手当」の一人一日あたりの金額は四段階に区分され、生産や看護に関する作業でさえも一〇銭から一二銭に過ぎず、全体として極めて僅少であることがわかる。

それらの原因・背景としては、一九三七（昭和一二）年度の道府県立療養所の国立移管以降、とりわけ太平洋戦争に突入してからは国家予算に軍事費が占める割合が多くなり、福祉関係の予算が切り詰められていったこと、にもかかわらず療養所の収容定員を超える患者を強制収容していったために、患者一人あたりに費やす経費がいっそう少なくなっていったことなどが挙げられよう。

次にその実態をいくつかの国立の療養所から重点的に見てみよう。

まず、太平洋戦争の末期、療養所によっては在園患者を作業能力の有無・程度で分類し、それを患者対策に利用しようとするところがあったことを指摘しておきたい。

例えば、国立癩療養所菊池恵楓園では、一九四四（昭和一九）年八月に、「園内における作業徴用制度を設ける」方針を打ち出し、その実施のために在園患者を次の四つに類型している。すなわち、「甲、農業その他の作業に耐えうる者。乙、一部の作業（縄ない、清掃）に耐えうる者。丙、畑の雀追い等の軽作業ができる者。丁、何もできない者」である。[19]

他方、在園患者側も、同年には「野球を一時中止」し、「野球場、記念公園（約8反歩）を開墾し食糧増産」にとりくんでいる。[20]

これらのことは、戦局が悪化し療養所の運営も在園患者の生存・生活も極限状況に陥っていくなかで、なによりも食料の面での自給自足が求められていたことを物語っているといえよう。

そこで、患者作業のなかでも食料増産と食べものの煮炊きなどにも欠かせない燃料づくりの作業を中心に検討する。

邑久光明園での戦争末期における食料難と開墾による傷病の悪化については、次のように記されている。
「戦いは空腹をもたらし、病気を日々悪化させた。勇ましく軍歌を歌いつつ開墾に出掛ける青年団員も警防団員も、その疲れを隠すことはできなかった。傷が手や足や、ひじや、膝の至る所にできた。病室では昨日も今日も息を引き取る者があった」[21]。

大島青松園の『閉ざされた島の昭和史――入園者自治会五十年史』は、敗戦の前年の在園者たちの懸命な農耕作業の様子を次のよう述べている。
「昭和一九年の夏は天候が不順で旱天《かんてん》がつづき、山畑は乾いて作物が萎《しお》れはじめた。大切な食糧だから、耕作者は枯らすまいと必死であった。毎日寮舎の間の下水槽から、下水を担桶《たご》で担ぎ上げてかけた。汗を流して山坂をヨチヨチ担ぎ上げる姿に、会う者は『ご苦労さん』と声をかけた。一コのトマト、一本のきうり、いまはみな全部の病友の共有である」[22]。

四五（昭和二〇）年六月に傷痍《しょうい》軍人ハンセン病施設として開設された駿河療養所には、「療養所建設に耐えうる元気な者」が入所者の条件とされた。そのため、「開所当時は設備不足、食料不足、建設のための重労働と農園開拓等、物資不足と厳しい労働条件を強いられた」[23]という。

また、国立癩療養所長島愛生園が戦時下に実施した「特別作業」には、①「相愛溜池工事（昭和十八年三月〜七月）」、②「船越・九反田間道路工事（昭和十八年十一月〜二十四年四月）」、③「伐採作業（昭和十九年七月〜二十年九月）」、④「松根製油作業（昭和二十年一月〜八月）」、⑤「自給製塩」、⑥「石炭揚陸作業」、⑦「防空壕堀り《ママ》（昭和十九年〜二十年八月）」がある[24]。

なお、全患協栗生支部療養生活研究会の調査による、「入所してから現在までにどのような被害損失を蒙《こうむ》ったか」の表は極めて重要な意義を有するので是非、参照していただきたい[25]。

次に、燃料に関する患者作業の実態について、とくに国立癩療養所栗生楽泉園における強制労働の一つである炭運び作業についてとりあげる。

標高約一二〇〇メートルの草津高原の一角に設立された同園は、冬期間零下一八度にも及ぶ厳しい寒さに襲われた。しかし、療舎に暖房設備はなく、室内の小さな囲炉裏《いろり》で木炭を燃して厳寒から身を守る以外なかった。

療養所当局は六合村《くにむら》の木炭を買い付け、当初はトラックで運んでいたが、四一（昭和一六）年の物資統制令以後はガソリン節約のため、この木炭運搬に患者の労働力をあて、患者たちは男女を問わず「奉仕作業」として炭背負いの強制労働に従わされた。

炭背負いの強制労働は秋から冬にかけての期間とくに多くなり、月に五〜六回にもわたった。時に使用予定量が運びきれなかった場合などは、「積雪の中を泳ぐようにして炭背負いをしたこともあった」という。

薪《たきぎ》もまた療養所当局が買い付け、運び出す場所はやはり近隣町村にまたがり、約八キロメートル離れた草津町谷所《やとこ》まで薪背負いに出かけたこともあった。作られた薪が入手できないときは近くの立木を伐採し、運び易い長さに鋸引《のこび》きして園内に担ぎ込み、鋸《のこぎり》や斧《おの》で薪に仕立てる、そんな流れ作業も全て患者がやらされた。とくに、園の中腹を鋭くえぐるように迫った通称〝地獄谷〟からの薪上げは、あまりの急斜面のためいっそう苛酷なものとなった。患者が約一メートル間隔で並び、下から上へと薪を手送りにする。この手送りを誰言うとなく、〝人間鉄索〟と名付け、それぞれが自分の足場を固めてがんばるのだった。こうした薪上げではどうしても手を傷めやすく、常に血染めの薪が混じった。

その他、「奉仕作業」という名の強制労働には、発熱患者用に蓄えておく氷室《ひむろ》への雪詰め、降雪時の所内除雪と園に通ずる草津道路の除雪、温泉引き用に赤松丸太をくり抜く木管造りと敷設替え、四四年頃からは飛行機油を採取するという松根掘りなどがあった。どれもが重労働であり、同時にこれらの「奉仕作業」とは別に、病

表 補―3　栗生楽泉園における患者作業の種別と賃金（1943年）

昭和18年 作業種別及び賃金		
種　別	各作業種別	1日作業給与
甲作業	木工、大工、甲看護、洗濯、動物飼育、裁縫、農芸、寮世話、理髪、販売、事務、印刷、警防、治療手伝	1日10銭乃至20銭
乙作業	図書、食事運搬、食料品製造、乙看護	8銭乃至10銭
丙作業	乙治療手伝	6銭乃至8銭

注　この表は作業種目を正確に記していない。火葬、営繕、綿打、金工、精米精麦、包帯ガーゼ再生、教員など当時すでに患者作業に組み込まれていたはずの職種が欠落している
出典　栗生楽泉園患者自治会著・発行『風雪の紋』1982年、209頁

棟・不自由舎での過酷な看護が〝義務〟とされ、看護する患者もまた傷病を重くしていった。

もはや、同園は療養所どころか、〝癩病絶滅〟の名目での〝癩患者撲滅〟のいわば墓場と化していった。[26]

以上で見てきたように、ハンセン病療養所の患者作業は医療的な「作業療法」の理念からははるかに逸脱したものであり、不当労役であった。

それにもかかわらず、医療・福祉機関であるはずの国立の療養所において、多種多様な患者作業が戦前から戦後において長期に、しかも低報酬で存続した。表補―3は、栗生楽泉園における一九四三（昭和一八）年の「作業種別」と「一日作業給与」を示したものである。

このような患者作業という、本来は職員がなすべき作業が各地の国立ハンセン病療養所において長く存続したのはなぜか。

長島愛生園入園者自治会はその理由を三点にわたって指摘し、さらにその問題点を批判している。

第一に、「治癒《ちゆ》し退院するという医療機関としての通常の過程が当初から否定されていて、入園者にとって療養所は、否応なく終生の生活の場となったこと」。第二に、「しかもその生活の場は一般社

会から隔離され、外出もできない狭い空間であり、その日常は単調無聊となり、また家族、親族などとのつながりを断った者が大多数であったため、患者の経済生活上からも作業賃収入が、長期にわたって唯一の収入源となっていたこと」。第三に、「ハンセン病療養所の経常運営費は当初から極端に少額で、施設運営に必要な人員を確保することができず、軽症な入園患者の労働力に依存することを体制化せざるを得なかったこと」。

そして、この「体制化」がもたらした問題点にたいして次のように批判している。

「この体制化は、入園者個々の意志にまかせては維持できないため、就労の必要や意欲のない者までを就労を『義務化』『強制化』する結果となった。付添（看護）作業などはその最たるものであった。

こうした患者作業の体制化にもかかわらず、作業賃の予算措置はとられなかった。そのため施設は作業賃の捻出に苦慮し、財源をそれぞれの生活関連費目にもとめていた（略）。（そのために——筆者注）患者は作業をすればする程、自分たちの生活費を食いつぶすことになっていたのである。

患者作業が『作業賞与金』として予算措置がとられるようになったのは、戦後の四七（昭和二二）年度からである[◆27]」。

第四節 「特別病室」という名の重監房による虐殺と強制隔離による被害の実態

国立のハンセン病療養所の重大な問題点としては、療養所が常に監視と処罰の場とされたことも挙げることができる。

一九一六（大正五）年、「癩予防ニ関スル件」（〇七・明治四〇年法律第一一号）を一部改正した「法律第二一号」では、療養所長に懲戒検束権を付与し、全ての療養所に監禁所（室）を設け懲罰による統制と抑圧を強化した。三一（昭和六）年の「癩予防法」とその運用によって全ての癩患者を療養所へ絶対隔離していくと同時に、同年には「国立癩療養所患者懲戒検束規程」を認可した。

同規程では第一条で「懲戒又ハ検束」の内容として「譴責《けんせき》」「謹慎」「減食」「監禁」「謹慎及減食」「監禁及減食」の六種類を掲げ、第二条で「譴責又ハ謹慎」は「其ノ他所内ノ静謐ヲ紊シタルトキ」など、第三条で「謹慎若《もしく》ハ減食」は「職員ノ指揮命令ニ服従セザルトキ」など、第四条で「減食若ハ監禁」は「其《そ》ノ他所内ノ安寧秩序ヲ害シ又ハ害セシムトシタルトキ」などに科すと定めた。

他方、療養所への「監禁所」設置とあわせて、「癩患者刑務所」の建設も一九〇九（明治四二）年の連合府県立のハンセン病療養所創立以来、療養所管理者の念願であった。

とくに、三六（昭和一一）年八月に長島愛生園内における処遇改善を求めて患者たちが作業拒否やハンストという切実な実力行使を行った〈長島事件〉に際しては、全国官公立療養所長会議が開かれ、所長会議代表・光田健輔名の「陳情書」が林頼三郎司法大臣に提出されたが、そこでは「具体策として、①らい患者特殊収容所の設置、②らい患者の処罰の徹底」が記されている。

しかし、療養所管理者にとっていかに「不良癩患者」（とくに暴力犯・思想犯）であろうと、刑務所に入所させるには相当の罪状があり、裁判にかけられ、論告、求刑、弁証があり、裁判官の判決が必要となる。そこで正式の刑務所ではなく、その代用施設として、癩予防法において所長に付与されていた懲戒検束権の規定を拡大解釈させる運用が行われたのが、栗生楽泉園の敷地に設置された「特別病室」という名の重監房であった。

「特別病室」は三八（昭和一三）年一二月から八年半にわたって存続し、楽泉園在園者による戦後の歴史的な人権闘争によって四七（昭和二二）年八月に廃止された。

筆者は埼玉大学教育学部の障害児教育学科に所属する教員のとき（一九六九年～二〇〇二年）、大学教育の実践や障害者問題史研究の一環として栗生楽泉園をしばしば訪れた。真冬、学生たちと楽泉園の「特別病室」跡を訪ねたときのこと。正門から入って右に折れる約九〇メートルほどの通路を私たちは腰ぐらいまである積雪をかき分けながら、一面を雪で覆われた監房建物基礎のコンクリートだけが残っている場所にたどりついた。そして私は「重監房跡」と刻まれた石碑の前に立ち、持参した栗生楽泉園患者自治会『風雪の紋――栗生楽泉園患者50年史』（一九八二年）の巻末に収録されている「資料3　栗生楽泉園特別病室真相報告――一九四七（昭和二二）年九月五日」◆[28]の一部を読みあげた。そのあと、私たちはコンクリートの土台で仕切られた八房の独房跡に分かれて佇《たたず》み、黙禱《もくとう》を捧げた。

　そのあと、その時にそれぞれ胸に込み上げてきた思いを抱いて、あらかじめ患者自治会長の藤田三四郎を通して面談のご了解をいただいた在園者の方々の園内の居室に、数人ずつに分かれてお話をうかがいにお邪魔した。

　こうして、埼玉大学の教員時代に学生たちや大学院生たちと多磨全生園、栗生楽泉園、長島愛生園などをいく度も訪れ、いつも何日か泊めていただきながら、在園者の方々から各園の歴史やそれぞれの方々の生きてきた道を学ばせていただいてきた。その一端は、拙著『人間のいのちと権利』（一九八九年）や私たちのゼミナール報告集に記してきた◆[29]。また、拙編著『ハンセン病児問題史研究――国に隔離された子ら』◆[30]（二〇一六年）にまとめさせていただいた。

　次に、筆者が撮影した石碑「重監房跡」の写真1、および重監房資料館企画・編集・発行『重監房資料館だより「くりう」』（第11号、二〇一七年九月）と同館編著『国立療養所栗生楽泉園内重監房跡の発掘調査』（二〇一六年）から、「新たに発見した特別病室（重監房）の写真」（写真2）および「重監房基礎とモルタルの遺存状況全景」（写真3）を転載させていただく。

「特別病室」（重監房）には九年近くの間に九三人の患者が収監され、そのうち一四人が監禁中に死亡し、八人が衰弱して外に出されたが間もなく亡くなった。

ここでは、前掲の『風雪の紋』（一九八二年）収録の「資料3　栗生楽泉園特別病室真相報告」の内容から、「一〇　無法なる拘留の実例」の内、二人を紹介する。

「斎〇新〇、本籍秋田県、入室昭和十六年九月二十六日、拘留日数八日、子息重夫が馬鈴薯を畑より若干窃盗したるの故に子供の教育不足なりとして投獄され致死す」。

「瀬〇幸〇、本籍広島県、入室昭和十七年十二月二十四日、拘留日数七・八日間。／右は園内改革の必要ある点を友人への手紙に書いたのを開封発見された◆31」。

栗生楽泉園には、一般の療舎にさきがけて一九三二（昭和八）年に療舎の設置地帯に厳《いか》めしい監禁所が建

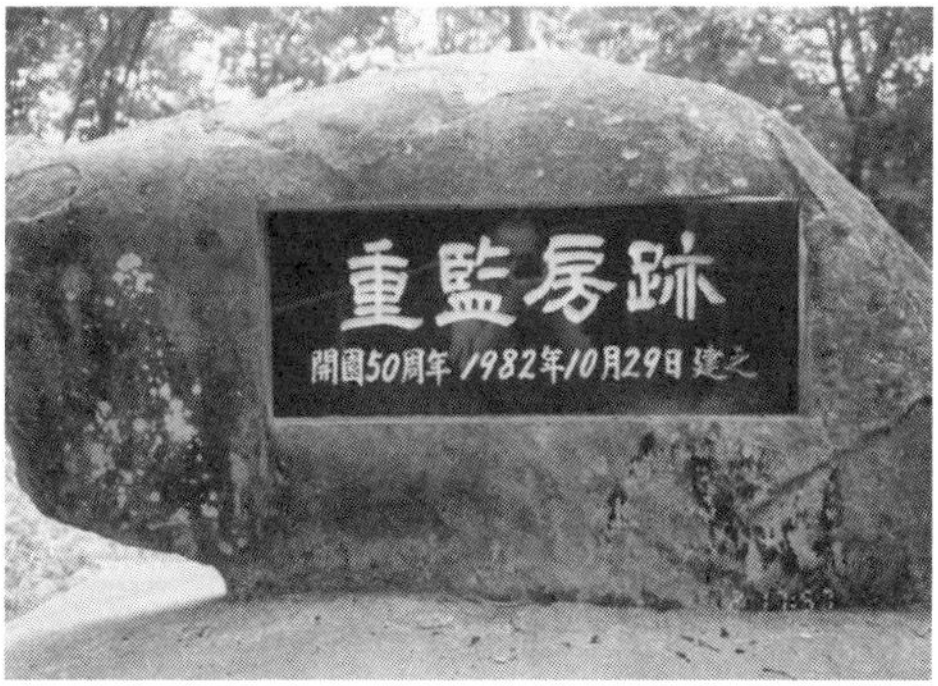
重監房跡
開園50周年 1982年10月29日 建之
写真1

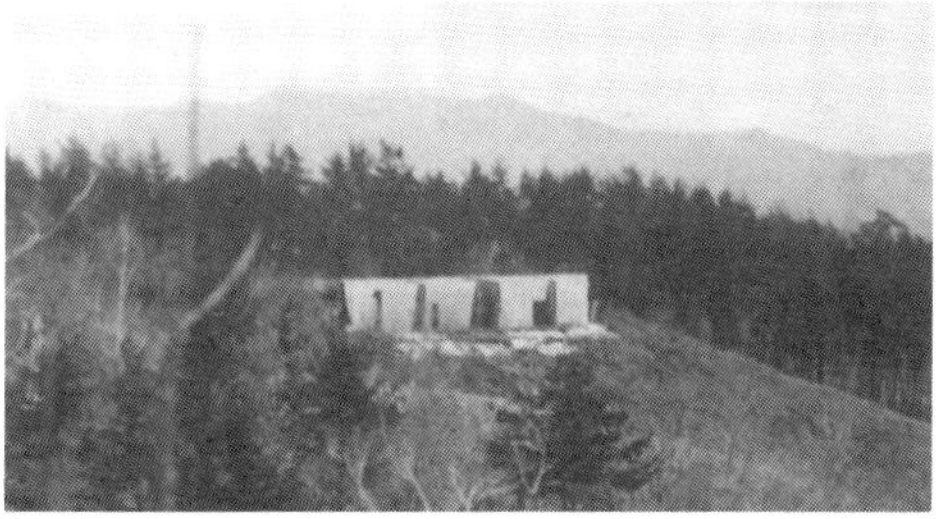
写真2

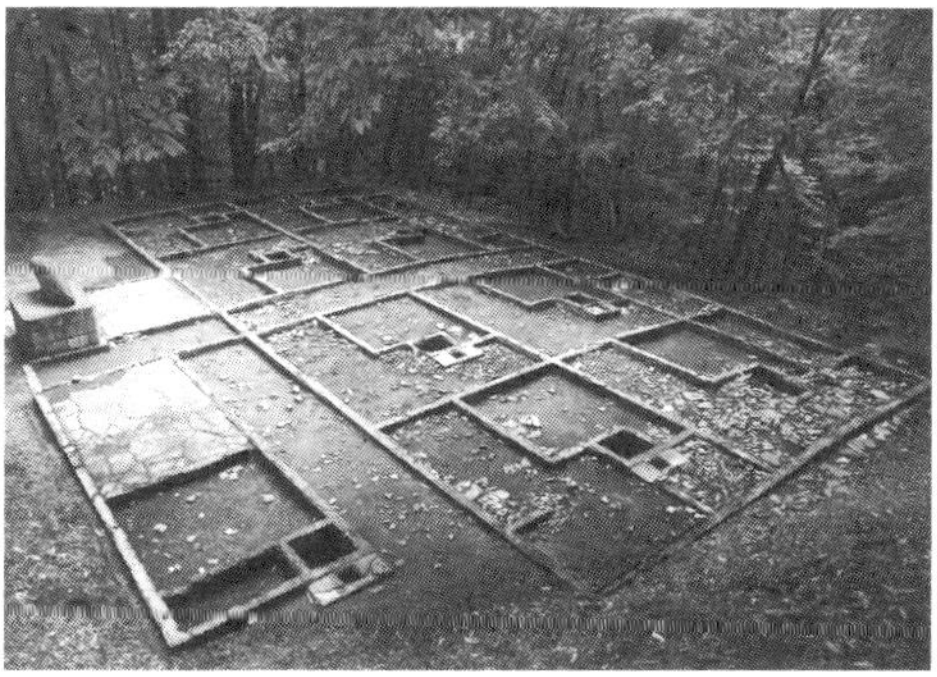
写真3

表 補−4　国立療養所栗生楽泉園における「強制隔離収容による被害実態」についてのアンケート調査結果

（1966年2月実施）

項目＼入所区分	昭和7年〜15年			昭和16年〜20年			昭和21年〜28年			昭和29年以降			性別不明 入所年	総計
	男	女	計	男	女	計	男	女	計	男	女	計		
家族の社会的地位が奪われた	43	17	60	56	23	79	37	32	69	6	5	11	12	231
夫婦離婚した	26	19	45	23	24	47	22	15	37	2	4	6	9	144
家族の縁談に支障があった	62	40	102	90	53	143	61	43	104	10	6	16	12	377
子弟の教育、就職口に支障があった	23	17	40	41	21	62	28	34	62	2	5	7	3	174
親類、近所の交際がうすくなった	75	37	112	96	48	144	66	44	110	14	7	21	13	400
一家離散、転居した	28	15	43	36	19	55	13	20	33	2	0	2	8	141
商売ができなくなった	23	11	34	33	18	51	18	13	31	3	1	4	0	129
土地家屋を失った	24	12	36	24	16	40	25	10	35	3	1	4	9	124
家財道具その外消毒され使用不可能になった。補償もされなかった	19	10	29	21	14	35	20	20	40	0	3	3	2	109
保健所、役場、医師、警察など職員から秘密がもれた	39	12	51	42	21	63	35	28	63	4	4	8	3	188
家族内に自殺者が出た（未遂も含む）	3	3	6	9	1	10	3	2	5	1	0	1	1	23
入所する際もしくはその後家族から死んでくれと頼まれた	4	4	8	12	9	21	8	5	13	0	0	0	2	44

注　調査者　全患協栗生楽泉園療養生活研究会
　　質　問　「強制収容もしくは勧告、または世間の圧迫に耐えかねての入所でどのような被害をこうむったか」
　　在園者総数910人のうち806人に配布。回収797、うち白紙162、回答数635
出典　栗生楽泉園患者自治会『風雪の紋』1982年、207頁より転載。表題は筆者によるてられた。さらにその五年後の三八年には「特別病室」の名称で、正門を入って右側の約七〇メートルの林の中に〝超重監房〟が特設された。そのことがいかに入園患者たちに衝撃を与え重圧となったか。当園の患者自治会が公刊した『風雪の紋――栗生楽泉園患者五十年史』（一九八二年）は、一九三八年を「当園の歴史のなかで、転換の第一の節」と位置づけている。その理由として、この年に重監房が設置され、それ以後、一九四七（昭和二二）年の、いわゆる「人権闘争」までの間、すべての入園患者にとって、「言い知れぬ怒りと恐怖の暗黒時代が到来」したからであると説明している。[32]「特別病室」は全国の国立癩療養所の入所者たちを対象に造られ、実際に各地の療養所から送り込まれたので、この「言い知れぬ怒りと恐怖」は当時のすべての国立癩療養所の在園者たちに共通するものであった。

重監房は建坪三二・七五坪（約一〇八平方メートル）、周囲は監禁所のものよりもやや高い約四メートルの鉄筋コンクリート塀をめぐらし、そればかりか内部も同じ高さの鉄筋コンクリート柵によって幾重にも仕切られていた。獄舎は八房からなり、各房（便所を含めて約四畳半）ともくぐり戸式の出入口は厚さ約一五センチの鉄扉で固められ、明り窓といえば縦一三センチ、横七五センチしかない半暗室で、ことに冬期降雪時には昼夜の判別さえつかぬほどであったといわれる。

この「特別病室」という名の重監房がいかに残酷で悲惨であったか。かつて筆者は、栗生楽泉園の在園者の鈴木孝次（『風雪の紋』編者の一人で、元・患者自治会長）から、少年時代に園当局に命じられ重監房の各房に一日一回の粗末な食事を配る作業をさせられた方からその時の体験の聴き取りをした。その全文を拙編著『ハンセン病児問題史研究――国に隔離された子ら』（二〇一六年）に収録した。[33]

ハンセン病患者に加えられた迫害や人権蹂躙《じゅうりん》、人間の生命・人格にたいする冒瀆《ぼうとく》と陵辱《りょうじょく》の事実は、「重監房」に尽きるものではない。各療養所の、とくに患者自治会が編集・発刊しつつある園史に、「患者」（ハンセン病回復者）自身の手によって、想像をこえる、文字どおり言語に絶するおびただしい事実が、血涙をもって綴られている。表補―4は、全患協栗生楽泉園支部の療養生活研究会が、一九六六（昭和四一）年二月に、当時の在園者にたいして行った、同園開所いらいの「強制隔離収容による被害実態」の調査結果である。記載された一つひとつの数字がどんなに重い意味をはらんでいることか。鈴木孝次などの証言と重ね合わせてみるだけでも、胸に迫ってくるものがある。

なお、「特別病室」（重監房）に関する先行関連研究としては、例えば前掲の『風雪の紋』のほか、宮坂道夫著『ハンセン病重監房の記録』（集英社新書、二〇〇六年）、高田孝著『日本のアウシュヴィッツ』（小冊子、ハンセン病国賠訴訟原告団／同支援する会発行、一九九九年、全三二頁）、沢田五郎著『とがなくしてしす――草津重監房の記録』（皓星社、二〇〇二年）、冴《こだま》雄二・福岡安則・黒坂愛衣編『栗生楽泉園入所者証言集（上）』（創土社発売、二〇〇九年）、株式会社Daisan編集『国立療養所栗生楽泉園内重監房跡の発掘調査』（重監房資料館発行、二〇一六年）などがある。

第五節　沖縄戦のなかのハンセン病療養所

一九七一（昭和四六）年二月二日から一週間、筆者は初めて沖縄を訪れた。それ以後、沖縄戦のなかを生きぬいてきた障害者とその家族からの聴き取りをしてきた。

一九八八年九月五日、元ひめゆり学徒隊の隊員であった方と、〈平和バスガイド〉として活動しておられた糸数慶子氏（元参議院議員、「沖縄の楓」会派）に案内されて私たちは、沖縄本島中部の東側にあり、米軍が上陸した地点に近い読谷村字波平部落のチビチリガマと呼ばれる洞穴（自然壕）の奥まで入った。そこは一九四五年四月一日、八二人もの村民たちが集団強制自死に追い込まれた場所である。錆びた鎌の刃、赤い櫛、飲みさしの水がまだ残っている一升瓶などの中から、筆者は子どもの遺骨の一部と思われる小さな白い骨片を拾いあげ固く握りしめた。そして、その遺骨が自分のそれであったとしてもおかしくないと思った。

沖縄戦の当時、筆者は国民学校三年生であり、東京から母の郷里・茨城の農村へ疎開していた。父は四四年七月一九日に三七歳余で応召、「満州国」で敗戦、四年余り、シベリアに強制抑留され私たちには生死不明。疎開先は霞ヶ浦の航空基地が近く、連日、米軍の艦砲射撃の音が不気味に鳴り響き、航空母艦から飛びたったグラマン機から機銃掃射を通学途上で受けたこともあった。今にも、米軍が九十九里浜から上陸してくるのではという恐怖に怯《おび》えながら迎えた「八月一五日」。母はいざとなったら私たち五人の子どもの首を鎌で切って自分も死のうと決意したという。「日本の兵隊が『支那』などでどんなに非道なことをやっていたかを多少とも聞き知っていた」ので、「今度はアメリカ兵に日本の女、子どもがなぶり殺されるにちがいないと思った」からだとのこと。

筆者は広島や長崎にも赴き、原爆が投下されたときに足が不自由で思うように逃げられない、あるいは耳が聞こえない、目が見えないので何が起きたのかさえつかめないというような状況に置かれた方々からの聴き取りもしてきている。[34]

こうした聴き取りのとりくみを通して痛感していることのひとつに、太平洋戦争下において、県民（沖縄県出身の軍人・軍属を含む）の三人に一人の生命が奪われた凄惨な地上戦[35]が行われた沖縄戦の体験者と、広島・長崎において障害者で被爆した人たちには共通する思いがつよくあるということがある。

すなわち、「鉄の暴風」が吹き荒れ、島の形も変わったといわれる沖縄戦のなかを文字通り九死に一生を得て生き抜いてこられた障害者と、原爆投下の一瞬で何十万人もの人たちが死傷するなかを生き残れた被爆者とは、自分たちは奇跡的に助かってこれまで生きてきたけれど、〈なぜ自分だけが生き残って家族は死んだのか〉という気持ちをぬぐい切れない。これは一般の戦争の被害者・犠牲者と共通する苦しみであると同時に、それ以上の言うに言われない複雑で深刻な苦悩や悲哀が人間としての内面に、生ある限り消し難く残っており、生ある限りいつ再燃するかわからない〝魂のトラウマ〟といえるのではなかろうか。◆[36]

では、太平洋戦争下において国立癩療養所沖縄愛楽園や同宮古南静園はどのような状況であったのか。

三八（昭和一三）年に収容定員二五〇人で開園した愛楽園は、四一（昭和一六）年に国立に移管、収容定員は四五〇人に増加。四四（昭和一九）年、軍部は作戦遂行の必要から沖縄本島のハンセン病患者を全員隔離収容するという方針を立て、同年九月には総入園者数は一挙に九一三人となった。軍によるその収容の実態について、「犯罪人同様の強制収容であった」と同園の入園者自治会は記している。◆[37]

四四年一〇月一〇日、沖縄本島は米軍による大空襲（「沖縄一〇・一〇空襲」）を受けた。表 補−5に愛楽園の被害状況を示す。

この日、同園は早朝から夕刻まで爆弾と機銃弾の嵐に包まれた。しかし死者はなく軽傷者数人を出しただけで

表 補−5　「沖縄10・10空襲」による沖縄愛楽園の被害の状況

被害の程度＼内訳	建物	面積
焼失	10棟	462坪
倒壊大破のため使用不能	16棟	655坪
修理により使用可能	28棟	880坪
小破	14棟	347坪
異常なきもの（納骨堂・火葬場）	4棟	──
計	72棟	2344坪

注　表の題目は筆者が変更した
出典　沖縄愛楽園入園者自治会編集・発行『命ひたすら──療養50年史』1989年、114頁

図 補-1　沖縄愛楽園における死亡患者の人数の推移　1944（昭和19）年8月～1945（昭和20）年11月

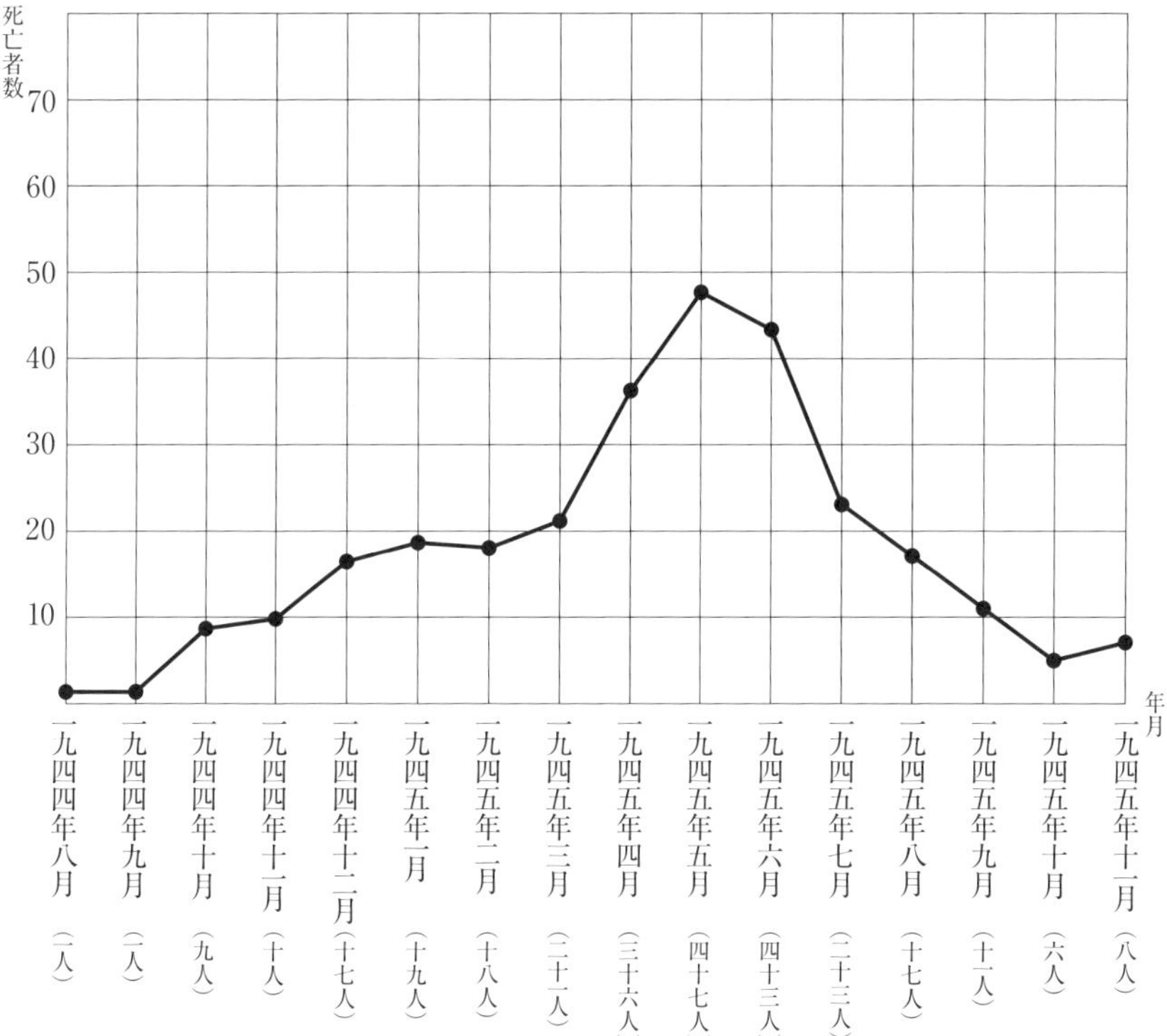

注　　原図の題目は「1944年10月以降翌45年９月まで１ヵ年間の患者死亡状態」である。
出典　発行者・上原信雄『沖縄救癩史』（発行所・財団法人沖縄らい予防協会、1964年）、174頁より転載

あった。同年七月から翌年三月までに、園内の職員地帯と患者地帯に挟まれた丘陵地に、横穴式防空壕を職員と患者が昼夜兼行で造成し待避したからである。

以後、四五（昭和二〇）年一月から三月まで計八回にわたる空襲を受け、三月一日に初めて、患者に被弾死が一人出た。◆38

空爆による被害を避け三月中旬より四月中旬まで防空壕生活が続いた。

「壕生活中の患者の食糧は一人一日小さい握り飯2個で、自治会食糧部が夜間にこれを炊いて配給していたが、患者の体力は日日毎におとろえ、敵弾によってではなく、不潔と栄養失調から腎臓病や敗血症を併発してぞくぞく殪《たお》れ、壕生活30日間に30人が死亡してい

る」[39]。

四四年六月に発足した愛楽園入所者による「愛楽翼賛会教育部」の「日誌（昭和十九年六月／同二十二年八月）」を閲覧すると、連日のように死者の氏名（実名）と死去の年月日が記されている。[40]図補―1に、四四年八月以降四五年一一月までの死亡患者の人数の推移を示す。

四五年四月二一日、米軍が屋我地島に進攻し、数日後、米兵が沖縄愛楽園に侵入してきたが、ハンセン病療養所であることを知ると攻撃を中止。五月四日付で米軍は同園を接収。しかし、沖縄戦は南部を中心に続けられており、園の職員の中には、「米軍に協力した」との理由で日本軍にスパイ視されたり、夜間に呼び出されて殺害された者もいたようである[41]。

沖縄愛楽園の当時の敷地は約五万坪。そこに「爆弾約六〇〇発、ロケット砲弾四〇〇発、艦砲約百発、22粍《ミリ》機銃弾約一〇万発[42]」が投下されたとのこと。

このように激烈を極めた攻撃に晒されながら砲弾による死亡が少なかったのは、前述のように堅固な防空壕に退避できたことが大きい。にもかかわらず、第二章第一節の表2―2（六四～六五頁）で示したように、四四年末から四五年九月頃までにかけて死亡患者の人数が激増し、四五（昭和二〇）年には同園患者の死亡率が二六・四パーセントもの高率になったのは何故か。その理由としては、①収容定員を大幅に超える人数の患者の強制収容、②職員の人数や医薬品の不足が一段と深刻化、③待避壕掘りや食料確保のための苛酷な労働による傷病の悪化、④激しい爆撃が続き極度の緊張を強いられ、しかも不衛生な壕生活が長引き、心身が疲労し衰弱していったこと、⑤食料難による栄養失調状態の蔓延《まんえん》とさまざまな疾病の併発、⑥軍により一斉強制収容された患者たちには重症の人たちも少なくなかったことなど、それぞれ相互に関連し合う要因があったからではなかろうか。

なお、沖縄愛楽園の在園者で三八（昭和一三）年に国頭《くにがみ》愛楽園として開園された当時から入園し、とくに園内に設置された患児のための学校の患者補助教師として、また入所者たちの自治的・文化的活動のリーダーとしての役割をはたしてきた宮城兼尚（筆名・友川光夫）に、七五年から八七年までの一二年間に四回にわたって聴き取りし、その内容を筆者の編著『ハンセン病児問題史研究』に収録させていただいた◆43。

次に、国立療養所宮古南静園について記す。筆者は同園を一九七五年から八四年までに四度訪問した。ここでは三回目の八三年一〇月一七日に入園者自治会長与那覇次郎《よなはじろう》（一九一七〔大正六〕年、宮古島郡生まれ）から聴き取りした内容のうち、太平洋戦争期の体験を中心に述べる。

与那覇は小学生のとき発病して退学、自家で農業をしていた。一九三八（昭和一三）年、二〇歳のとき、駐在の巡査と部落会長が二、三回療養所への入園を勧めにきたが、自分が居ないと家業に困るからと拒んだ。するとトラックで強制収容すると通告され、やむなく園に来た。入園後、二五歳のときに在園の女性と結婚、間もなく妻は妊娠したが園当局に知られると堕胎させられてしまうので夫婦で逃亡し、人里離れた場所に小屋を造り、隠れるようにして暮した。二か月早産で女の子が生まれたが、生後僅か一日で死んでしまった。四二（昭和一七）年から四三（昭和一八）年にかけての頃であった。

そうこうしているうちに、二回目の強制収容を受けた。四四（昭和一九）年のある日、役場の衛生係と憲兵が来た。衛生係は立退き命令書を読みあげ「あんた方みたいな病人がいたら軍が思うように動けないから」と言う。憲兵は無言。しかし、その手には拳銃が握られていた。「家具を整理するため一日待ってくれ」と頼んだが聞き入れてもらえなかった。立退かされた翌朝、与那覇の家は家具ごとすべて焼き尽くされたという。こうして園に連れ戻されたあと、平良《ひらら》町の衛生係の立ち合いのもとに断種手術を受けさせられ、ついに子どもを持てなくされた。

南静園においても戦局が緊迫するに及んで、軍一斉収容と呼ばれる日本軍による作戦遂行のための多数のハンセン病者に対する強制収容が強行された。八重山を含め先島《さきしま》全体からハンセン病者が連れてこられ、南静園の在園者は入所者定員三〇〇人（四一〔昭和一六〕年）をはるかに超え四〇〇〜四五〇人に上った。

先の与那覇に対する二度目の暴虐な強制収容も、こうした軍事優先の軍・行政当局の方針の現れにほかならない。

四五（昭和二〇）年三月二六日、二度目の宮古島空爆があり、南静園では米軍機による機銃掃射を浴び、即死一人、他に四、五人が重軽症を負い、後日いずれも次々と死去。機銃弾による死傷者が出たため、在園者は安全な場所を求めて近隣部落の島尻や大浦の海岸付近に四散し、終日、洞穴を避難壕として生活を始めた。一方、多田景義園長◆[44]ほか全職員は在園者を庇護《ひご》する立場にありながらその任務を放棄して雲隠れし、戦時中は職員不在という、他の療養所に類のない事態となった。

空爆はその後も連日のように繰り返され、そのため園の施設はほとんど壊滅状態となった。こうして、四〇〇人余の病む人々による、文字通り必死の自給自足生活が始まった。しかし、食料事情は日に日に悪化していったため栄養失調となり、そのうえに洞穴での不衛生な長期にわたる避難生活、無医療などが原因として重なり合い、マラリア、赤痢、その他の病気で次々と斃《たお》れる者が続出した。葬儀が空爆の合間を見計らいながら毎日のように行われた。「裏山で一五、六の男の子が餓死していた。与那国から強制収容されてきた子どもだった」◆[45]という。

戦争末期の死亡者は、四四（昭和一九）年度二三人、四五（昭和二〇）年度一一〇人に及んだ。戦争の激化、療養所の実質的崩壊のなかで生命の危険を感じて逃走した患者も少なくなく、園に留まる患者は一一六人と急減した。

こうしたなかで迎えた敗戦。しかし、洞穴暮らしを続けていた与那覇たちがそれを知ったのは半月も経ってのことであった。園内に戻った人たちは、すぐに、畑で芋、野菜づくりを始めた。焼け残りの木材と茅で小屋を建てた。生活がひとまず落ちつくと、仮埋葬しておいた犠牲者の遺骨を掘り出し、納骨堂に祀《まつ》った。

四六（昭和二一）年一月、沖縄は日本政府より行政分離して米国軍政府管轄下に入った。だが南静園にアメリカからの援助物資が届いたのは四七（昭和二二）年になってからのことであるという。

一九八八年一一月、筆者は与那覇次郎たちに、かつて彼らが避難していた壕に案内していただいた。そこは療養所の敷地に連なる北方の海岸の崖にできた自然の洞穴であった。薄暗い穴の奥に背を屈《かが》めながら入っていくと、やや広い平らな場所に着いた。その地面は黒く焦げており、火をたいた跡であることがわかった。天井の岩肌からは水滴が落ち、地面は湿っていた。圧迫感を覚える、暗く、陰気な洞穴の空間であった。衛生の面からだけ考えてみても、肉体も心も傷つき、飢えと病に苦しむハンセン病者たちにとって、人間として生きるための最小限の条件に欠けていると痛感せざるを得なかった。聞けば、その時、筆者が踏んでいた場所は、いく人かの在園児たちを抱き抱えるようにして息を引きとったマラリヤの患者の座していた場所だとのこと。その死亡した在園者は、かつて園内では子どもたちの教育を担当していたことがあったという。筆者はその跡地に立ち、静かに黙禱を捧げた。

戦時中に与那覇たちが退避した壕への往路は、引き潮であったため渚《なぎさ》をつたい歩きしていくことが出来た。だが、帰路のときはすでに満ち潮となり、迎えに来て下さった在園者の方たちの船で園に戻った。この自然壕は、風葬の場所でもあったことから、当時そこに避難した患者たちは、「遺骨を端に寄せ集めておき（略）、野草などを食料に、空襲の合間に岩陰で煮炊きをして」しのいだという。[46]

現地で当事者たちに歴史の体験を聴くことのかけがえのない大切さを学んだ（清水寛編著『沖縄から平和を拓《ひら》く——エミール・沖縄への旅』あゆみ出版、一九九五年参照）。

そして、埼玉大学での一九九五年度の「障害児教育史演習《ゼミナール》」で、沖縄愛楽園、宮古南静園、沖縄県立盲学校、

同ろう学校の在園者、元・生徒などで沖縄戦を生きぬいた方々からの聴き取りの録音テープなどを教材として学び合った。◆47

なお、本書で述べたことと重なる面もあるが沖縄戦のなかの障害者、沖縄愛楽園・宮古南静園については拙稿「第2次世界大戦と障害者[I]」◆48がある。

『季刊　戦争責任研究』第52号、二〇〇六年夏季号所収の謝花直美「沈黙の声　沖縄戦の精神障害者」および加藤健「聞き書き　沖縄戦を生き抜いたろう者」も貴重である。

沖縄戦の全体像と特徴については、「最新の『沖縄戦』研究の成果」と「県史・市町村字史の蓄積と成果」にもとづき、「住民視点、証言」を大事にして論述している『沖縄県史　各論編6　沖縄戦』◆49（沖縄県教育委員会発行、二〇一七年）が最新の最も優れた共同の著作であり、その編集・執筆活動において中心的役割を果たした石原昌家（沖縄国際大学名誉教授）執筆の「沈黙に向き合う――沖縄戦聞き取り47年〈1〉～〈47〉」（琉球新報二〇一七年九月七日付から一九年八月三一日付で連載）は半世紀近くに及ぶ沖縄戦聞き取り調査の記録と回想として極めて貴重である。同書の「第3部　沖縄戦（人びと）の体験」の「第一章　住民の体験」の「第二節　障がい者」（執筆・伊佐真一郎）、「第三節　ハンセン病者」（執筆・吉川由紀）も沖縄戦での日本軍による記録、市町村史の資料なども用いた重要な論考である。また、吉浜忍・林博史・吉川由紀編『沖縄を知る事典――非体験世代が語り継ぐ』（吉川弘文館、二〇一九年）所収の「33　障害者」（執筆・上間祥之介）、「34　ハンセン病者」（執筆・中村春菜）も貴重。同書の執筆者全員が沖縄戦の経験のない戦後生まれでユニークである。

第六節　植民地台湾・朝鮮・「満州国」の国立ハンセン病療養所

天皇制国家の旧植民地であった台湾、朝鮮および傀儡《かいらい》国家「満州」(中国東北部)における太平洋戦争期のハンセン病療養所について簡略に述べる。

筆者は一九九〇年代末から二〇〇〇年代初期にかけて台湾、韓国をそれぞれ二度訪問し、台湾では財団法人楽山療養院(前身は私立癩療養所楽山園)、省立楽生療養院(前身は台湾総督府癩療養所楽生院)、韓国では国立小鹿島《ソロクト》病院(前身は朝鮮総督府癩療養所小鹿島更生園)、ハンセン病回復者たちの地域共同生活地域「定着村《チョンチャクソン》」の一つである益山《イクサン》農場などにおいて、資史料の収集や元・ハンセン病患者、関係職員からの聴き取りを行った。

1　台湾のハンセン病療養所

台湾は一八九五(明治二八)年四月、日清戦争の講和条約により清国から割譲を受けて日本の領有となった。翌年三月に、勅令第八八号台湾総督府条例により、正式に台湾総督府が設置され、台湾総督が任命された。以後、一九四五(昭和二〇)年八月まで天皇制国家日本の統治下に置かれた。

筆者らは台湾におけるハンセン病政策の歩みについて次のように時期区分した。

「第一期：台湾におけるハンセン病予防策の必要性の自覚とともに、様々な『救癩』事業の取り組みが開始され、その後のハンセン病予防政策の成立を準備していく一九二〇年代までの時期（ハンセン病予防政策成立前史）。

第二期：台湾総督府癩療養所楽生院と私立楽山園が開設され、台湾における『救癩』事業が隔離収容を基本として官・民双方で開始されていく主に一九三〇年代前半の時期（隔離収容政策成立期）。

第三期：台湾癩予防法に基づき楽生院を中心に拡張策と隔離収容が強化・徹底していく、主に一九三〇年代後半の時期（強制隔離政策の確立・展開期）。

第四期：一九四〇年代前半を中心とする戦時体制下の時期で、第三期の強制隔離政策の継続にとどまらず、日中戦争を契機に楽生院の南進基地としての役割強化や、優生学的見地からの断種が実行されていく敗戦までの時期。

第五期：敗戦後の事後処理と『引き揚げ』準備・完了までの時期[50]。

なお、筆者は『植民地社会事業関係資料集・台湾編』（二〇〇一年）に、「植民地台湾におけるハンセン病政策とその実態」と題して、やや詳しい論考を発表した[51]。表補－6「日本とその旧植民地・委任統治領・占領地におけるハンセン病政策の沿革」（五七四～五七七頁）参照。

また、「ハンセン病問題検証会議（二〇〇二年一〇月～〇五年三月）」は、台湾で旧植民地下のハンセン病療養所に入所した体験がある人たちから聞き取りも行って最終報告書を発行している[52]。その検証会議の委員でもあった藤野豊は、『日本ファシズムと医療』（一九九三年）から『戦争とハンセン病』（二〇一〇年）ほかに至る多数の著作において日本の旧植民地・占領地などにおけるハンセン病問題に関しても先駆的な実証的研究を行っている[53]。

また平田勝政は、〝隔離監禁主義と治療解放主義の相克過程〟という注目すべき重要な視点から、日本的ハンセン病社会事業の成立史に関する一連の研究にとりくんできている[54]。

ここでは、これらの調査・研究に基づき、先の第四期を中心に述べる。

一九三〇（昭和五）年一二月、台湾総督府による最初の、しかも唯一の官立のハンセン病患者に対する収容施設である台湾総督府癩療養所楽生院（楽生院と略す）が、台北州新荘郡新荘街頂坡角の丘陵に開院した。院長は上川豊、開院時の収容定員は一〇〇人であった。

そして三四（昭和九）年三月に、かねてからハンセン病救療機関の必要性を唱道していた馬偕医院院長テイラー（Dr. G. Gushue-Taylor、一八八二〜一九五四、英国人）が、台湾総督府および台湾基督教長老教会などの援助を受けて、財団法人楽山園（Happy Mount Leprosy Colony [Leprosarium]）を台北州淡水郡八里庄に設立し、同年四月より収容定員八〇人で癩療養事業を開始した。テイラーはハンセン病は弱い感染症であること、隔離はできるだけ人道的に行うこと、患者たち自身の自発性に基づき、園芸その他戸外での活動に取り組むことで自分たちを支え、かつ自己治癒力を援助することが可能であること、そして患者を通常の社会生活へ復帰させる計画にまで拡充しようとした。しかし、太平洋戦争末期に帰国させられ、同園は一時期閉鎖させられた（『楽山園の四十年』一九七四年、英文）[55]。

他方、楽生院長・上川豊は、当初は「所謂患者絶対強制隔離主義を排し（略）人道的隔離法に拠り至誠努力以《もっ》て本院の使命を達成し」（一九三〇年一二月一二日の楽生院落成式の「式辞」）と表明していた。しかし、その直後に本国での、絶対隔離への変更を基本方針とする「癩予防法」制定の動きを知ると、その方向へと自らの見解を改めていった。すなわち、上川は新竹市で開かれた第三回全島社会事業大会の講演では「癩を予防根絶する方法は、枝葉に至っては議論もあるが、徹頭徹尾、患者を全部隔離すればよい」[56]と強調するに至っている。

実際、三四年に台湾癩予防法が制定され、また台湾総督府癩療養所患者懲戒検束規定が認可されているが、それらの内容は日本国内のそれらをほとんど踏襲している。四〇（昭和一五）年八月頃から「大東亜共栄圏」とい

表 補－6　日本とその旧植民地・委任統治領・占領地におけるハンセン病政策の沿革

	日本国内	植民地 台湾
法制	'07（M40）・3、法律第11号「癩予防ニ関スル件」公布→'09（M42）・4、施行。 '09（M42）・2、内務省訓令第45号で在宅癩患者消毒規定示達。 '16（T5）・3、法律第11号の施行細則改正し「患者懲戒・検束に関する施行細則」制定。（所内の監禁室設置など） '27（S2）・10、勅令第308号「国立癩療養所官制」公布。全生病院院長光田健輔が国立療養所長兼任。 '31（S6）・4、法律第11号を大幅改正し法律第58号「癩予防法」公布→同・8、施行。同・7、内務省令第16号「癩予防法施行規則」示達。（全患者を強制収容・隔離の対象に） '48（S23）・7、優生保護法公布（ハンセン病も断種、中絶の対象）。 '53（S28）・8、法律21号「らい予防怯」 '96（H8）・3、「らい予防法の廃止に関する法律」成立。	〈1895（M28）・4〉、下関条約で日本、遼東半島・台湾を領有。 '30（S5）・10、勅令第183号で台湾総督府癩療養所官制公布。 '34（S9）・6、勅令第164号で台湾癩予防法→同・9、府令第66号で、台湾癩予防法施行規則公布→同・12、指令第7348号で台湾総督府癩療養所「患者懲戒検束規定」認可。
	主として外国人のキリスト者、日本人の一部の仏教徒により私立の救癩施設創立。1889（M22）神山復生病院、1894（M27）慰廃園、1895（M28）回春病院、1898（M31）琵琶待労院、1906（M39）、	1736（元文1）秦士望が彰化県の養済院に癩者など収容。

収容施設	身延深敬園。1916（T5）聖バルナバホーム、1925（T14）鈴蘭園など。 '09（M42）・4～9、道府県連合立癩療養所5カ所（1,100床）設立。 '30（S5）・11、最初の国立癩療養所長島愛生園開園（園長光田健輔）。 '41（S16）・7、公立癩療養所を国立に移管（全国6カ所、施設名改称）。 '46（S21）・11、勅令第514号で国立癩療養所を国立療養所に改称。	外国人基督教宣教師の救癩事業 1872（M5）、私立加奈太長老教会伝道所病院開院→ 1880（M13）、私立馬偕医院と改称。 1896（M29）・12、私立南大彰化基督教医院（英国長老派教会経営）開院。 '00（M33）、南大台南基督教新楼医院（同上経営）開院（1860年代後半に救療事業開始）。 '27（S2）・10、馬偕医院の医師テイラーが癩診療所開所→ '34（S9）・3、私立癩療養所楽山園開園。 '30（S5）・12、台湾総督府癩療養所楽生院設立。
関係団体	'25（T14）・1、日本基督教救癩協会（Mission to Lepers 略称 M. T. L）結成（現・J. L. M）。 '28（S3）・9、日本癩学会結成、第1回学会大会開催（東京、世話人・光田健輔）。 '31（S6）・3、財団法人癩予防協会結成（会頭・渋沢栄一）。	'28（S3）、総督府主催第1回全島社会事業大会で「特殊療養機関（癩療養所等を含む）の設置」を答申。 '33（S8）・6、台湾癩予防協会結成。 〈'46（S21）・5〉勅令により台湾総督府廃止。 〈'49（S24）・12〉中国国民党政府行政院、内戦に敗れ台北に遷都決議。

（表 補-6のつづき）

植　民　地 大韓・朝鮮	委任統治領 南洋群島	占　領　地 清帝国・「満州」	国際的な動向
〈1864（元治1）～'07（M40）〉 高宋（李太王） 〈1897（M30）・10〉国号を大韓と改め、王を皇帝と称す。 〈'10（M43）・8〉日韓併合、朝鮮総督府設置。 〈'12（M45）・8〉朝鮮土地調査令 '35（S10）・4、朝鮮癩予防令公布→同・6、施行。	〈'14（T3）〉第一次大戦で対独参戦、独領群島占領し軍政。 〈'21（T10）〉国際連盟より南洋群島統治を受任。 〈'22（T11）〉南洋庁設置（パラオ諸島のコロール島に本庁、6カ所に支庁）→'44（S19）、米軍の反攻で機能崩壊。	〈1874（M7）～'08（M41）〉 徳宗（光緒帝） 〈'31（S6）・9〉「満州事変」。 〈'32（S7）・3〉「満州国」建国宣言→'34（S9）・2、「満州国」帝政実施。	1873（M6）・2、ノルウェーのA.ハンセン、らい菌発見。 〈1894（M27）～'95（M28）〉 日清戦争 1897（M30）・10、ベルリンで第1回国際らい会議（北里柴三郎、土肥慶蔵出席）→'09（M42）、同第2回（ベルリン）→'22（T11）、同第3回（ストラスブルグ） 〈'04（M37）～'05（M38）〉 日露戦争。 〈'14（T3）・6～'18（T7）・11〉 第一次世界大戦。 〈'20（T9）・1〉国際連盟結成。 '32（S7）、マニラにて米国のレオナルド・ウッド財団の提唱で国際らい学会（ＩＬＡ）創設→'38（S13）、カイロで、第4回会議、以後第二次大戦
外国人基督教宣教師の救癩事業 '10（M43）、ウィルソン（米国）が光州に癩病院。 '10（M43）、アービン（米国）が慶尚南道に癩病院。 '13（T2）、フレッチャー（英国）が大邱癩病院。	'26（T15）、南洋庁、サイパン癩療養所設立。 '27（S2）、同庁、	〈'12（M45）・1、民国元年〉 中華民国成立、孫	

'16 (T5)・4、朝鮮総督府、全羅南道の管理下に、小鹿島慈恵医院開設。 '34 (S9)・9, 朝鮮総督府、勅令により、道立小鹿島慈恵医院を直轄の府立癩療養所小鹿島更生園に改組。 '35 (S10)・9、小鹿島更生園内に、光州刑務所支所設立。 '42 (S17)・6、小鹿島更生園長周防正季、入園者に刺殺され、犯人は死刑に。	ヤルート癩療養所設立。 '31 (S6)、同庁、パラオ癩療養所設立。 '32 (S7)、同庁、ヤップ癩療養所設立。 '42 (S17)・8、オーストラリア委任統治のナウル島占領→'43 (S18) 夏、日本海軍はハンセン病患者集団を海に強制連行し虐殺。	文、臨時大領就任→同・2、宣統帝退位。 '39 (S14)・11、満州国立癩療養所同康院開設。	中は中止→'48 (S23)、ハバナで第5回会議 〈'33 (S8)・3〉日本、国際連盟脱退。 〈'37 (S12)・7〉日中戦争おこる。 〈'38 (S13)・5〉日本、国家総動員法施行。 〈'39 (S14)・9～'45 (S20)・5〉第二次世界大戦。 〈'40 (S15)・10〉日本、大政翼賛会発足。 〈'41 (S16)・12～'45 (S20)・8〉太平洋戦争。 '41 (S16)～'42 (S17)、米国のカービル療養所でプロミンの有効性立証。 〈'45 (S20)・6〉国際連合結成。 〈'45 (S20)・8・15〉日本無条件降伏。 56 (S31)・4、マルタ騎士修道会、ローマ国際会議で開放治療宣言。
'32 (S7)・12、財団法人朝鮮癩予防協会設立（事務所は総督府警務局内）。 '40 (S15)・9、第14回日本癩学会小鹿島更生園および「京城」で開催。 〈'45 (S20)・8〉南北分裂。 〈'48 (S23)・8〉大韓民国成立、〈同・9〉朝鮮民主主義人民共和国成立。 〈'50 (S25)・6～'53 (S28)・7〉朝鮮戦争。 '60代初頭、ハンセン病患者の定着村運動始まる。		〈'49 (S24)・10〉中華人民共和国成立。	

注　〈　〉を付した年号とその記事・事項は、いわゆる当時の政治、国際情勢などを示す
出典　清水寛「植民地の障害者問題が社会福祉学に問いかけてやまぬもの」（『社会事業史研究』第31号、2003年12月所収）の22～23頁の表1に一部修正・加筆

う用語を日本政府は使い始め、四二（昭和一七）年一一月に大東亜省を設置した。植民地台湾などでの癩対策事業において、この大東亜共栄圏のスローガンを最も強力に唱道したのも楽生院長の上川豊であった。[57] そして太平洋戦争末期になると、「大東亜の癩事業と楽生院」と題して、本院の「慰安会」（会長は台湾総督府警務局長）編集・発行の『萬寿果』誌において、ついに院の職員および患者たちに対して「東亜癩戦線に征く」ことを使命として呼びかけるに至る。[58]

このように「大東亜共栄圏」建設の事業の一環として、その圏内の国々の癩根絶を計るという構想は上川だけではなく日本癩学会のそれでもあった。

例えば、第一七回日本癩学会（開催地・岡山）では四二年一一月五日、学会決議にもとづき学会長・光田健輔が厚生大臣・小泉親彦に「癩専門学者南方派遣に関する請願書」を提出した。請願書では「今や癩の根絶的施設指導は我日本の責任」であり、「勿論既設の療養所に就ては既に我軍政下に於て庇護救済されつつあることを信ずる」が「さらに積極的根絶的施設方針」の実行が緊要であると強調している。

だが、果たして占領地における癩者たちは、日本の「軍政下」における「既設の療養所」において「庇護救済」されつつあったのか。

それに反する衝撃的な事実が日本軍によってなされたことが明らかにされている。

一九四二年八月二五日、日本の海軍はオーストラリアの委任統治下にあったナウル島を占領し、その翌年の六月か八月に、元・ナウル行政府が設置した島内のレプラ・ステーションの患者たち（証言では三九人）をボートに乗せて曳航《えいこう》し、海上で殺害したというのである。[59]

占領地における日本軍の将兵への感染を恐れての偏見と、アジアの占領地のハンセン病者たちに対する蔑視による残虐行為である。これは日本が台湾や朝鮮などにハンセン病療養所をつくり、表面的にせよアジアのハンセン病医療に貢献してきたことと矛盾するものなのか、それとも表裏一体のものなのか。藤野豊の見解は次のようである。

「私は、表裏一体と考える。なぜならば、隔離の延長線上に虐殺があるからである。隔離とは患者を治療することが目的ではなく、感染防止を目的とする。いわば社会防衛のために隔離が推進される。社会防衛には、隔離以上に患者の存在そのものを抹殺する方が簡単で確実である。ナウルの虐殺は、こうして起こされた。そのように理解するべきであろう。その意味においては、草津の栗生楽泉園に開設された『特別病室』における患者虐殺と同じ発想である[60]」。

筆者はこの見解に基本的に賛同する。そして、他国を侵略し植民地支配する国の国民（民衆）にも自由と人権の保障はあり得ないことを強調したい。そのような問題意識を抱いて、筆者は、二〇〇二年三月の最初の訪台の際には、一九三〇（昭和五）年に台湾中部の高山地帯で起きた「霧社事件[61]」（台中州能高郡霧社地区の原住民族のタイヤル族セイダッカ系の原住民六部落の住民による日本の圧制に対する抗日蜂起と、台湾総督府の警察・軍隊による仮借ない鎮圧）の史跡を尋ね、高光華（部族の原名はアウイ・ダッキス）潘美信夫妻から、事件の原因・経過・背景などについて、当時の写真なども見せていただきながら聴き、「霧社事件」の真相の一端を知った。高光華の父（ダッキス・ナウイ。蜂起した部族の出身。日本名は花岡二郎）は事件のとき霧社の駐在所（正式名称は「台中州能高郡警察課霧社分室」）の警手の職にあったため、身籠っていた妻（オビン・タダオ。日本名は高山初子、中国名は高彩雲）に生きのびるよう諭して自決。生まれた子が高光華であり、生前の母から聴いたことを伝えて下さったのである。潘美信夫人の「義母《はは》は、この子（夫のこと）は、私が生命をかけて産み、汗と涙で育てたと語っていた。優しくて、考えが深く、勇気のある人でした」という言葉が印象深く残っている[62]。

2　朝鮮のハンセン病療養所

朝鮮王朝（一三九二～一九一〇年）は、一八九七年、大韓帝国と改称し近代国家への脱皮をはかったが、一九一〇（明治四三）年八月、「韓国併合」により消滅し、国号を「朝鮮」と改称。以後、一九四五（昭和二〇）年八月まで朝鮮総督府による統治が行われた。総督は天皇に直隷（属）するとされ、朝鮮に法律を必要とする場合には総督の命令でそれを規定するとされた。

筆者は韓国を一九九九年一月と二〇〇〇年八月に訪問した。第一回の訪韓では全羅南道の南端の島にあるハンセン病の療養所の国立小鹿島病院（前身は一九三四〔昭和九〕年設立の朝鮮総督府癩療養所小鹿島更生園。当初は一九一六〔大正五〕年、小鹿島慈恵医院として創設）と全国に約一〇〇か所ある「定着村《チョンチャクチョン》」（Resstlement Village）と呼ばれるハンセン病回復者たちの自立・共同生活村の一つである益山《イクサン》農場を見学した。◆63 第二回の訪韓では主として旧植民地下の障害児学校の調査に力を注いだ。◆64

小鹿島病院では金潤一《キム・ユンイル》院長に国立小鹿島病院の沿革を聞き、埼玉大学での筆者らのハンセン病児問題史のゼミにも出席して下さったことのある伊炳九《ユン・ビヨヤシク》さん（放射線科レントゲン技師。同院発行の『小鹿島80年』一九九六年の執筆者の一人）に二日間にわたって島内を案内していただき、総督府統治下の「癩患者」処遇の痕跡を訪ねて、その場所や建物を見、現在の入院者の生活や医療などについて説明を受け、入院している方々と語り合う機会をつくっていただいた。

広く起伏のある島内は八地区（部落）に分かれ、それぞれ診療所もあり看護師が配置されていた。一九九八年一二月現在、在院者は九三〇人（男性五〇二人、女性四二八人）で平均年齢は七〇歳を超す。その地区の一つである新生里の集会所で入院者の方々と交流した。ハンセン病は治癒しているが、その後遺症のため失明したり、手指が欠損しているハルモニ（おばあさん）、ハラボジ（おじいさん）のお一人お一人の拳を両手で包み、肩を抱いて挨拶を交わした。「日帝時代」の強制収容・隔離撲滅政策による過酷な生活に耐え、治癩剤も未開発の時期に、青春・壮年期を生きた世代である。胸に熱いものが込み上げるのをおさえることができなかった。

お会いしたハルモニ、ハラボジはこもごもに語った。

「患者作業が重労働で苦しかった」「逃亡をはかった。職員に反日的態度を示したというだけでも監禁室に入れられた」「監禁室から出ることが許されても、男子は見せしめのために精管切除すなわち断種させられた」「監禁室で死亡したものが少なくなかった」「キリスト教の信仰をもっていたので神社参拝を強いられるのが辛《つら》かった」ことなどなどを……。

日本統治時代の小鹿島更生園での患者に対する強制作業の実態について、ハンセン病小鹿島更生園補償請求弁護団は、当時の体験者による証言を記録している。例えば、Tさん（七七歳、女性）は、煉瓦製造作業の体験について二〇〇三年一〇月に次のように証言している。

「午前中は煉瓦を作るための土を工場に運ばされ、土を煉瓦の形にし、それを工場に持っていって焼きあげるという作業をさせられました。午後は焼きあがった煉瓦を船着き場まで運びました。全く休憩を与えてもらえず、とても辛かったです。

監視の目も厳しくて、日が暮れる時刻に班の人数をチェックされました。当時は六〇〇〇人の入院者（入所者）がいて、一部屋に一二人で生活していました。強制作業の時は、一〇人で形成される一グループに煉瓦三〇〇〇個というように、ノルマが割り当てられました。その中に、足などが不自由で働けない人がいても特別な考慮はされませんでした。煉瓦を一日に三〇〇〇～四〇〇〇個を作ろうとしたら、夜明けから夜中一〇時まで働かざるを得ませんでした。朝起きたらご飯を食べ、一日中ずっと運搬作業の繰り返しです。仕事が終わって一眠りしたら、すぐに朝が来てしまいました。（冬は米を入れる袋〔かます〕づくりをさせられたが――筆者注）、かますは島内で私たちが利用するものではなく、戦争の物資として、すべて島外に運び出されました。

私は、病気の後遺症で手が不自由でしたが、足は丈夫だったため、作業の内容について全く考慮されることはありませんでした。それどころか、煉瓦やかますづくりのせいで、手の障害（が）いっそうひどくなってしまいました。同じように日帝時代の作業で、障害がひどくなった人たちはたくさんいます」◆65。

なお『ハンセン病違憲国賠裁判全史　第五巻』（皓星社、二〇〇六年）には、例えば「ソロクトでの人権蹂躙《じゅうりん》は、植民地支配下における収容であったことで、さらに苛酷さを増幅させた。（略）第四代園長であった周防《すほう》正《まさ》季《き》園長時代には、（園長周防の健在中に――筆者補足）園長の銅像が患者作業によって造られ、この銅像への参拝も強要された。周防園長はその苛酷な対応から入所者たちに憎まれ、入所者の一人に刺殺されるに至っている」という小鹿島更生園に関する記述がある◆66。

小鹿島の総面積は約一五〇万坪。当初、約一五〇戸九〇〇人余が居住していた。三三（昭和八）年に朝鮮総督府が島全体を買収し、一般の住民は島外に転居した。島の北東部を官舎地帯（「無菌地帯」とも称した）、南西部を病舎地帯とし、鉄条網の柵で区切っていた。治療本館と重症患者の病棟が病舎地帯の中央部に置かれ、東西南北の四地区に軽症患者の病舎が部落形式で配置された。部落ごとに職員詰所があり、警察官出身の看護長以下の職員が患者の動向を監視した。

軽症患者は毎日、土木作業や木炭・煉瓦製造、精米などの仕事をあてがわれ、調味料の自製、野菜栽培、家畜飼育なども行って自炊した。部落に備え付けた漁船で引網漁もした。

男女の病舎は分けられていたが、男性が断種手術を受ければ同じ病舎に住むことを許された。学齢児童の患者には小学校を設けて初等教育を授け、「未感染児」には別に収容所を造った。慰安としては、病舎地帯の中央公会堂での演芸会、映画会、グランドでの運動会などがあり、官舎地帯と病舎地帯の双方に建てられた神社でそれぞれ祭礼も行われた。

小鹿島のみの特異な施設として三五（昭和一〇）年七月に設置された光州刑務所小鹿島支所があり、各地の刑務所に収監されていた患者を集めると共に、以後の受刑患者はすべて収監することになっていた。三八（昭和一三）年一二月、栗生楽泉園に「特別病室」という名の法的根拠の不明な〝刑務所〟的性格の重監房が造られるが、この小鹿島支所の刑務所設置がその伏流になっていたのではなかろうか。◆67

小鹿島更生園におけるハンセン病者に対する隔離政策の基本的な特徴は、日本国内のハンセン病療養所で実施された絶対隔離絶滅政策に植民地政策が重なった点にある。

労作『朝鮮ハンセン病史——日本植民地下の小鹿島』（二〇〇一年）の著者・滝尾英二（人権図書館・広島青丘文庫主宰）は、その立場に立脚し、さらに次の四点において「日本国内の療養所とは著しく相違」していると指摘している。

すなわち、第一に「暴力による療養所管理」（看護長らの殴打で患者が身体損傷など）、第二に「強制する労働目的の相違」（療養所外で販売する商品や軍隊等が使用するための煉瓦や叺《かます》の大量の製造など）、第三に「懲罰としての断種の実施」（懲罰として監禁所に入れたあと退所する際に断種）、第四に「民族的な習慣や信仰に対する抑圧（小鹿島神社への参拝を強要し従わない患者を監禁など）である。◆68

韓国政府は一九六一年からハンセン病回復者の「定着村」づくりを推進し、一九六三年にはＷＨＯ（世界保健機関）勧告にそって「伝染病予防法」を改正し、ハンセン病政策を隔離主義から在宅外来診療方式に転換した。

筆者は「定着村」である益山農場（約四〇万平方メートル）を訪れ、ハンセン病回復者が家族と畜産、農業に従事し、地域社会で自立生活を営んでいる姿に触れ、植民地本国であった日本のハンセン病者に対する絶対隔離主義政策がいかに罪深く、国際的動向にも逆行するものであったかをあらためて痛感した。益山農場では元・小鹿島病院の入院者で『あゝ、70年――輝かしき悲しみの小鹿島』（一九九三年、原文ハングル）の著者である沈田《シム・ジヨン》潢《ファン》さん（七四歳）を自宅に訪問した。書斎がハンセン病資料室になっており、貴重な資料・写真を見せていただいた。お孫さんたちに囲まれあたたかな家庭を営んでおられた。しかし、当初はどこの定着村でも、例えば学齢児が隣接地域の公立小学校に通学することに対しては地域住民からの激しい反対・拒絶に遭っていることなどを教えられた。[69] また沈さんと一緒に日本の元・ハンセン病者たちの療養所をいくつか訪れたことのある金賢洙《キム・ヒヨンス》さん（益山農場・王宮福祉園代表）が日本の療養所の印象として、環境・設備はよく整えられているが「ただ、家族が居ないため、私の目にはあまりにも淋しく見えた」と述べておられた気持ちを少し実感できた気がした。

3　「満州国」におけるハンセン病療養所

「満州国」とは、一九三一（昭和六）年九月一八日に始まる、日本の中国東北・内モンゴルへの侵略戦争である「満州事変」を契機とする十五年戦争期に、日本が中国東北地方を植民地支配するために翌年三月一日に設立した傀儡《かいらい》国家であり、中国では「偽満州国」と称される。[70]

「満州国」でのハンセン病者に対する隔離政策と実態については、藤野豊『戦争とハンセン病』（吉川弘文館、二〇一〇年）が著者による聴き取りもあり詳しい。主として、同書にもとづき要点を記す。

一九三三（昭和八）年、飯野十造（日本ＭＴＬ会員、静岡其枝《そのえだ》基督教会牧師）らによって満州癩予防協会が設立され、その後関東州にハンセン病患者の仮収容所が発足した。三九（昭和一四）年一一月、満州国の奉天省鉄嶺《てつれい》県の松山背《スザンベイ》に「満州国」国立癩療養所同康院《どうこういん》が開院した。「満州国」では「癩予防法」は制定されなかったが患者隔離は実施された。同康院の実態について、二代目の院長・難波政士（長島愛生園医官から四〇年一月に院長に就任）は次のように報告している。

「何分にも鉄嶺を去る十四里の交通の不便な山奥です。一週間に一度位しか鉄嶺に出る便がありません。（略）院敷地は約十万坪で春は相当な農作も家畜もやれる見込であります。（略）寒さの感じも内地とは全然違ひ、針で突き差す様な痛い感じです、（略）看護婦も皆言葉が通ぜず困って居ります、（略）しかし収容に従ひ拡張をやるつもりで居ります」◆71。

その後、愛生園の児童施設黎明学園で育てられ、所属の看護婦養成学校で資格を得た二人の女性が看護婦として赴任。

同康院の当初の収容定員は六〇人。しかし、当初の患者総数は四〇年四月頃は三一人。四一年末頃も三二人に過ぎず、その内訳は日本人五人、朝鮮人二五人、中国人二人である◆72。ところが、四四年には収容患者が一一七人に激増しており、内訳は日本人一六人、朝鮮人七六人、中国人二五人である。これは「満州国」において隔離を強化したためである。収容された患者は日本人、朝鮮人、中国人の民族別・性別に分けられて起居し、朝八時から夜八時まで農業、営林、看護、畜産、事務などの労働に従事し、「病苦に打克って増産のため努力」させられたという◆73。同康院でも患者に強制労働が課せられていたのである。

しかし、同年一二月には入所者数は六四人に減少し、ほぼ定員に近い人数である。以上のいずれの時期の調査でも、朝鮮人の占める割合が高く七割前後である。

では、敗戦の前後の同康院はどのような状況であったか。同康院の終焉《しゅうえん》に至る最後の一年間を主任事務官として勤務した杉村春三（一九一〇・明治四三年生まれ。九州帝国大学文学部など出身。星塚敬愛園の看護手として勤務したあと四四年九月に同康院に赴任）によれば、ソ連軍の侵攻が始まった四五年八月九日、関東軍から「日系官史及び家族は即時引揚げよ」との命令があり、院長の難波も杉村の家族も鉄嶺に避難したが、鉄嶺の日本人は侵攻してきたソ連軍の支配下に入り、同康院との連絡は途絶した。そうしたなか、杉村は八月二九日と九月六日に一四里も離れた同康院を訪れたが、次のような惨状であったという。

「院は見るかげもなく暴民や馬賊に襲はれ凡《すべ》て廃墟と化し旧態を全く止めず。あらゆる物資は略奪せられてゐました。患者の方には被服食糧薬品等一ヶ年分以上保管の倉庫を解放して渡して置いたのですが、之も大半の暴民に略奪されました。患者の中には射撃され若干名は負傷しました。一日本少年患者は外科室で割腹自殺してゐました」[74]。

その後、同康院ではなにが起きたか。杉村は「患者らの或《あ》る重症患者は自殺し、又は病死し歩ける者は適当に避難してそこで倒れたのではないか」と推測し、「日本軍癩兵の自殺また悲惨」と題して、「同康院癩病む兵士敗けし聞き　咽喉《のど》突き死して蛆《うじ》わきしきく」という凄惨な歌を詠んでいる[75]。

なお、日本は一九一九（大正八）年以降、マリアナ、マーシャル、パラオ、カロリン諸島を国際連盟の委任統治として、事実上、植民地支配し、一九二八（昭和三）年にヤルート島に、二九（昭和四）年にサイパン島に、三〇（昭和五）年にヤップ島に、三一（昭和六）年にパラオ島に、南洋庁がそれぞれ小規模なハンセン病療養所を設置していた[76]。

◆1　星塚敬愛園入園者自治会編著・発行『名もなき星たちよ——星塚敬愛園五十年史』（一九八五年）八八頁参照。
◆2　邑久光明園入園者自治会『風と海のなか——邑久光明園入園者八十年の歩み』（日本文教出版、一九八九年）の

◆3 とくに「五章　戦いの日々（昭和十六年～二十年）」参照。
◆4 ◆2、二〇〇頁参照。
◆5 ◆2、二二二～二二三頁参照。
◆6 半田市太郎「島の今昔」（大島青松園入園者自治会〔協和会〕編集・発行『閉ざされた島の昭和史――国立療養所大島青松園入園者自治会五十年史』（一九八一年）二三八～二四一頁。初出は大島青松園機関誌『青松』一九六七年二月号。なお「林先生夫妻」とは林文雄・富美子のことである。
◆7 「〈聞き書き〉私の歩んできた道――ハンセン病を発病して（その1）。話し手　石原加代子／聞き手　楓編集委員会」（国立療養所邑久光明園機関誌『楓』通巻第五六三号、二〇一五年五・六月、一三～一七頁より）。
◆8 看護婦　時岡裕美子「療養所の今後を如何に支えるか――看護の立場から」（第八一回瀬戸内集団会〔平成二四年七月一二日　シンポジウム発表〕、楓編集委員会編集『楓』国立療養所邑久光明園発行、第五四七号、二〇一二年九・一〇月、五～八頁より）。
◆9 大竹章『無菌地帯』草土文化、一九九六年、三〇三～三〇四頁より。初出は大竹章著『らいからの解放――その受難と闘い』草土文化、一九七〇年、二五四頁より。
◆10 ふゆき・こういち「昔の食生活」。◆5の『閉ざされた島の昭和史』二四六～二五一頁、とくに二五〇～二五一頁より。初出は『青松』誌、一九五四年一一月号所収。
◆11 国立療養所奄美和光園編集・発行『天皇陛下／皇后陛下行幸啓記念誌　創立30周年記念誌』一九七四年発行、一三頁より。
◆12 国立療養所星塚敬愛園『創立四十周年記念誌』一九七七年、一二三～一二四頁より。
◆13 栗生楽泉園患者自治会編集・発行『風の紋――栗生楽泉園患者50年史』一九八二年、一八二頁より。
◆14 週刊朝日編『続・値段の明治・大正・昭和風俗史』朝日新聞社、一九八一年、一二九頁参照。
◆15 週刊朝日編『値段の明治・大正・昭和風俗史』朝日新聞社、一九八一年、二五頁参照。
森永卓郎監修、甲賀忠一ほか編著『明治・大正・昭和・平成物価の文化史事典』展望社、二〇〇八年、五六頁より。

◆16　金地慶四郎「死者と共に」（一〇月二三日放送）、邑久光明園機関誌『楓』第五八五号、二〇一九年一・二月号、二四～二六頁より。

◆17　国立癩療養所長島愛生園『昭和十六年年報』一九四二年七月、七五～七六頁より。

◆18　◆17、七六～七七頁参照。

◆19　菊池恵楓園患者自治会50年史編纂委員会編集『自治会50年史』菊池恵楓園患者自治会、一九七六年、「第2節　年譜」二九頁参照。

◆20　◆19、三〇頁参照。

◆21　◆2、二一五頁より。

◆22　大島青松園入園者自治会（協和会）編集・発行『閉ざされた島の昭和史――国立療養所大島青松園入園者自治会五十年史』一九八一年、一〇五頁より。

◆23　入所者自治会長　西村時夫「機関誌『駿河』発刊にあたって」国立駿河療養所機関誌『駿河』創刊号、一九九九年一一月、三頁参照。

◆24　長島愛生園入園者自治会『隔絶の里程――長島愛生園入園者五十年史』日本文教出版、一九八二年、一九九～二〇一頁参照。

◆25　◆12、二〇七頁参照。

◆26　◆12、二一〇～二一二頁参照。

◆27　◆24、一九八頁参照。

◆28　「資料3　栗生楽泉園特別病室真相報告――一九四七（昭和二二）年九月五日」◆12、四九七～五〇七頁参照。

◆29　(1)清水寛著『人間のいのちと権利――民主主義・人権・平和と障害者問題』全国障害者問題研究会出版部、一九八九年、全三八一頁。とくに、「第4章　人間の尊厳と人権の思想」（一六九～二二四頁）の「第1節　〝冬の時代〟を生きぬいて――戦前・戦中のハンセン病患者のたたかい」、(2)清水寛編・埼玉大学障害児教育史ゼミナール集団著『ハンセン病療養所における子どもたちの生活・教育・人権の歴史――国立療養所多磨全生園を中心に』（一九九七年度埼玉大学教育学部「障害児教育史演習」報告書、第一集、一九九九年四月、全二五〇頁、⑶同前『ハンセン病療養所における子どもの生活・教育・人権の歴史――国立療養所栗生楽泉園を中心に』（一九九八年度埼玉大学教育学部「障害児教育史演習」報告書、第2集、二〇〇一年五月、全四〇二頁）参照。

◆30　清水寛編著『ハンセン病児問題史研究――国に隔離された子ら』（新日本出版社、二〇一六年、全五四九頁）参照。

◆31　◆12、五〇〇頁参照。

◆32　◆12、一四一頁参照。

◆33　◆30の「第7章　栗生楽泉園について」の「第3節　少年時代に『重監房』へ食事を運んだ体験（聴き書き）鈴木幸次（栗生楽泉園在園者）」四〇八～四一四頁参照。

◆34　清水寛編、埼玉大学障害児教育史ゼミナール著『アジア・太平洋戦争と障害者の生存・人権・教育　第3集　ヒロシマ・ナガサキの障害者の被爆体験』（一九九六年度埼玉大学教育学部「障害児教育史」報告書、一九九六年二月、全二四一頁）。

◆35　アジア・太平洋戦争においては、日本国内においても沖縄戦だけが地上戦であったのではない。例えば都下小笠原村の硫黄島においても戦闘が行われており、その前の一九四四年に子どもたちは多摩地区などへ強制疎開させられた。しかし、「扶養者のない高等科卒業生以上の男子は残留を命じられ軍属となった。硫黄島の残留者は一六〇名であった。そのほとんどの者が『絶望的状況下の戦いのもっとも典型的なケース』とされる激戦により、昭和二十年（一九四五）三月末までに戦死した」（初出は『硫黄島同窓会々報第三号　硫黄島　村は消えた　戦前の歴史をたどる』、『硫黄島・玉砕の記録』東京都立教育研究所編集／発行『東京都教育史　通史編　四』一九九七年、六八二頁参照。）

◆36　蟻塚亮二『沖縄戦と心の傷――トラウマ診療の現場から』大月書店、二〇一四年参照。

◆37　国立療養所沖縄愛楽園入園者自治会編集・発行『命ひたすら――療養50年史』一九八九年、一一二頁参照。なお

◆38 「入所者の証言には『抜刀して、野良にいる人をそのまま連れてくる。そして軍刀でもっておどして、着のみきのままですよ。』というのがある」（初出は沖縄県教育委員会編集・発行『沖縄県史　十巻　沖縄戦記録　二』一九七四年、九六〇頁）。沖縄県ハンセン病証言集編集総務局編集『沖縄県ハンセン病証言集　資料集』沖縄愛楽園自治会発行、二〇〇六年、四七〇頁より重引）。

『昭和十九年六月：二十三年八月　翼賛会日誌　人事部』によると、「昭和二十年三月一日　瑞慶覧長杏（空襲ニヨリ爆死）」と記されている。◆37の『沖縄県ハンセン病証言集』四七五頁より重引。上原信雄『沖縄救癩史』（沖縄らい予防協会発行、一九六四年、一七三頁）には「三月一日は逃走中の患者一人が爆撃の最中に帰園して直撃弾を受けて死亡」と記されている。

◆39 上原信雄『沖縄救癩史』沖縄らい予防協会、一九六四年、一七四頁より。

◆40 ◆37の『沖縄県ハンセン病証言集　資料集』二〇〇六年、四六八〜四八四頁、参照。

◆41 「5月12日に米軍に協力したとの理由で白石部隊、渡辺大尉等の手で夜間呼び出されて有力者の謝花、平良両氏が斬殺されたことを耳にした。（日時氏名は護郷隊による）」◆37の『命ひたすら』、一一九頁より。

◆42 ◆37の『命ひたすら』、一二五頁より。

◆43 「第9章　沖縄愛楽園における『患者教師』としての歩み（聴き書き）　宮城兼尚」（清水寛編著『ハンセン病児問題史研究――国に隔離された子ら』新日本出版社、二〇一六年、四二七〜五〇六頁）。

◆44 多田景義園長は一九三五（昭和一〇）年一月一六日に、朝鮮総督府癩療養所小鹿島更生園に医務課長として任じられた（『朝鮮総督府官報第二四〇五号』参照）。そして、一九三八（昭和一三）年七月一八日、宮古南静園長に就任した。同じく、三九（昭和一四）年七月には小鹿島更生園の看護婦・朴福順が宮古南静園の看護婦長として着任した。

◆45 「連載　鉄の暴風から40年」。沖縄タイムス一九八五年六月二八日付の証言者・下沢仲夫の談話より。下沢は太平洋戦争期に宮古南静園に設置された学齢児のための「八重菱学園」において患者教師を務めており、筆者は一九七五年一一月二六日、南静園の下沢宅にてその体験などについて聴き取りをした。録音カセットテープ筆者所蔵。

◆46　ガイドブック「宮古南静園」編集事務局編集、国立療養所宮古南静園入園者自治会監修・発行『ガイドブック宮古南静園』二〇一一年、六七頁参照。

◆47　清水寛編、埼玉大学障害児教育史ゼミナール集団著『アジア・太平洋戦争と障害者の生存・人権・教育　第2集　沖縄戦の中の障害者』（一九九五年度埼玉大学「障害児教育史演習」報告書、一九九六年三月、自家版、全一二二頁）参照。

◆48　清水寛「第2次世界大戦と障害者〔I〕――太平洋戦争下の精神障害者・ハンセン病者の生存と人権」（『埼玉大学紀要教育学部（教育科学）』第39巻第1号、一九九〇年三月、一九〜四五頁）。

◆49　沖縄県教育庁文化財課史料編集室班編集『沖縄県史　各論編　6　沖縄戦』沖縄県教育委員会発行、二〇一七年、全七七三頁。

◆50　清水寛・平田勝政共編『「解説」編集復刻版「近現代日本ハンセン病問題資料集成」補巻7　台湾におけるハンセン病政策』（不二出版、二〇〇五年）。

◆51　清水寛「植民地台湾におけるハンセン病政策とその実態」（『植民地社会事業関係資料集・台湾編』近現代資料刊行会、二〇〇一年発行、『別冊〔解説〕』、一三五〜一三九頁）参照。

◆52　ハンセン病問題に関する検証会議編集『ハンセン病問題に関する検証会議報告書』（財団法人日弁連法務研究財団発行、二〇〇五年）所収の「第十七　旧植民地、日本占領地におけるハンセン病政策」七二三〜七二四頁参照。

◆53　藤野豊『日本ファシズムと医療』（岩波書店、一九九三年）、同『日本ファシズムと優生思想』（かもがわ出版、一九九八年）、同『「いのち」の近現代史――「民族浄化」の名のもとに迫害されたハンセン病患者』（かもがわ出版、二〇〇一年）、同『戦争とハンセン病』（吉川弘文館、二〇一〇年）、黒川みどり・藤野豊共著『差別の日本近現代史――包摂と排除のはざまで』（岩波書店、二〇一五年）参照。

◆54　平田勝政「日本ハンセン病社会事業史研究（第1報）――一九二二年のディーン博士の来日とその治療解放主義の影響の検討」（『長崎大学教育学部紀要――教育科学』第73号、二〇〇九年三月、三一〜四二頁）から「同

（第9報）――ラジオ放送に見る『らい予防デー』の展開過程の検討」（同前第81号、二〇一七年三月、一二一～一三〇頁）までの論考、および同「後藤静香とハンセン病」（『同』第83号、二〇一九年三月、一五三～一六六頁）参照。

◆55 Fourtieth Anniversary of Happy Mount Colony.（PA-LI HSIANG TAIPEI HSIEN, TAIWAN. MAR. 30, 1974. PP.1～7.)

◆56 上川豊「癩問題に就て」（『社会事業の友』第29号、一九三一年四月、一四一頁より）。また上川は「癩と断種法」（『台湾警察時報』第二八一号、一九三六年四月）で「民族改善法――断種を施行すべきであろう。」と主張し、「癩患者ニ施セル断種術ニ就テ」（『皮膚科泌尿器科雑誌』第46巻第2号、一九三九年）で一七例の断種を実施したことを明らかにしている。

◆57 台湾総督府癩療養所楽生院長・医学博士　上川豊「南支及南洋の癩問題」（太平洋協会編『南方医学論叢』一九四三年七月、二五～二六頁）参照。

◆58 院長・上川豊「大東亜の癩事業と楽生院」（『萬寿果』第九巻第一号、一九四四年一月、二～三頁）参照。

◆59 藤野豊『「いのち」の近代史』（63）――東南アジア・太平洋占領地のハンセン病政策（下）」（『多磨』第七八巻第四号、一九九七年四月、九～一一頁）参照。林博史「ナウルでのハンセン病患者の集団虐殺事件（上）」（『季刊戦争責任研究』第64号、二〇〇九年夏季号）、同前（下）（同前第65号、二〇〇九年秋季号）参照。岡村徹「ナウル島からの手紙(3)～(7)」（『菊池野』、第64巻第6号、二〇一四年七月～第64巻第10号、二〇一八年一一月）参照。

◆60 藤野豊『「いのち」の近代史――「民族浄化」の名のもとに迫害されたハンセン病患者』かもがわ出版、二〇〇一年、四三二頁より。

◆61 「霧社事件」に関しては、①許介鮮編『証言　霧社事件』草風館、一九八五年、②又吉盛清著『日本植民地下の台湾と沖縄』沖縄あき書房、一九九〇年、③早乙女勝元編『台湾からの手紙――霧社事件・サヨンの旅から』草の根出版、一九九六年、④柳本通彦著『台湾・霧社に生きる』現代書館、一九九六年、⑤鄧相揚著、下村作次郎・魚住悦子共訳『抗日霧社事件の歴史』日本機関紙出版センター、二〇〇〇年、⑥鄧相揚著、魚住悦子訳『抗日霧社事件をめぐる人々——翻弄された台湾原住民の戦前、戦後』日本機関紙センター、二〇〇一年参照。

◆62 清水寛「植民地の障害者問題が社会福祉学に問いかけてやまぬもの——日本近現代障害者問題史研究の反省を通して」（『社会事業史研究』第31号、二〇〇三年一二月、一～三二頁参照）。

◆63 清水寛「海外における研究活動報告Ⅲ　韓国の国立小鹿島病院と定着村益山農場への訪問」（『埼玉大学学報』第四二一号、一九九九年四月、五～七頁参照）。

◆64 ①清水寛『日本及び旧植民地朝鮮・台湾におけるハンセン病児童の生活と教育と人権の歴史（平成一〇年度～一二年度科学研究費補助金・基盤研究(C)(2)研究成果報告』私家版、二〇〇一年、全三三二頁）、②同「日本植民地教育史研究の意義と課題——日本近現代障碍者問題史研究の立場から」（日本植民地教育史研究会運営委員会編集『植民地教育史研究年報』第四号、二〇〇二年一月、二〇八～二二五頁）、③同『ハンセン病児問題史研究——国に隔離された子ら』（新日本出版社、二〇一六年）の「補章　旧植民地台湾・朝鮮の障害児学校」三七一～四三七頁）、④金福漢《キム・ボクハン》・清水寛「韓国におけるハンセン病回復者『定着村』の『未感染児』に対する共学拒否事件の史的研究——一九六〇年代の慶尚道と首都ソウルを中心に」（『埼玉大学紀要教育学部（教育科学Ⅲ）』第五一巻第一号、二〇〇二年三月、四九～七四頁参照）。

◆65 「ハンセン病小鹿島更生園補償請求弁護団ホーム・ページ「ソロクトからのこえ」二〇〇四年一月一二日更新より。ＨＰ担当・上田序子（滝尾英二著『小鹿島更生園強制収容患者の被害事実とその責任所在』人権図書館・広島青丘文庫、二〇〇〇年三月、一八～一九頁より重引）。

◆66 ハンセン病違憲国賠裁判全史編集委員会編集『ハンセン病違憲国賠裁判全史　第5巻　裁判編　瀬戸内訴訟』皓星社、二〇〇六年、三一〇～三一一頁より。

◆67 小鹿島更生園を視察したこともある長島愛生園長・光田健輔は「長島事件」（一九三六〔昭和一一〕年八月、定員超過による生活の悪化などの改善と自治制度の確立などを求めて長島愛生園の在園者たちが立ち上がった事件）の二か月後に東京で開かれた療養所所長会議において、「長島愛生園提出議題」の中で、「特殊監禁場ヲ設置セラレタキコト」、「行刑政策ノ徹底ヲ期セラレタキコト」などを提案している。◆24の二九頁参照。

◆68 滝尾英二『小鹿島更生園・台湾楽生院への強制収容患者 ハンセン病補償金不支給処分取消請求事件〔陳述書〕』人権図書館・広島青丘文庫発行、二〇〇五年、一四～一七頁参照。

◆69 ◆64の④の四九～七三頁参照。

◆70 塚瀬進『満州国——「民族協和」の実像』吉川弘文館、一九九八年、山室信一著『キメラ——満州国の肖像（増補版）』中央公論新社、二〇〇四年、岡部牧夫著『満州国』講談社（講談社文庫）、二〇〇七年参照。

◆71 「難波同康院長よりの第一信」、『愛生』、第一〇巻第二号、一九四〇年二月参照。

◆72 同康院「国立癩療養所同康院概況」、『満州衛生事情通報』第七巻第一号、一九四二年一月参照。

◆73 難波政士「満州国同康院の現況」、『愛生』第一四巻第四号、一九四四年四月より。

◆74 杉村春三から林文雄（当時、星塚敬愛園園長を病気のため休職し、大島青松園で静養中）宛の書簡「満州国同康院事務官の手記」（『楓の蔭』、第一八二号、一九四六年一一月）。藤野豊著『戦争とハンセン病』吉川弘文館、二〇一〇年、一六五頁より重引。

◆75 ◆74参照。杉村は敗戦時の同康院の状況について推測して歌を詠み、それらは歌集『終戦哀話』（私家版、一九八三年）に収録されている。

◆76 ◆52の七二六～七二七頁参照。

あとがき

「死ねとまで言ひにし父を憎みたり　消えて恋ふとき父は亡きかも」

この短歌は、一七歳で発病し、一九四七（昭和二二）年から国立療養所に四〇年間在園して亡くなった男性が詠んだものである。きょうだいもいたはず。その中でなぜ、父は自分にだけ「死んでくれ」と言うのか。他人に言われた以上の憎しみを、父に抱くことになった。

「人生は苦悩と辛酸に満ちているけれど、子ども期があるだけでも人生は生きる価値がある」と言った人がいるが、このハンセン病回復者が子ども期に知ったのは憎しみであった。そして、この短歌をつくったのは還暦に近いころ。年を取るにつれ、父も世間の偏見・差別に晒《さら》されて苦しんでいたことがわかってくる。でも、その時には父はもう生きていない。和解はできない。若い時に受けた心の傷がトラウマ（心的外傷）となり、癒《いや》されることなく人生全体を貫くのである。

親から全面的に受け入れられ、無条件に愛されることは、子どもの人権そのものである。それが奪われた。「人は他者との関係において、自分は他の誰でもない人間だ」と認識するが、子ども期の強制隔離でその機会も限られてしまう。自己認識にもとづく自己選択、自己決定という「自由」も奪われている。どんなに国家が補償しても、元患者が人生を取り戻せるわけではない。未来に生かすしか、償いはできないのである。しかし、どのような疾病に罹患し、どのように重い障害を負うていようと、子どもとして発達する固有の権利をすべての子どもは有しており、国や社会はそれを保障する義務と責任を果たさなければならない。

そのような問題意識をもって、編著『ハンセン病児問題史研究――国に隔離された子ら』（新日本出版社、二〇一六年）を著した。本書はその姉妹編として、ハンセン病者・回復者たちが極限状況に追い込まれた太平洋戦争期を中心に、多磨全生園《ぜんしょうえん》（一九〇九〔明治四二〕年創立）を主な対象として、国立ハンセン病療養所における患者組織とその活動の実態と特徴について、旧植民地台湾、朝鮮、「満州」も視野に入れながら叙述した。

前著『ハンセン病児問題史研究』の「はしがき」でも述べたように、筆者は日本の近現代のハンセン病者問題に対する国の政策の基本的な性格・特徴は「〝特殊日本型〟のハンセン病者強制収容・絶対隔離・義務労役・絶滅・民族浄化政策」であるととらえている。

前著では、ハンセン病児問題の歴史について、国によるハンセン病政策との関連を批判的にとらえながら、国立のハンセン病の療養所である、多磨全生園、栗生楽泉園、長島愛生園などにおける子どもたちの生活・人権・教育の実態と歩みを実証することに努めた。

本書では、〝特殊日本型〟のハンセン病政策が太平洋戦争下の戦争・軍国主義の歴史的・社会的状況のなかで、国立療養所に強制入所されられたハンセン病患者たちに対する人権侵害と、人間としての抑圧が強められ、劣悪な処遇のなかで患者死亡率も高まっていくなかで、多磨全生園の患者たちは、「全生常会」という名称の全員加入の患者組織をつくり、基本的には園当局による療養所の管理・運営の方針に従いながらも、自らの生存・生活に不可欠な食糧の増産と供給をはじめ、病状や障害の重い患者の附添看護・介補、国家的儀式への参加と国政への協力、皇室への報恩活動、宗教的儀式と催しへの参加、さらには運動会・野球などのスポーツ、演劇、文学活動、防空・防火活動など多方面にわたって関与し、全生常会の存在と活動がなければ、園当局の側も療養所を維持し運営することは不可能であった。

本書はこのように、戦時体制下において「国立癩《らい》療養所」が国により「癩患者」の取り締まりを強化した面と、そうであるがゆえに、否、そうであるからこそ患者たちによる自主的・多面的な活動もまた組織化され、生成・発展していった面があることを、太平洋戦争下の「国立癩療養所多磨全生園」を中心として、できるかぎり具体的に明らかにすることをめざして、ハンセン病問題に出会ってから半世紀を費やしてまとめたものである。

なお、旧「第9章　趣味・娯楽・映画鑑賞」の成稿（約六〇頁、『多磨』誌上での拙稿の連載(39)～(45)、二〇一五年二月号～同年八月号参照）は、本書の分量が多くなりすぎるので割愛した。

本書の序章から第10章までは、『多磨』誌に二つのテーマで連載させていただいたことにもとづいている。すなわち「国立療養所多磨全生園の戦前における職員の勤務日誌に見る患者取り締まりの実態」（『多磨』第八七巻第一二号、二〇〇六年一二月～第八八巻第二号、二〇〇七年二月）と、「国立療養所多磨全生園における太平洋戦争下の患者組織の活動」（同誌第九二巻第一一号、二〇一一年一一月～第九八巻第九号、二〇一七年九月）である。補章は新たに書き下ろした。

前著書『ハンセン病児問題史研究』と同様に、数えきれないほど多くの方々にお力添えいただいた。その方々のなかには、例えば埼玉大学での「障害児教育史演習《ゼミナール》」で、「文学に現れた障害者像」をテーマに北条民雄の「いのちの初夜」（一九三六年）を教材にしたとき、全生園から来講してくださった光岡良二氏（北条の文学の同人）や、国立ハンセン病資料館の礎を築いた全生園自治会図書室主任の山下道輔氏もおられる。すでに逝ってしまわれたが、実に懐かしく、受けた学恩は生涯忘れることはできない。筆者に三〇歳代から八三歳の今日まで、貧しい内容であるがハンセン病問題の歴史を、人間の尊厳と社会のあり方を根源から問う課題であることを示唆し、導いてきてくださった、こうした多くの方々に心底より感謝と敬意の念を抱いている。

末尾になったが、埼玉大学の教員時代から学生たちとも、長年にわたり栗生楽泉園入所者自治会長の藤田三四郎氏（九三歳）にお世話になった。同氏は貴重なご教示・ご援助をくださり、本書にもご寄稿くださった。

ここに厚くお礼申し上げる。

二〇一九年一一月一五日「ハンセン病家族補償法」成立の日に。著者

清水寛（しみず・ひろし）
1936年、東京都生まれ。埼玉大学名誉教授（障害者教育学）。全国障害者問題研究会顧問。『セガン　知的障害教育・福祉の源流』全４巻（日本図書センター、2004年、編著、第24回社会事業史学会文献賞受賞）、『日本帝国陸軍と精神障害兵士』（不二出版、2006年、編著）、『資料集成　戦争と障害者』全７冊（不二出版、2007年、編集）、『ハンセン病児問題史研究』（新日本出版社、2016年、編著）、『資料集成　精神障害兵士「病床日誌」』全３巻（六花出版、2017年、共編）、『太平洋戦争下の全国の障害児学校――被害と翼賛』（新日本出版社、2018年）など著作多数。

太平洋戦争《たいへいようせんそう》下《か》の国立《こくりつ》ハンセン病療養所《びょうりょうようじょ》――多磨《たま》全生園《ぜんしょうえん》を中心《ちゅうしん》に

2019年12月30日　初　版

著　者　清　水　　寛
発行者　田　所　　稔

郵便番号　151-0051　東京都渋谷区千駄ヶ谷4-25-6
発行所　株式会社　新日本出版社
電話　03（3423）8402（営業）
03（3423）9323（編集）
info@shinnihon-net.co.jp
www.shinnihon-net.co.jp
振替番号　00130-0-13681
印刷　光陽メディア　　製本　小泉製本

落丁・乱丁がありましたらおとりかえいたします。

ISBN978-4-406-06399-9 C0036　Printed in Japan